中国科学院教材建设专家委员会规划教材
高等医药院校教材

案例版™

供临床、预防、基础、口腔、麻醉、影像、药学、检验、护理、法医等专业使用

医学科研概论

主　编　刘　强　张灼华

副主编　张志谦　邢金良　张　健　黄灿华

编　委　（按姓氏笔画排序）

毛新良（广州医科大学）　　　卢　奕（南方科技大学）

田　梅（浙江大学）　　　　　邢金良（空军军医大学）

刘　刚（厦门大学）　　　　　刘　晗（大连医科大学）

刘　强（大连医科大学）　　　闫金松（大连医科大学）

许师明（浙江大学）　　　　　孙　毅（浙江大学）

汪　洋（大连医科大学）　　　张　力（中山大学）

张　健（南方科技大学）　　　张志谦（北京大学）

张灼华（中南大学）　　　　　陈勇彬（中国科学院昆明动物研究所）

尚　东（大连医科大学）　　　房　月（中国医科大学）

胡业佳（滨州医学院）　　　　黄灿华（四川大学）

曹广文（海军军医大学）　　　雷海新（大连医科大学）

糜　军（上海交通大学）

科学出版社

北　京

郑 重 声 明

为顺应教育部教学改革潮流和改进现有的教学模式，适应目前高等医学院校的教育现状，提高医学教育质量，培养具有创新精神和创新能力的医学人才，科学出版社在充分调研的基础上，引进国外先进的教学模式，独创案例与教学内容相结合的编写形式，组织编写了国内首套引领医学教育发展趋势的案例版教材。案例教学在医学教育中，是培养高素质、创新型和实用型医学人才的有效途径。

案例版教材版权所有，其内容和引用案例的编写模式受法律保护，一切抄袭、模仿和盗版等侵权行为及不正当竞争行为，将被追究法律责任。

图书在版编目（CIP）数据

医学科研概论 / 刘强，张灼华主编 . —北京：科学出版社，2021.1
中国科学院教材建设专家委员会规划教材·高等医药院校教材：案例版
ISBN 978-7-03-066261-3

Ⅰ . ①医… Ⅱ . ①刘… ②张… Ⅲ . ①医学－科学研究－研究方法－医学院校－教材 Ⅳ . ① R-3

中国版本图书馆 CIP 数据核字（2020）第 184572 号

责任编辑：王锞韫 / 责任校对：贾娜娜
责任印制：赵 博 / 封面设计：陈 敬

科 学 出 版 社 出版
北京东黄城根北街 16 号
邮政编码：100717
http://www.sciencep.com
新科印刷有限公司 印刷
科学出版社发行 各地新华书店经销

*

2021 年 1 月第 一 版 开本：850×1168 1/16
2021 年 1 月第 一 次印刷 印张：18 1/2
字数：606 000
定价：**75.00** 元
（如有印装质量问题，我社负责调换）

前　　言

随着医学科技发展的进步，在面对重大疾病的最终控制时，医学科学研究起着关键作用。目前，重大疾病防治、保障人民生命健康已经成为国家的重大社会需求，是国民经济稳定和持续发展的根本保证，也是国家科技战略发展的需求。在满足这一需求的过程中，医学科学研究举足轻重。顺应教育部的要求，本教材区别于以往的同类书籍，结合翔实的案例及分析，发挥了医学科研方法对学生良好的引领作用。医学科学研究与其他科学一样，具有明显的探索性、创新性、继承性和连续性，其中的探索性和创新性则是医学科学研究的本质特征。医学科学研究就是向医学未知领域进行的探索，把未知变成已知，把知之不多变成知之较多，把知其然变成知其所以然。

本教材为了满足医学及相关专业广大学生的学习要求和阅读需求，在参考以往书籍的基础上，注入了一些新的元素，图文并茂，教材与案例融会贯通，提升了读者的阅读趣味和理解能力。全体编委经过集体讨论最终达成共识：本教材不仅仅适用于医学学生的学习，更是为了满足广大学生的实际需求。因此，在教材的编写过程中，以严肃的态度、严谨的要求、严密的方法，本着高标准、高起点、高要求的原则，涵盖基础理论、基本知识和基本技能，具有思想性、科学性、先进性、启发性、适用性。在以上基础上，结合大量翔实案例，设有引领性的思考问题以及答案解析，增强了教材实用性和可读性。本教材内容涉及多个学科和领域，希望学科交叉互补增进学生对医学科学研究的学习和了解。

在全体编委不忘初心，砥砺前行的奋斗之后，教材不仅涵盖医学科研的选题设计、数据处理、论文写作、伦理、信息检索等相关内容，还包括基础医学、药学、预防医学、临床医学、中西医结合、影像医学、转化医学、精准医学的研究任务与方向。从广度上涉及基础医学、临床医学、公共卫生与预防医学三大医学体系，并对转化医学和精准医学等做出了详细的介绍，注入了大量翔实案例，注重实用性和指导性。

感谢全体编委为本教材编写、修改、审稿付出的辛勤劳动。由于本教材覆盖面广泛，编委成员学科背景各异，书写风格略有不同，受水平所限，如有疏漏在所难免，真诚希望广大师生和读者予以批评指正。

本教材适用于医学类专业学生使用，也可供其他相关专业研究生使用。

编　者

2019 年 11 月

目　　录

第一章 绪 论

学习要求

1. 识记 医学研究的定义和分类；西方医学发展史的几个阶段。
2. 理解 不同类别医学研究的特点；西方医学发展不同阶段对疾病发生原因的认识；中国医学研究的特色。
3. 运用 医学研究发展不同阶段疾病发生的理论及技术基础。

本章导图

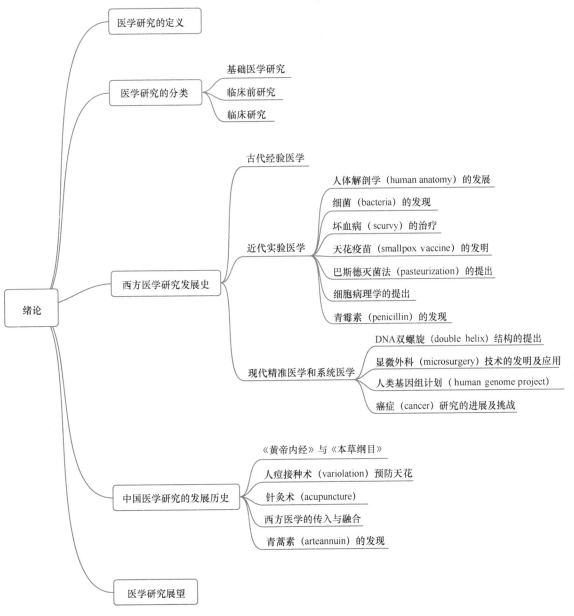

一、医学研究的定义

医学研究（medical research）是为了寻找治愈疾病的方法而进行的各类研究的总称。它是人类发展的历史长河中最为重要的活动之一，为深入了解生命的本质和人体健康及各种疾病的发生与治疗做出了积极的探索。

1

二、医学研究的分类

医学研究根据研究所处的阶段可以分为基础医学研究、临床前研究和临床研究。

（一）基础医学研究（basic medical research）

基础研究的目的是改进科学理论，以提高对自然现象或其他现象的理解或预测。与基础研究相对应的是应用研究，应用研究是利用科学理论的指导发展相应技术来干预和改变自然现象或其他现象。虽然这两种研究常常是由好奇心驱使的，但基础研究的进步是推动应用科学创新的基石。而基础研究和应用研究又经常在研发中得以协调统一。同理，基础医学研究是为了提高对医学现象或疾病的理解。

基础医学研究领域包括细胞和分子生物学、医学免疫学、医学遗传学、心理学和神经科学等。从事基础医学研究的人员主要分布在大学或由政府资助的研究机构，其研究目的旨在建立对人类健康和各种疾病的细胞、分子和生理机制的了解，为疾病的诊断、治疗提供实验依据和理论基础。

（二）临床前研究（pre-clinical research）

临床前研究是指在进行临床研究前所开展的为了深入了解疾病相关机制研究的通称。临床前研究通常由科研人员而不是医生负责开展，是在大学、公司或其他科研机构进行而不是在医院进行，这些研究一般不需要医学伦理许可。

临床前研究的主要目标之一是确定首次进行人体试验的安全剂量，并评估产品对人体的安全性。这些产品包括但不仅限于新开发的药物、基因治疗解决方案、诊断工具及新型的医疗设备等。以药物开发为例，临床前研究是在临床试验即人体试验开始之前的研究阶段，在此期间主要评价可行性、进行反复试验和收集药物安全性数据。通常包括在细胞及实验动物水平上开展药物疗效、毒性和相关分子机制等方面的研究，这些研究结果将为临床研究提供重要的参考依据，也是决定测试药物能否获准进行临床研究的重要因素，大部分的测试药物在此阶段即被淘汰。

（三）临床研究（clinical research）

临床研究是指以人体作为实验对象进行的医学相关研究。它通常由在医院或研究型诊所等医疗机构工作的临床医生和护士负责开展。由于其研究对象的特殊性，这类研究往往需要通过严格的医学伦理审查和批准方可进行。值得注意的是临床研究不同于临床实践。在临床实践中，医生采用既定的治疗方法对患者进行治疗，而在临床研究中，研究人员通过收集各种证据以最终确定可用于患者的治疗方法。

临床研究将最终确定拟用于人体的药物、医疗设备、诊断产品和治疗方案的安全性和有效性，这包括可用于预防、诊断、治疗或缓解特定疾病症状的各种医疗产品和药物。因此临床研究是健康科学的重要组成部分。

三、西方医学研究发展史

西方医学研究的发展史可以分为古代经验医学、近代实验医学、现代精准医学和系统医学三个阶段。

（一）古代经验医学

古代医学阶段一般指16世纪以前的医学发展时期，主要以经验医学为主。那时由于生产力低下且科学知识匮乏，人们尚不能正确认识疾病发生的真正原因，在人类社会出现原始宗教观念以后，把疾病的发生归因为鬼神作祟，因此这一时期的医学具有浓厚的宗教色彩。

古希腊医学是后来西方医学发展的基础，其代表人物Hippocrates（公元前460—公元前377）被认为是西方医学之父。Hippocrates是历史上第一个认为疾病的起因不是来自鬼神，而是自然引起的人。他认为疾病不是来自上帝的惩罚，而是环境因素、饮食和生活习惯相互作用的结果，从而将医学与宗教分离开来。他提出的四体液病理学说从整体和统一的观点来认识人体和疾病现象，认为有机体的生命取决于血、黏液、黄胆汁和黑胆汁这四种体液。人体健康与否取决于这四种体液是否平衡，平衡则身体健康，失调则多病。此外，Hippocrates已经开始将疾病区分为急性、慢性、地方性和流行性，并开始引入诸如"消退、复发、恶化、危机、阵发性、峰值和恢复期"等直到现今还在使用的一些医学术语（图1-1）。

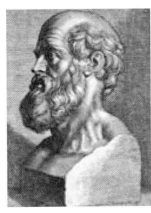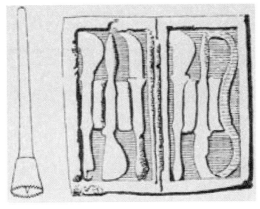

图 1-1　古希腊医生 Hippocrates 塑像及古希腊外科手术用具

　　这一时期的另一名典型的医学代表人物是罗马帝国的著名医生 Galen（公元 129—210）。Galen 影响了包括解剖学、生理学、病理学、药理学、神经学，以及哲学和逻辑学等诸多学科的发展，因此被认为是最有成就的古代医学研究人员。由于当时古罗马法律禁止对人体尸体进行解剖，所以尽管 Galen 对人体解剖学非常感兴趣，但他主要的解剖对象只能是猪或灵长类动物（图 1-2）。Galen 对这些动物的尸体解剖和活体解剖奠定了他在解剖学的地位，Galen 解剖学在欧洲 16 世纪前无人能及且从未受到过挑战。直到比利时籍医生 Andreas Vesalius 在 16 世纪中叶通过对人体尸体的解剖才开始发现并挑战了 Galen 解剖学中错误的地方。对循环系统的研究可以说是 Galen 对医学的主要贡献之一。Galen 是第一个认识到暗血与亮血是有明显区别的医生，这也就是我们现在所说的静脉血和动脉血。Galen 的另一大贡献是认识到了心理问题的存在，并在其著作《关于灵魂激情的诊断和治疗》中讨论了应该如何处理和治疗心理问题，这也是心理治疗的早期尝试。Galen 还是古代医学时期论文产出最多的医生，他撰写了多篇论文，累计字数近千万。此外古罗马时期已经开始注意饮水卫生，在城市里修建了供水道和下水道，并禁止在市内埋葬，在公共卫生方面已经有较高的水平。

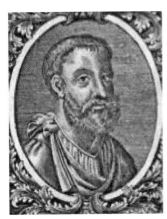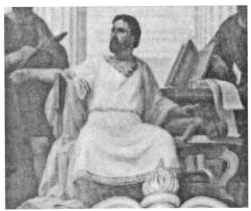

图 1-2　Galen 及后人所画 Galen 解剖猴的画像

（二）近代实验医学

　　西方近代医学是指欧洲文艺复兴（renaissance）以后逐渐兴起的医学，主要是指从 16 世纪到 19 世纪期间的欧洲医学。这一时期的医学研究由于较多地采用了实验分析的方法，因此被称为实验医学阶段。其特点是以还原论为基础，将复杂的事物简单化，把复杂的生命过程还原为简单的物理、化学和机械过程。在此基础上从器官、组织和细胞水平上对人体的结构与功能及疾病的症状和发生机制进行了较为深入的研究，大大提升了人类对人体和疾病的认识水平。

　　以下对这一时期的杰出代表人物及其对医学发展的主要贡献进行简要介绍。

　　1. 人体解剖学（human anatomy）的发展　比利时籍医生 Andreas Vesalius（1514—1564）通过对人体尸体的解剖对人体结构进行了深入研究，并在 1543 年出版的《人体构造》（*On the Fabric of the Human Body*）一书中对人体骨骼系统、肌肉系统、血管和循环系统、神经系统及腹部器官等进行了详细的描述。此外，他纠正了 Galen 在解剖学方面 200 多处错误，为此 Vesalius 被称为现代人体解剖学的奠基人，《人体构造》一书也成为史上最具影响力的人体解剖学书籍（图 1-3）。

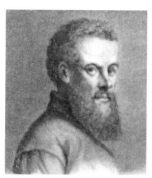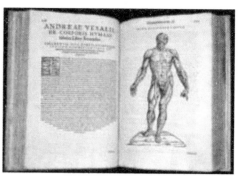

图 1-3　Andreas Vesalius 及其所著《人体构造》一书

2. 细菌（bacteria）的发现　荷兰籍科学家 Antonie van Leeuwenhoek（1632—1723）是最早的显微镜学家和微生物学家之一，他通过自己设计的单透镜显微镜（microscope）给人类展示了一个神奇的微观世界。Leeuwenhoek 在 1676 年首次观察到细菌，为微生物学发展为一门学科做出了卓越贡献，被称为"微生物学之父"（图 1-4）。细菌的发现为许多疾病的发生提供了科学的依据，也是后文提到的巴氏消毒在医学上应用的重要理论基础。

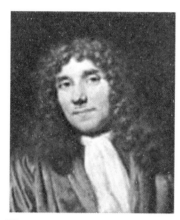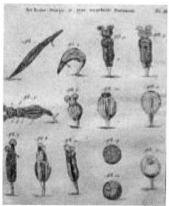

图 1-4　Antonie van Leeuwenhoek 及用显微镜观察到的神奇微观世界

3. 坏血病（scurvy）的治疗　苏格兰医生 James Lind（1716—1794）被公认为是第一位进行现代临床对照试验的医生。他通过这一实验得出了柑橘类水果能治愈坏血病的结论（图 1-5）。现在众所周知坏血病是一种因为维生素 C 缺乏而引起的疾病，但在当时，即使是医生也对维生素一无所知。

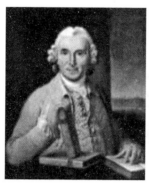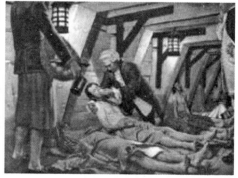

图 1-5　James Lind 和他分组治疗坏血病的试验

当时 Lind 在船上做外科医生，那个年代很多船员患有坏血病并且死亡率很高，为此 Lind 一直致力于寻找治疗这一疾病的办法。根据 1753 年其在爱丁堡出版的《坏血病大全》的描述，他在 1747 年5 月 20 日从正在海上航行的索尔兹伯里号上挑选了 12 名症状相似的坏血病患者，他们都出现了牙斑和牙龈溃烂，并伴随疲倦和膝盖无力的症状。Lind 把他们一起安排住在前舱供患者休息的场所并给他们提供了相同的食谱，即早餐为加糖的水煮燕麦粥，晚餐主要是新鲜的羊肉汤，偶尔也吃加糖的饼干和清淡的布丁等，夜宵为大麦和葡萄干、大米和葡萄干、西米和葡萄酒等。Lind 设计了一组对照实验，将这十二个人分成六组，每组两人。第一组两人每人每天喝一夸脱（1 英制夸脱 =1.1365 升）的苹果酒；第二组两人每人每天服用三次芳香硫酸，每次 25 滴；第三组两人每人每天喝三次醋，每次两勺；第四组两人每人每天吃两个橘子和一个柠檬；第五组两人每人每天服用医院医生认为对坏血病有效的药物；最严重的一组两人每人每天喝海水。实验结果表明吃橘子和柠檬的这组效果最好，其中一人因身体状况恢复良好已经可以去照顾其他患者了，另一人在六天后也可以恢复工作了，而效果次之的则是喝苹果酒的那一组。由于各种原因，英国海军最终在将近 50 年后才将柠檬汁作为海员饮食的一部分，而且很快就被价格更便宜的酸橙汁取代。

4. 天花疫苗（smallpox vaccine）的发明　天花是人类历史上最猖獗的传染病之一，在 17 ~ 18 世纪曾暴发全球大流行，史上累计死于天花的患者过亿。牛痘疫苗的发明最终使人类战胜了天花，而这归功于英国籍医生 Edward Jenner（1749—1823）。在 Jenner 的年代，大约有 10% 的欧洲人口死于天花，而在城镇死于天花的人口比例更是高达 20%。Jenner 通过细致观察注意到挤奶女工一般对天花免疫，他推测挤奶女工是因为得过牛痘，一种类似于天花但严重程度要低得多的疾病，从而使她们免受天花的感染。为了测试这一推断，Jenner 在 1796 年 5 月 14 日决定从挤奶女工 Sara Nelmes 的牛痘水疱中取出脓液并接种到他家园丁 8 岁的儿子 James Phipps 的双臂上，Phipps 在接种后出现发热症状但并未暴发感染。Phipps 也因祸得福获得了对天花的免疫力，此后多次接触感染源均未出现天花感染。接种牛痘预防天花不仅是人类利用疫苗战胜重大传染病的经典范例，同时开启了疫苗学的新时代，具有划时代的意义。Jenner 的发明"比任何其他人的工作都挽救了更多的生命"，他也因此被称为"免疫学之父"（图 1-6）。

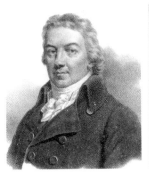
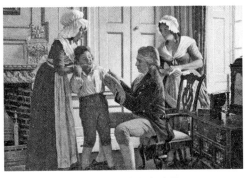

图 1-6　Edward Jenner 及他给 Phipps 接种牛痘疫苗

5. 巴氏消毒（pasteurization）的提出　Louis Pasteur（1822—1895），法国著名生物学家、微生物学家和化学家，因发现疫苗接种、微生物发酵和巴氏消毒而闻名于世。很早人类就注意到生牛奶是滋生细菌的温床，在常温很容易变质。食用变质牛奶后往往出现腹泻等症状，据统计牛奶是导致疾病发生最多的常见食物之一。但在巴氏消毒得到推广前除了低温保存还没有其他有效措施来预防牛奶变质。Pasteur 在 1864 年前后对储存的葡萄酒容易变质的原因进行研究后得出通过加热可以达到灭活导致葡萄酒变质的微生物这一结论：葡萄酒在短时间加热至 55 ~ 60℃时其保质期大大延长了，其原因是加热杀死了导致葡萄酒变质的微生物。而对牛奶而言，63℃处理 30 分钟或 72℃加热 15 秒均可达到延长保质期的目的。这种以温和的方式加热处理杀死微生物，导致食物不容易变质的方法就是著名的巴氏消毒，之后在食品加工领域被广泛采用。同时由于加热能杀死包括沙门氏菌、金黄色葡萄球菌、李斯特菌等在内的多种致病菌，因而在医疗上对细菌感染和疾病预防产生了深远的影响并派生出了以后的包括过滤除菌等其他去除细菌的方法。此外，以他的名字命名的巴斯德研究所，自 1888 年建成以来，现在已经扩展到 30 余所，分布在 29 个国家，在医学科研领域享有盛誉（图 1-7）。

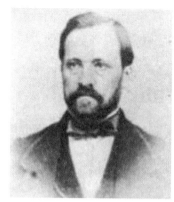
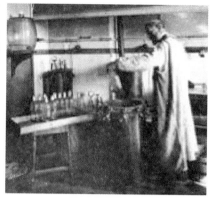

图 1-7　Louis Pasteur 及他在实验室开展实验的场景

6. 细胞病理学的提出　德国病理学家 Rudolf Virchow（1821—1902）提出了细胞皆源于原本存在的细胞这一理论，这是对 Schleiden、Schwann 的细胞学说的进一步发展，反驳了当时认为腐肉能生成蛆即非生命物质能产生有机生命体的论点。Virchow 于 1858 年出版了《细胞病理学》一书，书中系统论述了细胞病理学理论，提出所有的疾病都是来自细胞，与当时占统治地位的体液病理学决裂（图 1-8）。该书被后人认为是医学经典著作，有力地推动了病理学的发展，对疾病的诊断和治疗具有不可估量的影响。自此细胞病理学成为现代医学理解疾病病因、进程和结果的基础，引发了医学生物学基础的一次革命，Virchow 也因此被认为是现代病理学之父。

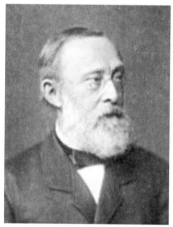
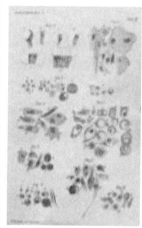

图 1-8　Rudolf Virchow 及他的细胞理论图示

7. 青霉素（penicillin）的发现　Alexander Fleming（1881—1955）苏格兰籍医师、微生物学家和药理学家。Fleming 于 1923 年发现溶菌酶并于 1928 年从青霉菌中分离出了世界上第一种抗生素——苄基青霉素（青霉素 G），为此他与 Howard Florey 和 Ernst Boris Chain 一起分享了 1945 年的诺贝尔生理学或医学奖。Fleming 发现青霉素是一个充满戏剧性的偶然过程，但也充分展现了Fleming 的敏锐观察力和洞察力（图 1-9）。

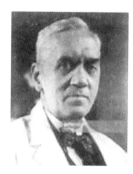
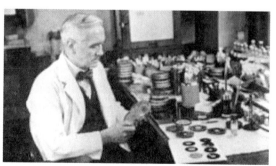

图 1-9　Alexander Fleming 及他的细菌培养实验室

在 1927 年前，Fleming 一直因研究葡萄球菌而闻名，但他的实验室却常常凌乱不堪。1928 年 9 月 3 日，Fleming 在和家人一起度过八月份的假期回到实验室后，发现他在去度假之前，堆放在实验室角落的长凳上的葡萄球菌培养物中有一盘被真菌污染了，真菌周围的葡萄球菌菌落被杀死了，而远处的葡萄球菌菌落则未受影响。Fleming 扩增并纯化了这株霉菌，发现它能产生一种特殊的物质，这种物质能够杀死许多致病细菌。这一霉菌经鉴定为青霉属，这种物质起初被称为"霉汁"，几个月后 Fleming 在 1929 年 3 月 7 日将这一物质命名为青霉素。Fleming 后来将这一发现过程描述为"人们有时会发现一些并非自己刻意去寻找的东西。当我在 1928 年 9 月 28 日黎明时分醒来时，我当然没有打算通过发现世界上第一种抗生素或细菌杀手来彻底改变当今的医学。但我想这正是我那天所做的"。

（三）现代精准医学和系统医学

20 世纪医学的特点是一方面向微观发展，一方面又向宏观发展。向微观的发展导致了精准医学（precision medicine）概念的提出，而向宏观发展导致了系统医学（system medicine）的形成。正是在这一时期，医学免疫学、医学遗传学、人体解剖学、病理学、营养学、精神病学、分子生物学等多个学科得到了长足的发展，学科的细化、独立和学科之间的交叉融合并进，治疗和预防疾病的有效手段不断推陈出新，为现代医学研究奠定了坚实的基础。

1. DNA 双螺旋（double helix）结构的提出　脱氧核糖核酸即 DNA，是遗传信息的携带者，它是由两条链组成的分子，它们相互缠绕，形成双螺旋结构。DNA 的双螺旋结构模型是由英籍科学家 Francis Crick（1916—2004）和美籍科学家 James Watson（1928—）于 1953 年提出的。他们从 1951 年起在剑桥大学卡文迪许实验室开始合作，受 Rosalind Franklin 和 Raymond Gosling 于 1952 年 5 月拍摄的被标记为第 51 号的 X 射线衍射图片的启发，根据碱基配对原则，他们大胆推测并提出了 DNA 双螺旋结构模型（图 1-10）。1953 年 2 月 28 日，Crick 在剑桥老鹰酒吧打断了正在用午餐的顾客，宣布他和 Watson "发现了生命的秘密"，这一发现发表在 *Nature* 期刊上。为此他们获得了 1962 年的诺贝尔生理学或医学奖。DNA 双螺旋结构的提出被认为是生命科学的伟大转折点，从此人们对生命和疾病的理解从根本上发生了改变，开启了现代生物学和现代医学时代。分子生物学自此进入了飞速发展阶段并渗透到生物学和医学的各个领域，产生了包括分子细胞学、分子药理学、分子病理学、分子遗传学、分子免疫学等在内的多门新兴学科，这对现代医学研究的发展起到了积极的推动作用。

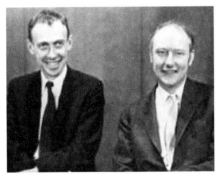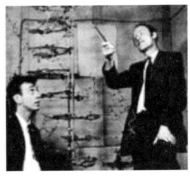

图 1-10　Francis Crick 和 James Watson 及他们的 DNA 双螺旋结构模型

2. 显微外科（microsurgery）技术的发明及应用　显微外科技术是指外科医生使用精细的显微手术器械及缝合材料，通过手术显微镜的放大对细小的组织进行的精细手术的通称。最早使用显微外科技术的是瑞典耳鼻喉科医生 Carl-Olof Siggesson Nylén（1892—1978）。他于 1921 年在斯德哥尔摩大学制造了第一台手术显微镜，这是一台经过改良的单目布林内尔 - 莱茨显微镜。起初 Carl 用它做动物手术，同年 11 月，Carl 用它对一位患有迷路性瘘的慢性中耳炎患者进行了首个人体显微手术。

第一个使用手术显微镜的神经外科医生是土耳其移民 Gazi Yasargil。1953 年，他在瑞士工作期间主攻神经血管外科。他在显微外科方面的超前想法引起了 Raymond MP Donaghy 博士的兴趣，他邀请 Yasargil 到他位于伯灵顿市佛尔蒙特大学的微血管实验室一起探讨发展显微外科的可能性。1967 年回到苏黎世后，Yasargil 专注于发现其新发明的临床应用，并出版了《显微血管外科手术》与《显微外科手术在神经外科手术中的应用》等著作，获得了国际同行的高度认可。显微外科技术的推广能够显著降低对患者的手术创伤，大大缩短了患者恢复身体功能的时间。现今神经外科医生已经频繁地在他们的手术中使用显微外科技术（图 1-11）。

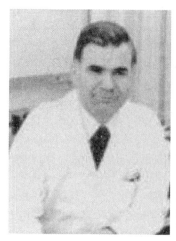
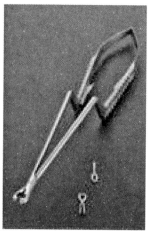

图 1-11　Gazi Yasargil 及他在显微手术中用的固定器

3. 人类基因组计划（human genome project）　人类基因组计划是由美国政府提议确定的一个国际性科学研究项目，拟在 15 年内测定构成人类基因组的全部核苷酸碱基序列，最终目的是为了找到疾病的遗传根源，然后有针对性地开发治疗方法。这一计划被认为是一个超级工程，因为人类基因组包含大约 33 亿个碱基对。通过这一计划掌握了人基因组序列后，下一步就是鉴定增加患癌症和糖尿病等疾病风险的基因变异。

测定人类基因组全序列的动议是于 1985 年 5 月在加州举行的由美国能源部主持的会议上提出的，会议形成了"人类基因组计划"草案。这一项目于 1990 年启动，测序工作主要在美国、英国、日本、法国、德国和中国的 20 所大学和研究中心进行。西莱拉公司（Celera Genomics）于 1998 年正式启动了一个不是由政府主导的平行项目。

中国科学家于 1999 年 9 月参加到这项研究计划中，即人类 3 号染色体短臂上约 3000 万个碱基对的测序任务，约占总测序量的 1%。中国也是参加这项研究计划的唯一的发展中国家。

人类基因组计划于 2003 年 4 月 14 日宣布完成并公布了最终测序绘图，其数据覆盖了 99% 的常染色体人类基因组，准确率为 99.99%，但并未能覆盖基因组的全部序列，特别是位于着丝粒和端粒部位的异染色质区域。2009 年 3 月，Genome Reference Consortium（GRC）发布了人类基因组图谱更为精确的版本，但这仍然留下了 300 多个缺口部分。截至 2018 年 10 月，GRC 仍显示有 514 个缺口，并在短时间内很难解决。然而毋庸置疑，这一计划的完成具有划时代的意义，它使得我们对疾病发生机制有了全新的认识，开启了组学和大数据的新时代，生物信息学和数据分析在医学研究中的重要性凸显，基因组学、转录组学、蛋白质组学、代谢组学及表观组学开始成为研究复杂疾病机制的常规手段，并产生了巨大的经济效益和社会效益（图 1-12）。

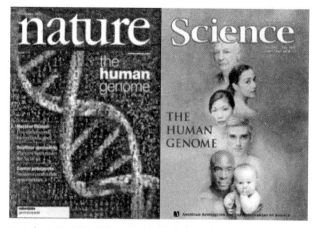

图 1-12　2001 年人类基因组第一版工作图谱完成后 *Nature*，*Science* 的封面报道

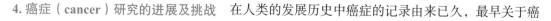

4. 癌症（cancer）研究的进展及挑战　在人类的发展历史中癌症的记录由来已久，最早关于癌

症的书面记录是大约公元前 1600 年埃及 Edwin Smith Papyrus 对乳腺癌的描述。到了 18 世纪随着显微镜的广泛使用，人们发现"癌毒"从原发性肿瘤通过淋巴结扩散到其他部位，这种癌症"转移"的观点最初是由英国外科医生 Campbell de Morgan 提出的。随着天花、鼠疫、霍乱等严重传染病的控制和消亡，以及人类生活方式的改变和寿命的延长，癌症等慢性疾病对人类健康的危害日益增长。

早在 1971 年美国总统尼克松就提出了对癌症宣战，并投入了巨额经费，癌症研究成为医学研究最热门的领域之一（图 1-13）。在全球各国科研人员的不懈努力下，我们对癌症的病因、分子机制有了深入了解，并发展了一些有效的治疗手段和药物。例如，吸烟被确认是导致肺癌发生的重要原因，在中国肝癌的发生与乙肝病毒的感染密切相关，而肥胖可能导致多种肿瘤的发生率上升。科研人员也发现了许多癌基因（如 RAS、MYC、ERK）和抑癌基因（如 RB1、p53、PTEN），对肿瘤发生的分子机制有了较为深入的了解。并由此研发了一系列分子靶向药物，如用于肿瘤治疗的血管生成抑制剂药物 Avastin（贝伐珠单抗），该药是一种能与血管生成信号通路蛋白质 VEGF 结合的单克隆抗体。而在临床治疗手段上有手术切除、放疗、化疗及辅助性治疗等多种方式。肿瘤发生的学说也取得实质性突破，其中以 1971 年美籍遗传学家 Alfred Knudson 提出的二次打击假说（Two-hit Hypothesis）最有影响力，该假说认为肿瘤的发生需要 DNA 上发生两次改变，以儿童的视网膜瘤为例，遗传性视网膜瘤患者的第一个突变可能是通过遗传获得的 RB1 基因突变，第二个突变是后天获得的，而非遗传性视网膜瘤患者后天需发生两个突变，这也解释了为什么这些患者的发病年龄比遗传性视网膜瘤患者要大（图 1-14）。

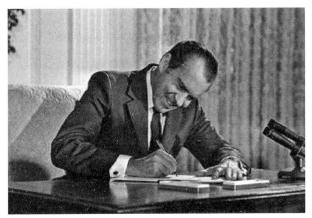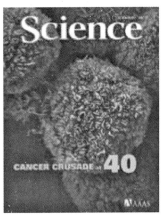

图 1-13　美国总统尼克松 1971 年签署国家癌症法案
及 2011 年对癌症宣战 40 周年 *Science* 专刊封面

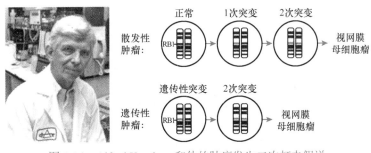

图 1-14　Alfred Knudson 和他的肿瘤发生二次打击假说

众多的突破和进展使得不少科学家对短期内攻克癌症信心十足，1953 年诺贝尔奖获得者 James Watson 在 1998 年接受纽约时报采访时认为阻断肿瘤血管的生成将在 2 年内治愈癌症；2003 年美国国立癌症研究所所长 Andrew von Eschenbach 提出到 2015 年彻底消除癌症。然而直至今日这些目标依然未能实现，癌症仍然是威胁人类健康的重要杀手。导致癌症死亡的重要原因是癌症的复发和转移，科学家开始逐渐认识到手术或放疗、化疗虽然切除或杀死了大量的肿瘤细胞，但可能存在很少量的肿瘤干细胞，它们能够得以逃逸并能再次增殖导致肿瘤转移和复发。1994 年加拿大籍的 John

Dick 首次从急性髓性白血病（AML）中发现肿瘤干细胞（cancer stem cell），目前肿瘤干细胞已经成为肿瘤研究的一大热点（图 1-15）。

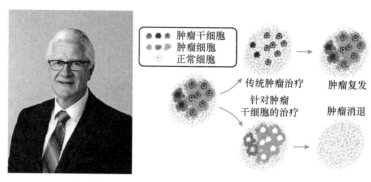

图 1-15　John Dick 和肿瘤干细胞理论

　　另一个值得关注的领域则是肿瘤免疫治疗（tumor immunotherapy）。肿瘤免疫治疗是基于肿瘤细胞表面表达特异性肿瘤抗原，这些抗原能被自身免疫系统产生的抗体识别，通过人为刺激免疫系统增强自身战胜肿瘤的能力达到治疗肿瘤目的的方法。近年来，一种被称为 CAR-T 的免疫治疗被证实对白血病具有很好的疗效。它是通过收集患者的 T 细胞，进行体外改造，使其表达能特异识别肿瘤细胞的嵌合抗原受体，最后通过自身的免疫系统将癌细胞杀死。随着 PD-1/PD-L1 的发现及在 CAR-T 中的应用，这一技术不仅在白血病的治疗中疗效显著，并逐步开始向实体瘤治疗扩展，也成为攻克癌症最具前景的手段之一（图 1-16）。

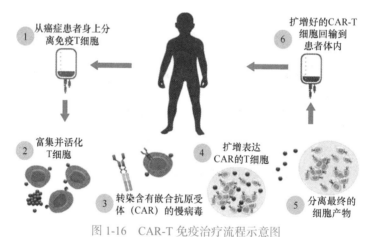

图 1-16　CAR-T 免疫治疗流程示意图

四、中国医学研究的发展历史

　　与西方医学发展史相对应，古代东方医学主要源于古埃及、古巴比伦、古印度和中国，并且在久远的年代就取得了不凡的成就。古印度在公元四世纪前后就能做眼科、断肢及剖腹产等手术。而古埃及很早就有使用催吐、下泄、发汗、利尿及灌肠法等治疗方法的记载。在古巴比伦的医学中认为人体构造与天体的运行相吻合，这种观念与中国古代颇为相似，都认为人体是一个小宇宙。此外他们对肝脏特别重视，认为肝脏是身体的主要器官。而在中国很早就有神农尝百草的记载，在公元前五世纪即春秋战国时期就出现了名医扁鹊（公元前407—前310），最早用望、闻、问、切来诊断疾病，当时称为望色、听声、写形和切脉。

（一）《黄帝内经》与《本草纲目》

　　中国最早的医学典籍《黄帝内经》包括《素问》和《灵枢》两部分，其中对脏腑、经络、病因、病证、诊断、治疗原则及针灸、腧穴等内容进行了详细论述。《黄帝内经》的基本理论包括了整体观念、阴阳五行、病因病机、诊法治则、藏象经络、预防养生和运气学说等，反映了我国古代在医学方面的卓越成就。公元 190 年前后即东汉末年我国著名大夫华佗（145—208）已经开始使用麻沸散进行麻醉手术。明朝的李时珍（1518—1593）所著《本草纲目》更是反映了我国在当时制药方面的水准，书中对近两千种药物进行了科学合理的分类，并详细介绍了药物的名称、形态、鉴别、采集、加工，以及药性、功效、主治、药方等（图 1-17）。

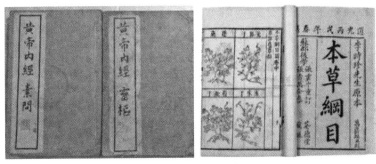

图 1-17 《黄帝内经》与《本草纲目》

（二）人痘接种术（variolation）预防天花

天花是古代最为致命的烈性传染病之一，根据清代《痘科金镜赋集解》一书中的记载中国的人痘接种术起源于当时宁国府太平县，也就是现今的安徽太平，时间在明朝隆庆年间。为了预防天花疫情，清朝政府在 1681 年即在全国推广人痘接种。最早到中国学习人痘接种预防天花的国家是俄国。1717 年中国人痘接种术传入土耳其，而英国皇家威尔士公主在土耳其习得人痘接种术后为其女儿和皇家子女接种人痘以预防天花，人痘接种术因此传入英国。此后这一技术又先后传入美国、德国和日本等国家。人痘接种术由于相对危险程度仍然较高，最终被欧洲的牛痘接种术所替代，但在古代天花的预防上起到了积极作用，将天花的死亡率从 30% 以上降低到不足 2%（图 1-18）。

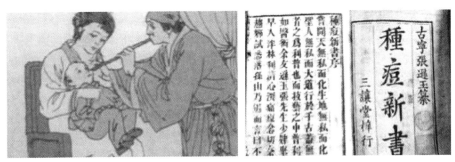

图 1-18 中国古代人痘接种术

（三）针灸术（acupuncture）

针灸术是中国古代医学的重要组成部分。针灸是针法和灸法的统称，针法是指把针具刺入患者疾病对应的腧穴，运用捻转与提插等手法来对人体特定部位进行刺激从而达到治疗疾病目的的方法；而灸法则是在人体体表特定的部位利用灸草灼烧等的刺激来预防和治疗疾病的方法（图 1-19）。

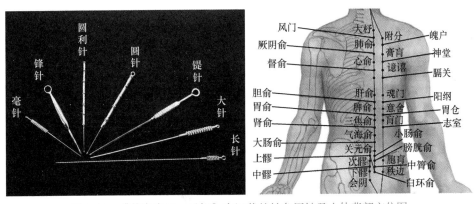

图 1-19 《黄帝内经·灵枢》中记载的针灸用针及人体背部穴位图

按东汉时期医学家皇甫谧在《帝王世纪》中的记载，伏羲"尝百药而制九针"，因而被认为是针灸的发明者。近代学者通过对医学文献及出土文物的考究推测针灸很可能起源于石器时代。当时人们生病时为了减轻疼痛或不适症状，不自觉地用手拍打或用尖锐的石器按压疼痛的部位，也就因此产生了最早的针具——砭石。中国的针灸术在公元六世纪就开始向国外传播。现在已经在120多个亚、欧和拉美国家得到推广应用，其中不少国家还成立了针灸学术团体、教育机构和研究机构。

据统计有300多个病种可以采用针灸治疗，其中疗效显著的有100多种。联合国世界卫生组织在1980年推荐了43种针灸治疗的适应病症。1987年，世界针灸联合会在北京正式成立，针灸的地位在全球医学中得到认可。针灸的发展具有浓厚的中华民族文化与地域特征，是我国古代医学研究智慧结晶的典范。

（四）西方医学的传入与融合

西方医学传入中国是在明末清初，外国传教士在传播基督教的同时，也宣扬了西方近代医学。起初由于西医在临床治疗上并不优于中医，加之国人对其接纳程度也很有限，因此在国内的影响力并不大，并一度被国人所惧怕。但从19世纪初随着预防天花的牛痘接种法及西医外科和眼科治疗技术的传入，西医在中国的影响逐渐增大，为后期西医在中国的迅速发展奠定了基础。鸦片战争后，由西方国家支持的教会医院由我国沿海进入整个内地，西医由于对一些病症的治疗快速有效被逐渐接受并得以推广，与此同时中国的传统医学发展进入了缓慢衰退期，我国的医学发展逐步呈现以西医为主，中医为辅的态势。当然这期间中医与西医的相互借鉴和融合也促成了中西医结合这一独特学科的诞生，本书第十五章将就中西医结合进行详细阐述。

（五）青蒿素（arteannuin）的发现

近代我国科研人员推动医学发展最具代表性的典范即发现了用于治疗疟疾（malaria）的青蒿素，它是由我国药学化学家屠呦呦发现的。1967年越南领导人请求中国帮助开发疟疾治疗方案。那时越南疟疾横行，常用的疟疾治疗药物氯喹无法控制疫情的传播。由于当时疟疾也在中国南方省份流行，我国在1967年5月23日设立了名为523项目的药物开发项目以寻找治疗疟疾的新药。1969年年初，屠呦呦被任命为其研究所523项目研究小组的负责人并在海南对疟疾患者进行了研究。

当时全世界的科学家已经筛选了24万多种化合物，但没有找到有效的新药。时年39岁的屠呦呦萌生了筛选中国传统中草药的想法，为此她查阅了大量中国医学经典并走访了全国各地许多中医大夫。到1971年，她的研究小组共筛选了2000多种传统中药配方，从200种草药中提取了380种草药提取物并在小鼠上进行了动物实验，其中包括甜苦艾，即青蒿，这种中草药在中国古代曾被记载用来治疗疟疾的典型症状——间歇性发热。屠呦呦小组此前测试了使用沸水提取的青蒿提取物，发现其对疟疾并无疗效。

再次阅读葛洪在公元340年《肘后备急方》中记载的治疗疟疾方法后（青蒿一握，以水二升渍，绞取汁，尽服之），屠呦呦意识到古方中这种草药用的是冷水浸泡，她们此前用沸水提取青蒿中成分的方法可能由于高温导致了有效成分被破坏，终于在改用低温乙醚提取后得到了能有效治疗疟疾的化合物。1972年，屠呦呦和她的同事提纯了这一成分，将其命名为青蒿素，并研究了青蒿素的化学结构和药理学。屠呦呦同时不顾个人安危以身试药，亲自测试了青蒿素的疗效。青蒿素的发现拯救了数百万人的生命，特别是在亚洲、非洲和南美洲的发展中国家。这是20世纪热带医学的重大突破，为此屠呦呦在2011年被授予美国最具声望的生物医学奖——拉斯克奖并于2015年荣获诺贝尔生理学或医学奖。英国国际广播电台BBC高度评价屠呦呦在艰难时刻仍然秉承科学思想，砥砺前行亦不忘回望过去，她的成就跨越东西。

五、医学研究展望

在人类几千年的发展历史中，对人体和各种疾病的认识经历了漫长的过程，从最早认为疾病是鬼神作祟到细菌致病，将疾病的发生归因于外部因素，再到细胞的发现及人类基因组的测序，使得我们对疾病发生机制的认识发生了深刻的变化，其是外部因素与内因即人的遗传背景相互作用的结果。人类面临的主要健康威胁也从20世纪前的天花、霍乱、鼠疫等烈性传染病逐渐被癌症、心血管疾病、糖尿病等慢性疾病所替代。随着人类寿命的延长，神经退行性疾病等老年病很可能将成为今后一段时间医学研究的又一热点领域，我国也及时规划了脑计划等庞大的科研项目，为在这一领域的科研突破奠定了良好的基础。

　　从全球而言，以美国为首的西方发达国家在医学研究领域整体仍然保持了领先水准，我国在过去几十年里医学科研水平不断攀升，但仍处于追赶阶段。近年来随着大批在海外求学和工作的科研人员的归国，以及国家对医学研究的持续投入，我国医学科研取得了实质性提升，一些领域已经开始接近或超过国际先进水平，但明显存在追踪国际研究热点多、重复性工作多、原创性成果不多、自主核心技术不多、在国际上有影响力的顶级科学家不多等严重不足。在传统医学方面，随着四个自信尤其是文化自信的提出及国际社会对我国科学家发现青蒿素的高度认可，中医药传统文化瑰宝在国家层面上再次受到重视，相信这将对我国传统医学的现代化进程及和西方医学的深度融合起到积极的推动作用。

　　毋庸置疑科学技术的进步对医学研究起到了巨大的促进作用，近年来随着微创手术（minimally invasive surgery）的普及及人工智能（artificial intelligence）在病理诊断等领域的应用，可以预见在不远的未来其将对整个医学领域产生深远的影响和冲击。随着基因编辑（gene editing）技术的出现和发展，攻克以往束手无策的许多遗传性疾病曙光乍现，但由于医学研究对象的特殊性，不可避免会引发诸多的伦理问题。为此本教材的 18 章中在绪论之后首先从医学科研伦理入手，然后分别对科研选题、信息检索、动物模型、数据处理、论文写作及专利和项目申请，基础与临床研究的常用方法与技术进行介绍，最后对医学研究的主要学科包括基础医学、药学、预防医学、临床医学、中西医结合、影像医学、转化医学及精准医学的研究任务与方向进行阐述，以期读者对医学研究有全方位的宏观了解。本教材不仅适用于大学医学相关专业本科学生和研究生，对于医学相关领域的工作人员、医疗和科研相关政府部门工作人员及对医学研究感兴趣的普通读者同样是一本难得的参考读物。

思考题

1. 医学研究的定义是什么？它是如何进行分类的？

2. 西方医学发展史包括几个阶段？每个阶段有哪些典型人物和事件？

3. 在中国医学发展史中有哪些具有中国特色的成就和贡献？

本章小结

（刘　强　雷海新）

第二章　医学科研伦理

学习要求

1. 识记　医学科研伦理的定义、意义和准则。
2. 理解　在医学科研中尸体解剖应注意的伦理问题；理解医学伦理委员会和伦理审查的作用。
3. 运用　在医学科研中动物实验和人体实验应遵循的伦理准则。

本章导图

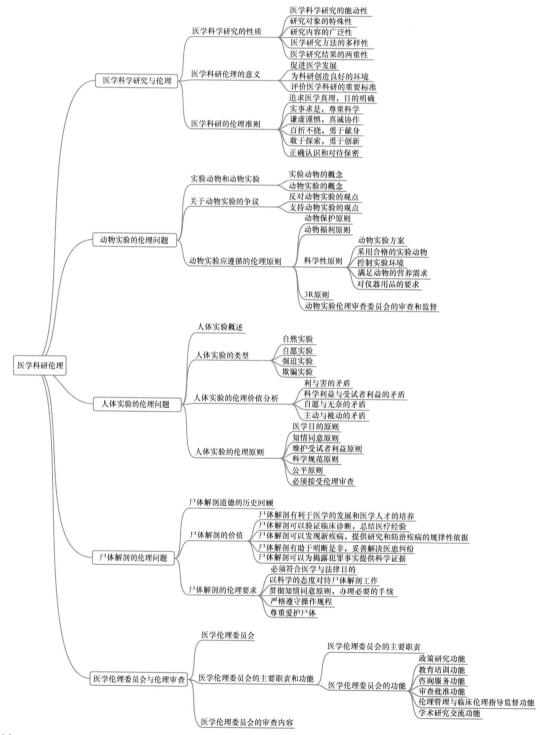

医学科研伦理是人们在从事医学科研活动中，为正确处理研究者和研究对象间、研究者相互间关系，以及为获取科研成功的全部行为活动中所形成的行为规范。医学科研工作者只有认真遵循科研伦理，确保医学科研的正确方向，以维护人类健康为目标，实事求是、团结协作、取长补短、相互尊重、不畏风险、敢于献身，才能创造出更多更好的科研成果，促进医学科研事业的发展。

第一节 医学科学研究与伦理

医学科学研究是医学发展和临床诊治水平提高的重要基础。医学科研伦理不仅为医学科学研究把握正确的科研方向，而且为医学科学研究提供巨大的原动力。因此，探讨医学科学研究的伦理价值，遵循医学科研伦理的原则，具有重要的伦理指导意义和实践意义。

一、医学科学研究的性质

医学科学研究是指以客观的生命现象作为研究客体，运用实验研究、临床观察、社会调查分析等方法探求生命的本质、结构、功能及其发生与发展的客观规律，认识和揭示疾病发生发展的客观过程，探索防治疾病、增进健康的途径和方法的探索性实践活动。

应用基础医学的理论和发现来治疗疾病和促进健康是医学的科学体现。例如，应用生理学、生化学、药理学、病理学、统计学、微生物学等的理论和方法来治疗疾病和进行科学研究。医学科学研究在关注人体器官和疾病的同时，也应关注心理性社会照顾和医学的人文性与艺术性的一面。医学科学研究因其"人"学的本质，以及自身独有的规律和本质特点越来越多地被发掘出来。

（一）医学科学研究的能动性

医学科学研究的主要任务是认识人类生命活动的本质与规律，揭示疾病发生与发展的客观规律，探寻战胜疾病、增进人类身心健康的途径和方法。医学科学研究是一项创造性的活动，许多现代医学技术的产生都极大地证明了医学科学研究的能动性。比如我国科学家屠呦呦从事了多年的中药和中西药结合研究，创造性地研制出新型抗疟药——青蒿素，对疟原虫的抑制率能达到100%，被世界卫生组织誉为"世界上唯一有效的疟疾治疗药物"。医学科研人员需积极发挥创造性和探索能力、发挥自身能动性，将现代科技应用于医学科学研究之上，提高医学科学研究水平。

（二）研究对象的特殊性

医学研究的对象是人，人与自然、社会均有联系。人不仅具有生物学属性，特别是在社会关系中，每个人还具有特定的社会属性。不同的环境和生活条件，造就了每一个不同的个体。每个人都是有意识、有情感、有丰富内心世界、从事创造性劳动的一个特定角色。因而，在进行医学科学研究时，要将人的生物学属性和社会学属性结合起来，运用自然科学、社会科学、人文科学和心理学等理论和方法进行研究，综合考虑，全面分析，最终才能获得科学的认识。

（三）研究内容的广泛性

20世纪以来，医学取得了举世瞩目的成就和进展，研究层次上，向宏观和微观双向进行扩展；现代医学集合了包括基础医学、临床医学、预防医学、康复医学、医学理论和社会人文医学等多门学科，而且不同门类下还具有各自的亚专业；医学研究促使各专业相互交叉渗透，继而出现很多交叉学科和边缘学科。例如，医学与伦理学、心理学和社会学等学科交叉形成了医学伦理学、医学心理学等，使医学科研工作者能以全新视角看待自己的研究内容。医学科学研究早已跨越国界，各国、各地区的多方合作在不断加强与拓展。

【案例一】

（一）案例摘要 　　　　　　　　人类基因组计划

"人类基因组计划"（human genome project，HGP）、"曼哈顿原子弹计划"与"阿波罗登月计划"，被世界各国普遍誉为自然科学史上最伟大的"三计划"。1990年10月，美国首先正式开启"人类基因组计划"，目标是完成人类全部DNA分子核苷酸序列的测定。1993年，美国修订此计划，将保质保量完成DNA序列图作为最重要的任务。多国积极响应，陆续开启了不同规模、各具特色的人类基因组研究。1999年12月1日，人类首次成功完成人体染色体基因完整序列的测定。2000年6月26日，六国科学家率先公布人类基因组工作框架图，成为人类基因组计划进展的重要里程碑。2001年2月12日，人类基因组图谱及初步分析结果首次公布。2003年4月15日，美国、英国、德国、日本、法国和中国共同宣布人类基因组序列图完成，在多国的合作和共同努力下，提前两年完成了人类基因组计划的所有目标。人类基因组图谱的成功绘制成为人类探索自身奥秘史上一个重要的里程碑。

（二）案例问题

案例体现了医学科学研究的什么性质，具有什么意义？

（三）案例分析

人类基因组计划最早由美国开启，最终由多国合作提前两年共同完成该计划的所有目标，是人类探索自身奥秘的里程碑。人类基因组计划的完成不仅仅是生物医学科学的单打独斗，也需要其他学科如物理学、伦理学等学科的帮助，体现了医学科学研究的广泛性。这种广泛性不仅体现在研究内容的广泛性，也体现了合作方式的广泛性。因此，医学科学研究要了解医学科研的性质和特点，遵守医学科研的伦理准则，才能进一步合作，深入开展医学科学研究。

（四）医学研究方法的多样性

医学科学研究工作者在研究方法上采用多种方法和手段相结合的方式，使研究具有了微量、精细、快速、精确、高效、轻便、直观和自动的特性。研究除了应用一般的自然科学和哲学方法外，还可以通过如临床观察、动物模拟实验、有限的人体实验、群体调查和心理测验等特殊的研究方法，不仅吸取了传统的经验医学方法和生物医学方法，还运用了如医学心理学方法、社会医学方法、医学工程技术方法等其他学科的方法。

（五）医学研究结果的两重性

医学研究的目的是为了提高人类的生存质量、维护人类健康，但现代医学研究却是一把"双刃剑"，既有正面效应造福于人类，又存在负面效应危害人类利益，利弊相伴而生。既可能在研究过程中，也可能在研究成果的运用中，产生或局部、或广泛、或近期、或远期的利害的两重性。这些利害客观存在，并直接反映在人身上，我们无法回避这种利害的两重性。

【案例二】

（一）案例摘要　　　　　　　　　　　"反应停"事件

"反应停"是一种治疗早孕反应的药物，1953年瑞士一家药厂首先合成出"反应停"药物，当时联邦德国一家制药公司对"反应停"进行研究发现，"反应停"具有一定的镇静安眠作用，而且对孕妇怀孕早期的妊娠呕吐疗效极佳，在动物实验中并未发现"反应停"具有明显的副作用。该公司便于1957年10月1日将"反应停"正式推向市场。在欧洲、亚洲、非洲、澳洲和南美洲，医生大量开处方给孕妇以治疗妊娠呕吐，成为"孕妇的理想选择"。到1959年，"反应停"每月销量已经达到1吨的水平，仅在联邦德国就有近100万人服用过反应停。在联邦德国的某些州，患者甚至可以不需要医生处方就能购买到"反应停"。但是从1960年开始，欧洲医生发现本地区畸形胎儿出生率明显上升，1961年英国发现"反应停"事件中，600名出生的婴儿，仅400名存活。1961年澳大利亚妇产科医生麦克布雷德发现母亲妊娠期间服用"反应停"可能引起"海豹胎"的产生，并将自己的问题通过信件形式发表在《柳叶刀》上，而此时"反应停"已销往全球46个国家。接下来经多方专家讨论，联邦德国这家制药公司被迫于1961年11月底将"反应停"从联邦德国市场上召回。但此举为时已晚，此后陆续有1万～1.2万名母亲因服用"反应停"导致生出缺陷婴儿，有将近4000名婴儿不到一岁就夭折了。而该公司坚称"反应停"没有致畸胎性，在联邦德国和英国停用后，荷兰、瑞典、比利时、意大利、巴西、加拿大和日本，"反应停"仍被使用了一段时间，也导致了更多的畸形婴儿的出现。

（二）案例问题

1. 案例体现了医学科研的什么性质，有什么意义？

2. 分析案例，在医学科研中应注意什么问题，怎样杜绝类似案件的发生？

（三）案例分析

作为一家制药企业，应以提高人类生存质量，维护人类健康为目的进行医学科学的研究，但该公司在其发现"反应停"具有抑制妊娠呕吐的效果后，只进行了简单的动物实验，没有进行充分的临床试验就将产品推广到市场，事故发生后，还曾试图隐瞒相关信息。"反应停"表面上有益于妊娠期孕妇的早孕反应，但从长远看却引起了"海豹胎"的产生，在当时造成了不可挽回的损失。

案例中的问题有该公司只进行了动物实验，而未进行临床试验，未能在药品上市之前发现其副作用；在一系列科研事实面前没有及时从市场上撤回药品，造成了更大范围的伤害。从"反应停"事件可以发现，医学科研成果的利弊相伴而生，体现了医学科研过程中存在的两重性问题，应正视这种利害的两重性，正确对待医学科研，使其更多的造福人类。

医学科学研究的目的是维护人类的生命与健康，为人类谋福利。在医学研究取得一个又一个惊人成就的同时，依然有很多严重的问题亟待解决。医学科研人员要用聪明才智和科学的思维方法以及崇高的道德理想、情操和境界，为医学科研目标的最终实现不断努力奋斗。

二、医学科研伦理的意义

医学科学研究的目的是为了维护和增进人类健康，造福人类。医学科学研究始终直接或间接地为人的生命和健康利益服务，因此，医学科学研究必须始终受到道德的制约和伦理的检验。高尚的医学科研伦理具有以下几个方面的意义。

（一）促进医学发展

医学科研是一种精细的、复杂的、探索性的活动，是关于人的生命本质过程和防治疾病、增强人类健康、促进机体康复的科研过程。医学科研工作者只有怀着坚定的信念，勇于攀登科学高峰，才有希望到达辉煌的境界。医学科研工作要求科研工作者不仅要有高智商，还要有高情商，要在研究中不断调整人与人之间、人与社会之间的关系。纵观医学科学发展史，医学科研工作者高尚的医德品质对于促进医学科学的发展起到了巨大的推动作用。例如，我国明代医学家李时珍拒绝做太医享荣华，遍访名医宿儒，搜集民间药方，风餐露宿，冒死试毒，用毕生精力完成举世巨著《本草纲目》。巴斯德、白求恩、南丁格尔、吴阶平等，他们身上都展现出坚韧不拔、严谨治学、精勤不倦、勇于开拓的高风亮节和为医学科学勇于献身的竭尽忠诚、披肝沥胆、勇于探索、坚持真理的道德光辉。医学科研工作者只有以此为标准才能实现理想、有所作为，促进医学事业的迅速发展。

（二）为科研创造良好的环境

医学科研成果的取得，往往是集体劳动创造的产物，是众人智慧的结晶。医学科研活动已经成为集体性创造活动，个人的发明创造离不开前人的成果和旁人的经验，因此，在共同的创造过程中，科研工作者要相互尊重、团结协作。例如，达尔文经过20年的研究创立进化论，在发表的前夕收到了另一位生物学家华莱士寄来的相似的论文，达尔文当即决定只发表华莱士的论文。经人再三劝阻之后，达尔文才联名发表了自己的论文。华莱士得知后，谦虚地建议将进化论改称"达尔文主义"，并自豪地称自己为一名"达尔文主义者"。由此可见，高尚的科研伦理道德加强了科研人员的通力合作、协同攻关的意识，创造了一个良好的科研环境。

（三）评价医学科研的重要标准

医学是研究人类的生命与健康的客观知识体系。医学本身是无所谓善恶的，属于价值中立。但是医学科研活动及其医学科研成果的运用，总是与人、人类社会及生态系统发生一定的联系，因此，就会产生一系列的道德价值判断问题。现代医学技术的发展使人类征服疾病的能力不断增强，各种技术的引入，如器官移植、人工生殖、基因工程等带来一系列的社会和伦理问题，这都需要一个评价标准来规范医学科研，因此，医学科研伦理成为评价医学科研好坏、善恶、是非的标准。

三、医学科研的伦理准则

医学科研的伦理准则对于科研工作的顺利开展，建立良好的科研环境，科学地评价科研结果及发展医学事业均发挥着重要作用。医学科研工作从科研选题、科研过程和科研成果的应用，每一个环节都应遵循一定的伦理准则。医学科研工作者只有认真遵守医学科研准则，从维护人类健康利益出发，相互协作、相互学习，优势互补，才能更快取得科研成果，并服务于医学科学事业的发展。

（一）追求医学真理，目的明确

医学科研的本质隐藏在纷繁复杂的现象背后，探索医学的真谛，其中的艰难险阻是不言而喻的。医学科研主要通过完善医学理论、丰富医学知识、提高医学技术、更新医学设备等直接或间接的手段发展医学科学。医学科研的行为要符合防病治病、增进人民健康、促进医学和整个卫生事业的发展、造福人类这一伟大目标。离开这一目标就谈不上医学科研道德，其他的医学研究也就失去了意义。医学科研工作者从事的研究活动直接关系到人类的生命和健康事业，因此必须有纯正的科研动机，具有忘我精神和献身精神，把人类的生命利益放在首位，推进医学发展，不贪图个人名利，不计得失利益，表现出医学科研的善性和道德性。只有把人类的生命利益放在首位，完全投身于其中，才能在这个领域中做出贡献。

■（二）实事求是，尊重科学

实事求是是科学的灵魂，科学是老老实实做学问，容不得半点虚假。医学科研人员要在尊重科学、尊重事实的前提下，以严肃的态度、严谨的作风、严格的要求、严密的方法，探索事物发展变化的客观规律，反映客观事物的本质。医学科研的成果最终都将被运用于临床治疗之中，直接关系到患者的生命安全和健康，因此，作为医学科研工作者，必须做到以下几点：①以事实和科学理论为依据，按客观规律办事。②实验设计要具有科学性和可行性，选题既要考虑到客观的需要和物质条件，又要考虑到主观的业务能力。好高骛远、贪多求快、墨守成规都是不可取的。实验步骤和项目要符合实验质量和数量完成要求。③观察实验要认真，准确而实事求是地记录数据，客观地记录阴性和阳性的全部结果，真实收集和积累调研数据，不能隐瞒和随意编造。④实验失败和不符合要求时，必须重做，不能把不合规矩的实验结果用作分析的依据。⑤要尊重客观事实，对实验中获得的各种数据、原始材料，经过归纳、科学的统计处理，运用科学思维进行抽象和概括，做出符合实际的总结和科学的结论。⑥论文发表及成果推广署名，同样需要实事求是，通常将主要从事者和指导者排在首位，其他合作者按贡献排列顺序，反对争名、挂名、借名的不良行为。要正确地区别、看待前人的结论与自己的贡献。科学研究是无止境的，在成功的面前要戒骄戒躁，谦虚谨慎，胜不骄、败不馁，永远保持高尚的医学科研情操。

【案例三】

（一）案例摘要　　　　　　　　心脏干细胞学术造假事件

2001年和2003年，Piero Anversa分别在 *Nature* 和 *Cell* 杂志上发表论文，宣称存在心脏干细胞c-kit细胞，其主要特征是能够分化成心肌细胞。2004年，有研究者在 *Nature* 期刊上指出无法重复Anversa博士的实验，这是学术界第一次对Anversa的研究质疑。文章指出，实验人员按照Anversa博士的操作步骤进行实验，细胞几乎不会分化为心肌细胞。同一时期，另一篇文章也反驳道，在心肌梗死时，造血干细胞不会转化为心肌细胞。2014年，来自辛辛那提儿童医院医学中心和霍华德休斯医学研究所（HHMI）的干细胞领域专家Jeffery Molkentin证实：只有0.027%的c-kit细胞能分化成心肌细胞，心脏干细胞对于心脏的帮助微乎其微。由于质疑声越来越大，哈佛大学校方开始调查Anversa是否存在学术不端的行为。同年，国际心血管权威医学期刊 *Circulation* 撤回了Anversa实验室在2012年发表的一篇论文，并宣布论文中的部分数据存在不实；Anversa团队于2011年发表在顶级医学期刊 *The Lancet* 上的另一篇论文也被重新审查。2015年，Anversa在布莱根妇女医院的实验室被关闭。2017年，哈佛大学调查后证实Anversa确实存在使用欺诈性数据获得政府研究资金的行为，被判赔偿政府1000万美元。2018年，Jeffery Molkentin再度发表论文声称哺乳动物体内几乎没有心脏干细胞。中国科学院的周斌课题组也用不同的证明方法得出了相同结论。Anversa的论文被证实是一个彻头彻尾的骗局。哈佛医学院和布莱根妇女医院也宣布主动自查，最终在2018年10月15日，哈佛医学院和布莱根妇女医院建议将Anversa的31篇论文从医学期刊上撤回。人们把科学家敬若神明是因为他们对人类发展的贡献，而不是其说谎之后"四海扬名"的表现。

（二）案例问题

1. 医学科研的伦理准则有哪些？
2. 案例中Anversa违反了哪些医学科研的伦理准则，体现了什么问题？
3. 科研中应如何避免发生此类现象？

（三）案例分析

案例中Anversa在研究心脏干细胞时，应以追求医学真理为目标，将人类的利益放在首位，而不是追求个人的名利；应采取实事求是、尊重科学的态度，在探索事物的发展规律过程中，以严肃的态度、严谨的作风、严格的要求、严密的方法，反映客观事物的本质，而不是用伪造和篡改的实验数据将自己的虚假研究成果发布在学术期刊上，造成了学术的混乱。幸而在多国科学家的研究下发现了Anversa文章中的错误并及时发布出来，研究机构也适时采取调查，揭示

Anversa 的论文是彻头彻尾的骗局，揭开 Anversa 的真实面目，保住了医学科学研究的神圣形象。案例提示在医学科研中必须遵守医学科研的伦理准则，坚持科学的研究方法，才能避免此类事件的再次发生。

（三）谦虚谨慎，真诚协作

谦虚谨慎，是个人处理人际关系和对待自己的态度时所表现出来的一种个人品质特征。科研工作者只有在社交和科研活动中，保持谦虚谨慎、虚心好学、戒骄戒躁，尤其要尊重他人的劳动，尊重他人的劳动成果，才能赢得他人的尊重。谦虚是要正确对待自己的成绩和缺点，摆正个人与集体、个人与他人的关系，善于发现和纠正自己的错误，虚心听取别人的意见。谨慎则是要求在具体的科研过程中，不能有意隐瞒和排除影响实验结果的各种客观因素。对于失效或不符合要求的实验必须重做，不能把失败和不合格的实验当作考虑结论的依据等。谦虚谨慎是真诚协作的前提和基础，没有谦虚谨慎，就无法建立真诚的协作。

新技术革命带来信息和知识的大爆炸，科技尖端问题日益复杂，过去个人创造重大发明的时代已然逝去。现代医学科研的任何一个重大科研项目的完成都离不开真诚的协作。真诚协作就是相互共享、相互支持、相互配合、通力合作。保证发挥个人优势又能弥补相互之间的不足，从而多出成果，快出成果。科研工作中，协作单位应遵循平等原则，各单位的地位、彼此之间的关系始终是平等的。最终科研成果和利益应共享，但应杜绝平均主义。科研工作提倡互助原则，仪器设备的使用应互相提供方便，图书馆资料等应公开，互相使用。由于科研协作的趋势日益加强，更需要科研工作者真诚协作。例如，我国人工合成牛胰岛素、酵母丙氨酸转移核糖核酸的人工合成都是几十个单位协作完成的。

（四）百折不挠，勇于献身

医学科研工作者应具备百折不挠、临大节而不可夺之风的道德品质。为了人类的健康坚持不懈，勇攀高峰，用自尊、奋发、坚毅的品格，积极进取，百折不挠地克服探索医学奥秘道路上的一切不利因素。在科研的征途上，医学科研工作者不论遇到什么情况都不怕挫折、失败和风险，勇于为医学事业献出个人的一切。医学科研工作者对人类的健康怀有强烈的责任感，对真理和科学有着不懈的追求，在困难和挫折面前不退却，在打击面前不低头，这种献身医学事业的纯洁性，鼓舞和激励着一代又一代的医学科研工作者，为了医学科学事业而不懈努力奋斗。

（五）敢于探索，勇于创新

医学科学的实质就是不断地发现和发明，不断建立新理论、新方法，解释新规律，增加新知识。因此，创造性是科研活动的一个突出特征，创新是医学科研的生命，创新精神和创造意识对医学科学发展具有重大意义。医学科研是永无止境的，它不仅在探索过程中存在各种矛盾，而且受各种社会舆论和因素的干扰。因此，在科研工作中应具备较强的识别能力、判断能力和预见能力，应有坚韧不拔的毅力和勇气。具备了这些能力，在科研工作中才能辨别真伪，做出正确的判断，才能创造出新发现、新发明、新成果。医学科研工作者只有以不迷信、不盲从、思想解放为信条，不断进取、敢于探索、勇于创新，才能推进医学事业的持续发展。

（六）正确认识和对待保密

医学科学的科研成果是全人类的共同财富。科学研究是全人类的共同事业，都是为了人类健康事业而服务，为了整个医学发展而做出贡献，因此，医学科研没有绝对的秘密。但是在现实生活中，科学家有自己的祖国，医学科学研究活动也常常会受到政治、经济等多种关系的影响与制约，科研目标也就有所差异，谁先占有科技成果，谁就先占据有利地位，成为竞争优胜者，因而在一定范围内存在保密问题。发明者对新成果拥有知识产权，应当给予保护，这不等同于"学术封闭"。有条件的保密是对竞争创新的激励和知识产权的保护，不违背暂时保密和竞争创新的规则。

不同国家之间、团体之间、个人之间都存在着涉及国家利益、集体利益和个人利益的问题，这种研究成果在一定时间、范围内具有一定的保密性，但是为了个人私利，不让新成果用于维护人类健康的保密却是不道德的。

第二节　动物实验的伦理问题

实验动物和动物实验对于生命科学和医学科学的发展是不可或缺的。现今生命科学和医学科学所取得的成就也是在动物实验的基础上获得的。动物和人存在差别，现实中诸多因素都会影响实验结果，因此必须正确认识和利用动物实验的结果，保证动物实验的意义和应用的价值。在生命科学和医学科学研究中，实验研究有四大必备要素：设备、试剂、信息和实验动物。科学技术发展带动了仪器设备的进步，试剂纯度的提高，信息获取途径的便捷，却经常在伦理层面忽略实验动物，缺少科学研究和生命伦理之间的平衡。因此动物实验的伦理准则要求人类更理性地认识动物实验的价值，制定必要的伦理规范和审查程序。

一、实验动物和动物实验

（一）实验动物的概念

狭义上的实验动物指为生物医学实验研究使用而专门培育的动物。其主要指为生物医学研究、医疗、教学、诊断、鉴定、制造生物制品等服务，经过标准化人工培育、繁殖而来的动物品种或品系。经过标准化人工培育的小鼠、大鼠、豚鼠、兔子等符合实验动物要求，是合格的实验动物。但其他一些哺乳类动物、鸟类、鱼类及非灵长类动物还没有完全培育成符合要求的实验动物，严格意义上不能说是真正的实验动物。

经济动物也称为家畜，是以经济性状（肉、蛋、奶等）进行人为筛选，定向培育、驯养、繁殖的动物。这些经济动物中，一部分已经接近实验动物的标准，可以进行一部分的生物医学研究，但还需要进一步标准化。野生动物指生存在自然状态下的动物，人类直接从自然界捕获这些动物，不经过人工培育直接进行实验研究，如青蛙、蟾蜍等。

实验动物根据微生物和寄生虫的控制程度可分为四个等级，分别是普通动物、清洁动物、无特定病原菌动物和无菌动物。根据基因纯合程度可分为四个遗传类群，分别为近交系动物、封闭群动物、杂交一代动物和突变系动物。

（二）动物实验的概念

动物实验指生物医学实验研究中以动物为观测对象，研究实验动物在实验过程中整体水平的综合性反应、表现及其发生和发展规律的科学。

只有具备研究经验和专业技术能力的人员或在其指导下才可进行动物实验，并且要受伦理、道德和法律的约束。并非所有生物医学实验研究都能使用实验动物，也不是所有动物都能用于生物医学实验。

二、关于动物实验的争议

（一）反对动物实验的观点

世界范围内反对动物实验的组织和个人有三种呼声，其中争论最多的是极端动物保护主义者，他们企图禁止动物实验、动物源食品，甚至宠物。以"动物保护组织""动物解放阵线"自称，并把"动物解放"与"奴隶解放"和"妇女解放"相提并论，进行一些威胁动物实验科学家、暴力破坏实验设备、清除实验数据、偷窃释放实验动物的非法行为，无视动物实验给人和动物的医学科研带来的进步，偏执地认为动物实验缺乏正义性和公正性，所得的实验结果不可信，给医学科研带来了诸多困扰。

比较温和的反对动物实验的组织和个人认为，动物应具有生命权、自由权和免受折磨权这三项基本权利，动物和人一样有痛觉，动物实验会给动物带来本不应该由其承受的痛苦，尤其是动物不同于人类，不能从动物实验获得人的生物医学信息，动物实验对于人类临床试验研究的作用十分有限，应该停止动物实验研究。

还有一些人认为，科学研究已经取得了巨大的进步，医学科学研究可以利用已掌握的科学技术，采用细胞培养、计算机模型等代替实验动物，进行实验研究。

（二）支持动物实验的观点

支持动物实验的科学家从人类和动物的利益出发，人类和动物都会且都在遭受疾病的折磨，并且可能因此缩短寿命。因此，人类只有继续进行动物实验进一步探索生命科学的奥秘，才能缓解疾病带给人类和动物的痛苦，延长他们的生命。动物实验已然成为生物医学发展必不可少的基础，如果医学科学实验不通过动物实验而直接进行人体实验，不仅严重违反人类道德准则，也会比使用实验动物带来更多更严重的危害。但是，进行动物实验并不意味着可以为所欲为的实验，在实验中必须遵守一般的伦理准则，最大限度降低动物的痛苦。大多数动物实验都不会给动物带来明显的疼痛，即使会带来疼痛，也会采取相应的止痛和麻醉措施。动物因疼痛产生的应激反应会严重干扰实验结果，因此，研究人员必须设计良好的实验方案给予解决，才能获得有意义的结论。现代科学和技术的进步进一步降低了实验动物在动物实验过程中的疼痛和不安。目前，新的疾病和复杂的疾病仍没有合适的解决方法，每年由于癌症、心脏病等疾病死亡的人数成千上万，由于人类机体的复杂性，除了与之相似的动物模型外，人类还没有更好的医学方法可以解决，因此，用于生物医学研究的动物实验仍需要长期存在，但人类在动物实验研究中也越来越强调保障动物福利，动物实验也会越来越规范。

三、动物实验应遵循的伦理原则

（一）动物保护原则

动物实验是生物医学研究必不可少的技术手段和方法，在揭示生命的本质，保证人体健康及满足人们的生活需求方面，动物实验发挥了重要的作用。动物实验是以动物为载体进行的，因此科学家应提前考虑如何选择实验动物，是否有必要和需求进行动物实验，在不影响研究目的前提下，有无其他方法可以替代动物实验的问题。禁止无意义滥养、滥用、滥杀实验动物。如果有其他非动物实验的合理的、科学的实验方法可以使用，并能获得所需要的研究结果的情况下，就应采取不进行动物实验的方式，这是开展生物医学研究动物实验应遵循的基本原则之一。

（二）动物福利原则

保证实验动物在饲养和运输中享有最基本的权力。饲养设备各项指标符合标准，满足实验动物的各项生活需求的同时保证其安全和舒适。饲养过程中应适时调整实验动物的饲养密度，确保动物能实现其自然行为；满足实验动物对饲料和饮水的需求，保证实验动物的正常生长发育；满足实验动物的垫料的舒适、安全和实用。运输过程中应采取措施避免动物的惊恐、疲劳造成的损伤和痛苦。使用过程中要加强科研人员的培训，提高技术水平；实验方案设计合理，尽可能用低等生物代替高等生物；减少动物的应激和对它的伤害。

（三）科学性原则

当不可避免需要进行动物实验时，在进行实验前，应全面分析影响动物实验的因素，合理、科学地设计动物实验，尽可能地减少实验误差，并尽可能获得丰富的数据，提升效率，避免浪费。动物实验的科学性体现在以下几个方面。

1. 动物实验方案　科学的动物实验方案体现在实验中必须设立对照，减少或消除非实验因素引起的实验误差；研究对象在实验组和对照组随机分配，减少主观因素的影响；保证实验组和对照组除处理因素外的其他条件保持一致；增加同一处理方式的样本数，增加代表性，降低实验误差；尽量选择客观指标，避免主观判断的影响。

2. 采用合格的实验动物　动物实验以动物为载体，与实验结果息息相关。选择实验动物应考虑动物的种属、品系、年龄、体重、性别和健康状况等。重视遗传因素和健康因素，遗传背景不同的不同品种或同一品种不同品系的动物对实验处理会产生截然不同的生物学反应。

3. 控制实验环境　实验环境会在一定程度上影响动物对于实验处理的反应。因此，应控制实验环境的气候因素、理化因素、居住因素和生物因素，保证同一类型不同批次的动物实验结果一致。

4. 满足动物的营养需求　满足营养需求对维持动物健康和提高结果准确性具有重要意义。营养需求主要包括饲料和饮水两个方面，营养缺乏的饲料影响动物的生物学反应功能，缺水影响动物的代谢，两者都会严重危害动物健康，影响实验结果的准确性。

5. 对仪器用品的要求　校准实验仪器；按说明书严格操作，器械应消毒和配套。采用现代化、自动化设备以减少对动物的伤害和使用次数。

（四）3R 原则

3R 原则指动物实验应采用减少（reduction）、替代（replacement）和优化（refinement）的原则。这一原则由英国动物学家 Russell 和微生物学家 Burch 于 1959 年提出。该原则要求在科学研究中应减少实验动物的用量；寻找可以达到相同目的而不使用实验动物或采取低等动物替代高等动物的方式；改善动物设施、饲养条件和管理，使动物免受痛苦、不安和疼痛折磨，提高动物的生存质量。

（五）动物实验伦理审查委员会的审查和监督

负责动物实验伦理审查和监督的专门组织在不同的国家和地区有不同的名称。美国《动物福利法》与公共卫生局要求医学科研机构必须设立动物照护与使用委员会，机构选择委员的标准是必须与机构没有利益关系的人员，伦理委员会成员必须在涉及动物实验的项目开展之前，审查方案在科学和伦理上的可行性与合理性。

我国也颁布了《实验动物管理条例》和《关于善待实验动物的指导性意见》等一系列法规，要求涉及实验动物的生产和使用单位必须设置实验动物管理委员会，制定伦理审查程序和原则，审查确保本单位动物实验满足伦理要求。审查和监督内容主要包括：①审查实验者资历。审查主持及参与该动物实验人员的学历及技术职称、动物实验专业训练情况及其专业程度，确保研究者具有进行动物实验的专业性。②审查实验动物权益和福利。确保动物的饲养条件及运输过程的科学。③审查动物的实验方案。严格筛选动物实验所使用动物的质量等级，审查动物数量及各种操作是否会对动物造成伤害和痛苦，保证动物的舒适和健康，审查是否可以用低等生物或无生命物质替代实验动物。

审查通过无争议才可进行动物实验。实验期间修改方案必须报告审查，确保修改方案符合审查要求。如果不提交审查则是违法行为，伦理审查委员会可以依法起诉。

第三节　人体实验的伦理问题

医学科学研究中存在一个特殊的伦理问题就是人体实验，医学科研的特殊性决定了人体实验的重要和特殊地位。医学科研的任何诊断、治疗技术和药物的使用都离不开人体实验。因此，人体实验的科研设计和研究方法的选择必须更加科学、严谨、严肃，有文献支撑并且能熟练地掌握实验条件，最大限度降低损失。

一、人体实验概述

人体实验是指直接以人体作为受试对象，用人为的实验手段，有控制地对受试对象进行观察和研究，以判定医学假说的实践过程。受试者可能是患者也可能是健康人。人体实验的内容包括运用现代物理学、化学和生物学等方法和手段在人体上对人的生理、病理现象，以及疾病的诊断、治疗和预防方法进行研究。前期通过生物医学研究形成的卫生技术或者新产品在人体上进行实验性应用也属于人体实验范畴。

新药品或其他新的医学技术手段在大规模应用于患者之前，必须小规模的在动物体内进行实验，动物体内实验成功后才能进入人体实验进一步验证临床价值，直至最终进入市场。医学人体实验是医学理论研究和动物实验应用之后的必经阶段，否定人体实验就是否定医学的存在和发展。人体实验是医学的起点和发展手段。医学史表明，医学发端于人体实验。在人类与疾病做斗争的起始阶段，人们就通过亲身的尝试、体验来研究各种药物的治疗效果。从神农尝百草的神话故事 "神农氏尝百草之滋味，一日而遭七十毒"（《淮南子·修务训》）就反映了早期的医疗活动离不开人体实验。鲁迅先生曾在《南腔北调集·经验》中生动地描述了 "大约古人有病，最初这样尝一点，那样尝一点，吃了毒的就死，吃了不相干的就无效，有的竟吃到了对症的就好起来，于是知道这是对于某一种病痛的药"。现代医学发展，无论是基础医学研究还是临床医学研究，都依赖于人体实验。一定程度上说，没有人体实验，就不会有现代医学的发展。人体实验是医学理论基础研究和动物实验之后，常规临床应用之前必不可少的中间环节。这是因为人和动物差异较大，动物实验的结果不能直接推广应用于人身上。另外人类还有某些特有的疾病是不能用动物来复制，而且由于人的社会性和伦理性，每个人对疾病的耐受性、心理态度、文化素养都不同。因此，在动物实验取得满意的科研效果后，推广应用于人类之前，必须经过人体实验，才能正式推广应用。

科学的人体实验是医学研究不可或缺的重要组成部分，是保障人类身体健康，促进医学正确发展的必要条件。以增进诊断、治疗和预防，达到了解疾病的病因与发病机制，从而更好地维护人类健康，促进医学发展等为目的的科学的、合乎规范的人体实验不仅是必要的，而且也是应该得到伦理的论证和支持的。

二、人体实验的类型

从人体实验途径来看，一般分为自然实验、人为实验两大类型。自然实验的发生、发展和后果是一种自然演变过程，不受科研人员意志的影响，是对天然后果总结性质的、多是回顾性质的实验，因此不存在道德问题。人为实验又分为自体实验、自愿实验、欺骗实验、强迫实验和临床治疗性实验，是科研人员运用随机规则，对受试者采取的有控制的观察和实验研究，实验由实验者支配和控制，因而不同的实验类型会产生不同的社会结果和道德价值。

（一）自然实验

自然实验是利用自然现象的发生过程，如战争、瘟疫、地震、水灾、磁场、放射性物质、水质、食物的构成等对疾病进行流行病学、诊断、治疗和预后的研究，实验的整个设计过程、手段和后果都不是出自实验者的意愿，不受实验者的控制和干预。这种实验因其发生、发展过程没有实验者的干预与控制，实验者利用这种机会，对人的机体抗病、抗害的机制和功能进行观察与研究，以达到医学研究的目的。在自然实验中，由于实验者是为了医学研究目的，没有任何直接损害受试者的行为，一般来说，实验者不存在道德责任问题，其道德价值是肯定的。古代典籍上记载的许多医学知识，不论中外，实际上都是在人体上观察到的自然事件。但是医学不能只记录和描述现象，这样就不能有意识地探索未知领域，成为真正意义上的科学。由于对疾病缺乏真正的科学认识，这种医学治疗不可避免具有很大的盲目性。只靠自然实验来积累经验，医学的进步是十分缓慢的，只有引进科学的实验方法，有意识地进行科学实验，医学才能跨越式前进。

（二）自愿实验

自愿实验是指受试者本人出于医学目的的动机，在一定的社会目的和经济利益的驱使下自愿参加的人体实验。自愿受实验者接受实验的目的不同，对其道德评价也就不一定。为人类医学事业献身，这种自愿实验有很高的道德价值；重病患者在无可奈何之下接受的自愿实验应该给予理解、同情和支持；为了利益而自愿参加实验，虽然主观上是为了自己，但是客观上推动了医学科学的发展，如果不违背伦理，也应该鼓励和支持。

（三）强迫实验

强迫实验一般是在军事、政治和行政组织的强大压力下，或在受试者未知情的情况下，受试者被迫参加的违背受试者意志的人体实验。受试者在这种情况下被剥夺了平等地位、人格尊严和合法权利，受试者和实验者之间存在极端的对立与伦理冲突。这种形式的人体实验，无论结果如何，都不符合伦理道德，都亵渎了神圣的医学科学事业。

【案例四】

（一）案例摘要　　　　　　　　布痕瓦尔德集中营斑疹伤寒疫苗实验

1943～1945年，在布痕瓦尔德集中营的46号牢房，一名医学教授进行了灭绝人性的斑疹伤寒疫苗实验。在这次实验中，以每40名非志愿者作为一个治疗组，向其注射感染了斑疹伤寒的血液。此类实验一共使用了大约1000名犯人，实验中并没有设置最低注射量，实验结束后共有158名犯人死亡。这是强迫实验案例的典型，需要引起全世界人民的反思。

（二）案例问题

1. 人体实验的分类有哪些？案例中的实验属于哪种人体实验类型？

2. 进行人体实验时应注意哪些问题？

（三）案例分析

医学科研的人体实验从实验途径来看一般分为自然实验、人为实验两大类型。人为实验又分为自体实验、自愿实验、欺骗实验、强迫实验和临床治疗性实验。案例发生的二战期间，集中营的"犯人"被采取了各式各样的人体实验，日本731部队在中国进行的人体实验也犯下了不可饶恕罪过，这都是战争期间的强迫实验，受试者迫于敌人的武力压迫，被迫参与违背意愿的人体实验。受试者失去了平等的地位、人格尊严和合法权利。这种实验中，受试者和实验者存在尖锐的伦理冲突，无论实验的结果如何，都不符合伦理道德的要求，都是对神圣医学科学事业的亵渎。人体实验中应思考并妥善处理人体实验中存在的矛盾，遵守人体实验的伦理准则，维护医学科学的正义性。

（四）欺骗实验

欺骗实验是未经受试者或其亲属同意的情况下，为了达到实验目的，对危重患者、婴幼儿、精神病患者或一般患者进行的带有欺骗性质的人体实验。人体实验中，医学科研机构和受试者在实验过程中所处的地位不同，受试者对医药信息的识别、搜集、分析和处理基本都来源于医学科研机构所提供的信息，这就导致了双方信息的不对称，从而影响受试者的判断。这类带有欺骗性质的实验，都应看作是另一种形式的强迫实验，都是违反伦理道德的。

【案例五】

（一）案例摘要　　　　　　　　注射外源的肝癌细胞实验事件

1963年，纽约Sloan-Kettering癌症研究所的Chester M Southam拟对癌症患者进行注射外源肝癌细胞悬液的研究，以确定患者身体排斥能力下降是由于癌症引起还是由于这些患者身体衰弱所引起。Southam说服该院院长Emmanuel E Mandel，使其同意对21例癌症患者进行研究。他认为这项研究是非治疗性的，通常无须患者同意，只是曾经口头通知某些患者说他们要参加实验，但没有告知他们要注射癌细胞。研究没有取得患者书面同意，有些患者甚至没有表示同意的行为能力，而被直接进行了实验。后来，纽约州立大学董事会调查了他们进行的研究，揭发了他们欺骗受试者、弄虚作假违反伦理学的行为。

（二）案例问题

1. 案例中实验属于哪种人体实验类型，这种人体实验有什么特点？
2. 人体实验中应注意哪些问题来避免类似案件的发生？

（三）案例分析

案例中Chester M Southam为了研究患者身体排斥能力的下降是由于癌症引起的还是患者的身体衰弱引起的就在患者未知情的情况下进行了临床研究。实验中他将癌细胞注射到患者体内进行观察，对患者的身体造成了不可挽回的损伤，医学科研中人体实验必须遵循维护受试者利益的原则，科学研究应保证受试者的身体不受伤害。案例中的实验是在患者不知情的情况下，通过欺骗的手段误导患者参加实验，这是不被医学科研所允许的、违反伦理道德的实验。这类带有欺骗性质的实验，也属于另一种形式的强迫实验。在进行人体实验时，应该严格遵守医学科研人体实验的伦理原则，以避免类似案例的再次发生。

三、人体实验的伦理价值分析

人体实验的道德价值是一个矛盾的动态体系，它随着社会的发展而不断变化发展。因此，在分析人体实验的道德价值时，要用历史的、发展的眼光去评判，脱离了一定的历史条件和社会现实的道德判断标准是不合理的。人体实验具有两重性，主要表现在以下方面：

（一）利与害的矛盾

希波克拉底的医德原则规定对患者要有利而无害。但是许多人体实验，尽管目的是为了提高诊疗水平，医治疾病，但实验本身往往利中有弊、弊中有利，处于利与弊的矛盾状态中。只有通过大量的实践，才能将"害"降低到最低限度。许多新疗法和新药物的试用，都存在着利与害的矛盾。比如器官移植中大量使用的免疫抑制药物，可以克服免疫排斥，但是大剂量使用也会导致人体免疫降低或解除，容易诱发其他感染、肿瘤等疾病。从伦理道德角度看，研究者应慎重权衡利弊，将"害"降低到最低限度。

（二）科学利益与受试者利益的矛盾

医学是救死扶伤、造福人类的科学，现代医学科学是千百年来无数医学工作者在疾病的治疗和科学的实验中不断地探索出来的。科学利益与患者利益，从根本上看是一致的，但在实践过程中又是矛盾的。人体实验自始至终存在着科学利益与受试者利益之间的冲突。如果临床试验中试验内容与受试者的疾病治疗相关，那么冲突可以在一定程度上得到缓和。但如果是非临床试验，且实验内容与受试者自身疾病无关或者受试者是健康人的情况下，矛盾就容易被激化。实验者应遵守受试者利益第一的原则，实验中尽量减少受试者的自身风险，同时兼顾推进医学科学的进步，造福人类，将两者的矛盾降到最低限度。

（三）自愿与无奈的矛盾

人体实验是以人体作为受试对象，受试者一般都是自愿参加实验。其中有的自愿者是由于金钱、生活所迫而同意或签字参加实验，有的自愿者是期望实验有利于自己疾病的救治，因此在道德上会出现自愿与无奈的矛盾。迫于武力或政治压力，受医师的欺骗、胁迫、诱导而参加的实验则属于非自愿范畴，这种形式的实验，不是出于受试者自身的意愿，实验者应承担由此造成的道德责任。

（四）主动与被动的矛盾

在人体实验中，实验者应完全掌握实验目的、要求、途径和方法，并对后果的利与害有充分的预测，且对可能发生的危害制定及时补救措施。可见，实验者在这一过程中始终处于主动地位，而受试者由于大多不懂医学知识和实验程序，在具体的实验过程中都处于被动听从实验者安排的被动地位。

四、人体实验的伦理原则

人体实验中存在着上述诸多内在的复杂伦理矛盾，因此人体实验除必须遵循医学伦理学与生命伦理学要求的基本原则"尊重""有利""无伤"等共同原则外，还必须遵守《纽伦堡法典》和《赫尔辛基宣言》要求的医学人体实验伦理原则。

（一）医学目的原则

科研工作者在面对不断产生的新的人类疾病时，需要不断开展新的人体实验。《赫尔辛基宣言》指出："包括以人作为实验者的生物医学研究的目的，必须是旨在用于增进诊断、治疗和预防等方面的措施，以及为了针对疾病病因学和发病机制的了解。"医学目的原则是人体实验的最高宗旨和根本原则。从这一原则出发，要求开展临床人体实验设计时，必须严格按照普遍认可的实验规范和程序实施实验，以提高和改进治疗或预防措施；加深对疾病病因学和发病机制的了解，增进人类健康。不能背离这一目的为个人私利和其他利益而不顾人体实验途径方法的正确性、道德性、科学性进行实验，这样损害和玷污的不仅是个人的形象和声誉，而是整个医学界的神圣形象和声誉，最为严重的是损害人民的健康利益，应该明令禁止。

（二）知情同意原则

知情同意是人体实验的具体道德原则和要求。这一原则最早由《纽伦堡法典》指出："受试者的自愿同意绝对必要。"之后的《赫尔辛基宣言》等医德文献也对这一原则进行了坚持和完善。人体实验受试者享有知情同意权。知情权是指实验者必须真实充分地向受试者说明人体实验的目的、性质、方法、预期好处、潜在危险和应急措施，并取得他们的同意。同意是以知情为前提，以自主为条件，实验者应保证受试者的选择是理性的决定，也应考虑到受试者的文化程度和自主权（未成年人不能作为受试者），在没有威胁利诱的条件下经受试者有效承诺后，才可实施。通过隐瞒、欺骗、诱惑或强迫的手段取得的所谓同意，是违背知情同意原则的行为。人体实验作为医学发展的必经阶段是医学伦理道德认可的必然现实，但就社会伦理道德而言，人的权利和尊严是不可侵犯的，知情同意原则化解了医学伦理和社会伦理之间的矛盾。尊重受试者意愿的表现包括允许受试者同意后又要求停止实验，甚至反复变更，科研人员不得因此影响对患者的正常治疗。知情同意的根本在于充分体现实验者和受试者的平等合作关系。

（三）维护受试者利益原则

维护受试者的利益应在实验的全过程得以遵循和体现。《日内瓦宣言》和《国际医德守则》都要求以维护患者利益，不影响受试者的外界环境和未来生活的福利为前提。因此，实验者必须以更加负责任的态度对待实验和受试患者，并且在实验前应充分估计实验中可能遇到的困难和问题及预期的效果；坚持实验安全为首要原则，对特殊的受试者应有特殊的保护，在实验过程中必须采取有效的措施，最大程度降低对受试者的不良影响，不可片面追求实验价值去冒风险；实验必须由具有相当学术水平、能胜任此工作的医学科研人员执行，并在有医疗经验的医生监督下实施。人体实验也应因受试对象不同而制定不同的要求。例如，以患者为实验对象时，实验内容应只限于患者所患疾病的范围内，离开或任意扩大实验范围，都违背维护受试者利益原则；以健康人为受试对象时，应确保不损害受试者的健康，即使有伤害也是一时的，是在可以恢复的范围内，总体上应该是无伤的。维护受试者利益的原则要求实验者要将实验者和受试者利益综合起来权衡利弊，并真正做到科学研究的目的服从于保护受试者的权利和身心不受侵害。

（四）科学规范原则

医学研究中所应用的先进科学技术或诊疗手段，对于受试者、患者而言，往往是"利害并存"的综合体。科学规范原则包括对照原则、随机原则、重复原则和盲法原则，要求生物医学研究的人体实验的设计、过程、评价等必须符合普遍的科学原理、实验方法和分析方法，要使实验整个过程，自始至终有严密的设计和计划，这是不伤害原则在人体实验中的具体体现。实验的设计必须严谨科学，人体实验必须以动物实验为基础，经动物实验获得了充分科学依据确认某种新药、新技术对治疗某种疾病有效，且对动物无毒无害之后，才可进行人体实验。对于不治之症或垂危患者，在没有有效疗法的情况下，为了挽救患者的生命，在患者或家属同意的前提下，才可考虑用未经动物实验的新药、新技术进行实验性治疗。一个科研工作者的道德良心和道德情感决定了他能否遵循人体实验的科学规范，能否在利益的权衡和分配中将受试者、患者的利益作为首要任务，认真权衡利弊，评估实验风险，力求将风险降到最低。但是，人体实验的科学性原则具有相对性，不伤害原则在大多数情况下也是相对的，当多个利益发生冲突时，科研工作者应当维护最大利益，采取造成伤害最小的措施。科学性、规范性是现代医学科学研究的突出特点，人体实验作为医学科学研究的必经阶段，势必更加科学、更加规范。

（五）公平原则

在人体实验设计和实施过程中，谁应享受科研成果带来的好处？谁应承担人体实验的责任？这是一个关于平等公正的问题。如果没有任何理由拒绝应受益者，或者无端施以过度的责任，势必导致不公平的存在。因此，人体实验应按照明确的医学标准选择受试者，根据相应的适应证和禁忌证，确定哪些人适合参加实验，哪些人不适合参加实验，这样的选择和排除人体实验受试者的方式才是公平的。使用非医学标准来筛选和排除受试者是不公平的也是不被允许的。同时，医学研究的结果有可能有益于受试者时才是合理的，受试者有权得到参与研究的公平回报。每个参与实验的患者都应在研究结束后获得利用研究所证实的最好的预防、诊断和治疗方法。受试者参与临床药物研究时，必须能免费服用实验药物，对于对照组的受试者，实验结束后也应有权利免费使用实验药物。力求保证每一个受试者都具有平等合理享受卫生资源或享有公平分配的权力，享有参与卫生资源分配和使用的权力。

（六）必须接受伦理审查

伦理审查在人体实验过程中是必不可少的程序。伦理审查中必须保证伦理审查委员会的独立性、中立性、公正性；伦理审查的主要任务是研究、评定、指导、批准、监控即将开展的人体实验；伦理审查必须特别注意弱势群体受试者权益的保护。

【案例六】

（一）案例摘要　　　　　　　　　　基因编辑婴儿事件

2016年6月开始，南方科技大学副教授贺建奎私自组织包括境外人员参加的项目团队，实施以生殖为目的的人类胚胎基因编辑这项国家明令禁止的活动。2017年3月至2018年11月，贺建奎伪造伦理审查书，招募8对夫妇志愿者参与实验。2018年11月26日贺建奎团队宣布第一对基因编辑婴儿露露和娜娜诞生，她们出生后即能天然抵抗艾滋病病毒。随即，广东省就开始对"基因编辑婴儿事件"进行调查。这一消息也引起了逾百名国内外科学家的联名发声，坚决反对、强烈谴责人体胚胎基因编辑。2018年11月27日，南方科技大学关闭贺建奎所属办公室。同一天，中华人民共和国科学技术部副部长徐南平表示，基因编辑婴儿已确认出生，但此事不符合中国的有关法律和条例，是被明令禁止的。2018年11月29日，中华人民共和国国家卫生健康委员会指出对违法违规行为坚决予以查处，中华人民共和国科学技术部要求有关单位暂停相关人员的科研活动，中国科学技术协会也取消贺建奎第十五届"中国青年科技奖"参评资格。2019年1月21日，南方科技大学研究宣布解除与贺建奎的劳动合同关系，终止其在校内一切教学科研活动。2月12日，斯坦福大学开始依照程序，审查校内与贺建奎有关的研究人员。2019年2月，学术期刊 The CRISPR Journal 决定正式从该期刊上撤回贺建奎关于基因编辑婴儿的论文。

（二）案例问题

1. 人体实验的伦理原则有哪些？

2. 分析案例中贺建奎的做法违背了哪些医学科研伦理？

3. 应采取哪些措施避免案例中事件再次发生？

（三）案例分析

贺建奎私自组建科研团队，实施国家明令禁止的以生殖为目的的人类胚胎基因编辑活动，并通过伪造伦理审查书和其他一系列措施逃避伦理审查委员会的监管和医院的监督，导致基因编辑婴儿的出生，严重违反了医学科研的伦理准则，对基因编辑婴儿的未来也会造成不可预期的伤害。这都是贺建奎为追求个人名利，违背了医学目的性原则和人体实验必须经过伦理审查的原则，对中国医学科研形象造成的巨大伤害。科学研究和应用活动应本着高度负责任的态度，严格按照有关法律法规和伦理准则进行。国家下一步将继续完善相关法律法规，健全包括生命科学在内的科研伦理审查制度。对违反伦理准则的研究人员不仅给予公开谴责，同时也应按照法律给予必要的惩罚，从法律层面避免此类事件再次发生。

第四节　尸体解剖的伦理问题

尸体解剖是一项庄重、严肃的医学科学研究方法，在医学和法学研究中具有极大的应用价值，对医疗事业的发展和医疗事故的澄清、明确法律责任具有重要的研究意义。但是，有些人错误地认为尸体解剖是一种阴森恐怖的事情，更有甚者认为它是亵渎死者的事情而不支持甚至阻止它，严重影响了医学科学事业的发展。即使到了 21 世纪，有些人依然没有意识到尸体解剖的重要意义，自愿捐献尸体者也是寥寥无几。

一、尸体解剖道德的历史回顾

尸体解剖（autopsy）是对尸体进行解剖检查，是医学科学研究的必要条件之一。在生理、病理、药理、临床诊断研究和法律的判断方面，具有重要的研究意义。历史上封建和宗教限制了人们的思想，导致整个社会经历了一系列曲折的过程才对尸体解剖有了一定的认识。在西方，尤其是基督教盛行的中世纪欧洲，教会宣称人体解剖违背宗教教义而予以禁止，明知故犯的人会受到宗教裁判所的严厉惩罚。那个时代，道德被宗教绑架，人们往往以宗教为道德标准，但医学家不向宗教势力低头，研究尸体解剖，如现代解剖学的奠基人比利时医学家 Vesalius 不顾宗教的统治，不惧被杀头的威胁，亲自从事尸体解剖，最终于 1543 年出版了《人体构造》这一开拓性的解剖学巨著，系统地记述了人体器官和系统的形态构造，以事实批判了传说中的亚当比夏娃多根肋骨之说，彻底否定了那些神学信条。《人体构造》一书也在 17 世纪后，被列为欧洲各医学院解剖学的主要教材。

在我国长达 2000 多年的封建时期，传统医学道德一直影响着人们的思想和行动，人们认为身体发肤，受之父母，不容毁伤，不仅尸体解剖是被禁止的，尸体被解剖也是大逆不道的事情。但我国历代医学家却能冲破世俗观念，进行尸体解剖的医学研究。远在春秋战国时代的《黄帝内经》就记载"若夫八尺之士，皮肉在此，外可度量切循而得之，其尸可解剖而视之……"，两宋时代也有《五脏六腑》、《存真图》和《洗冤集录》等尸体解剖的著作；明清时期的医学家王清任，不避污秽，不信鬼神，亲自解剖 30 余例尸体，编著了《医林改错》，订正了古书中错误，描述了人体各器官的形态结构，详细地记载了骨骼和内脏，对解剖学和其他一些医学理论的发展具有开创性的意义。20 世纪以来，西医理论传入中国，医学研究也越来越需要尸体解剖来补充。

在社会文明进步的今天，尸体解剖的旧观念被逐渐废除，人们逐渐接受了医学和法学目的进行的尸体解剖，但各国由于政治、经济、文化、科技发展状况等因素的差异，依然有国家不能认识到尸体解剖对医学科学发展的重要意义而不能接受尸体解剖。医学较发达的国家更重视尸体解剖，解剖率一般在 40% ～ 50%，有的甚至高达 85%。但我国存在人们科学认识不足和尸检政策不完备、法律不明晰等问题，导致我国尸检率低，临床尸检开展困难。要提高我国的尸检率，医务工作者和科研人员应以自己的行动向民众宣传尸检的重要性和科学性，帮助他们摆脱旧观念。卫生执法部门也应完善立法，以法律形式保障医疗和科研单位对需要尸体解剖的病例具有尸检的权利。

二、尸体解剖的价值

尸体解剖由于其重要的医学科研和法学价值，被广泛应用于科学研究和法学鉴定之中，是医学科学研究的重要条件之一。

（一）尸体解剖有利于医学的发展和医学人才的培养

没有人体解剖学的发展，就没有医学的发展。尸体解剖是医学科研发展的重要条件和基础。临床工作中需要对患者进行诊疗，首先要了解人体的结构。人体是一个具有复杂结构的大系统，人体疾病也是复杂多样的，医学工作人员必须熟知人体的结构和功能及其关系，才能在诊断和治疗中做出正确的判断。只有通过尸体解剖，医学生才能详细了解人体的结构，了解药物对人体的作用机制和治疗作用，了解患者意外死亡的原因，才能吸取教训，改进诊断和治疗方法。尸体解剖是一项可以促进医学科研活动深入开展，又加速人才培养的重要科研活动。

（二）尸体解剖可以验证临床诊断，总结医疗经验

患者能够得到有效的治疗需要依据临床诊断结果，而临床诊断的准确无误是医学科研工作者总结大量经验教训获得的，其中一个重要手段就是尸体解剖，许多病例的病因最终是通过尸体解剖才确定的。据资料统计，临床诊断与病理解剖检查诊断完全符合的只能达到 75%，还有 25% 的诊断结果不准确，甚至出现误诊，可见尸体解剖不仅可以观察死者的脏器病变，找出主要病症，判断死因，还能总结各项临床诊断措施是否合理，积累医疗经验，提高医疗水平。

（三）尸体解剖可以发现新疾病，提供研究和防治疾病的规律性依据

在医学发展史上，通过尸体解剖获得了许多医学科学的新发现。在我国，血吸虫病曾广泛流行于长江流域，长期未阐明病因被误诊为"长江热"，直到 1922 年在长沙首次发现了犬血吸虫病的病理变化，之后经大量尸检和动物实验研究，日本血吸虫病在我国的流行和危害性才逐渐被知晓。此外，大剂量糖皮质激素的应用可导致肾上腺皮质发生萎缩等药物可引起的各种医源性疾病也逐渐通过尸体解剖被发现。

（四）尸体解剖有助于明断是非，妥善解决医患纠纷

通过尸体解剖有助于查明临床上患者暴死或者猝死的原因，判断是否是医疗事故，以妥善缓解医患之间的冲突。同时，在有重大意外中毒和死亡事故发生时，可以协助有关部门查明事故原因，以便提供急救方法和安全措施，将中毒和事故造成的损害降到最低，保护人民生命财产的安全。

【案例七】

（一）案例摘要 　　　　　　　　　　尸体解剖确定死因

一份医院的病例报告单写道：死者吴某，男，73 岁，因"左小腿肿胀痛 6 小时"到医院治疗，门诊诊断：左下肢深静脉血栓形成。入院诊断结果：左小腿肌间血肿，高血压。入院查体：左下肢小腿肿胀，增粗明显，浅静脉显露。既往有"高血压"30 年余，入院后给予抬高患肢、抗菌、脱水等积极治疗。心电图显示：窦性心律、T 波改变。入院后第 5 天，突发大汗淋漓，呼之不应，心跳和呼吸骤停，1 小时后抢救无效死亡。

通过上述病例报告单可以发现患者入院时情况较好，经过几天的治疗，原准备进行介入治疗，入院后第 5 天突然死亡。医院院内在尸体解剖之前讨论其死亡原因可能是肺栓塞或者是心源性问题，法医在尸体解剖过程中对肺脏、心脏进行了重点检查，最终确定死亡原因为心源性猝死，有效地缓解了医患矛盾。

（二）案例问题

1. 尸体解剖有哪些价值，案例体现了尸体解剖的什么价值和意义？
2. 尸体解剖需要注意哪些问题？

（三）案例分析

案例中死者吴某入院时情况较好，经过几天的观察治疗，在准备进行介入治疗时突然死亡，如果不能确定死因，极易引起医疗纠纷。据了解，临床诊断与病理解剖检查诊断完全符合的只能达到 75%，还有 25% 的诊断结果不准确，甚至出现误诊。因此，案例中医院在未进行尸体解剖前仅能大致判断是肺栓塞或者心源性问题，后经过法医尸体解剖才最终确定是心源性猝死，明确了患者的死因，妥善解决医患纠纷，减轻医患冲突，保护人民的生命财产安全。尸体解剖可以明确死亡原因，积累医学经验，对于发现新疾病，增进诊断水平和医学科学研究的发展具有重要的意义。因此，在进行尸体解剖时，必须熟悉尸体解剖的价值，遵守尸体解剖的伦理要求，才能处理好医学科研和伦理之间的矛盾，促进医学科研的进步。

（五）尸体解剖可以为揭露犯罪事实提供科学证据

尸体解剖可查明死亡事件的原因，尤其是怀疑可能是刑事犯罪的死亡事件，对于确定事件的性质是他杀、自杀或是意外，提供侦查破案惩罚犯罪的重要资料和证据，对于维护社会的和谐稳定具有重要的意义。

三、尸体解剖的伦理要求

尸体解剖随着医学科学的发展显得越来越重要，已经成为确定死亡原因、验证临床诊断和积累医疗经验的基本途径，有助于医学教育水平和医疗水平的提高。因此，医学科研工作者在进行尸体解剖工作或研究时，应遵循必要的伦理要求。

（一）必须符合医学与法律目的

尸体解剖必须为医学目的和法律目的服务。尸体解剖服务于医学，可以培养医学生和促进医学的研究；尸体解剖用于药物研发，可以明确药物的作用和治疗方法；尸体解剖用于医疗和临床诊断，可以了解疾病的发生发展规律，总结病理变化、死亡机制，深化对疾病的认识；尸体解剖用于法律目的，可以判断死者的死因、性质、身份，涉及法律上的量刑，对维护法律的严肃性和社会秩序稳定具有重要作用。

（二）以科学的态度对待尸体解剖工作

医务人员和医学科研人员，在从事尸体解剖工作过程中，除自身保持认真负责、一丝不苟的态度之外，还应积极宣传尸体解剖的意义，引导民众破除传统习俗观念的影响，通过不懈努力推动尸体解剖工作的深入开展。

（三）贯彻知情同意原则，办理必要的手续

尸体虽然失去了一些作为人的某些生理特征，但其社会属性依然存在，与社会、群体和个人仍存在联系。尸体解剖应征得死者生前或亲属同意，并办理合法手续后才能进行。卫生部 1979 年发布的《解剖尸体规则》第三条规定：解剖尸体必须经过医师进行死亡鉴定，签署死亡证明后，才可进行。如果擅自进行尸体解剖或者摘取死者器官而未经死者生前或家属的同意，是不符合现在的道德标准的。

（四）严格遵守操作规程

尸体解剖的技术规范是严格操作。尸体解剖要注意切口的规范，留取样本要先考虑尸体的外形完整，按要求缝合；操作中要严肃，不能随意摆弄、乱切、乱放尸体，不能有嬉闹的言行举止，保证尸体解剖的科学性。尸检结束后要给尸体着装，佩戴好原饰物，保管登记贵重物品移交死者家属。这既是尸体解剖的技术规范，也是伦理道德的要求，遵循这些伦理道德要求的尸体解剖才是人类认识自身的正确途径和不断进步的标志。

（五）尊重爱护尸体

尸体作为一种特殊的研究材料，应该在资源有限的情况下使其发挥更大的作用。解剖人员应做到不论死者生前的身份地位如何，都同等地尊重和爱护其尸体。社会主义医德的一条基本要求就是对尸体的尊重，特别是对自愿捐献遗体者，更应予以尊重。尸体解剖完成后，要缝好洗净，尽可能恢复原貌，这不仅是对死者的尊重，也是对死者家属、亲友的尊重。对于不尊重尸体，甚至亵渎、侮辱尸体的行为，应受到社会舆论的谴责甚至追究其法律责任。

第五节 医学伦理委员会与伦理审查

一、医学伦理委员会

医学伦理委员会（Ethics Committee）是指按照一定的伦理学理论和原则，针对预防保健、医疗实践和医学科学研究中的医学道德建设和医学伦理问题，进行伦理教育、咨询和监督，在特定授权范围内具有伦理审查批准功能的，由医学、伦理学、法律等相关专业的多学科人员和社区群众代表组成的组织。

医学伦理委员会主要包括以下三种类型：

医学伦理专家委员会：是国家和省级卫生行政部门设立的专家咨询组织。负责对国家和本地区卫生政策进行伦理咨询和研究，监督指导下级机构伦理委员会，以及审查批准特殊重大项目等。

机构伦理委员会：又称机构审查委员会（Institutional Review Board，IRB），具有依据授权和医学伦理原则进行独立的、称职的和及时对研究项目和相关医疗技术进行伦理审查和批准的职责。

医院伦理委员会（Hospital Ethics Committee，HEC）：是一个具有伦理管理、伦理咨询和教育等职能的医学伦理组织。

医学伦理委员会的组成和一切活动不受任何临床试验组织者和实施者的干扰和影响。医学伦理委员会对医学科学研究计划进行独立的伦理审查，这是保护医学科学研究受试者健康和合法权益的关键。我国相关法规规定，涉及人体的医学研究及药物、医疗器械的实验必须提交给医学伦理委员会进行规范的审查，获得批准后方可开展。

二、医学伦理委员会的主要职责和功能

（一）医学伦理委员会的主要职责

医学伦理委员会的主要职责是审查与人体相关的医学科学研究的研究目的、研究内容和研究方法，以及参与该项实验研究可能带来的风险和收益、参与该项实验研究可能带来的不便和发生意外伤害时的处理原则和办法、意外伤害赔偿、补偿等内容及知情同意书和相关准许实施该试验的法律批文是否完备。医学伦理委员会围绕保障受试者的权利和利益的工作核心，应使受试者不处于不合理的风险之中，向受试者提供充分的已经经过审查的研究方案内容，并给予风险和收益分析，确保受试者的知情同意。

（二）医学伦理委员会的功能

1. 政策研究功能　国家和各省级医学伦理委员会通过对重大决策提供伦理咨询，制定必要的伦理原则规范来指导医学发展、卫生事业改革和医疗实践，保证医学的正确发展和实践医疗卫生事业的宗旨。机构伦理委员会根据单位发展需要提供咨询，指导制定适合本单位的伦理工作制度、规章、行为准则，完善单位伦理管理体系。

2. 教育培训功能　医学伦理委员会通过开展多种形式的医学伦理学教育，如继续教育、知识讲座、案例分析及道德评议等方式，对伦理委员会成员、医学科研人员和社会公众进行医学伦理学培训，提高其医学伦理素养。

3. 咨询服务功能　医学伦理委员会的咨询服务功能主要体现在调节医患关系的咨询和临床伦理问题的咨询两个方面。

4. 审查批准功能　医学伦理委员会根据《赫尔辛基宣言》和《涉及人的生物医学研究国际伦理准则》及我国的《药物临床试验管理规范》《涉及人的生物医学研究伦理审查办法（试行）》等相关文件规定，被授予有伦理审批涉及人的生物医学研究项目和相关医疗技术应用领域的权利，保护受试者和患者的尊严和权益。伦理审批是经过授权所获得的一种决定性的权力和强制执行的功能。

5. 伦理管理与临床伦理指导监督功能　医疗机构的医学伦理委员会实施伦理管理需要配合本单位党政领导、监督和指导医院及临床工作的实施、推动落实临床伦理原则、保护医患双方的权益、制定并监督执行本单位的医学伦理规范、建立医学伦理档案考评医学科研人员、调节医患冲突和医疗纠纷。

6. 学术研究交流功能　医学伦理委员会肩负着研究和推动医学伦理理论的实践和发展的任务，在不断总结自身经验，开展学术研究的同时，加强开展国际国内的各类学术交流，相互学习，取长补短，探索工作的实践规律，推动医学伦理委员会工作的进步。

三、医学伦理委员会的审查内容

伦理审查的内容主要包括研究设计是否具有科学性和实施的规范性、是否按规范招募研究的受试者、合理评价科学研究的风险和收益、对受试者的治疗和保护措施与方法是否齐全、是否有保护受试者隐私和对弱势群体的特殊保护、利益冲突的解决办法、知情同意过程是否合理、科学研究对社会公共利益有多大的价值等。

医学伦理委员会伦理审查首先审查相关的医学科学研究项目目的是否合乎伦理，其次才会考察其是否具有科学性。不难发现伦理审查具有独立性，即使研究在科学上可行，伦理上却不一定行得通。伦理审查不仅不会阻碍科学研究的自由，相反还会促进医学科学事业发展。医学伦理学审查的目的之一是保护医学科学研究中所有受试者应有的知情、自主、保密、不伤害及救助补偿等权力。另一个目的是平衡受试者承受的伤害和收益，并相应的延伸到群体和公众的利益。科学研究固然重要，但不能以受试者健康、福利和保健为代价进行。要从根本上维护受试者的生命健康权和尊严，这也是医学科学研究从他律走向自律的必要过程。因此，医学伦理委员会伦理审查需要从以下几个方面做好监督评价：①制定伦理审查评价的标准化操作规程；②任命与相关研究无利益冲突的独立的监察员以确保其审查的独立性；③保证检查过程不泄露研究设计、受试者和受试群体的隐私和秘密等相关信息；④注意审查各类工作文件；⑤设计详细的监察计划等。

国际上比较明确的是，今后新的诊断方法、药物、生物制品、手术和其他技术手段的常规使用，必须先经伦理审查委员会审查，审查批准后才可进行临床试验或临床研究。其他涉及人的以研究病因、发病机制为目的的研究，也必须经过伦理审查。

思考题
1. 医学科学研究的伦理准则包括哪些？
2. 动物实验和人体实验应遵循哪些伦理准则？
3. 医学伦理委员会的主要职能有哪些？

本章小结

（房　月）

第三章 医学研究的选题与设计

1. 识记 医学研究选题与设计的相关基本概念。
2. 理解 医学研究选题与设计的意义和重要性。
3. 运用 医学科研选题与设计相关知识，选择合适的研究课题并进行初步设计。

本章导图

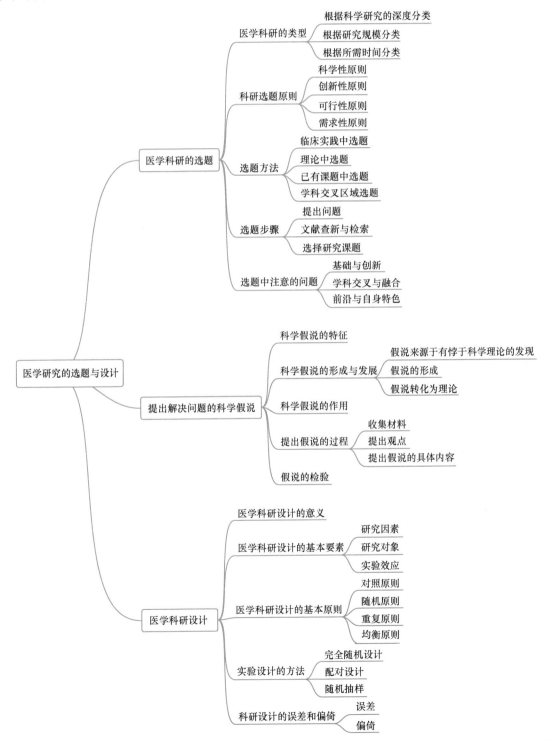

医学是对疾病进行诊断、治疗和预防的一门学科。医学研究则是医学的基础，通过医学研究可以更好地对疾病进行诊断、治疗和预防服务。医学研究，包括基础医学研究、临床前研究和临床研究。不管哪种医学研究类型，最重要的环节就是选题与设计，这是整个医学研究的关键，不仅为科研标明方向，而且为解决问题提供方式方法。

一、医学科研的选题

科研选题是指选择一个与医学相关的研究课题的过程，即问题的提出过程。科研选题是科学研究过程中具有战略意义的首要问题和关键环节。提出问题往往比解决问题更重要，选题是科研成败的决定因素。一个好的选题不仅能够反映所做科研工作的主题思想，更能够帮助科研工作者明确其所需要解决的问题或所需要完成的目标。而研究者对科学问题的提出能够反映研究者基本理论知识和专业知识的积累水平，以及其科学思维能力、逻辑推理能力的强弱。

（一）医学科研的类型

1. 根据科学研究的深度分类

（1）基础研究：主要研究和揭示自然、生命现象，解释其发生、发展的规律，如研究某分子对于癌症治疗的效果和可能作用机制；在胚胎发育过程中，某些基因的表观遗传变化等。基础研究主要通过科学实验来解释问题，拓宽人类知识领域，将未知转化为已知，其研究结果往往具有一定的创新性。基础研究的未知因素很多，解决问题需要较长时间，且采用的科研方法要求也相对较高。通过基础研究，科研人员往往提供给社会更多的疾病诊断、治疗和预防手段，是医学技术进步的重要组成部分。

（2）应用研究：通过基础研究来解决临床实际问题。应用研究的研究方向主要来源于临床，目的是将研究成果应用于临床的诊断、治疗和预防。如手术中使用的新材料的研制，流行疾病的预防和治疗，临床治疗效果调查等，都可以达到在临床中解决问题的目的。

（3）开发性研究：通过应用研究所得的成果，革新技术方法及产品的研究。此类研究主要目的是生产新产品，寻找新方法和提供新的实验技术，突破现有的技术瓶颈，为更好的实验研究或临床实践提供基础。

2. 根据研究规模分类　分为大、中、小课题。大课题需要多个研究单位进行合作，参与的科研人员较多。大课题可以分为多个小课题，并由多个单位承担研究任务，如科技部重大科技专项等。中小课题则地域相对较为集中，往往是一个研究机构就可以承担，如国家自然基金重点项目或面上项目等。

3. 根据所需时间分类　分为长远项目和短期项目。长远项目耗时较长，此类项目往往属于全球性项目或国家级项目，不仅需要更多人力、物力支持，而且研究时间往往需要几年到十几年，此类项目所得的研究成果，也往往具有时代意义。如人类基因组计划，该项计划于 1985 年提出，由多个国家共同参与，于 2003 年完成测序，该项研究可用于医学、自然科学等多个领域，为人类了解自然提供了重要数据。

（二）科研选题原则

1. 科学性原则　是选题原则的首要原则，科研人员需以理论科学知识为指导来进行选题，不能盲目甚至凭空选题，利用科学知识作为背景，会使选题更具合理性。

2. 创新性原则　是科研选题的重要原则之一，创新是科研的灵魂。在选题时，科研人员需要选择他人未曾解决的问题进行研究，或者具有新颖高效的解决方法，不能简单地重复前人的工作甚至是模仿抄袭。创新对于科研来说是至关重要的，医学科研的进步需要创新。

在科研工作中，几乎所有具有影响力的工作都是具有创新性的。1933 年出生的 John Gurdon 就职于英国剑桥大学，他将蝌蚪体内已分化细胞的细胞核移植入卵母细胞的细胞质中并进一步培育成青蛙。此实验首次发现已分化的细胞中的基因组能够在卵母细胞中发生可逆变化。2006 年，日本京都大学的山中伸弥将 4 个干性基因放入小鼠成纤维细胞中，将其重编程为多功能干细胞。此项研究成果意味着已发生分化的细胞能够通过基因表达的变化，发展为多能干细胞，而多功能干细胞又具有多种分化潜能，为多种疾病的治疗提供可能。他们也因在细胞核重新编程研究领域的杰出贡献而获得 2012 年诺贝尔生理学或医学奖。

Paul Lauterbur 与 Peter Mansfield 凭借将磁共振成像技术引入医学诊断和研究领域而获得 2003 年的诺贝尔生理学或医学奖。他们的研究发现导致了现代磁共振成像技术的产生，通过这一方法可以获取人体内部器官的三维图像。磁共振成像技术代替穿刺检查获取到了患者体内的图像，给数百万需要进行手术前体检的患者减轻了痛苦和危险，这种技术对脑病和脊髓病患者来说意义尤其重大。另外，癌症的诊断、治疗和病情跟踪也将越来越多的使用到磁共振成像技术。由此可见，医学科研的创新性不仅仅局限于前人未取得的实验结果，科研方式方法的创新也是尤其重要的。

3. 可行性原则　即要使现有资源和条件确保研究计划的执行。可行性是完成科研的基本条件，主要包括完成科研所需要的设备条件、经费、工作人员、科研能力等。可行性是完成科研的前提，需要研究人员对完成课题的主观意愿和客观条件都有一个准确的估计，选题过难会导致实验进行不下去，过易会造成人力资源和经济的浪费和损失。科学研究需要数据的支撑，而可信的数据往往来自于精密仪器，这些大型设备需要很多的资金支持，这要求研究人员在选题时要平衡需要和现实产生的矛盾，不能盲目。

4. 需求性原则　对于医学科研而言，我们的选题往往关注临床中发现的问题，通过研究来解决这些问题，这些问题一般包括疾病的诊断、治疗和预防等方面。医学科研不仅需要很高的学术价值，更要具有很强的应用性和可操作性，能够直接或间接让患者受益。研究成果兼具科学意义、社会和经济效益等。

选题需要尽量解决临床中发现的问题，特别是针对现实生活中迫切需要解决的常见病和多发病。当今世界有很多人类不能攻克的疾病，比如：骨头缺血性坏死、乙肝、尿毒症、恶性肿瘤等这些高致死率或使患者丧失自理能力的疾病，这些疾病在全球范围内都是难以治愈的。对于医学科研来说，这些疾病的诊断、治疗或预防等方面的相关课题则是我们关注的热点，也是急需要科研人员解决的问题。例如，2015 年诺贝尔生理学或医学奖获得者屠呦呦，从中药中分离出青蒿素应用于疟疾治疗，开创了疟疾治疗新方法，全球数亿人因这种"中国神药"而受益，使疟疾患者的死亡率显著降低。

当然，并不是所有的医学研究课题都是直接针对这种高危疾病。比如：2017 年诺贝尔生理学或医学奖获得者美国遗传学家 Jeffrey C Hall、Michael Rosbash 及 Michael W Young，以表彰他们控制昼夜节律机制的发现。他们以果蝇作为研究对象，找到了一个能够控制昼夜节律的关键基因，这个基因所编码的蛋白质在夜晚于细胞中积累，在白天进行降解。随后，他们也发现了与此生物钟相关的其他蛋白质，并阐述了生物钟的控制机制，为之后生物钟的相关研究奠定基础。

所谓医学研究选题的需要性，并不是说能够解决重大疾病的课题才是好的课题，那些能够帮助人类了解自我，理解生命规律的课题同样重要。

（三）选题方法

1. 临床实践中选题　在工作中注意收集临床资料，通过自己的归纳、整理和总结，发现并提出问题，进一步明确其是否为真正的科学问题。科学问题是指一定时代的科学家在现有的知识背景下提出的关于科学知识和科学实践中需要解决而尚未解决的问题。它包括一定的研究方向和研究目标，但尚无确定的答案。在临床工作中发现的问题，往往具有重要的临床价值的意义，同时也对科研工作者的归纳总结能力具有较高的要求。

在 20 世纪 70 年代，Warren 在观察胃炎患者的病理切片时发现了幽门螺杆菌的存在，这引起了他的注意，他认为这种细菌可能与胃部疾病相关，之后其与 Marshall 合作，对 100 例胃病患者进行了进一步研究，发现了这种细菌与胃炎的相关性，而且这种细菌还存在于所有十二指肠溃疡患者、大多数胃溃疡患者和约一半胃癌患者的胃黏膜中。基于此，他们提出了幽门螺杆菌对于胃炎和消化道溃疡的相关性研究。自此，科学家对相关病症的认识和研究也不断深入，抗生素的使用也能够通过抑制幽门螺杆菌进而治疗胃溃疡等疾病。由此可见，在临床工作中的发现，能够开启一个全新的课题研究，且这种研究往往能够带给人类发现新事物和解决根本问题的新途径。

2. 理论中选题　在理论中选题需要科研人员阅读大量的文献资料，通过系统的收集整理，掌握国内外的研究进展，寻找前人未解决的空白，并提出相关的科学问题。科研人员在进行选题时，主要是利用数据库查阅文献，然后通过整理数据，寻找自己感兴趣的课题进行研究。这里介绍利用数据库查阅文献整理资料的方式。

一般阅读的过程分两个阶段，首先是综述阅读，综述是作者通过大量阅读相关研究方向的文献，收集资料并整理，最后形成的学术文章。综述能够提供主题相关的学术知识和研究进展，为读者整理思路、了解课题提供方便。研究人员针对自己感兴趣的方向进行检索，可以限定检索的主题、题目、摘要、领域、期刊出版时间、资源类型等，通过多重限定，则可以准确地找到适合自己的文章进行阅读。通过这种方法，研究人员能够从大方向把握课题。此外，这种阅读方式能够减少科研人员收集信息的时间，并能够快速准确地获得相关信息，进而提出相对合理的科研选题。

阅读的第二个阶段就是专项阅读，这种阅读方式是在综述阅读之后进行的，是有目的地进行检索和阅读。通过在期刊论文数据库中调整合适的检索条件和策略，获得适合自己课题方向的文献，进而修改或调整自己的选题。这种阅读方式是有针对性的，也需要科研人员有一定的基础，才能从中获得选题的思路和灵感。

当然，除在文献数据库中获得选题之外，也可以通过阅读基金信息或学位论文获得启发。我国每年有大量的基金项目通过审核批准，这些基金项目往往代表了我国甚至世界最前沿的研究方向，通过阅读这些基金的信息，能够为自己的课题定位，明确科研方向，把握时代前沿的科学技术和问题。学位论文是学生撰写的，用于获得学位的论著。每一篇学位论文都具有一定的创新性，这些文章往往是作者经过几年的钻研获得的成果，因而，通过阅读学位论文，也可以为科研人员的选题提供帮助。

3. 已有课题中选题　课题既可来源于个人兴趣的探索，也可来源于已有科学问题的分工与委派，更可以通过将原有课题延伸，加大科研深度。大到每个科研机构、研究院所，小到每个实验室，都拥有自己的一套研究体系和方案，也都有自己的研究专长和重点，科研人员需借助实验室背景进行选题，这种选题方法相对可靠，能够节省资源和时间。

实验室或研究院所中的大多数课题都属于指导性课题，又称招标性课题。主要是通过以下方式获得。

（1）自然科学基金：该基金用于资助自然科学研究。主要分为：面上、重点、重大和重点研发计划研究项目。

面上项目是国家自然科学基金研究项目中的主要部分，支持从事基础研究的科学技术人员在国家自然科学基金资助范围内自主选题，开展创新性的科学研究，促进各学科均衡、协调和可持续发展。内容包括自由申请项目、青年科学基金项目、地区科学基金项目。

重点项目相较于面上项目研究目标要大，但项目数量少一些，需要科研人员按照国家需求和世界研究前沿开展的有重点有目的的研究工作。每年国家会发布指南，科研工作者根据指南进行申请。

重大项目由国家自然科学基金委员会根据国家发展战略计划制定重大项目指南，主要为解决国家面临的重要科技问题。此类项目需要多学科多领域的共同协作，涉及较多的课题，申请难度也非常高。

国家重点研发计划主要针对增强国家创新能力，提高我国的核心竞争力。此项目分为一般项目和培育项目，是国家每年资助的重点，一般资助期限为 5 年。

仅从 2016 年全国科技经费投入统计来看，全国共投入研究与试验发展（R&D）经费 15 676.8 亿元，比 2015 年增加 1506.9 亿元。研究与试验发展（R&D）经费投入强度（与国内生产总值之比）为 2.11%，比 2015 年提高 0.05%。按活动类型看，全国基础研究经费 822.9 亿元，比 2015 年增长 14.9%；应用研究经费 1610.5 亿元，增长 5.4%；试验发展经费 13 243.4 亿元，增长 11.1%。由此可见，我国正在大力发展科学生产力，不断提高我国在国际上的科研水平。

（2）政府管理部门科研基金：此项目由各行政部门设立医药科学专用研究基金。主要针对各种疾病的防治研究，为解决患病较多的多发疾病而设立。

（3）单位科研基金：是指某些单位成立的用于科学研发的基金。此部分基金更多向青年研究人员开放，为之后开展国家级课题奠定基础。

4. 学科交叉区域选题　随着科学的迅猛发展，很多的学科不再只是传统的独立学科，特别就医学而言，更与其他学科相互渗透，并在一定的领域取得了长足的进步。而在这部分分区域中，也存在着大量需要解决的科学问题，是我们选题时的重要来源。这部分的选题往往代表着创新，能够促进不同学科之间的交流，但同样也加大了科研工作者的课题难度。

学科的交融与渗透已经成为当今科学发展的重要趋势。纵观近一个世纪的诺贝尔奖中，大部分的研究成果都是学科交融的产物，这些获得诺贝尔奖的科学家们大多数具有多学科背景，他们将所学所知应用于研究中，造就了思维的迸发和科学的进步。最著名的 DNA 双螺旋结构的发现者 Watson 和 Crick 他们将生物、物理和化学应用到他们的发现中，才造就了人类了解 DNA，解码微观世界的伟大成就。再如著名的绿色荧光蛋白发现者，2008 年的诺贝尔化学奖得主之一钱永健教授，他也同样具有生物、物理、化学的多学科背景。

在过去的几十年中，越来越多的交叉学科应运而生，如生物材料学、生物信息学、生物化学、生物物理等。这些学科的发展主要有以下特点：首先各学科领域的研究者知识逐步积累，彼此之间的学术障碍在逐步缩小；其次，研究者能够从不同视角提出重要科学问题并具有一定的解决问题的能力；最后，交叉学科解决问题的方式多样，从理论模型到实验验证，从个体到细胞分子，极大丰富了科学研究的手段。

同时，交叉学科的研究也同样存在着不少障碍。

（1）学术语言障碍：每门学科都拥有自身的一套学术方式和学术语言，学术背景的差异造成了科技工作者的思维方式和所用语言的不同，来自不同学科背景的科研人员对彼此的理解会产生差异甚至理解障碍。这种障碍只能够通过跳脱自身背景，多领域学习才能够跨越。

（2）具有交叉学科背景的人才短缺：高层次领域的人往往对某一方面有较高建树，这也使他们局限于该领域，而对于其他学科并没有过多涉猎，而交叉学科对研究人员要求较高，需要较长时间的培养才能成为一个优秀的跨领域研究者。

（3）研究项目和成果取得共识上存在障碍：交叉学科的研究要取得来自不同领域的专家认可，是一件不容易的事情。由于各领域研究人员的专业背景的不同，在取得成果的讨论上，会出现较大分歧。

（四）选题步骤

1. 提出问题 要善于从社会工作和理论中发现并提出问题。对于科研人员来说，不仅需要严谨的逻辑，同时也需要具备批判性思维。在阅读文献的过程中，不能盲目认同，而要保持着怀疑的态度去提出和理解问题，这往往是我们提出问题过程中的重要环节。提出问题是选题过程中的首要任务，有了好的问题，才会有好的选题，这会对科研基础产生直接的影响。

2. 文献查新与检索 文献查新以文献数据库为依托，给出查新报告。查新报告通过对现有数据进行对比分析，给出项目创新性的审核认定。文献查新有年限、学科范围等系列规定，其结果有一定的真实性和客观性，科研人员通过文献查新能够对自己所选课题的创新程度有正确理解。但是，文献查新并非全面的审查结果，其结果能给出指导性，科研人员需根据查新报告调整研究方向。

科技查新的目的主要为以下几种：①通过科技查新检测所选课题是否与前人重复或已有类似研究；②通过科技查新与已审核或发表项目作对比分析；③通过科技查新对所选课题的创新性做出判断。科技查新需要经常性的阅读文献，以掌握相关领域的最新进展。

随着互联网高速发展，我们获得文献的方式也日益完善，很多文献数据库为我们提供便捷。如www.ncbi.nlm.nih.gov/m/pubmed/、http：//www.cnki.net/ 等国内外的论文查阅网站，能够提供海量优质医学文献资源。研究人员通过精准检索，快速定位，从中选择与选题相关的文章进行阅读和整理，总结出相关研究的现状和趋势，以及待解决的问题。

这里简要介绍使用文献数据库查找相关文献的具体方法。以 PubMed 为例，它是美国国家生物技术信息中心（NCBI）所属的文献检索系统，该系统免费提供世界 70 多个国家的多种生物医学相关的文献摘要，部分付费提供全文数据，包含自 20 世纪中叶至今的大量文献。

PubMed 的检索方法首先是主题检索，在搜索框中输入想要查找的英文单词或短语后回车即可。如果检测不到想要查找的文献需要更改搜索框中的文字重新搜索，如果出现了过多文献，还可以通过 Limits 功能来筛选选择范围，集中获得主题相关的文献。为提高文献检出的准确率，推荐使用主题词检索。其次，PubMed 还提供作者检索，在提问框中键入作者姓名，格式为：作者姓＋空格＋名字首字母，之后搜索，如 "姓名" [au]，系统只检索著者字段。PubMed 还提供刊名检索，在提问框中键入刊名全称或 MEDLINE 形式的简称、ISSN 号，如 JOURNAL OF BIOLOGICAL CHEMISTRY，系统会将此杂志相关的文献从库中提取。在我们实际应用中，往往需要更准确的检索结果，研究人员可以通过使用高级检索功能达到目的。通过高级检索的限制，用户能够具体地对主题、摘要、刊物、类型、作者、日期等几十个选项进行设定，最终获得准确的文献资料。对于 PubMed 数据库而言有一些检索技巧：①使用逻辑运算符号 "AND" "OR" 能够对所检测的结果进行筛选和控制，提高检索的准确度。②使用 "*" 作为截词限定，比如搜索 "immune*"，数据库会将以 immune 为起始的所有单词作为检索词汇，这样就能够检出免疫相关的所有文献。截词往往使用在用户的模糊搜索，会产生大量相关文献。③使用短语搜索。搜索短语时，要使用双引号对短语进行限定，否则系统会将短语中出现的单词作为搜索对象进行检索，造成结果不准确。比如：在搜索框中输入 "liver cancer"，那么检索出的结果为此词组搜索结果，如果没有双引号，系统会将 liver 和 cancer 的搜索结果一并显示。

除此之外，国外利用较多的检索工具还有美国的《医学索引》（*Index Medicus*，IM），《生物学文摘》（*Biological Abstracts*，BA），《科学引文索引》（*Science Citation Index*，SCI），荷兰的《医学文摘》（*Excerpta Medica*，EM）等。

《医学索引》是隶属于美国国立医学图书馆的文献搜索工具。创建于 19 世纪，是目前国内外常用的搜索工具。该搜索工具收录了世界大部分国家的生物医学相关文献，有 40 多种语言，仅我国就有几十种期刊被收录在库。该库主要通过题录提供论文主要信息、编者述评、综述、著名人士传记等英文文献。

《生物学文摘》是美国生物科学情报社所属的文献检索工具，该刊收录全世界大多数国家的生物、医学和农业相关的期刊。目前，《生物学文摘》为半月刊，每年 2 卷。

《科学引文索引》由美国科学情报研究所编辑，《科学引文索引》收录了世界各地 42 个国家和地区的文献，收录期刊论文、会议摘要、通信、综述、讨论及选自 *Science*、*Nature* 中的书评等，涉猎学科甚广，包括医学、生物、物理、化学在内的近百个领域。

《医学文摘》由荷兰医学文摘基金会创办。该检索工具创建于 20 世纪中叶，收录各国医学、生物、药理等相关文献 5000 余种。该刊特色为其文摘与索引，为用户提供十分便捷和庞大的文摘数据库。

国内利用较多的检索工具主要为《中国期刊全文数据库》（CJFD）、中国生物医学文献数据库（CBM）、万方数据库、国家科技图书文献中心（NSTL）等。

《中国期刊全文数据库》是目前世界上最大的连续动态更新的中国期刊全文数据库，积累全文文献 1550 万篇，题录 1500 余万条，分九大专辑、126 个专题文献数据库。

中国生物医学文献数据库由中国医学科学院创办，收录了 20 世纪 70 年代以来绝大多数中国创办的医学类期刊，此外，会议论文等其他学术相关文章也收录在库。该数据库囊括了医学、生物、农业等多个领域，用户可以通过网站查询相关文章摘要等信息。

万方数据库由中国科技信息研究所建立，整合了数亿条学术资源，其中期刊资源包括中文期刊8000 余种，外文期刊 20 余万种，包含了医学、生物、农业等多种学科。此外，中英文学位论文、会议纪要、专利、科技报告等系列资源也收录在内。

国家科技图书文献中心是国家重大战略信息服务平台，拥有外文回溯数据库、外文现刊数据库、外文科技图书等特色资源，并提供国际科技引文服务、原数据标准服务等特色服务。用户能够在此数据库中查询国内外期刊、会议、学位论文、专利和图书等重要信息资源。

利用中外知名搜索引擎也能够查阅相关文献。如 Google 学术、百度、雅虎、微软等。谷歌是由斯坦福大学的 Larry Page 和 Sergey Brin 于 20 世纪末开发的搜索引擎；2004 年谷歌学术成立并于两年后涵盖中文学术文献。百度是全球最大的中文搜索引擎，于 2000 年创立，为用户提供可靠的学术交流和文献查阅平台。

3. 选择研究课题　一个合适的课题需要科研工作者通过平时的阅读学习积累，结合自身的科研条件，做出准确的选择。选题并不是一蹴而就的，这需要一个发现与整合的过程。Watson 和 Crick 在发现 DNA 双螺旋结构前，就是通过不断地观察 DNA 晶体衍射图片，大量收集和归纳数据研究出双螺旋结构的。

提出问题 ➡ 查阅文献 ➡ 形成假说 ➡ 明确方案 ➡ 确立课题

【案例一】

（一）案例摘要

　　胰岛素是由胰脏分泌的一种激素，在机体内起降低血糖的功能，也能够促进蛋白质、糖原和脂肪的合成。1958 年，我国启动人工合成牛胰岛素课题，经过中国科学院上海生物化学研究所、中国科学院上海有机化学研究所和北京大学生物系的共同努力，历时近 7 年，完成了结晶牛胰岛素的人工合成，是世界首例全人工合成具有生物活力的蛋白质。此项研究成果为中国乃至世界的人工合成蛋白质技术奠定了基础，也推动了人工合成多种生物大分子的研究进程。

笔记栏

（二）案例问题

　　1. 试分析案例中的选题方法。

　　2. 结合科学研究选题原则，分析我国选择研究此课题的原因。

（三）案例分析

　　胰岛素是蛋白质类激素，也是人体中唯一降低血糖的激素，同时也具有促进糖原、脂肪和蛋白质合成的能力。在此课题成立之前，牛胰岛素是刚通过测序掌握一级结构的蛋白质，该蛋白质具有 51 个氨基酸，3 对二硫键，结构复杂，人工合成具有很大的难度。因此，研究小组决定由北京大学和中国科学院上海有机化学研究所合成蛋白质的 A 链，由中国科学院上海生物化学研究所承担 B 链和最终的组装工作。牛胰岛素从氨基酸合成到最后的蛋白质结晶并具有生物活性，需要几百个生化反应，在 20 世纪中叶，这几乎是不可能完成的任务，但经过无数的失败和策略改变，终于在 1965 年获得有活性的结晶牛胰岛素，并且具有很高的生物活性。该项研究获得 1982 年国家自然科学奖一等奖，为世界的生物合成领域奠定了基础。

（五）选题中注意的问题

　　1. 基础与创新　研究工作需要以创新为核心，而创新则以工作积累作为基础，好的选题并不能一味追求创新而忽略了专业基础，而是要在工作基础之上做出开拓性的工作。

　　2. 学科交叉与融合　研究人员在进行科研选题时要注意学科的交叉与融合，首先是方法和技术手段上的使用，通过借助其他学科的方式方法来解决问题。其次是针对同样的问题，需要不同学科的思维碰撞，解决问题的角度不同，往往能够产生令人意想不到的效果。

　　3. 前沿与自身特色　任何的科研实验都需要依托于实验室，而每个实验室有自身特色或者自身优势，科研人员在选题时，要注意研究前沿与自身特色的关系，一味地追求前沿而忽略本身特色或者没有前沿只是简单地重复性工作都是不明智的选择。

二、提出解决问题的科学假说

　　科学发现包括假说的形成和检验两个阶段。科学假说是人们基于有限证据对一种现象所做的解释或推理，是推动科学发展的一种重要形式。纵观科学发展历史，是经过假说的不断推演和更迭，造就了当今世界的一个个重要科学理论。假说对于科学理论至关重要，在人类探索自然科学世界的过程中，假说引发人类思考，使人类一步一步靠近真理，并持续探索科学的奥秘。科研人员根据假说，能够有步骤有计划地对科学问题进行验证，而假说在成为科学理论之前也必须经过实验的证实。

　　科学假说是自然科学理论思维的一种重要形式。构成假说的基本要素通常包括：事实基础，背景理论，对现象、规律的猜测，推导出的预言和预见。

　　对于科学假说的形成而言，是需要通过前期的工作积累和归纳才能够产生的。在选题的过程中，经过临床的病例积累和之后的文献阅读，科研人员能够发现问题，而解决问题的首要任务就是能够提出相应的假说以解释问题，因此，假说是连接选题与科研设计的重要桥梁。

（一）科学假说的特征

　　科学假说的基本特征是假定性，但这种假定性需要具有一定的科学性，并且可以通过实验做出验证。

　　科学假说的科学性决定科研选题的科学性，是科研选题的进一步发挥。如果科学假说不具有科学性，那么就没有继续探索的必要，自然也就不能称之为科学假说。

　　科学假说要有一定的创新性，没有创新性的假说不能称之为假说。例如，达尔文的自然选择假说、孟德尔遗传定律等概念在提出之前都是前人未曾想到的，这往往也成就了他们独一无二的地位。

（二）科学假说的形成与发展

　　1. 假说来源于有悖于科学理论的发现　科研工作者在进行科学研究时，有时会发现一些有悖于科学理论的现象，这些现象往往会反复出现，不能够用现有的理论知识做出解释，要解释这些现象，需要寻找其中隐藏的真理。科学家在试图解释新现象时，首先会提出可被验证并具有科学性的初步假说，这些假说很多都是研究人员经过实验积累和思考所得。

　　2. 假说的形成　科研工作者在提出自己的初步假说之后，会继续利用现有资源，对初步假说进行验证，这里所指资源包括科研工作者本身的思维模式、观察方式、实验技能等。当所得结果与所提假说能够相互印证，就会形成容易被大众接受和持续验证的假说。有一个非常著名的例子，魏格纳发现大陆板块之间是很容易拼接在一起的，并且相邻板块之间的生物种类都十分相似，如果七大洲在形成之前，是一块完整的大陆，就能够很完美的解释这一现象，由此提出大陆漂移假说。当然，在假说提出之后，他进行了一系列的实验现象的收集和整理，最后补充到这个假说当中。此假说提出之后，得到了后续研究人员的相继认证，大陆板块距离的持续增加等现象，也为此提供了证据。

3. 假说转化为理论 假说在初期阶段需要经过科研工作者的反复验证，在经历了不断地探索和解释后，假说依然成立，就会逐渐发展为一种科学理论。假说转化为理论需要具备以下条件：①新提出的假说能够解释原有理论。假说转化为理论前，必须具有解释与原理论相悖之处的能力，新假说可以包含原有理论，或作为原有理论的重要补充。例如，法国物理学家提出的波动力学理论，但也指出，此理论不针对宏观物体。②新提出假说能够解释所有实际现象。由于假说会与原理论存在违背指出，那新假说在成为理论之前，必须要具有能够解释所有科学现象的功能，解决原有理论与新现象的冲突。③新的假说能够解释和预见将来现象。假说在具有能够解释已有现象的同时，也要具备对未见现象的预测能力，这种预测能力是假说成为理论的重要条件，而这些未发生的现象也将会成为该假说的重要佐证。

理论的形成是一个发展的过程，在此过程中可能会经历一个又一个假说的提出与颠覆，假说在经过无数的验证后，也就会逐渐成为被社会广泛接受的科学理论了。

（三）科学假说的作用

科学假说具有驱动和指导作用。研究人员的研究设计和实验方案都是围绕着假说进行的，无论结果是证实或者证伪，假说都在整个研究过程中占据中心地位。

首先，假说对科研工作具有指向性作用。科学假说本身具有解释某种现象的功能，科学工作者可以根据所提出的假说进行有目的的科学实验和调查分析。科学假说的指向性作用能够提高科研的效率，让科学工作者集中研究方向，充分发挥创造力和主观能动性，推动科学的发展。

其次，假说是通往真理的必经之路。人类获得真理的途径是提出假说、验证假说，最终形成理论。在这条道路上，科学工作者可能会经过无数的实验、事实来对假说进行佐证和修改。面对未知的事物，我们不可能准确地描述和解释其潜在的客观规律，因此，必须通过实验调查来验证假说，最终让假说成为科学理论。

再次，假说具有开拓认知的作用。假说的提出基于事实，具有一定的创造性，能够解释前人未曾解释的现象。要想验证假说的真实性，需要科研人员在不同的领域、使用不同的方法进行探索和验证，这样会开拓人类对于自然现象的认知，开辟出科学的新世界。

最后，假说起到促进科学发展的作用。人类从远古社会发展至今，总结出了一个又一个伟大的科学真理，这些真理在被大众接受前，也都经历了实验验证假说的过程。当然对于同样的现象，不同专业领域的科学家会给出不同的解释方法，也会形成不同的假说，这些假说的存在能够相互启发，让真理更快地浮出水面。最典型的例子就是"地心说"与"日心说"的争论，科学家通过对世界的观察和研究手段的不断提升，让假说逼近现实，使人类更准确地了解世界。

（四）提出假说的过程

1. 收集材料 科研人员要根据实验发现或目的寻找材料。在此过程中，材料的筛选成为关键。不同的研究人员拥有不同的研究背景，也有不同的逻辑重点和个人偏好，在获取材料时，这些都会成为影响最终结果的因素。

2. 提出观点 是科研人员解释事实的过程。在经过大量的材料收集整理之后，科学工作者需要通过自身知识的积累和总结，将解释事实的原理描述出来，这便是假说形成的初级阶段。

3. 提出假说的具体内容 在提出观点之后，科学工作者需要对假说进行准确的描述，解释事实现象，并对未见事件做出预见。

提出假说的过程虽然分为以上3个步骤，但这个过程是相互关联和相互渗透的。第一部分是假说的理论依据，为后面步骤提供材料和支撑，后面两个过程是逐渐形成假说的阶段，要依靠第一部分的理论，在此过程中三者需要机密结合，才能提出可靠的假说。

（五）假说的检验

大部分的假说是可以通过实验进行检验的。科研人员可以根据所提假说，利用自身的研究背景，对假说进行实验检验，一般使用的实验方法不局限于一种，多种方式联合检验能够增加结果的真实性和可信度，假说也就更趋近于现实。当然，假说的提出也尽量是可利用实验检验的，假说的描述尽量精准，这样更方便于后续的实验验证。例如，温度降低能够降低细胞的代谢速率。研究人员能够通过对细胞进行温度梯度培养，检测不同条件下细胞的重要代谢产物产生的速率，来证明假说的真实性。

在假说检验的过程中，研究人员需要对实验条件和对象进行控制，设置对照组，将实验组与其放置于相同的条件，这样才能保证所得结果的真实性和准确性。精准的控制是验证假说的重要前提，没有控制，实验所得结果没有任何意义。当然，并非所有的假说都能够通过实验来进行验证，特别是已发生的不可重复事件，只能够通过收集材料或模拟来进行检验。例如，关于恐龙的灭绝原因，人类无法通过实验进行假说验证，只能够通过模拟恐龙灭绝时期的自然条件和相关事件来进行推演。

收集材料 ➡ 形成观点 ➡ 提出假说 ➡ 验证假说

【案例二】

（一）案例摘要

20 世纪 20 年代，德国生理学家 Warburg 在实验中发现，肿瘤对葡萄糖的摄取超过正常细胞 200 倍，乳酸产生增加，但氧气消耗增加不多，由此提出有氧糖酵解理论，俗称瓦布格效应（Warburg effect）。2015 年，研究发现分离培养的肿瘤相关成纤维（cancer associated fibroblast, CAF）细胞与相对应的正常组织的成纤维细胞相比，在细胞数目相同的情况下，培养基酸化加快，在排除细菌污染和支原体污染后，因此提出了 CAF 细胞具有类似"瓦伯格效应"的有氧糖酵解假说。为了验证这一假说，进一步检测了 CAF 细胞及相对应正常组织中成纤维细胞的葡萄糖摄取、乳酸产生及氧气消耗的速率等，证实了 CAF 细胞确实存在有氧糖酵解的情况。

（二）案例问题

1. 根据科学假说提出的原则，分析上述假说提出的过程。

2. 理解该假说的提出对实验研究的指导意义。

（三）案例分析

肿瘤是一个复杂的病理组织，除肿瘤细胞外，CAF 细胞为肿瘤基质细胞的主要成分，对肿瘤的发生发展和侵袭迁移起着至关重要的作用。该假说的提出是基于实验过程中细心的观察，并结合已有的知识提出的。该假说直接指导了后面研究的开展；而且也很好地解释了 CAF 在肿瘤中所起的作用机制。

三、医学科研设计

医学科研的设计是研究工作实施的重要依据。根据研究的类型，科研设计分为调查设计和实验设计。

调查研究是指科研人员通过调查探求客观事物的真相、性质和发展规律。调查研究设计是调查研究的第一步，调查研究依照其设计思路进行调查。调查主要包括收集资料，统计和分析资料中各项数据，利用分析所得来的数据验证研究假说。

在制定调查研究设计方案时，需要明确调查目的、调查指标、调查对象和调查方法。调查目的通过调查指标来说明，调查指标是调查目的的具体体现。根据调查目的选择调查对象和调查方法，通过科学合理的调查来完成调查研究的目的。最终，结合调查所得数据，整理和分析汇总，完成整个调查研究。

实验研究指的是一种经过精心设计，并在严密控制的条件下，研究者通过改变某些因素，来研究变量之间因果关系的方法。实验研究设计也需要将研究目的转化为分析指标，再将分析指标转化为实验项目。

（一）医学科研设计的意义

医学科研设计是科研人员利用专业知识，为实现研究目的而设计的方案。医学科研设计能够通过有效的实验手段，有针对性地解决科研问题，所获得的数据具有说明事实情况的功能。科研设计具有专业性和统计性，不仅能够解决具体科学问题，同时具有可重复性。

（二）医学科研设计的基本要素

1. 研究因素 指根据研究目的人为施加于研究对象的特定实验措施。主要包括生物因素、物理因素、化学因素及研究对象本身特性等，如特定基因 / 蛋白质、非编码 RNA 等。

设立实验因素要注意以下几点。

（1）区分研究因素与非研究因素：研究人员在进行实验设计时要注意研究因素的确定。好的实验设计中，研究因素的数量应适量，在能够说明研究目的的前提下，将研究因素控制精准，过多的研究因素会造成实验分组过多，为实验带来不便和资源上的浪费。而非研究因素是指除研究因素外，对实验具有影响的其他因素，又称为混杂因素。非研究因素的存在会影响实验的结果，因此在进行实验设计时需要进行严格控制。例如，使用不同浓度的药物对细胞进行处理，检测细胞的存活率。在此实验中，细胞的传代次数，本身的生存状态，药物的生产厂家、批次，细胞培养液等都是非处理因素。因此在此实验中，需要使用同样的药物和培养基，同一批传代的细胞和同样的培养环境来对非处理因素进行控制，这样才能得到处理因素对于实验结果的准确影响。

（2）研究因素的标准化：这里所指的标准化是指要保证处理因素的一致性，主要包括处理时的时间、处理方式和处理的强度等，这些因素需要通过实验或者查找资料确定，并在实验中保持恒定。比如使用药品的用法、处理时间、厂家、批号；使用仪器的型号、规格；实验过程的温度、湿度；检测使用的具体方法；指标的灵敏度；测定结果的精确度等。其中，检测方法应避免主观指标的影响，主观指标不受控制，不能保证其在实验过程中的一致性。客观指标能够利用实验仪器和实验方法进行控制，保持稳定，能够真实地反映现实，结果具有可重复性。对治疗结果应采用定量指标和测量指标，此类指标有参考价值，能对真实情况做出反映。

（3）确定因素的水平和因素的个数：研究因素包括单因素和多因素。单因素指每次实验只观察一个研究因素的影响，多因素是指观察多个因素的影响。针对每个因素的研究中，还要对因素的水平进行检测，这里的水平是指因素的状态或等级。如研究一种药物的临床试验效果，实验中检测此药物不同浓度对结果的影响，药物是实验中的研究因素，具有多浓度的多个因素水平，每种浓度即不同研究水平会造成结果的不同。单因素一个水平的目的明确，容易操作，研究条件容易控制。但是结果能够说明的问题少，研究的效率低。

多因素研究是指在实验中同时检测多个研究因素对于实验结果的影响。如果在此基础上，每种研究因素拥有不同的研究水平，即为多因素多水平。例如，研究不同药物的不同浓度对于实验结果的影响。多因素多水平研究能够说明较多问题，但是不易操作，条件较难控制，试验周期较长。

2. 研究对象　生物医学研究中通常使用人、动物、组织、细胞等作为研究对象。研究对象必须对处理因素敏感并且反应稳定，且具有可靠性和代表性两个特征。即选中的研究对象最好是所研究疾病的患者，并且能够反映疾病的真实症状、预后等情况。对于研究对象的数量即样本量，应保证能够获得显著性差异，不能出现假阴性、假阳性的错误。

实验对象的选择直接决定了现象和结论的产生。例如，在检测药物疗效时，选择的观察对象应为中等程度中青年患者，避免病情过重或过轻及年龄差异对实验结果的影响。同时也要避免研究对象有并发症的出现，以免影响结果。

根据实验的研究目的，选择合理的实验动物，同时还要对动物的生活环境进行控制。医学科研常用动物作为研究对象，研究者通常选择小鼠和大鼠，但要考虑动物的生理解剖特点。例如，在进行肿瘤研究时，需要注意使用动物的品系和年龄，需要动物产生自发肿瘤还是移植肿瘤等多个注意事项。

3. 实验效应　主要指处理因素作用于实验对象的反应，通过观察指标显示。观察指标的选择对实验效应有直接影响。观察指标的选择有以下要求：首先，指标能够确切的反映研究因素的效应；其次，客观性较强，不易受到主观因素的影响，如研究对象的心理状态较好且灵敏度较高，能够反映研究对象的微量变化；测定值的精确性较强，能够获得重复性结果；最后是指标的特异性，能够解释研究问题的本质而不被其他因素干扰。

（三）医学科研设计的基本原则

1. 对照原则　是实验设计的首要原则，能够为研究提供比较的对象，用于抵消非实验因素的影响，同时也能够监控实验条件是否有变化。对照的方法有很多，主要包括如下几种。

（1）空白对照：不添加任何处理的对照组。空白对照能够用来判断治疗和预防的效果，但此方式一般不用于临床对于患者的处理，以免发生对患者延误治疗的情况。例如，在检测药物对于小鼠某种疾病的治疗效果时，空白对照就是对小鼠不进行药物治疗。

（2）自身对照：实验组和对照组在一个研究对象上进行实验。此方式一般用于研究某种药物对于患者的治疗效果，如用药前后，患者的病情变化。

（3）条件对照：对对照组施加处理因素，但施加的处理因素作为对照使用。这种对照主要为了寻找实验条件对于实验结果产生的影响，凡实验条件可对试验效应产生影响的实验，都可以采用此法。例如，检测某种药物对细胞的存活率的影响，条件对照为使用该药物的抑制剂处理细胞，用以反映该药物的具体功能。

（4）标准对照：使用标准值作为对照。例如，在研究某一治疗方法对于患者的治疗效果时，可以以临床中的某一其他治疗方法的效果作为标准对照。标准对照必须能够反映较好的治疗效果，或者当前公认的治疗方式。实验研究中，为检测实验效果，可以选择有同样效果的处理作为标准对照，但是要注意对照组和实验组的其余实验条件保持一致，以免造成误差较大。例如，在使用药物处理细胞，检测药物对细胞凋亡影响时，可以选择具有引起细胞凋亡的标准药物作为对照，此时需要注意处理时间的控制、培养细胞的条件控制等。

（5）历史对照：以过去资料作为对照。需要注意其余非实验因素的变化和控制，尽量排除非实验因素对结果的影响。

（6）相互对照：多个实验组之间互为对照。例如，使用某药物治疗多种不同疾病时，不同疾病的治疗效果互为对照。当然，这种相互对照如果加入空白对照或者标准对照作为对照组后，治疗效果就成了实验组。

对于特定实验，研究人员一般会同时设立多个对照组，可以通过对照更加准确的反映研究事实。例如，研究某种新药对某种疾病的治疗时，可以同时设置没有经过处理的空白对照，添加药物抑制剂的条件对照，该疾病目前临床使用的药物作为标准对照，还有过往该疾病治疗效果的历史对照等。

2. 随机原则 随机是指一切符合实验或观察的对象能以机会均等的原则被列入样本。随机原则是提高组间均衡的一个手段，尽量使得到的结果能够代表总体，减少人为因素的干扰。很多的实验中所指的总体不是无限总体，无限总体也不能作为研究对象，而是随机选择其中的实验样本，作为研究的有限总体，再将其随机分配为实验组或对照组，使样本中的所有研究对象都能够有相同机会被分配到实验组或对照组，这样处理结果才会更加客观。数理统计是建立在随机原则的基础上的，只有经过随机处理的结果才有意义。

常见的随机方法主要有以下几种。

（1）简单随机分组：可将研究对象按照个人为单位用抽签的方式，划分实验组或对照组。

（2）分层随机分组：在实验过程中，如果研究对象的某些因素，如年龄、性别、文化程度等会对实验结果造成一定的影响，那么就需要按研究对象特征先进行分层，然后再按照随机方式将每层分组中的研究对象划分为实验组或对照组。分层随机分组更能够反映事物的客观规律，排除其他非研究因素的干扰。

（3）整群随机分组：将研究对象首先按照群体分区，之后再进行随机调查研究。例如，以家庭、社区、政府单位等作为群体进行分组。但此方式需要注意研究对象的分组对于研究目的是否具有影响，即保证组间可比性，且分组后随机抽中的对象能够代表此组的真实情况。此方法多用于大规模调查研究，在使用时不必重新随机分组，较为方便。

3. 重复原则 重复是指同一实验要进行两个或两个以上的重复设置。实验应有一定量的样本数，一般来说，样本数越大，越能够反应客观情况，但过量的样本会导致资源的浪费。重复原则能够保证实验结果的可靠，能够使样本在最低程度满足显著性差异检验。在选择样本重复数量的时候要注意对象自身差异的大小，将其控制在允许的误差范围之内。重复具有估计和降低实验误差的作用，通过多次实验可以剔除某次结果的偶然性，提高实验结果的准确性。

4. 均衡原则 是指实验组和对照组之间除了研究因素的不同，其余条件必须尽量保持均衡，避免其余的非实验研究因素对结果的影响。实验设计的均衡性至关重要，保证实验组和对照组的均衡能够保证所得结论的可靠。

在实验设计中，通常利用以下方式控制组间均衡：①控制研究对象，保证研究对象的一致性，避免由于实验对象产生的误差。②控制实验条件，主要包括实验过程中的非实验因素，如使用的仪器，耗材等。③控制主观因素，主要为实验人员的操作方式等。

（四）实验设计的方法

1. 完全随机设计 采用完全随机化的方法将同质的研究对象分配到各处理组，然后观察各组的实验效应。完全随机设计也称组间设计，研究对象被分成若干组，每组分别接受一种实验处理，有几种实验处理也相应地将研究对象分为几组，各实验组的研究对象之间相互独立，因而又称"独立组"设计。

（1）确定研究因素与水平：按照研究的目的进行实验分组，检测不同的水平中不同条件对于实验结果的影响。

（2）确定研究对象：研究对象的选择需要以实验目的为参考，研究对象需要具备能够反映事实的基本条件。

（3）随机分组：确定了研究因素与水平及研究对象后，将研究对象随机的分到研究组中。

2. 配对设计　首先将研究对象按照研究目的进行配对，之后使用不同的处理手段对每对中的研究对象进行处理。此方法中通常将相同的非实验因素的研究对象进行配对，以减少非实验因素对结果的影响。例如，在临床研究中，研究人员通常会将性别、年龄、患病程度、体重相似的对象分为一组。此外，自身对照也可以作为配对设计。例如，在检测某种药物对于疾病的治疗效果时，同一受试对象的用药前后可以看作配对设计。

3. 随机抽样　随机抽样的基本方法主要为简单随机抽样、等距抽样、分层抽样和整群抽样。在研究过程中，通常利用多种抽样方式进行调查。

（1）简单随机抽样：对调查总体的全部进行随机抽取，组成样本，每个个体被抽中的概率相等。简单随机抽样要求研究对象间非研究因素差异小，样品总数小。

（2）等距抽样：将总体的观察单位按某一顺序排列，然后按相等的距离或间隔抽取样本。等距抽样常用于大规模抽样调查，但需要防止周期性偏差，因为它会降低样本的代表性。

（3）分层抽样：研究人员需要首先按照某一标准对样品进行分层，之后从每层中随机选择样品进行研究。在分层抽样时，由于不同的分层标准会造成层间样品总量的差异，在进行样本抽取时，需要根据层内样品总数按比例决定抽取样本数，这样能够保证抽取样本对于整体研究对象的代表性。当然，分层后可以利用不同的抽样手段进行样本选择。分层抽样能够比较不同层之间的样本差异，为研究带来更准确的结果。

（4）整群抽样：将总样本分群，然后抽取群体作为研究样本。例如，研究我国大学生的身体素质情况，可以按照大学为单位，抽取不同高校的全部学生作为研究对象，再考核抽中样本中学生的身体素质。整群抽样能够方便调查，但也具有分布不均匀的缺点，如体育院校的学生和普通高校的学生身体素质会出现明显差异。因此，在使用此方法进行抽样调查时，要注意避免此类偏差的出现。

（五）科研设计的误差和偏倚

科研设计的目的是通过观察或实验获得正确、客观的结果，并且此结果能够代表真实情况，因此，研究人员需要通过科研设计将误差和偏倚控制在一定范围内，保证结果的真实可靠。

1. 误差　是样本的结果与总体的真实值之间的差异。在实验研究中误差是始终存在的，产生的原因主要为两种：一是由于随机获取样本的偶然性，不能代表总体情况，称为抽样误差；二是由于随机抽样方式的选择问题导致了误差，称为系统误差。

（1）抽样误差：是指由于随机抽样的偶然因素使样本各单位的结构不足以代表总体各单位的结构，而引起抽样指标和全及指标的绝对离差。必须指出，抽样误差不同于登记误差，登记误差是在调查过程中由于观察、登记、测量、计算上的差错所引起的误差，是所有统计调查都可能发生的。抽样误差不是由调查失误所引起的，而是随机抽样所特有的误差。

抽样误差的主要表现形式有三个：其一是抽样实际误差，指在一次具体的抽样调查中，由于随机因素引起的样本指标与总体指标之间的误差，如样本平均数与总体平均数之间的绝对误差。其二是抽样平均误差，指抽样平均数的标准差或抽样成数的标准差。其三是抽样极限误差，指用绝对值形式表示的样本指标与总体指标偏差的可允许的最大范围。

抽样误差主要影响因素有三点：首先是抽样数目，抽样数目越多，其结果误差越小，样本也就越能够代表总体；其次是个体之间的相对差异，如果总体中各个体的差异很大，那么抽取的样本往往很难代替总体，因此产生的误差就会很大；最后是抽样方法，针对不同的总体，需要选择不同的抽样设计思路，让抽样结果尽可能准确的代表总体。

（2）系统误差：指由于仪器结构不完善、仪器未校准好、本身理论近似性、测量方法不当或测量者习惯特点等原因造成的误差。系统误差具有方向性，结果会统一偏大或偏小。研究人员需要利用所得数据进行分析，找到产生系统误差的原因，采取措施减少此类误差。

产生系统误差的原因很多。首先是仪器误差，研究人员未严格按照要求操作仪器或仪器本身由于使用环境的差异造成误差的产生，如零点校准，温度、湿度对仪器的影响等。然后是理论误差，在实验过程中，往往难以排除或达到验证理论、公式所要求的条件，这必然会造成误差的产生。例如，很多的物理学实验中，很难排除地球磁场和空气流动等对实验的影响，最终会导致误差的出现。最后是个人误差，不同的实验人员对于同一实验可能会由于自身主观原因造成误差。

2. 偏倚　指研究的结果或推论偏离真实值，或导致这种偏离的过程。偏倚具有方向性。与误差不同，偏倚能够通过实验设计和精准操作消除。

偏倚可分为选择偏倚、信息偏倚和混杂偏倚。

（1）选择偏倚：由于选入的研究对象与未选入的研究对象在某些特征上存在差异而引起的误差。例如，在临床中检测某种药物的治疗效果时，如果对照组和实验组的病例存在不同的患病程度，那么会因此而影响结果的准确，往往病情较轻的那组有较好的治疗效果。

若偏倚已经发生，那么就要想方设法将其消除，但十分困难，最好的做法是在实验设计之初就避免偏倚的产生。主要方式为加强和完善对样本的选择及设置不同的对照组。

（2）信息偏倚：又称观察偏倚，指在收集整理资料阶段由于观察和测量方法上有缺陷，使病例组和对照组获得不同的信息而产生系统误差。主要包括回忆偏倚和调查偏倚。回忆偏倚是指由于被调查人员的记忆不准确造成的偏倚。调查偏倚是指由于调查人员和调查环境的不同造成的偏倚。

解决信息偏倚的途径主要为加强对调查人员的培训，尽可能保证调查的一致性，以及增加材料收集的广泛性。

（3）混杂偏倚：是指暴露因素与疾病发生的相关程度受到其他因素的歪曲或干扰。混杂是指所研究因素与结果的联系被其他外部因素所混淆，这个外部因素就称为混杂变量。它是疾病的一个危险因子，又与所研究的因素有联系，它在实验组与对照组的分布是不均衡的。在流行病学研究中，性别、年龄是最常见的混杂因素。

控制混杂偏倚的方法：①限制。例如，如果熬夜、晚睡是混杂因素，那么研究可以将研究对象中熬夜人群剔除，再做研究。当然，剔除熬夜人群后的样本不能够真实地代表样本总体数据。②匹配。科学的方法是寻找熬夜对照组进行研究，避免熬夜样本的流失。③分层。分层就是把暴露与未暴露人群或病例与对照放在匀质或较为匀质的范围内进行比较。由于每层之间混杂因素的作用变化很小，使该因素混杂能力减弱。因此每层均提供了未被混杂的暴露与疾病联系的结果。比如，年龄是混杂因素，那么在进行研究结果处理时，将研究对象按年龄分层，这样就避免了年龄带来的混杂偏倚。

思考题

1. 试论述医学科研设计的基本原则。

2. 试论述医学科研设计的方法。

（糜　军）

本章小结

第四章 医学信息检索

学习要求

1. 识记 常用的文献数据库，运用搜索引擎进行文献检索；常用的基础医学信息检索数据库。
2. 理解 医学信息的定义和特点，理解医学信息的分类。
3. 运用 能运用相应的数据库进行有效检索；临床医学信息的检索方法和途径。

本章导图

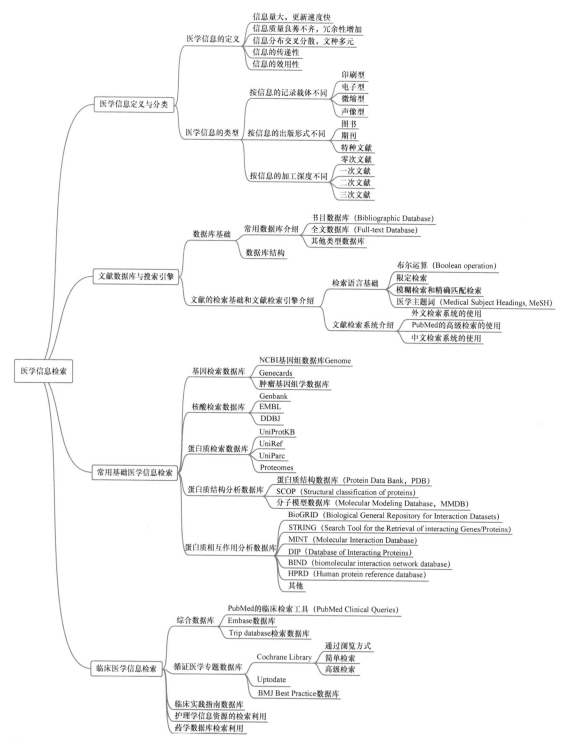

医学信息涵盖了基础医学的研究成果和临床医学的实践经验，是医学科研领域重要的情报源，为科研论题的设计提供理论依据，为科研工作的开展提供文献参考，为基础医学和临床医学的结合和转化提供有效指导。本章我们将主要介绍医学信息的检索途径和方法，包括用于文献获取的文献检索数据库，用于分析基因、核酸和蛋白质信息的基础医学信息数据库，以及循证医学和临床实践指南等多维的临床医学信息数据库。掌握医学信息的检索方法，充分利用数据库资源，能够使我们快捷有效的获取相关医学信息。

第一节　医学信息定义与分类

一、医学信息的定义

信息是物质的普遍属性，以物质介质为载体，反映数据、情报和消息中包含的有意义的内容。《中华人民共和国国家标准：文献著录总则》提出文献的定义为"记录有知识的一切载体"。文献包含三个基本构成要素：①知识和信息，这是文献的实质；②记录手段，包括文字、声音和图像等；③载体，指纸张或磁性材料等物质载体。知识和信息只有通过一定的技术手段记录在载体上，形成文献后才能进行长期的传递、交流和利用。医学是利用科学和技术研究生命体活动、预防和治疗疾病、提高身体机能健康的学科体系，当文献记载的信息属于医学范畴时则称为医学信息（medical information）。信息侧重于效用性，文献更强调载体的作用，信息和文献是对同一事物不同角度的表述，因此，在本章中我们又称医学信息为医学文献，是医学工作者在长期的科学实践中逐步积累的知识和信息，涵盖了基础医学研究和临床医学实践的研究成果和经验总结，是医学科学知识保存、传播、交流和创造的基础，是人类认识医学、了解疾病发生规律、研究疾病发生机制的基石。医学信息是医学研究领域不可或缺的情报源，除了文献外，还建立了基础医学信息数据库，用于基因、核酸和蛋白质等信息的检索。医学信息作为科技信息的重要组成部分，在发展过程中具有以下特点和趋势。

（一）信息量大，更新速度快

伴随现代科学技术的发展，学科分支越来越多，专业分类越来越细，学科间相互交叉，相互渗透，新兴学科、边缘学科和交叉学科的出现带动了信息量的迅猛增加，如医学与自然科学的交叉产生了医用化学、医用物理学等，与社会科学的交叉渗透出现了医学心理学、医学社会学等。基础医学研究的蓬勃发展也促使了大批医学文献的涌现。据统计，医学文献约占科技文献总量的1/4。PubMed数据库的论文量每年数以万计的增加。

医学科技日新月异，新技术、新方法的产生带动了知识的更新和新成果的出现，从而推动了信息的快速更迭。1958年英国科学家贝尔纳首次提出"文献半衰期"这一概念，代表了文献的老化速度，指某一学科领域的研究文献总量中，有一半文献失去利用价值所经历的时间。1960年巴尔顿和凯普勒计算了一些学科的文献半衰期，其中医学文献半衰期只有3年，这也体现了医学信息的更新速度之快。

（二）信息质量良莠不齐，冗余性增加

大量的信息储存和快速的信息更迭，在带动医学信息发展的同时，也导致了文献质量的参差不齐和文献冗余。虽然医学文献的数量庞大，但许多文献的参考价值不高，文献引用率低，未被引用或只引用过一次的论文比重较高。信息的老化及信息的重复大大增加了信息的冗余，老化的信息没有参考价值，但仍在数据库中储存，相同内容的信息以会议论文、学位论文或期刊等不同形式的重复发表，导致了信息的大量冗余，增加了检索负担。

（三）信息分布交叉分散，文种多元

医学论文的发表不是都集中在同一领域，而是呈现出集中而又分散的分布状态。布拉德福定律描述了文献分布规律，如果将科技期刊按其刊载某学科专业论文的数量多少，以递减顺序排列，那么可以把期刊分为专门面对这个学科的核心区、相关区和非相关区，并且核心区、相关区和非相关区期刊数量成 $1:n:n^2$ 的关系。医学文献的分布也表现出这一特点，医学文献不仅发表在医学专业期刊上，也刊载在一些医学相关期刊和其他综合性期刊中。

随着信息共享性和全球化趋势的增加，文献语种也越来越多，文种多元化现象明显。由20世纪初的英语、德语和法语，发展到现在的80余种。其中，英语仍占据主要地位，英文文献量约占医学总文献量的2/3。

（四）信息的传递性

信息传递是信息由静态到动态的转变过程，是知识获取的必要途径。作为文献记载的知识，信

息必须经过传递，才能为人所用，体现其使用价值。信息传递的途径主要包括两方面，电子信息的网络传递及图书期刊等信息的发行传递，信息的多元化传递方式为科研工作者提供了更广泛的获取和选择知识的通道。随着因特网和多媒体技术的飞速发展，我们可以快速检索各大医学数据库，获取全面的研究资料。如对新药的研究结果或对某种疾病新的治疗方法，一经发表，则会快速传播，在一定程度上促进了同行间的成果交流。

（五）信息的效用性

效用性是评价信息价值的重要标识。医学科研工作者需要在搜集、整理、评价和综合大量文献信息的基础上，明确研究方向，提出课题设计，规划实验方案，统筹安排课题进程。信息在这一过程中占据举足轻重的地位，在思维的启发、知识结构的重塑和认识能力的创新等方面发挥着重要价值。

二、医学信息的类型

医学信息纷繁多样，按照不同的划分标准，可将医学信息分为不同类型。

（一）信息的记录载体不同

按信息的记录载体不同，医学信息可分为印刷型、电子型、微缩型和声像型信息。

1. 印刷型 印刷型信息是以纸张为记录载体，以手写、印刷或打印为记录方法，进行信息呈现的一种传统方式。印刷型信息方便阅读和记录，但所占空间大，信息存储密度相对较小，管理复杂，不利于长期保存。

2. 电子型 电子型信息又称为机读型信息，是以计算机为媒介，通过编码和程序设计，将信息转变为计算机语言，进行存储和传递的一种方式。随着信息科技的飞速发展，电子型信息在日常信息获取中的作用日渐突出。该类信息存储密度高，传播速度快，更新迅速，时效性强，呈现方式多样，可集文字、图像、声音和视频于一体。但电子型信息依赖网络获取，必须通过计算机阅读。

3. 微缩型 微缩型信息的载体是感光材料，通过微缩照相将信息以微缩胶卷或微缩平片的方式进行传递，是一种信息的复制品。微缩型信息的优点在于占用空间小，方便携带和运输，但必须借助专用设备进行阅读。

4. 声像型 声像型信息是以光、磁或电介质材料为载体，通过录影或摄像等记录手段，将信息以图片、音频或视频等多媒体方式进行呈递，如唱片、录影带、幻灯片及电影等视听资料。声像型信息更加多元化，丰富生动，形象直观，但声像型信息的记录相对复杂，技术要求较高，其阅读也需借助专用设备。

（二）信息的出版形式不同

按信息的出版形式不同，医学信息可分为图书、期刊和特种文献。

1. 图书 是由出版商出版的受版权保护的正式出版物。图书有三个识别标志：国际标准书号（international standard book number，ISBN）、索书号和图书分类号。其中，ISBN是识别图书的主要依据，索书号是馆藏图书的编码，图书分类号是图书所属科类的一个类号。按用途，图书可分为阅读用书、参考工具书和检索用书。图书所记载的信息全面、系统、规范，是搜集某一专题信息行之有效的手段。图书的出版周期长，在快速获取时效性信息方面相对滞后。

2. 期刊 又称杂志，是具有固定名称，按年、月或期、卷、号为顺序，涵盖多篇文章，定期或不定期的连续出版物。期刊持有的国际标准连续出版物编号（international standard serial number，ISSN），是识别期刊的重要标志。国内期刊还具有国内统一刊号（CN）。期刊的内容一般是围绕某一主题或某一领域，学科分类明显，在查阅某一研究方向的医学信息时具有较高的辨识度。医学期刊可分为核心期刊和普刊，按出版周期不同，又分为周刊、旬刊、半月刊、月刊、双月刊、季刊、半年刊和年刊。期刊报道的医学信息量大、前沿性强、时效性高，是医学信息的主要来源。

3. 特种文献

（1）学位论文：高等学校的学生在导师的指导下，将在学期间的研究成果撰写成的论文，包括学士论文、硕士论文和博士论文三类。

（2）会议论文：用于正式的学术会议交流所出版的论文，学术针对性强，传递最新科研动态。

（3）科技报告：是对某一研究项目的专题报告，包括研究方案、研究进展和研究成果等。

（4）专利文献：详细记载发明人实用新型研究成果的资料，最显著的两个特点是具有发明创造性和法律效力。

（5）标准文献：由主管机构批准的在技术和规则等方面必须遵守的标准性文件。

（6）政府出版物：由政府机构编辑、制作并授权出版的文献，如报告、通讯等。

（三）信息的加工深度不同

按信息的加工深度不同，医学信息可分为零次文献、一次文献、二次文献和三次文献。

1.零次文献 是最原始的、为未公开的非正式的文献信息类型。在研究过程中记录的原始数据、方法经验等。零次文献对解决新问题、启迪新思维具有重要的参考价值。

2.一次文献 是科研工作者在零次文献基础上，撰写并正式发表的文献类型，如期刊文章、会议论文和专利文献等。一次文献是文献检索的重要对象。

3.二次文献 是对一次文献进行整理、汇总、分类、浓缩，按照一定的专业分类和研究领域进行加工编排而形成的有序化、体系化文献类型，如杂志、检索工具书等。二次文献能比较全面地反映某一研究领域的成果。

4.三次文献 是根据某一研究方向，在利用二次文献的基础上，检索出大量的相关的一次文献，进行分析汇总、深度挖掘，评价现有研究成果的基础上进一步讨论发展动态。三次文献是对一次文献和二次文献信息的浓缩和延伸，如专著、研究报告等。三次文献是研究人员迅速了解某一方向研究动态的有力工具。

第二节 文献数据库与搜索引擎

一、数据库基础

文献承载着人类的最先进与最精华的理论实践成果，在科学探索的进程中，需要借鉴前人的研究成果才能走在科学前列，站在前人的肩膀上才能看得更远。在全球多样的媒介与各种期刊上发表的文献数量每年以指数形式增长着，人们思考如何将这些人类的智慧结晶统一索引、归纳为一起供人们使用。此时，数据库应运而生，文献数据库收集、索引、整理了期刊、会议论文、专利等各种文献相关的数据内容，并将收集到的文献信息以特定格式与规则进行存储，极大地方便了用户的取用、检索。

（一）常用数据库介绍

数据库是将数据按照特定格式和规则进行组织的信息集合，数据之间以某种特定相关性联系在一起。

在文献数据库中，按照数据库中的内容可以分为以下几种类型：书目数据库、全文数据库、事实数据库、数值数据库、多媒体数据库等。

1.书目数据库（bibliographic database） 书目数据库中收录了文献的属性信息，如文献的题目、著者、摘要、出处、关键词等信息。书目数据库一般只提供文献线索信息并不提供文献的全文，如果需要文献的全文与更详尽的记录一般需要去相关的全文数据库中获取。随着数据库与互联网的发展，数据库功能越来越完备，在书目数据库的使用上越来越人性化，检索结果的展示也更偏向于合理与智能化，在检索结果中一般还会提供相关文献的全文链接，方便用户直接阅读使用。在此将简单介绍几个比较常用的数据库。

（1）Medline 数据库：它是美国国立医学图书馆（National Library of Medicine，NLM）建立的国际性生物医学信息的书目数据库，收录了全球范围内5200多种学术期刊的超过2500万份生命科学和医学领域的期刊文献。Medline 数据库涵盖了医学、药学、口腔等领域，以及细胞生物学、分子生物学、生物化学等领域，是一个专注于生物医学领域文献收录的非常全面的数据库。用户可以通过美国生物技术信息中心（National Center for Biotechnology Information，NCBI）创建的访问系统——PubMed 来访问 Medline 数据库内丰富的数据资源：https://www.ncbi.nlm.nih.gov/pubmed/。

（2）Embase 数据库（Excerpt Medica Database）：是一个收录了生物医学和药理学领域的书目数据库，它可以根据数据库中已经发表的临床文献记录来检索目的疾病和药物，进而获取相关疾病和药物更加详细的信息。Embase 的数据收录了来自95个国家的生物医学期刊的刊文，截至2018年Embase 已经收录了2800万份文献，并以每年90万份速度不断扩大自身数据库。访问网址：https://www.embase.com/。

（3）中国生物医学文献数据库（China Biology Medicine disc，CBMdisc）：是中国自主研制开发的综合性中文医学文献书目数据库。数据库收录了1978年以来1800余种生物医学期刊，除此之外还收录有会议论文的文献题录等，在中文文献检索中应用广泛。访问网址：http：//www.sinomed.ac.cn/。

2.全文数据库（full-text database）　提供了包括文献原文在内的文献相关数据。与书目数据库相比最大的区别在于全文数据库除提供了文献的题目、摘要、著者等信息之外，还提供了文献的著作原文，用户可以直接使用、下载文献全文。以下介绍几个生物医学领域比较常用的全文数据库。

（1）Science Direct 数据库：是由从事信息与分析的 Elsevier 公司运营的全文数据库。其收录了包括 2500 多种学术期刊和电子书籍在内的 1200 多万条文献内容。收录内容有生命科学、医疗卫生、社会科学、人文科学等多个学科领域。该数据库是 Science Direct 公司的核心产品，内容被 70 多个国家认可，是资源丰富的涉及多学科的全文数据库。访问网址：https：//www.sciencedirect.com/。

（2）OVID 在线全文期刊数据库：是 Wolters Kluwer 公司运营的一个数据库，收录了 50 多个出版商近 2000 多种生物医学期刊，是循证医学常用的数据库之一，为临床医学提供了大量信息资源。访问网址：http：//www.ovid.com/。

（3）ProQuest Dissertations and Theses（PQDT）数据库：是由美国 ProQuest 公司创立的全文数据库，收录了 2000 余所北美高等教育机构及欧亚高校的优秀论文，涉及理、工、农、医等多个学科范围。在查询国外大学优秀的论文方面 PQDT 数据库提供了很全面的学术资源。访问网址：https：//search.proquest.com/。

（4）中国期刊全文数据库（China Academic Journals Full-text Database，CJFD）：是目前最大连续动态更新的中文期刊全文数据库。数据库的建设是在"中国基础设施工程"（CNKI）概念提出后为了实施中国信息化建设而开展的工程。中国期刊全文数据库收录了 1915 年至今国内出版的 11 000 余种期刊，涉及自然科学、医学、哲学、工程技术、社会科学等多个领域的文献，全文文献数量超过 6000 万余篇。用户可以通过中国知网检索平台：http：//www.cnki.net/ 对其进行访问。

（5）中文科技期刊数据库（China Science and Technology Journal Database，CSTJ）：是由重庆维普公司创建的针对自然科学、医药卫生、工程技术等多领域的全文数据库。CSTJ 中收录有丰富的中文文献资源，用户可以通过维普期刊资源整合服务平台：http：//vip.heinfo.gov.cn/ 对数据库进行访问。

（6）万方数据库：是由万方数据公司开发的收录有期刊、会议纪要、论文、学术成果等多种类型的文献数据，涉及理工、农学、医学、人文等共 7600 种期刊全文。用户可以通过万方智能检索系统：http：//www.wanfangdata.com.cn/ 对万方数据库进行访问。

3.其他类型数据库　除了书目数据和全文数据库外，还有提供问题答案和提供解决方案的事实数据库、提供数据信息的数值数据库、提供多媒体资料的多媒体数据库等。这些数据库在科学研究中都起到非常重要的辅助作用。

（二）数据库结构

数据库内的数据存放是有十分严格的规则的，数据库中存放的数据集合可以分为以下几个层次。

（1）文档（file）：一个数据库可以由多个文档构成，是数据库在较大维度上的分类，以学术文献数据库为例，不同文档可以代表不同学科领域的文献集合。

（2）记录（record）：文档中的数据集合是由一条条记录构成的，每条记录又由多个字段（field）信息组合而成。

（3）字段：反映了每条记录的具体属性信息。如每个文献记录的标题名称、著者姓名、出版刊物名称、关键词内容、摘要内容、文献原始内容、引文等都是属于不同字段。诸多文献字段的信息共同构成一条完整的文献记录。数据库的字段是个重要概念，在文献的限定检索中就是利用在特定字段中检索的原理。

二、文献的检索基础和文献检索引擎介绍

数据库的建设为科研工作者提供了极大便利，然而面对浩若烟海、不断更新的文献，应该如何更精准地筛选出符合自己需求的文献一直是人们在努力解决的问题。随着数据库和检索引擎的不断完善，现在许多优秀的检索引擎在学术文献和医学信息检索方面都有着很好的表现，这些检索引擎检索形式多样、检索可控性高、检索过程简洁方便、检索结果命中率高等一些特点让用户能够更快更准确地检索文献和相关信息。

（一）检索语言基础

为了满足用户更高级的检索需求，使检索结果在检索方案构建中有更大的可控性，检索系统一

一般会设计一套适合自己的检索语法和检索规则，这使得检索过程有更多可约束因素，进而使结果更加精准。

1. 布尔运算（Boolean operation）　是一种逻辑运算，在检索系统中使用布尔运算可以用来描述检索词之间的逻辑关系。布尔运算可以描述三种逻辑关系：与（AND）、或（OR）、非（NOT）。它们的逻辑示意图如图 4-1 所示。

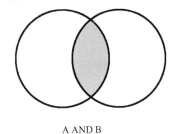　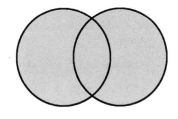　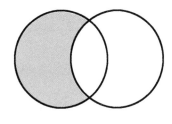

A AND B　　　　　　　　　A OR B　　　　　　　　　A NOT B

图 4-1　布尔运算示意图

（1）与（AND）：如 A AND B，逻辑关系是既满足条件 A 又满足条件 B。若用 AND 连接两个检索词，则在检索结果中展示的将是同时涉及两个检索词概念的文献记录。例如，想要查询与"癌症和细胞自噬"相关文献，则检索表达式可以表示为"癌症 AND 细胞自噬"，检索结果将会展示涉及癌症概念的同时也涉及细胞自噬概念的文献。

（2）或（OR）：如 A OR B，逻辑关系包含如下两种情况：①满足条件 A 或者条件 B；②同时满足条件 A 和 B。若用 OR 连接两个检索词则在检索结果中展示的是涉及至少其中一个检索词概念的文献记录。例如，想查询与"生物钟或者生物节律"相关文献，则可以表示为"生物钟 OR 生物节律"。

（3）非（NOT）：如 A NOT B，逻辑关系是满足条件 A 却不满足条件 B。NOT 在文件检索中可以在检索结果中除去涉及 NOT 后检索词的文献记录。例如，想查询有关"涉及细胞分裂却不涉及无丝分裂"的文献，则可以表示为 "细胞分裂 NOT 无丝分裂"。

2. 限定检索　文献的每个字段一般都能被检索系统单独检索，如搜索某个著者某年发表的文献，则只需在全体数据库中的著者姓名字段和发表日期字段进行检索即可。这个检索过程一般不涉及其他字段的比对过程，所以用户可以更精准地检索到更合乎预期的文献记录。例如，需要检索发表在 *Cell* 学术期刊上的特定文献，直接输入"Cell"会有大量有关细胞概念的文献被检索，但是使用字段限定检索就可以满足以上要求，例如，在 PubMed 中字段限定检索的表达形式如下，"Cell"[journal]。

3. 模糊检索和精确匹配检索　检索系统对检索规则的设定直接影响着检索结果的质量。一般检索系统会使用模糊检索对检索词进行同义替换以期许获得更大范围的检索结果。例如，在检索单词"tumor"时候检索结果也会提供涉及"cancer"等词汇相关的文献记录。与模糊检索相对的是精确匹配检索方式，精确匹配检索不会进行同义替换，而是以原检索词检索匹配，一般精确匹配检索的表达式是在检索词上加上双引号，例如，精确匹配检索"liver cancer"的表达式是"liver cancer"。精确匹配检索也称强制检索。

4. 医学主题词（medical subject headings，MeSH）在文献检索中的应用　MeSH 是美国国立医学图书馆为了规范化医学检索用语而设立的一个可以不断扩充的动态叙词表。在 MeSH 中的主题词词汇都是经过规范化的医学词汇表达，如"Breast Neoplasms"（乳腺肿瘤）是在 MeSH 中的主题词之一，它是"Breast Tumors""Breast Carcinoma"" Mammary Cancer"等 30 多个其他词汇的规范化表达。MeSH 中除了主题词外，还有对主题词进行限定的副主题词，副主题词是与主题词搭配使用进行限定检索过程的。如"Complication"（并发症）、"Deficiency"（缺乏）、"Adverse effects"（副作用）等。有关 MeSH 的更多信息和 MeSH 数据库的下载可以访问网址：http://www.nlm.nih.gov/mesh/。

（二）文献检索系统介绍

1. 外文检索系统的使用　外文检索系统的检索策略因检索系统不同而有一定差异，但是检索策略的制定大同小异。为了更好理解检索系统的检索规则，这里将以 PubMed 检索系统为例介绍外文数据库检索系统的使用。

（1）PubMed 简介：PubMed 是美国国立医学图书馆（NLM）和美国生物信息中心（NCBI）开

发维护的免费资源，可以检索到极其丰富的生物医学资源。PubMed 索引了以下数据源内容：Medline 数据库、PMC 数据库中的文献记录、NCBI 的相关图书资源。

（2）PubMed 中的字段：PubMed 检索系统中提供了多种可供检索的字段，包括摘要、作者、出版日期、语种等在内的 80 多种字段。检索常用的字段列举见表 4-1。

表 4-1　PubMed 常用字段及描述

字段标识	字段名称	描述
AB	Abstract	文献中的摘要
AD	Affiliation	作者所处机构
AU	Author	作者姓名
DP	Publication Date	文章发表日期
EDAT	Entrez Date	PubMed 索引的日期
FAU	Full Author Name	完整的作者名字
IS	ISSN	国际标准期刊号
MH	MeSH Terms	MeSH 主题词
MAJR	MeSH Major Topic	主要 MeSH 主题词
PMID	PubMed Unique Identifier	PubMed 唯一索引编号
TA	Journal Title Abbreviation	标准期刊提名缩写
TI	Title	文献标题

PubMed 中字段检索的表达式为：检索词 [字段标识]。例如，2010：2018[edat]（表示 PubMed 引用日期为 2010 年到 2018 年期间的文献）；English[la]（表示使用英文书写的文献）；Watson[au]（表示著作者名为 Waston 的文献）等。在 PubMed 中部分字段标识可以是字段标识（缩写）也可以是字段的名称。例如，在检索中，"crick[au]" 与 "crick[author]" 是完全等效的，"autophagy[mh]" 与 "autophagy[mesh terms]" 是完全等效的。另外值得注意的是 PubMed 在检索时候是不区分检索词的大小写的。

（3）PubMed 的简单搜索：简单搜索是在 PubMed 搜索框内键入检索内容后直接检索的方法。简单搜索中，PubMed 在处理检索词时支持检索词的布尔运算、截词搜索和自动匹配功能。

1）布尔运算：PubMed 在处理检索词时支持检索词之间的布尔运算。PubMed 用三个大写单词 "AND"（与）、"OR"（或）、"NOT"（非）来表示检索内容之间的逻辑关系。PubMed 中的三种布尔运算优先级是同一级的，执行顺序是从左至右依次进行。需要运算顺序变更的时候可以用括号 "（　）" 来确定执行逻辑运算顺序。例如，查询 "p53 基因和细胞周期或者 p53 和细胞凋亡" 的论文，只需要输入以下检索表达式：p53 Gene AND（cell cycle OR apoptosis）就可以找到相应的文献。

2）截词搜索：PubMed 支持通配符 "*" 搭配截断词进行检索。例如，"tu*"，"*" 的作用是替代 0 个或 0 个以上字母来补全单词。"tu*" 就可以表示 "tumor" 也可以表示 "tuberculosis" 等，而搜索过程中以 "tu" 开头的单词都会被当作检索词进行检索。

另外值得注意的是，在 PubMed 中部分字符是有特殊意思的，不可以随意出现在检索词中的。在 PubMed 中定义的有特殊意义的字符及说明见表 4-2，除了表 4-2 中的字符如果有其他字符出现在检索框内会被转换为空格处理。

表 4-2　PubMed 运算字符及描述

PubMed 运算字符	字符描述
（　）	用于调整布尔运算的优先级
[ ]	用于字符限定
&	布尔运算：AND
|	布尔运算：OR

续表

PubMed 运算字符	字符描述
/	接 MeSH 中的副主题词
,	逗号，强制空格
:	在制定范围运算
" "	精确匹配检索
#	引用历史检索记录
*	用于截词检索

3）PubMed 的自动匹配功能：PubMed 在简单搜索模式下有自动匹配的功能，用户只需要直接在输入检索内容后直接点击搜索按钮，在没有指定检索内容所属的字段时，系统也会对检索内容与特定"转换表"进行比对以预测用户所输入检索内容的属性，然后进行限定检索。

PubMed 的自动匹配分别按以下顺序与转换表进行匹配：MeSH 转换表、期刊名称转换表、完整作者姓名转换表等。未标记的检索内容会依次与上述数据表的内容相匹配，若在一个"转换表"内匹配到对应项，则停止匹配过程。例如，利用简单搜索来检索"cancer"一词时，"cancer"作为 MeSH 主题词"Neoplasms"的入口词，会在 MeSH 转换表与主题词"Neoplasms"相匹配。所以利用简单搜索"cancer"会有如下检索表达式生成："neoplasms"[MeSH Terms] OR "neoplasms"[All Fields] OR "cancer"[All Fields]。检索结果如图 4-2。

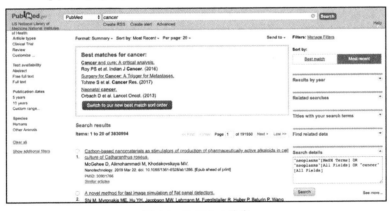

图 4-2　PubMed 检索

2.PubMed 的高级检索的使用　高级检索可以通过点击 PubMed 检索框下的"Advanced"字样进入系统的高级检索界面，如图 4-3 所示。高级检索中可以使用"Builder"帮助用户构建表达式，每个检索单元可以用布尔运算直观地连接在一起。

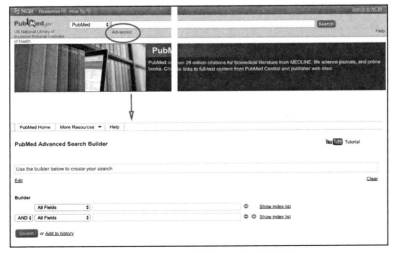

图 4-3　PubMed 高级检索入口和界面

（1）字段索引展示：在高级检索中，利用字段限定进行检索时输入检索词，系统会自动根据目前输入的词汇进行联想，为用户推荐在当前字段下的可能输入的内容。例如，在"journal"字段下输入"nature"，系统会自动给出"nature"开头的为 PubMed 所索引的刊物名称。系统推荐根据的是检索频率给出的热门检索词汇，用户也可以通过点击检索框后的"show index list"来浏览，如图4-4所示。

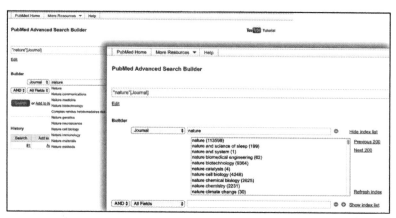

图 4-4　PubMed 高级检索的自动联想和索引展示功能

（2）历史记录组合检索：在高级检索界面可以看到检索历史记录。检索历史记录编号是以"#"开头的数字表示。在高级检索中，历史检索结果是可以进行布尔运算的，比如用户进行过一个内容为"gene therapy"的检索，以及一个"liver cancer"的检索。在检索记录中分别是标号"#1""#2"号记录。若要检索两个检索结果中交叉部分即与"liver cancer"和"gene therapy"都有关的文献，则只需要在检索框内输入"#"开头的编号到两个检索框并用布尔运算"AND"连接。当在检索框内输入"#"字符时，字段名称会自动变为"Recent Query"（最近检索记录），如图4-5所示。

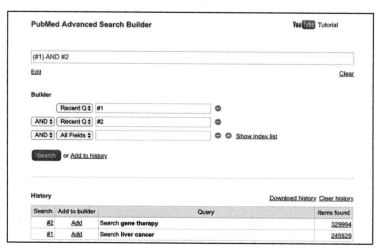

图 4-5　高级检索中的历史记录组合检索

【案例一】

（一）案例摘要　　利用 PubMed 检索 2016 年以来研究有关 p53 基因的突变对癌症进程影响的文献

利用 PubMed 检索 p53 基因的突变对癌症进程影响的文献首先应该明确检索的条件，本次检索至少需要四个限定条件来对检索结果进行限定才能得到符合预期的结果："2016-2019 年""p53 基因""突变""癌症"。然后可以利用布尔运算等 PubMed 的检索规则构建检索表达式来完成目标检索。例如，为了更清楚地描述"p53 基因"可以使用医学主题词检索来进行描述，为了限定发表时期的时间，可以使用"[dp]"字段进行限定。在检索到符合要求的文献结果时，可能还需要根据自己的具体需求来进一步利用过滤器对文献进行筛选，最后获取文献内容。

（二）案例问题

1. 如何构建符合检索需求的检索表达式？

2. 如何使用 PubMed 数据库进行检索操作？

3. 在 PubMed 中如何利用过滤器来进行时间限定？

4. PubMed 检索中如何显示特定类型的文献？

5. 如何获取目标文献？

（三）案例分析

1. 构建合适的检索表达式，通过分析"2016-2019 年""p53 基因""突变""癌症"四个限定因素的逻辑关系是"AND"，可以针对四个限定因素分别构建 PubMed 表达式。文献发表日期可以使用"2016：2019[dp]"来表示；"p53 基因"可以使用医学主题词"p53 Gene [mh]"来表示；同样"突变"和"癌症"也可以分别使用医学主题词"mutation[mh]"和"cancer[mh]"来表示，最后使用逻辑关系符"AND"串联得到表达式如下："p53 Gene [mh] AND mutation[mh] AND cancer[mh] AND 2016：2019[dp]"。值得注意的是，例如，"p53 基因"，如果不清楚它的常规表示方法，很可能错过它在医学主题词数据库中的入口词，此时只需要在 PubMed 网站的 MeSH 数据库中进行"p53"检索，就能得到它的入口词和在 MeSH 词汇中的标准表达方式等详细信息。

2. 打开 PubMed 网站，检索前点击检索框前的选项框，调整检索数据库为 PubMed 数据库。输入检索表达式，并点击"Search"查看检索结果，如图 4-6 所示。

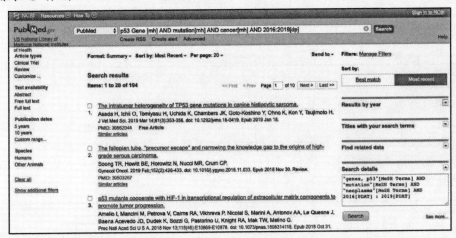

图 4-6 检索结果展示

3. 如果需要更便捷地更改时间限定，还可以去掉检索表达式中的时间限定因素"AND 2016：2019[dp]"，通过使用 PubMed 左侧一栏的过滤器来实现。具体操作是在过滤器中的"Publication dates"（出版日期）一栏中点击"Custom date range"（自定义范围）然后输入时间范围即可，如图 4-7 所示。

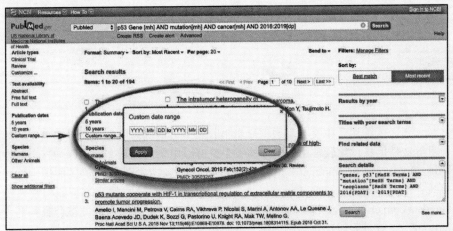

图 4-7 检索结果的时间过滤功能

4. 在 PubMed 检索结果的左侧栏的过滤器中，有"Article types"文章类型过滤栏，PubMed 提供了诸如"Review"（综述）、"Clinical Trial"（临床试验）、"Guideline"（临床指南）等十分丰富的文章类型，过滤栏默认情况下显示了"Review"和"Clinical Trial"类型，还有更多类型可以通过点击"Customize ..."（自定义）来进行查看并选择在"Article types"栏中显示的文献类型，如图 4-8 所示。然后通过点击不同类别的文献类型来进行文献类型的筛选。

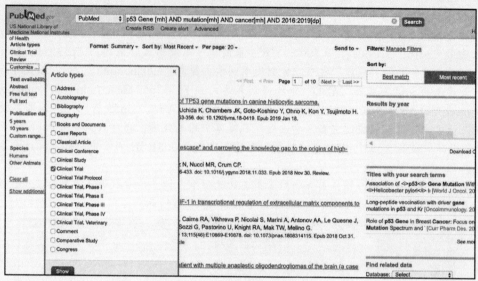

图 4-8　文献类型过滤器

5. 当通过检索、过滤锁定了目标文献，想要获取目标文献全文时，可以通过点击检索结果的目标文献进入文献详情页面。在文献详情界面，右侧上方的"Full text links"（全文链接）展示了可以获取文献全文的途径。如果购买了相应的数据库服务，可以通过点击相应的数据库链接直接访问和下载。值得留意的是"PMC Full text"是 NCBI 建立的可以免费获取的全文数据库，用户可以通过该途径免费获取文献全文，如图 4-9 所示。

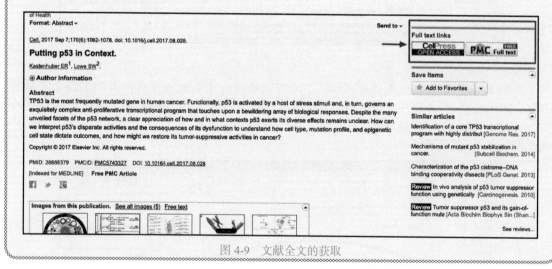

图 4-9　文献全文的获取

3. 中文检索系统的使用　中文文献数据库中也收录了大量优秀的学术文献、硕士和博士学位论文、专利项目等文献信息。比较常用的网络检索系统有以中国期刊全文数据库为核心的中国知网检索平台（网址：http：//www.cnki.net/），以中国生物医学文献数据库为核心的中国生物医学文献服务系统（网址：http：//www.sinomed.ac.cn/），以万方数据库为核心的万方智能检索系统（http：//www.wanfangdata.com.cn/），以中国科技期刊数据库为核心的维普期刊资源整合服务平台（http：//vip.heinfo.gov.cn/）。在此将以中国知网为例，介绍中文检索系统的使用。

中国知网是国家知识基础设施的概念，由清华大学与清华同方发起建设的项目，知网提供有

CNKI 源数据库、医药类、外文类等多种数据库。打开中国知网便能看到中国知网的首页检索框，如图 4-10 所示。

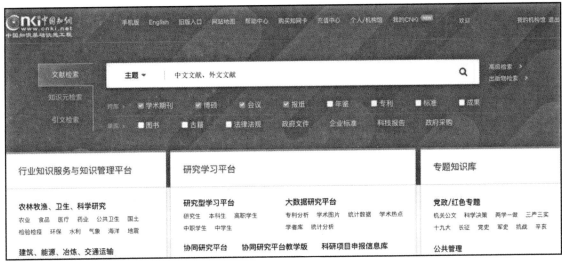

图 4-10　中国知网首页

（1）中国知网的一框式检索：首页呈现出来的检索框便是一框式检索入口之一，还可通过点击检索框右侧的高级检索，然后点击一框式检索的选项卡进入。

A. 字段检索：在一框式检索中，中国知网提供了字段检索功能。可以在输入框前的菜单选项框内来选择检索字段。在一站式检索中，知网提供的字段有主题、关键词、篇名、全文、作者、单位、摘要、被引文献、中图分类号、文献来源。其中默认的是主题字段的检索，在知网的"主题"字段包括了文献的题目、关键字、摘要内容。其他字段也可以根据检索需要自行选择。

B. 跨库检索：在检索时可以根据检索内容选定需要检索的数据库。在首页的一框式检索模式下，可以通过勾选检索框下方的数据库类型来进行跨库检索（图 4-11），在高级检索中打开的一框式检索模式下，可以通过点击检索框左上角的"跨库选择"来进行选择目的数据库。

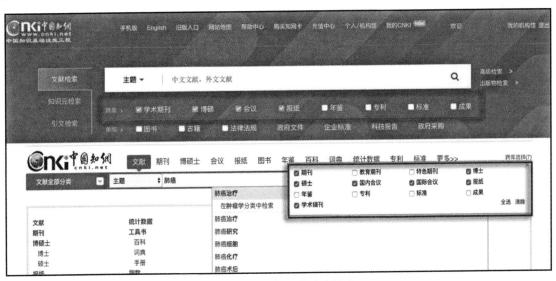

图 4-11　中国知网的跨库检索

C. 文献的分类检索：知网根据数据库中文献内容对文献进行了分类，包括基础科学、工程科技、农业科技、医药卫生科技、哲学与人文科学、社会科学、信息科技、经济与管理科学八大类别。用户在检索中文文献时，可以通过文献分类列表选择相应的类别来更精准地命中目标文献。例如，需要检索"肝癌"相关文献资料，可以在分类中选择"医药卫生科技"中的"肿瘤学"类目然后再对肝癌进行检索，如图 4-12 所示。

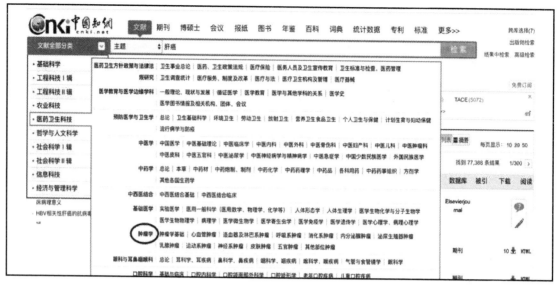

图 4-12　知网的文献分类检索

D.检索结果的分组浏览：在检索完成后，知网提供了对检索结果进一步筛选的工具：分组浏览。用户可以在检索下方的分组浏览中，按照主题、发表年度、研究层次、作者、机构、基金六种筛选类型对检索结果进行筛选。分组浏览中的"主题"呈现的内容是与用户输入的检索词相关的概念。例如，检索有关"细胞自噬"的相关文献，可以选择"机制研究"分组来筛选关于细胞自噬的机制的检索结果，如图 4-13 所示。

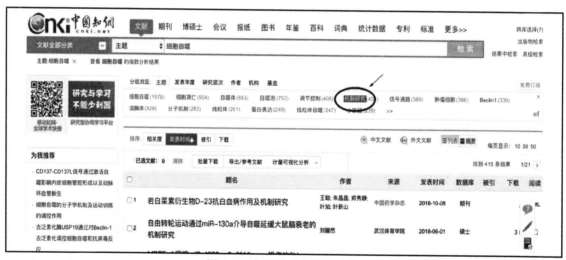

图 4-13　知网的分组浏览功能

（2）中国知网的高级检索：中国知网的一框式检索可以满足用户的部分检索需求，但是当面对更复杂检索需求的时候，需要用到知网的高级检索功能。中国知网的高级检索通过检索框右侧的高级检索超链接进入。知网的高级检索分为期刊高级检索、专业检索、作者发文检索、句子检索四大类，用户可以根据需要自行选择。

【案例二】

（一）案例摘要　　　　　　利用中国知网检索 p53 基因与细胞自噬的分子机制研究相关文献

利用中国知网可以进行比较直观的检索，因为中国知网的结果过滤方案和 PubMed 有所不同，PubMed 鼓励用户通过构建检索表达式的方式来描述自己的检索需求，中国知网倾向于利用更友好的筛选操作界面来供用户使用。为了检索 p53 基因与细胞自噬的分子机制研究的相关文献，可以使用中国知网的一框式检索简单方便地进行文献检索。

（二）案例问题

1.如何使用中国知网进行文献跨库检索？

2.如何使用中国知网的检索限定功能进行文献的过滤？

3.如何从中国知网获取文献全文？

（三）案例分析

1.进入中国知网主页，在文件检索框前的菜单中选择"主题"来确定检索区域。在跨库检索复选框选择需要检索的库，比如选择"期刊""博硕士""会议""报纸"。然后在检索框内输入"p53基因 AND 细胞自噬"点击检索即可进入检索结果界面。

2.在检索结果界面可以选择文献的分类，来限定文献的发表领域，例如，需要限定文献类型是医疗卫生科技，通过检索框前的"文献全部分类"选择"医疗卫生科技"，检索器会自动筛选医疗卫生科技领域文献。除了选择文献类型，用户要可以通过"分组浏览"选择合适的主题进行结果的筛选。通过文献的过滤得到以下检索内容，如图4-14所示。

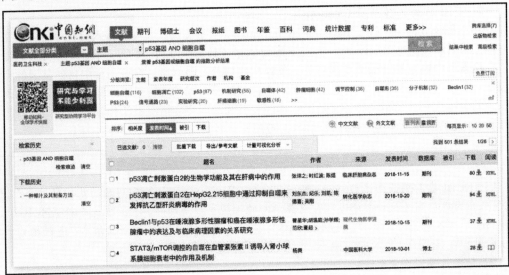

图 4-14　中国知网检索结果展示

3.中国知网的文献获取十分便捷，中国知网是全文数据库，检索到的内容是可以直接通过知网下载的。在检索界面点击感兴趣的文献，进入文献详情页面，在文献详情页面一共有三种格式提供给用户阅读与下载，如图4-15所示，分别是"HTML阅读""CAJ下载""PDF下载"。其中"HTML阅读"允许用户直接在网络浏览器中阅读，"CAJ"格式是中国知网存储文献的一种格式，需要配合"CAJ Viewer"（CAJ阅读器）来阅读文献，CAJ格式相对于PDF格式更适合文献的阅读，但是应用范围不及PDF格式。如果用户购买了中国知网的相关资源库，可以按照自己需求点击相应的阅读或者下载格式来直接下载。

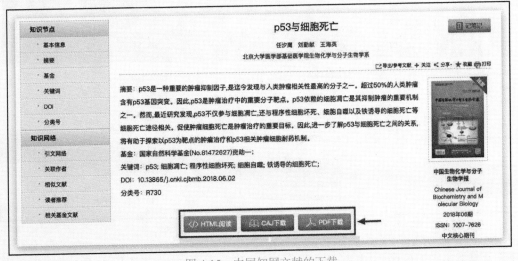

图 4-15　中国知网文献的下载

第三节　常用基础医学信息检索

医学是一门综合性学科，它与生物学、化学、物理学等基础科学都有着密切联系。基础医学研究是现代医学的基础，利用生物学和其他自然科学方法明确生命和疾病发生发展的本质，为临床医学提供理论依据。基础医学研究是建立在大量的医学信息获取、整理、分析和汇总的基础之上，快捷有效地信息检索能够为研究提供快速的基础数据支持和高效的引导作用。利用检索工具，全面高效地搜索与特定研究课题相关的医学信息是每个医学工作者必须具备的能力。本节主要介绍一些常用基础医学信息检索的代表性数据库，包括基因、核酸和蛋白质的检索数据库，以及蛋白质的序列、结构和相互作用分析的数据库。

一、基因检索数据库

（一）NCBI 基因组数据库 Genome

NCBI（National Center for Biotechnology Information）是美国国家生物技术信息中心，集文献检索及多种生物信息数据库于一体。Genome 数据库收录了数千种基因组信息。利用 Genome 数据库检索时，在检索框中输入要查询的基因名称，选择相应物种，即可显示在该物种中目的基因的完整信息，包括：①基因名称和功能简介；②基因组位置和结构；③基因转录本和转录产物；④基因在不同组织中的表达水平；⑤相关参考文献；⑥基因表型和基因突变情况；⑦相互作用蛋白质；⑧参与的信号通路；⑨通用基因信息和蛋白质信息；⑩参考序列。

【案例三】

（一）案例摘要　　　　　　　　利用 Genome 检索人源 p53 基因信息

通过 NCBI 基因组数据库 Genome 进行基因信息检索，能够快速获得目的基因的综合信息，涵盖了从基因定位到转录和翻译过程，及其参与的细胞生命活动的调控。在主页检索框中输入基因名称 p53，进入基因检索页面，选择人源 p53，在检索结果页面中根据所需信息，进行相关查询。

（二）案例问题

1. 如何进入基因检索页面？
2. 如何选择物种来源？
3. 如何查询 p53 的基因定位？
4. 如何查询 p53 基因在不同组织中的表达情况？

（三）案例分析

1. 进入 NCBI Genome 主页（https：//www.ncbi.nlm.nih.gov/genome/），如图 4-16 所示。

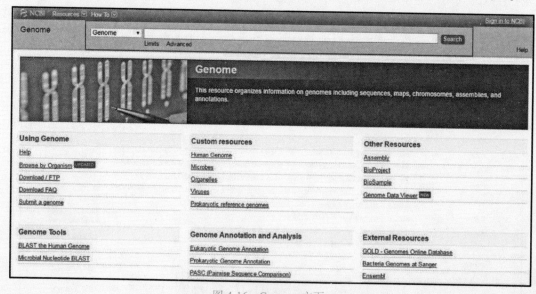

图 4-16　Genome 主页

2. 在检索框中输入 p53，单击"Search"进入 p53 检索页面，如图 4-17 所示。

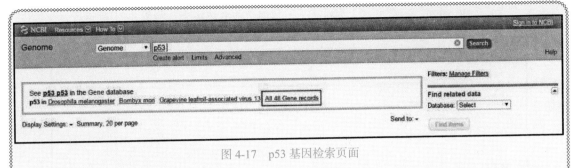

图 4-17　p53 基因检索页面

3. 单击 "All 48 Gene records"，进入其页面，如图 4-18 所示。

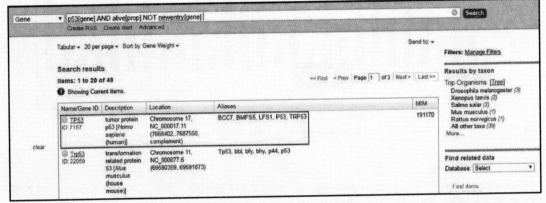

图 4-18　不同物种 p53 检索页面

4. 选择 "tumor protein p53 [*Homo sapiens*（human）]"，即打开人源 p53 基因信息全文，如图 4-19 所示。右侧 "Table of contents" 中包含了 p53 基因相关信息检索目录，根据检索目的，选择相应条目进行查询。

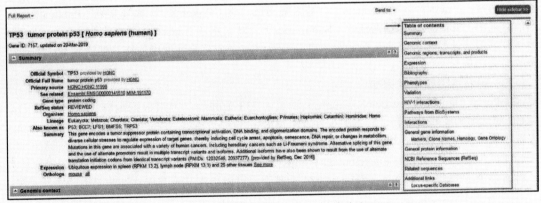

图 4-19　人源 p53 基因信息检索全文

5. 点击 "Genomic context"，显示 p53 基因在染色体的位置：17p13.1，如图 4-20 所示。

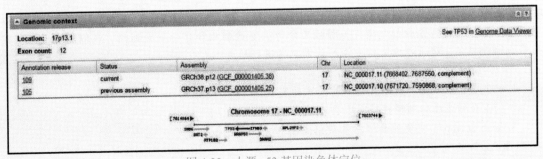

图 4-20　人源 p53 基因染色体定位

6. 点击 "Expression" ，显示 p53 基因在不同组织中的表达水平，如图 4-21 所示。

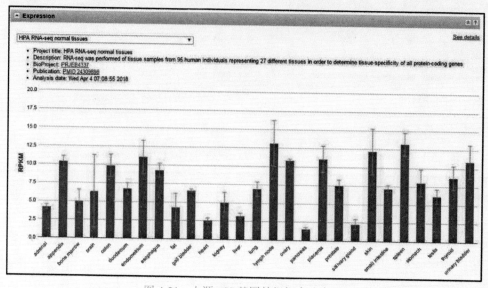

图 4-21　人源 p53 基因的组织表达水平

（二）Genecards

Genecards（https：//www.genecards.org）是一个综合性数据库，整合了约 125 个网络来源的基因信息，涵盖了基因组、转录组、蛋白质组及一些临床的功能信息。目前，Genecards 收录的基因总数达 148 055 个。利用 Genecards 可通过关键词进行快速检索或多个条目综合的高级检索。在检索某一具体的基因时，Genecards 又分为 18 个子模块：基因别名（Aliases）、基因失调相关疾病（Disorders）、结构域（Domains）、相关药物（Drugs）、基因表达（Expression）、功能（Function）、基因组（Genomics）、定位（Localization）、同源序列（Orthologs）、旁系同源基因（Paralogs）、信号通路（Pathways）、基因产物（Products）、基因编码蛋白质（Proteins）、参考文献（Publications）、基因信息来源（Sources）、基因概述（Summaries）、转录组（Transcripts）、突变体（Variants）。根据研究目的，选择不同模块获取特定信息，或通过与多个其他数据库连接，搜索从基因到蛋白质功能的综合信息。

（三）肿瘤基因组学数据库

cBioPortal（http：//www.cbioportal.org）涵盖了 233 个肿瘤基因组数据内容，包括了 TCGA 和 MSKCC 等大型肿瘤研究项目。检索时，在 "Select Studies" 选择特定的肿瘤类型， "Enter Genes" 输入基因名称，即可显示该基因在这一肿瘤中表达、扩增、突变和缺失情况，以及与存活率的关系。

CCLE（Cancer Cell Line Encyclopedia，https：//portals.broadinstitute.org/ccle）是肿瘤细胞系数据库，目前收录了 1457 种细胞系，涵盖 84 434 个基因。可以检索某个基因在细胞系中的表达水平。

【案例四】

（一）案例摘要　　　　　　　　　检索 p53 在非小细胞肺癌中的突变情况

p53 是一种肿瘤抑制因子，在多种肿瘤中出现突变和缺失。明确 p53 在肿瘤中的突变情况有助于分析 p53 对肿瘤生长的调控机制。cBioPortal 主页面 "Select Studies" 模块包含有多种肿瘤分型，选择要分析的具体肿瘤类型，如肺癌又分为小细胞肺癌和非小细胞肺癌，我们限定检索范围在非小细胞肺癌，然后在检索框中输入基因名称进行检索。

（二）案例问题

1. p53 在非小细胞肺癌中存在哪些形式的突变？

2. p53 在肺腺癌和肺鳞癌中是否存在突变差异？

3. 如何查询 p53 突变的具体氨基酸位点？

（三）案例分析

1. 进入 cBioPortal 主页，在 "Select Studies" 模块中选择 "Non-Small Cell Lung Cancer" ，如图 4-22 所示；在 "Enter Genes" 检索框中输入 p53，如图 4-23 所示。

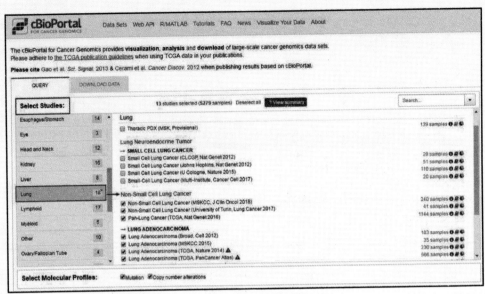

图 4-22 cBioPortal 主页

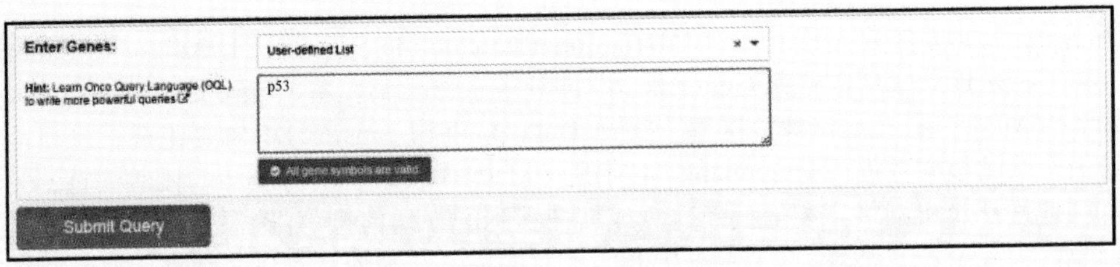

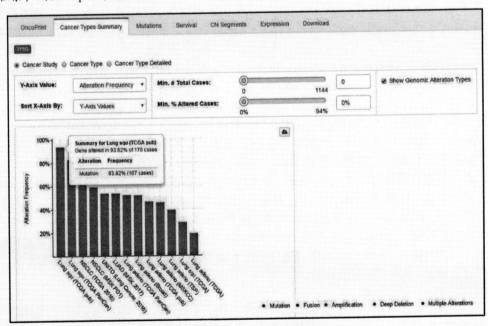

图 4-23 cBioPortal 检索基因输入界面

2. 点击"Submit Query"，进入检索结果页面，选择"Cancer Types Summary"模块，以柱形图的形式显示了 p53 在肺腺癌和肺鳞癌中的突变、融合、扩增、缺失情况，点击柱形图中的每一个柱条，则显示 p53 在某一类型的非小细胞肺癌中的突变情况和所占比例，如图 4-24 所示。

图 4-24 肺腺癌和肺鳞癌中 p53 突变比例

3. 选择 "Mutations" 模块，显示了突变基因对比到氨基酸的位点，如图 4-25 所示。

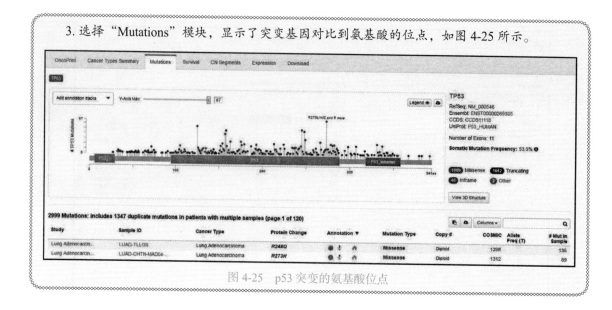

图 4-25　p53 突变的氨基酸位点

二、核酸检索数据库

国际核酸序列联合数据库中心（International Nucleotide Sequence Database Collaboration，INSDC）由 NCBI 核酸序列数据库 Genbank、欧洲分子生物学实验室（European Molecular Biology Laboratory，EMBL）和日本核酸数据库（DNA Data Bank of Japan，DDBJ）组成，是目前规模最大、信息最全面的核酸数据库。Genbank、EMBL 和 DDBJ 收录了所有已知的核酸信息，三个成员间每天都会通过计算机网络互相交换新建立或新搜索到的序列信息，并确保每条序列只收录一次，保证了信息的去冗余和完整性。三个数据中心间及时的信息交换使得这三个数据库对同一检索的响应是一致的。

（一）Genbank

Genbank 由 NCBI 管理和维护，是一个免费的综合型数据库。Genbank 涵盖了 70 000 多种生物的已报道的核酸序列，每条序列都详细注释了代码、序列号、编码区核酸序列及由此翻译的氨基酸序列等。Genbank 对存储的信息进一步分类，如病毒类、细菌类、啮齿类、灵长类等。用户可通过 Bankit、Sequin 和 VecScreen 软件向 Genbank 提交新测定的核酸序列用于及时更新数据库。

表达序列数据库（Expressed Sequence Tags，EST）和序列标记位点数据库（Sequence Tagged Sites，STS）都是 Genbank 的子数据库。EST 收录的主要是来自各组织器官的短 RNA 片段，在研究中对于一段新的基因序列，通过 EST 数据库逆向分析、搜索比较，推测基因的功能及与疾病的联系。STS 收录了基因组的短标记序列和定位信息。

Entrez 是 NCBI 的检索平台，利用 Entrez 检索系统可以检索包括 Genbank 在内的多个核酸和蛋白质生物信息学数据库。因此，使用 Entrez 检索系统可进行综合性跨库检索和针对某一数据库的检索。进行综合性检索时，进入 Entrez 检索系统，在检索框中输入关键词或检索码，即可得到各个数据库的信息，选择 "Nucleotide"，即显示相关的核酸数据库收录的序列信息。进行针对核酸数据库检索时，可在 Entrez 检索系统主页面选择 "Nucleotide" 或直接进入 "Nucleotide" 检索主页面，然后进行检索。"Nucleotide" 检索又分为基本检索和高级检索，基本检索是通过关键词、期刊或作者等进行检索，高级检索是通过选择多个不同领域，组合进行检索，高级检索缩小了检索范围，高效快捷。

【案例五】

（一）案例摘要　　　　　　利用 Genbank 检索人源 p53 核酸序列

基因转录产生 mRNA，mRNA 经翻译成蛋白质，mRNA 是联系基因表达到蛋白质的桥梁。明确 mRNA 核酸信息，尤其是编码区（CDS）核酸信息及其对应编码的氨基酸信息，对于研究目的基因的可变剪接、蛋白质异构体的形成和蛋白质突变体的构建等具有重要意义。通过 NCBI 进入核酸检索页面，输入目的基因名称并选择物种来源，检索条目中显示目的基因全长 mRNA 和外显子片段的核酸信息，从中选择全长核酸信息进一步检索。

（二）案例问题

1. 如何选择物种来源？

2. 如何查询 p53 基因的全长核酸信息？

3. 如何查询 p53 编码区核酸信息？

（三）案例分析

1. 进入 NCBI 主页，选择"Nucleotide"，如图 4-26 所示。

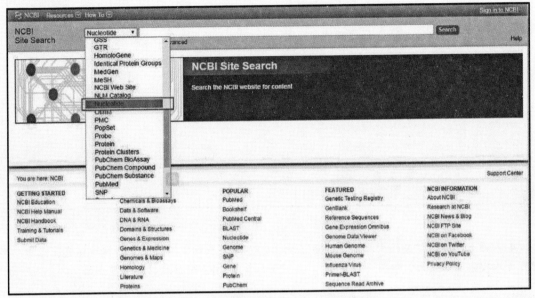

图 4-26　NCBI 主页

2. 在检索框中输入 p53，点击"Search"，进入检索页面，如图 4-27 所示。

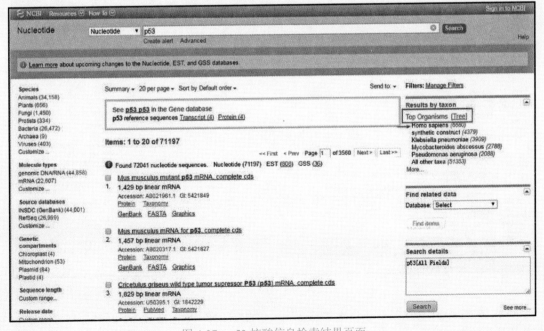

图 4-27　p53 核酸信息检索结果页面

3. 在检索结果页面右侧 "Top Organisms" 中选择 "Homo sapiens", 进入人源 p53 核酸信息检索页面, 如图 4-28 所示。

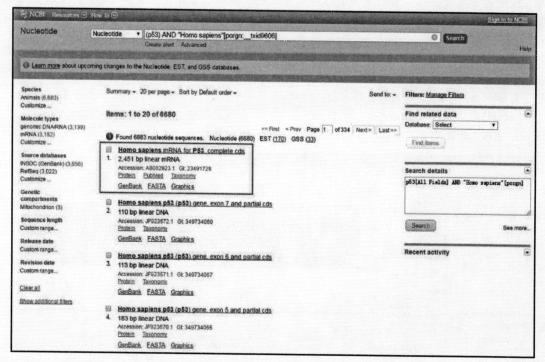

图 4-28 人源 p53 核酸信息检索结果页面

4. 人源 p53 核酸信息检索页面中显示了 p53 mRNA 全长和不同外显子的核酸信息, 点击标题即可进入搜索结果页面, 如图 4-29 所示, 为 p53 完整的 mRNA 核酸信息检索页面。

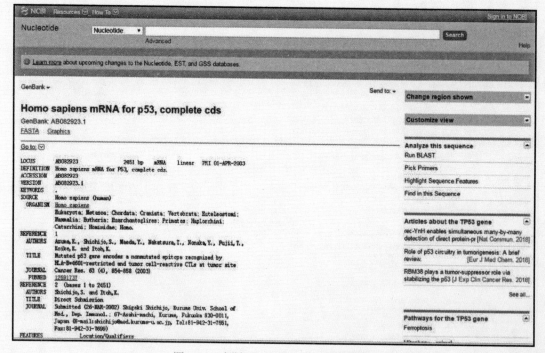

图 4-29 人源 p53 mRNA 全长检索结果

5. 选择 "FEATURES" 中子模块 "gene", "ORIGIN" 棕色区域（1-2451）即可显示 p53 完整的核酸信息, 如图 4-30 所示。

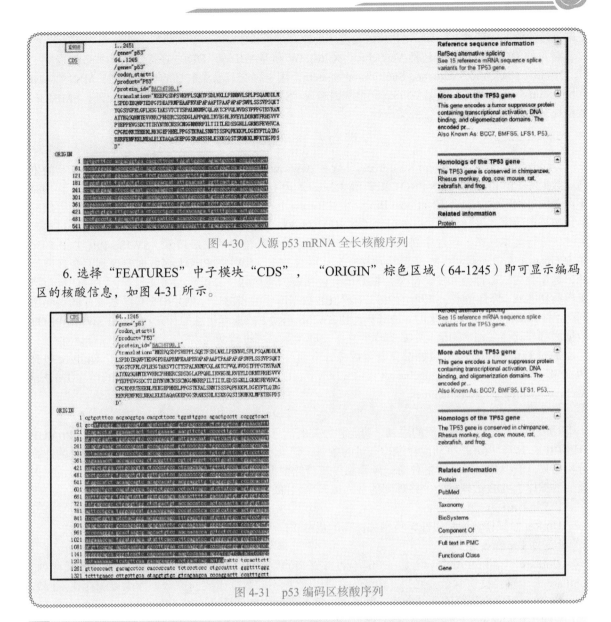

图 4-30　人源 p53 mRNA 全长核酸序列

6. 选择"FEATURES"中子模块"CDS"，"ORIGIN"棕色区域（64-1245）即可显示编码区的核酸信息，如图 4-31 所示。

图 4-31　p53 编码区核酸序列

（二）EMBL

EMBL（http://www.ebi.ac.uk/embl/index.html）由欧洲生物信息学研究所（European Bioinformatics Institute，EBI）管理和维护。EMBL 数据库信息来自研究人员个人或研究组，利用 WEBIN 数据提交系统向 EMBL 提交核酸序列数据。EMBL 提供了人、小鼠、斑马鱼和果蝇等多种物种的核酸序列信息。可通过蛋白质或基因的 ID 码进行基本搜索，或输入碱基序列进行 BLAST 相似性检索。EMBL 的检索入口有 13 个：疾病、蛋白质区段、EST、检索外部数据库、蛋白质族、基因、mRNA、单核苷酸多态性、肽、蛋白质、桑格项目、序列检索和单基因。SRS（Sequence Retrieval System）序列检索系统是主要的检索方式，提供了快速检索、标准检索、扩展检索和浏览数据库四种查询方式。

（三）DDBJ

DDBJ（https://www.ddbj.nig.ac.jp）由日本国立遗传学研究所的生物信息中心管理和维护，主要收集了来自日本研究机构的核酸数据，也接受其他国家研究者提供的核酸信息。DDBJ 数据中心除了提供数据检索功能外，还具有数据分析、提交和统计等功能。

DDBJ 的检索工具包括 getentry、ARSA、DRA Search、TXSearch 和 BLAST。Getentry 是通过检索号进行检索，检索框中可以输入一个或同时输入多个检索号码，号码间用空格、逗号或连接符隔开即可。除 ID 号外，该检索页面还包括了 DNA 数据库（DNA Database）和输出方式（Output Format）、结果类型（Result）及条目数限制（Limit）等。ARSA 属于通过关键词的条件检索，可以输入一个或多个关键词，选择"AND"或"OR"进行快速检索，也可通过输入检索码、序列信息或选择分子类型等多方面信息进行高级检索。DRA Search 和 TXSearch 属于分类检索，是根据生物种属差异或研究范围进行检索的一种方式。BLAST 则是通过序列比对进行检索。

常见的 DDBJ 分析工具包括 VecScreen、ClustalW 和 WABI 等。DDBJ 还提供了多种数据提交工具，NSSS（Nucleotide Sequence Submission System）用于提交具有关联性的核酸序列，MSS（Mass Submission System）用于提交 WGS、完整基因组或 TSA 等大规模数据的提交系统。此外，EMBL 对数据提交和数据发布信息进行分类统计。

三、蛋白质检索数据库

UniProt（Universal Protein Resources，http://www.uniprot.org）是信息量最大、资源最丰富的蛋白质数据库，由 PIR、SWISS-PROT 和 TrEMBL 三个蛋白质数据库联合组建而成。PIR 数据库于 1984 年由美国生物医学基因会（National Biomedical Research Foundation，NBRF）建立，该数据库存储的信息按蛋白质家族进行分类，信息包含了蛋白质的序列、位点功能区域和翻译后修饰等，可通过输入关键词进行文本检索、通过序列比对进行相似性搜索及多种信息的高级搜索。SWISS-PROT 于 1986 年由 Geneva 大学和欧洲生物信息学研究所 EBI 联合建立。SWISS-PROT 将数据整理到冗余程度最低，数据分为核心部分和注释部分。核心部分包括蛋白质序列、分类、参考文献等，注释信息包括蛋白质功能域、修饰位点、空间结构等。TrEMBL 数据库中的蛋白质序列是根据核酸数据库的编码序列，经计算机注释、翻译而来的，是对 PIR 和 SWISS-PROT 数据库信息的补充。PIR 和 SWISS-PROT 数据库都与其他多种生物信息学数据库建立了交联关系，可进行交叉索引，快速得到综合信息。

通过 UniProt，研究人员能够免费获得综合全面高质量的蛋白质序列和功能信息。UniProt 包含四个部分：UniProt Knowledgebase（UniProtKB）、UniProt Reference Clusters（UniRef）、UniProt Archive（UniParc）和 Proteomes。

（一）UniProtKB

UniProtKB 存储了蛋白质的序列、功能和分类的信息，分为 UniProtKB/Swiss-Prot 和 UniProtKB/TrEMBL。Swiss-Prot 是手动注释经检查过的条目，记录了文献的研究成果和经监管者评估过的计算分析结果。TrEMBL 涵盖的是自动记录和未经校验的数据，能够有效应对大量数据流的涌入，三大核酸数据库、PDB 数据库及一些预测的基因编码序列都能够通过自动翻译并录入该数据库。

（二）UniRef

UniRef 是根据序列相似性，将相关性高的蛋白质序列进行整合，有效提高了检索效率。

（三）UniParc

UniParc（UniProt Archive）是一个综合性非冗余的数据库，包含了绝大多数公开的蛋白质序列。UniParc 一个重要特质就是去冗余，由于一种蛋白质在不同数据库或同一数据库中可能存在不同版本，UniParc 对序列相同的进行合并，数据库中每条序列信息都是唯一的。

（四）Proteomes

UniProt 提供的蛋白质组信息是来自该物种的经过完全测序的基因组。

【案例六】

（一）案例摘要　　　　　利用 UniProt 检索人源 p53 蛋白质序列、定位和功能

氨基酸是组成蛋白质的基本单位，蛋白质氨基酸序列分析有助于蛋白质空间结构和蛋白质突变研究，蛋白质定位分析有助于明确蛋白质在细胞中执行功能的具体位置和影响的生物学过程，蛋白质功能分析有助于明确蛋白质参与的细胞生命活动的调控。在 UniProt 主页面中进入 UniProtKB 模块，检索框中输入关键词 p53，选择人源 p53 检索条目，在检索结果页面左侧"Display"栏"Entry"模块中涵盖了 14 个子模块，包括目的蛋白质功能、命名和分类、细胞定位、病理、翻译后修饰、表达、相互作用、结构、蛋白质家族、序列、类似蛋白质、交叉引用、录入信息和其他信息等。根据检索目的，选择对应模块进行查询分析。

（二）案例问题

1. 利用 UniProt 哪个模块进行检索？

2. 如何选择物种来源？

3. 如何查询 p53 的氨基酸序列信息？

4. p53 主要分布于哪种细胞器？

5. p53 执行什么功能？

（三）案例分析

1. 进入 UniProt 主页面，选择"UniProtKB"，如图 4-32 所示。检索框中输入 p53，点击"Search"，进入检索结果页面，如图 4-33 所示。

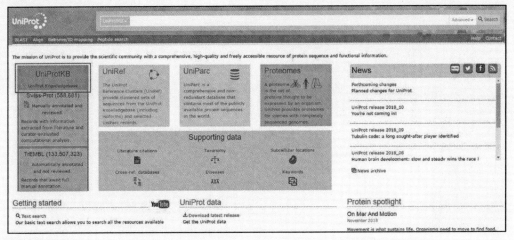

图 4-32　UniProt 主页面

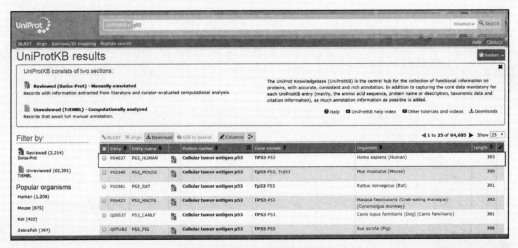

图 4-33　p53 检索结果页面

2. 选择"P53_HUMAN"对应的入口编号"P04637"，进入人源 p53 蛋白质信息页面。左侧目录中选择"Sequences"，进入 p53 序列检索结果页面，如图 4-34 所示，共包含了 9 个 p53 异构体的氨基酸序列信息及各自的序列长度和分子量大小。

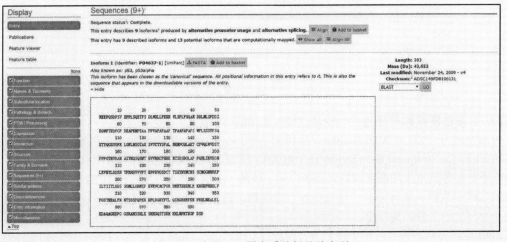

图 4-34　人源 p53 蛋白质的氨基酸序列

3. 左侧目录中选择"Subcellular location",进入 p53 细胞定位检索结果页面,如图 4-35 所示,包含了 9 个 p53 异构体的细胞定位,图中黄色区域为 p53 主要分布位置,p53 在细胞中集中定位于内质网、细胞核和线粒体,少量分布于细胞质中。

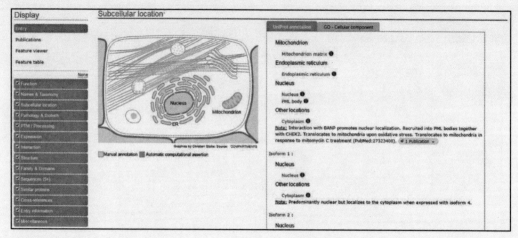

图 4-35　人源 p53 蛋白质细胞定位

4. 左侧目录中选择"Function",进入 p53 功能检索结果页面,如图 4-36 所示。功能概述中介绍了 p53 主要作为肿瘤抑制因子,促进凋亡,抑制肿瘤生长。然后详细介绍了 p53 与锌离子结合对其催化活性的影响及 p53 与 DNA 结合参与转录等过程的调控,从分子机制上揭示了 p53 抑制肿瘤生长的作用。

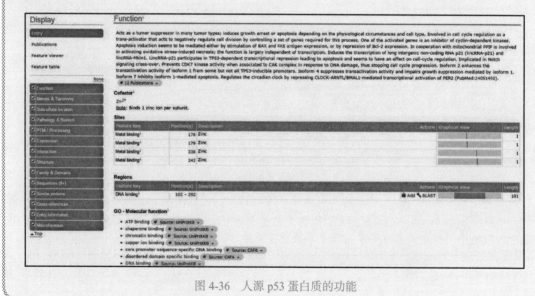

图 4-36　人源 p53 蛋白质的功能

四、蛋白质结构分析数据库

（一）蛋白质结构数据库（Protein Data Bank，PDB）

PDB 始建于 1971 年美国 Brookhaven 国家实验室,后移交结构生物学合作研究协会（Research Collaboratory for Structural Bioinformatics，RCSB）管理。PDB 收集的是经 X 射线单晶体衍射、磁共振和电子衍射等技术手段而获取的包括蛋白质、核酸、多糖等生物大分子在内的 2.5 维（以二维的形式表示三维的数据）结构信息。该数据库以蛋白质信息为主,也包含部分蛋白质和核酸的复合物、核酸及小部分的多糖结构信息。

PDB 检索方式多样,可用于检索的字段包括 PDB 代码、作者、大分子名称、序列和配体等。在检索框中输入相应关键词进行检索,如图 4-37 所示。每个检索出的 PDB 文件包括结构概要、3D 视图、注释、序列、序列相似性、结构相似性和实验部分共 7 个条目。结构概要中介绍了大分子的原子坐标、1 级和 2 级结构信息、配体信息、实验数据、参考文献和入库时间等。3D 视图立体呈现了大分子的结构图，通过滑动鼠标可以转动或缩放结构图，动态全方位地展现大分子的结构信息。通过调整"Structure View"中的模式（Model）、类型（Style）和原子信息等参数，可以使结构图以不同的方式呈现，如骨架图、球形图、线形图等。此外，配体的结合信息也会在结构图中呈现，通过调节"Structure View"中的配体（Ligand）选项，可选择配体的结构类型和有无。注释部分又分为蛋白质家族和基因产物信息注释。序列部分介绍了大分子的 1 级和 2 级结构信息，α 螺旋和 β 折叠的相对含量，以及结合位点的记录。

PDB 每个分子都有一个独立的文件，数据以文本文件的形式储存。早期入口文件的文件名由 ID 码和后缀".pdb"组成，1997 年之后，每一个大分子对应一组（3 个）文件，全文文件".full"、数目文件".biblio"和图形文件".gif"。在查询窗口右侧"Download Files"根据所需蛋白质结构信息，选择相应选项进行下载。

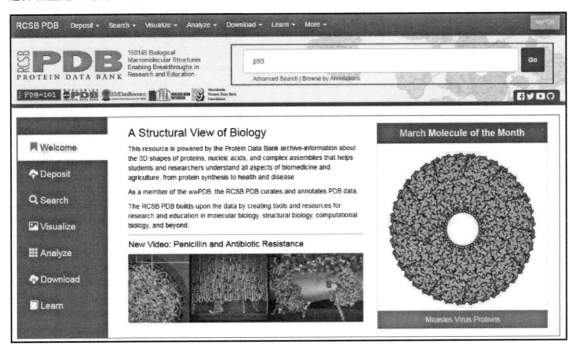

图 4-37　PDB 主页面

（二）SCOP（Structural Classification of Proteins）

SCOP 是对原始数据库中的蛋白质结构信息基于不同的层次进行分类整理，按照折叠、家族、超家族等分类标准，详述了蛋白质结构之间的关系。折叠是由 α 螺旋、β 折叠形成的空间结构关系，家族代表了相近的进化关系，超家族则是代表远源的进化关系。利用 SCOP 查询一个蛋白质结构时，可以获得一组与之具有结构相似性的蛋白质，在靶向药物的设计中具有重要意义。此外，SCOP 还提供了一个非冗余的 ASTRAIL 序列库和 PDB-ISL 中介序列库，通过序列比对寻找未知结构序列的远源的已知结构序列。

（三）分子模型数据库（Molecular Modeling Database，MMDB）

MMDB（http：//www.ncbi.nlm.nih.gov/Structure/MMDB/mmdb.shtml）属于 NCBI 查询系统，是 PDB 的一部分，内容包含了经实验验证过的生物大分子结构数据。MMDB 对每一个生物大分子有详细的信息注释，包括蛋白质进化史、蛋白质功能、机制及分子间的信息，还有结构分析和比较工具。

五、蛋白质相互作用分析数据库

蛋白质是构成细胞的基本物质，是生命活动的主要承担者。蛋白质间的相互作用参与了细胞的信号转导、能量代谢、周期调控和增殖凋亡等一系列生物学过程。蛋白质间的相互作用可分为物理性相互作用和遗传性相互作用。物理性相互作用是指蛋白质之间通过共价键或非共价键形成的空间构象上的结合,是研究中分析蛋白质相互作用的主要类型。遗传性相互作用是指受其他蛋白质或基因的影响而表现出的表型差异间的关联。随着蛋白质组学的发展,通过高通量筛选技术、计算分析预测和文献挖掘等方法,建立了大量的蛋白质相互作用数据库。利用蛋白质相互作用数据库,我们可以检索目的蛋白质的相互作用蛋白质,构建相互作用网络,分析蛋白质相互作用介导的信号通路,深入解析在疾病中的作用机制,为基础研究及临床靶向药物的研发提供重要的理论依据。

(一) BioGRID (Biological General Repository for Interaction Datasets)

BioGRID (https://thebiogrid.org/) 是集合了来自酵母、线虫、果蝇和人等多物种的蛋白质、遗传物质和化学相互作用的综合性开放性的数据库。除了蛋白间的相互作用,BioGRID 还能够预测影响蛋白质的药物。目前 BioGRID 最新检索版本是 3.5.166,集合了来自 67 477 个出版物的 1 623 645 个蛋白质和基因的相互作用,28 093 个化学相关性和 726 378 个转录后修饰。BioGRID 数据库查询数据可以免费获得,以标准化格式进行下载。

【案例七】

(一) 案例摘要　　　　　利用 BioGRID 检索人源 p53 蛋白质的相互作用蛋白质网络

利用 BioGRID 检索 p53 的相互作用蛋白质,明确其相互作用网络,分析蛋白质的相互作用在调控信号通路中的作用及其产生的生物学效应。首先在 BioGRID 主页面检索框中输入目的蛋白质名称 (p53),并选择物种来源 (Homo sapiens);然后在检索结果页面中显示有四个模块:相互作用蛋白质、相互作用网络、化学小分子和转录后修饰,根据检索目的,选择相应模块查询信息。

(二) 案例问题

1. p53 相互作用蛋白质的实验证据是什么?
2. 是否存在与 p53 发生相互作用的化学小分子?
3. 如何显示 p53 的相互作用蛋白质网络?
4. p53 存在哪些翻译后修饰及其具体的修饰位点?

(三) 案例分析

1. 进入 BioGRID 检索页面,在检索框中输入 p53,物种选择 "Homo sapiens",如图 4-38 所示,点击 "SUBMIT GENE SEARCH"。

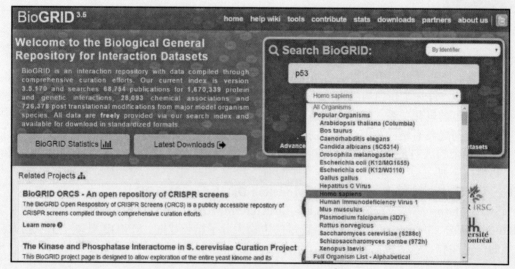

图 4-38　BioGRID 主页面

2. 进入查询结果页面,如图 4-39 所示。该页面显示了 p53 的相互作用蛋白质、相互作用网络、结合的化学小分子及转录后修饰。

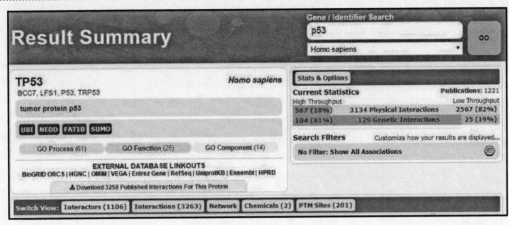

图 4-39　p53 检索结果页面

3. 选择"Interactors"，显示共 1106 个与 p53 相互作用的因子，如图 4-40 所示；点击右侧"details"，则会显示验证该蛋白质与 p53 发生相互作用的实验方法和依据，如图 4-41 所示。

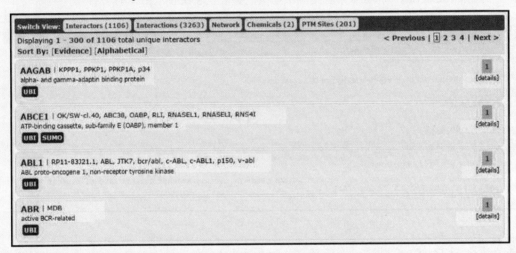

图 4-40　p53 相互作用蛋白质目录

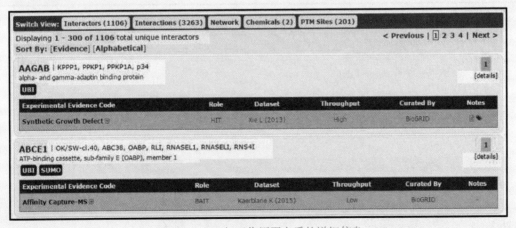

图 4-41　p53 相互作用蛋白质的详细信息

4. 选择"Network"，显示 p53 的蛋白质相互作用网络，该网络也涵盖了 p53 相互作用蛋白质之间的联系（图 4-42）。

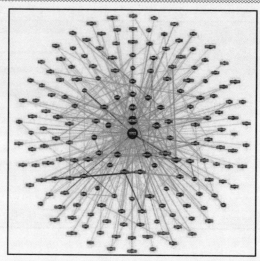

图 4-42　p53 相互作用蛋白质网络

5. 选择"Chemicals"，显示两种化学小分子能够与 p53 结合（图 4-43）。

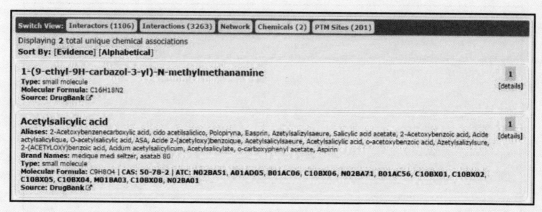

图 4-43　与 p53 结合的化学小分子

6. 选择"PTM Sites"，显示 p53 泛素化和类泛素化修饰及修饰的氨基酸残基。图 4-44 显示了 p53 isoform a 中 19 个发生泛素化修饰的赖氨酸位点。

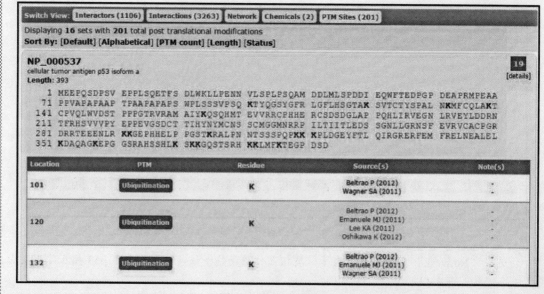

图 4-44　p53 修饰位点

（二）STRING（Search Tool for the Retrieval of Interacting Genes/Proteins）

STRING（https：//string-db.org）数据库是检索已知蛋白质之间和预测蛋白质之间相互作用网络的数据库系统，包括了蛋白质间通过化学键形成的直接相互作用和间接非结合的功能性的相互作用。涵盖了 2031 个物种，960 万种蛋白质和 1380 万种蛋白质间的相互作用。可以通过直接检索单个或多个蛋白质名称、序列，以及蛋白质家族或物种等方式查询。

（三）MINT（Molecular Interaction Database）

MINT 存储的是经文献报道、实验证实的生物分子间的相互作用，主要是哺乳动物中表达的蛋白质间的物理性相互作用，也包含了部分果蝇、酵母和病毒的蛋白质相互作用信息。可通过蛋白质名称、ID 码和关键词等进行基本检索，也可通过序列查找同源相互作用蛋白质。

（四）DIP（Database of Interacting Proteins）

DIP（https：//dip.doe-mbi.ucla.edu/dip/Main.cgi）收录了实验验证过的相互作用蛋白质，可靠性高。DIP 涵盖了酵母、果蝇、鼠和人等多个物种，数据库内容包含了蛋白质相互作用信息、蛋白质信息和实验验证数据。可进行基于蛋白质名称、物种信息或比对序列信息的查询。DIP 发展了 3 个子数据库：Live-DIP、DLRP 和 Prolink。

（五）BIND（Biomolecular Interaction Network Database）

BIND 覆盖面较广，收录了经验证过的蛋白质之间及蛋白质与 DNA、RNA、脂质和多糖间的相互作用。BIND 数据库涵盖了线虫、酵母、果蝇和人等多物种的蛋白质相互作用网络。信息的复杂多样也导致了 BIND 数据库信息的重复冗余，并且更新缓慢。

（六）HPRD（Human Protein Reference Database）

HPRD（http：//www.hprd.org）是只收录人源蛋白质相互作用信息的数据库。HPRD 是一个综合性数据库，对已出版文献的相关信息进行分析整理，包含蛋白质的修饰、亚细胞定位、蛋白质相互作用及蛋白质与疾病的关联等信息。HPRD 检索的信息通过与 NetPath 链接，能够显示蛋白质参与的信号通路和作用网络。

（七）其他

除以上介绍的常用的蛋白质相互作用数据库外，还存在其他一些基于来源特异性或物种范围的限定或收录的蛋白质间相互作用层次的不同的数据库，如含 PDZ 结构域的蛋白质的相互作用预测数据库 PDZbase，专门收录哺乳动物蛋白质相互作用信息的 MIPS（Mammalian Protein-protein Interaction Database），存储人蛋白质相互作用的 HPID（Human Protein Interaction Database），主要记录蛋白质间二元相互作用的 IntAct 数据库等。在实际应用中可结合具体的研究方案选择合适的数据库进行检索。

第四节　临床医学信息检索

随着信息技术和临床医学的发展，临床医学数据库一直在稳定地发展，临床医学资源越来越丰富。诸如临床试验、药物与疾病、临床诊疗、临床指南、护理学等资源信息极大丰富了临床医学数据库。临床信息的获取可以是多途径的，按照数据库资源类型，这些数据库可以大致分为综合数据库、循证医学数据库、临床实践指南数据库、护理学信息资源数据库、药物信息数据库。

一、综合数据库

（一）PubMed 的临床检索工具（PubMed Clinical Queries）

PubMed 的临床检索工具访问网址为 https：//www.ncbi.nlm.nih.gov/pubmed/clinical/，或者在 PubMed 的检索数据库菜单中选择"PubMed"然后在 PubMed Tools 一栏中选择 Clinical Queries 工具进入 PubMed Clinical Queries 界面，如图 4-45 所示。

在 PubMed Clinical Queries 界面内，根据检索内容分三部分进行展示：临床研究类别（Clinical Study Categories）、系统评价（Systematic Reviews）、医学遗传学（Medical Genetics）。其中临床研究类别的筛选主要通过特定规则建立的过滤器来过滤出关于临床研究类别和范围的数据信息。系统评价一栏是通过过滤器得到有关检索内容的系统评价、元分析、相关临床试验评价、循证医学相关数据、临床指南等信息。

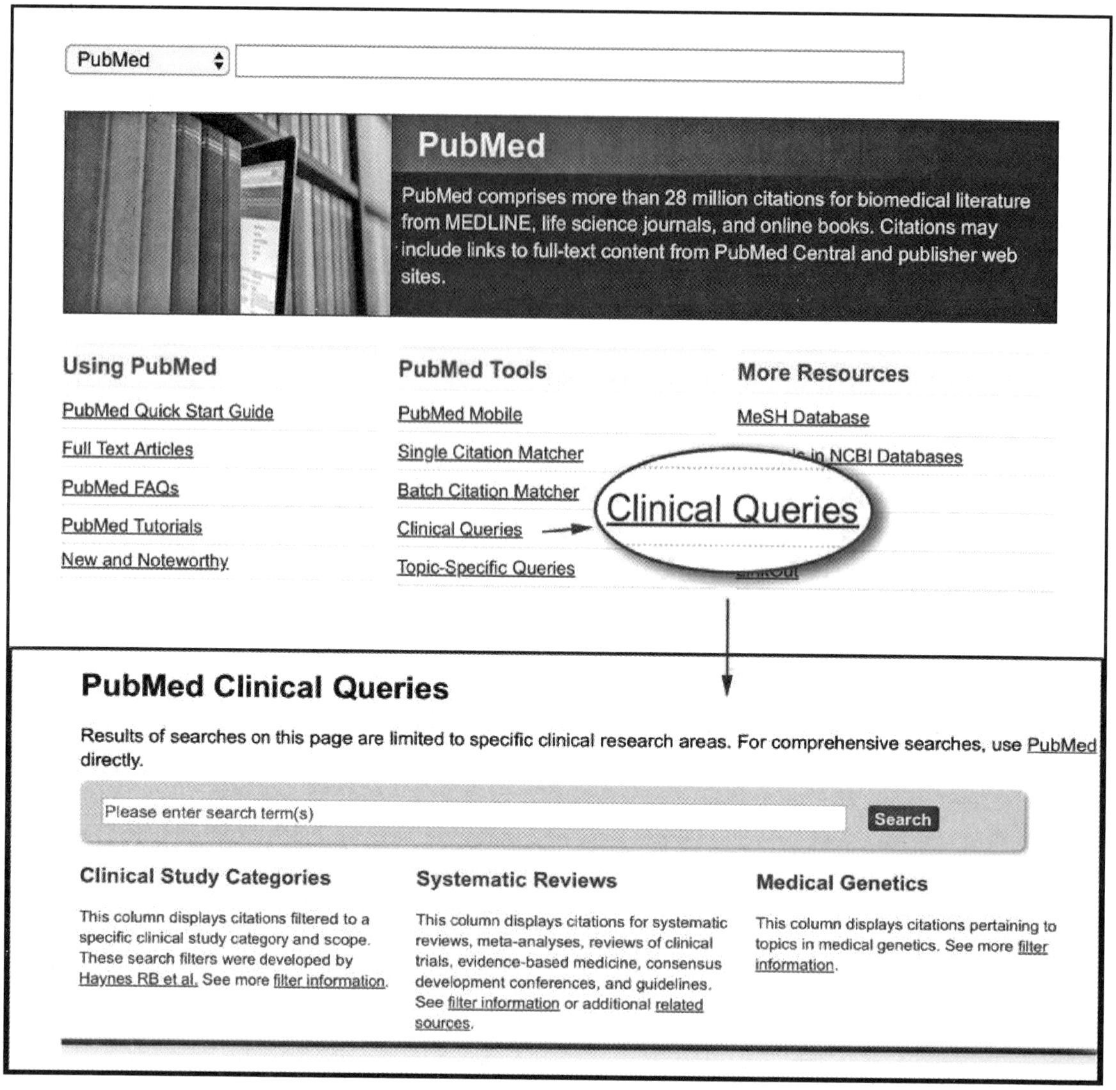

图 4-45　PubMed 的临床检索工具

【案例八】

（一）案例摘要　　　　　　　　　利用 PubMed 检索体外碎石术治疗效果评估

利用 PubMed 的临床检索功能，检索体外碎石术（lithotripsy）对肾、输尿管结石（kidney and ureter calculi）的治疗效果评估。

PubMed 的临床检索是基于 Haynes RB 等开发的过滤器（filter）来实现的，它的编写规则和详细信息可以在 NCBI 的帮助文件中查询到。在临床检索系统中，不同的栏目展示的临床信息不尽相同，其中系统评价的过滤器构建更为复杂，并且在不断更新中，系统评价所检索的结果出自临床医师评估过的、有较高索引价值的期刊内容。

（二）案例问题

1. 如何构建检索表达式？

2. 如何利用使用 PubMed 临床检索工具来检索临床信息？

3. 如何在 PubMed 的普通检索中使用临床评价过滤器？

（三）案例分析

1. 想要了解体外碎石术对肾、输尿管结石的治疗效果评估，临床检索工具支持 PubMed 的检索语法规则，可以通过简单逻辑判断、利用医学主题词构建以下检索表达式：Lithotripsy[mh] AND kidney and ureter calculi。

2. 在 PubMed 临床检索工具的检索框内输入检索表达式，点击 "Search"，会展示出有关分好类别的、有关检索内容的临床信息，如图 4-46 所示。根据用户自己需求可以在不同栏目中选择自己感兴趣的文献内容。

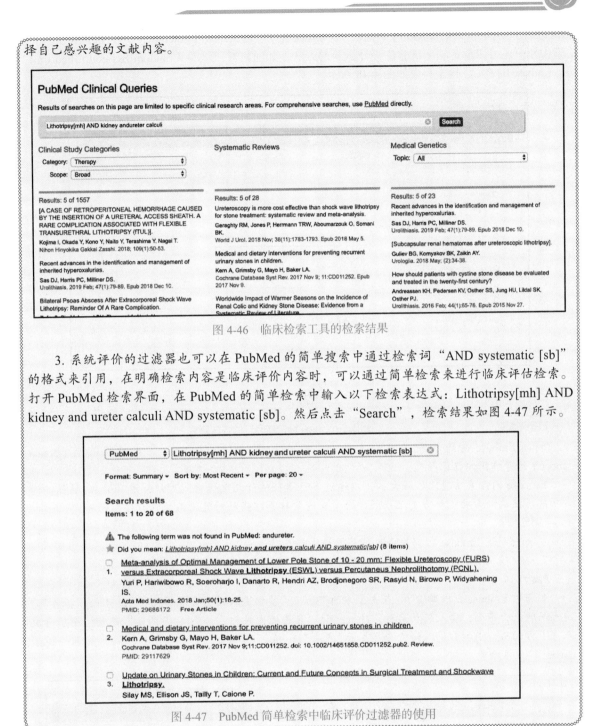

图 4-46　临床检索工具的检索结果

3. 系统评价的过滤器也可以在 PubMed 的简单搜索中通过检索词"AND systematic [sb]"的格式来引用，在明确检索内容是临床评价内容时，可以通过简单检索来进行临床评估检索。打开 PubMed 检索界面，在 PubMed 的简单检索中输入以下检索表达式：Lithotripsy[mh] AND kidney and ureter calculi AND systematic [sb]。然后点击"Search"，检索结果如图 4-47 所示。

图 4-47　PubMed 简单检索中临床评价过滤器的使用

（二）Embase 数据库

Embase 数据库的访问网址：http://www.embase.com/。该数据库是由荷兰公司 Elsevier 管理的一个生物医学类的数据库。它的核心是其索引体系即生命科学辞典——Emtree，在 Embase 中有超过 73 000 个主题词和 290 000 个同义词汇，Emtree 中的主题词汇数量多于 MeSH 中的主题词汇数量，并且 Embase 和 MeSH 中的主题词并不通用。利用 Emtree 可以检索各种疾病和药物信息。Embase 有多种检索方式能方便用户精准地检索到临床相关信息。

快速检索（Quick）：是通过字段限定和逻辑运算进行检索的一种方式，用户直接输入检索内容点击检索即可，在检索框内同样可以支持布尔运算符号的使用和主题词检索。其快速检索一般用于生物医学学术文献的检索。

PICO 检索：PICO 是循证医学中问题提出的模型，分别是病人 / 疾病（population/patients/

participant）、干预（intervention）、比较（comparison）、临床结局（outcome）。在 Embase 的 PICO 检索中用户还可以设定临床试验中设计试验的方法，如随机对照试验（randomized controlled trail）等。Embase 的 PICO 检索界面如图 4-48 所示。

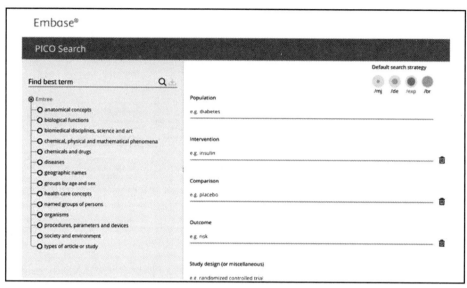

图 4-48　Embase 的 PICO 检索界面

【案例九】

（一）案例摘要　　　　　　　　　利用 Embase 检索赫赛汀的临床研究

　　利用 Embase 的药物和疾病检索功能，检索赫赛汀（Herceptin）药物对乳腺癌（breast cancer）治疗作用的临床研究。

　　Embase 的检索功能比较强大，可以通过多种途径执行此次检索，可以利用 Embase 的药物检索功能、疾病检索功能和历史记录联合检索来检索赫赛汀药物对乳腺癌的治疗作用的研究。

（二）案例问题

　　1. 如何利用 Embase 数据库来进行药物检索和疾病检索？

　　2. 如何使用 Embase 进行历史记录联合检索？

（三）案例分析

　　1. 点击 Embase 数据库首页，点击上方的"Search"按钮进入检索分类界面，点击"Drug"标签页，进入药物检索界面，输入药物名称"Herceptin"点击检索按钮，如图 4-49 所示。药物检索后再次点击上方的 Search 按钮进入检索分类界面，点击"Disease"标签页，进入疾病检索界面，输入"breast cancer"点击检索。

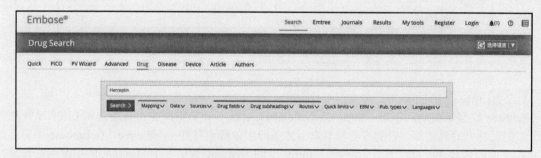

图 4-49　Embase 的药物检索界面

　　2. 历史检索信息会展示在"History"一栏，在历史记录一栏可以看到以"#"开头的关键词检索记录。通过点击"'herceptin'/exp"和"'breast cancer'/exp"前面的复选框，确定两个检索结果的逻辑运算是"AND"，然后点击"Combine"按钮进行两个历史记录的联合检索，如图 4-50 所示。最后展现出来的是联合检索结果，用户可以根据需求选择自己感兴趣的文献。

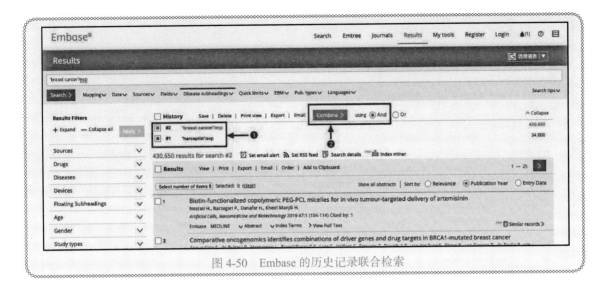

图 4-50　Embase 的历史记录联合检索

Embase 检索系统中独特的药物（Drug）和疾病（Disease）检索能帮助用户检索有关特定药物或者疾病的临床数据。同时 Embase 支持历史记录的联合检索，可以将多个检索历史再次进行结合检索。

（三）Trip database 检索数据库

Trip database 的访问网址：https：//www.tripdatabase.com/。它是一个综合的临床检索引擎。Trip database 收录有大量质量较高的医学信息资源，包括有系统评价、临床试验、临床指南、临床解答等多种信息类型。Trip database 支持循证医学检索和简单检索，并且能够通过自动匹配提供大量相关的临床信息，并会在检索结果条目下方表示临床数据类型，方便用户选择。

二、循证医学数据库

随着循证医学的兴起，循证医学对现代临床事业的影响日益增加。循证医学的发展也催生了许多优秀的循证医学数据库，这为临床医学增添了大量优秀的高质量信息。

（一）Cochrane Library

Cochrane Library 的访问网址：https：//www.cochranelibrary.com/。该数据库是循证医学中最常用的数据库之一。通过全球独立网络收集并分析了全球范围内的优秀临床数据为用户提供了大量高质量的文献内容。Cochrane 是一个非营利组织，用户可以通过 Cochrane Library 免费使用检索功能。数据库主要分为三种内容：Cochrane 系统评价数据（Cochrane Database of Systematic Reviews，CDSR）、Cochrane 临床对照试验登记系统（Cochrane Central Register of Controlled Trials，CENTRAL）、临床解答（Cochrane Clinical Answers，CCAs）。

Cochrane 数据库也有很完备的检索系统。根据需求，Cochrane 数据库提供了三种检索方式：

1. 通过浏览方式　Cochrane 系统评价数据库可以通过浏览排列好的主题进行点选检索，如图 4-51 所示。这种方式直观、容错率低，但是适用于少数检索内容，一般需要再次筛选。

2. 简单检索　在首页或者首页下三种数据库内容下拉菜单通过点击 Search 工具可以直接进入简单检索。简单检索支持通过更改检索框前的字段进行限定检索，以及截词搜索（*）、精确检索和布尔运算（AND、OR、NOT）的组合。除此以外 Cochrane 还支持"NEAR"和"NEXT"的近似检索，如检索表达式 antidepressant NEAR/10 narcolepsy 表示单词"antidepressant"（抗抑郁的）和单词"narcolepsy"（发作性睡眠病）在字段内差距不超过十个单词。

3. 高级检索　高级检索支持不同字段间的布尔运算，还可以在检索前设置过滤器以得到更精准的结果。在高级检索中，有 MeSH 主题词检索模式，此检索页面中有两个检索框，第一个供以输入检索主题词，第二个供以输入限定的副主题词。在输入检索词时，系统会自动提供同义词推荐，同时匹配相关主题词，然后根据研究目的在下拉菜单中选择副主题词。比如在主题词中输入单词"Kidney Diseases"系统提示如图 4-52 所示。

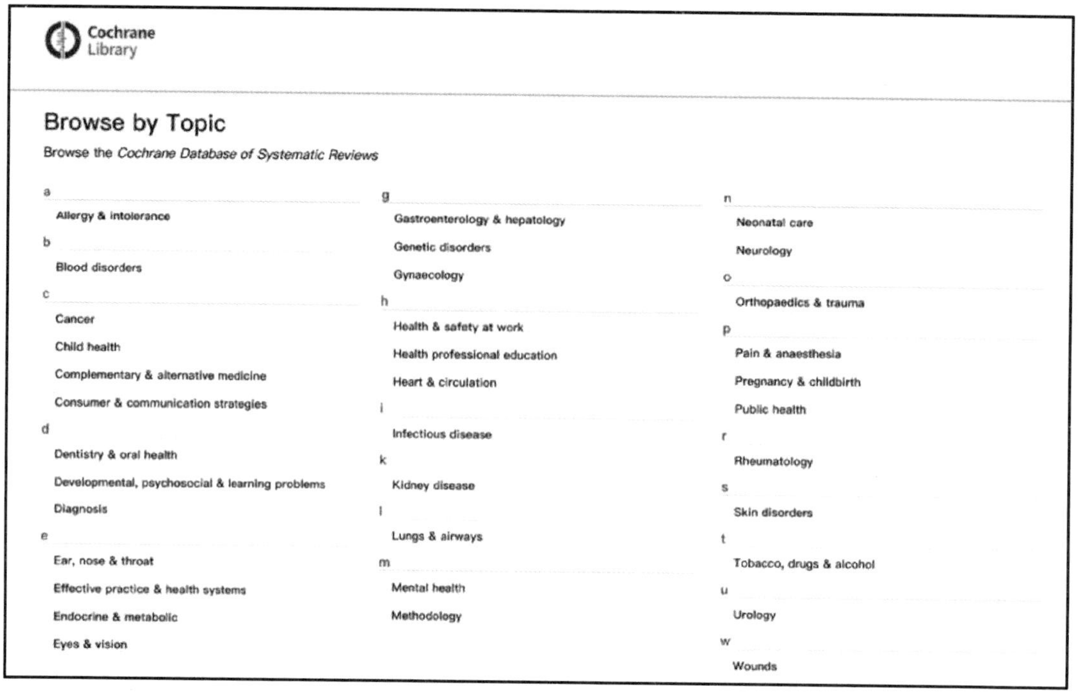

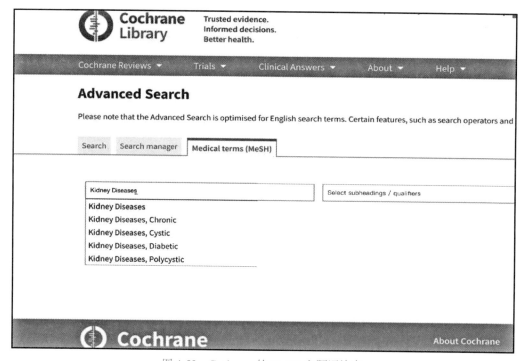

图 4-51 Cochrane 数据库的浏览检索

图 4-52 Cochrane 的 MeSH 主题词检索

（二）UpToDate

UpToDate 的访问网址：http://www.uptodate.cn/。UpToDate 是一个提供循证医学和临床医疗信息的免费检索数据库。UpToDate 提供了覆盖 23 个临床专科的 10 500 余篇由专业临床医生编写的专题。同时 UpToDate 还提供有 1400 种常用药物信息以供检索使用。UpToDate 在检索语言中支持包含简体中文在内的 9 种语言。

UpToDate 的检索十分便捷，可以输入疾病名、病症、药名等作为检索关键词。同时可以输入多个关键词进行检索。不同检索词语用 "+" 连接。在检索结果中可以按照所有专题、成人、儿童、患者、图表等内容进行分类查询。在单个记录内，还有专题提纲供用户参考使用，如图 4-53 所示。

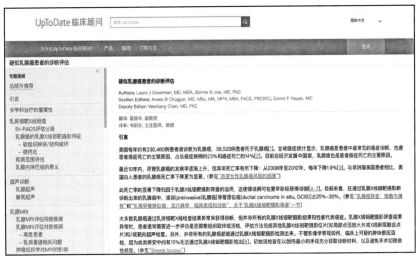

图 4-53　UpToDate 的检索结果详情界面

（三）BMJ Best Practice 数据库

BMJ Best Practice 的访问网址：https：//bestpractice.bmj.com/。该数据库包含有 30 多个医学专科的最新诊疗信息。网站支持包括中文在内的 17 种语言。BMJ 提供大量的临床证据，通过和 Cochrane 的合作精准详细地提供给用户临床答案。BMJ 收录有 1000 多种临床疾病的临床证据，涉及病因、诊断、治疗等多种环节。BMJ 数据库的书写删改由专业临床医师执笔以保证信息的质量和准确性。除了提供临床证据相关内容，BMJ 还提供有临床药物的分子式、药代动力学、不良反应、相互作用等信息。

三、临床实践指南数据库

临床实践指南融合了疾病的发展、治疗、护理、治疗方式的评估、临床证据整理等多种信息的综合内容，常用的临床实践指南数据库包括英国卫生和临床规范研究所（National Institute for Health and Care Excellence，NICE）、国际指南库等。

英国卫生和临床规范研究所，访问网址为：https：//www.nice.org.uk/。它是一个独立研究机构，致力于促进健康和防治疾病提供国家性指导意见。NICE 提供涉及医疗卫生的相关内容的指南。相关指南可以通过检索获得也可以通过浏览主题树来选择。例如，乳腺癌相关主题在主题树中依次选择"Find guidance""Browse guidance""cancer""breast cancer"。或者直接在检索框（Search NICE）中搜索"breast cancer"，然后在左侧筛选的复选框中勾选"Guidance"（指南）再次级选项中筛选自己需要的筛选类型或者其他所需要的过滤规则。在 NICE 指南中，提供有五方面的内容：指南（Guidance）、工具和资源（Tools and resources）、信息展示（Information for public）、证据（Evidence）、历史（History）（图 4-54）。

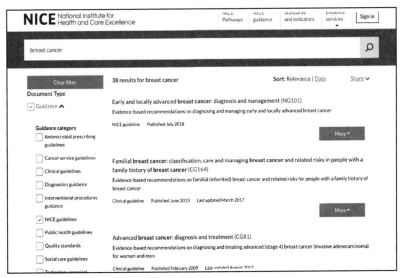

图 4-54　NICE 的检索界面

除了 NICE 提供的临床指南, 还可以通过以下网站进行一些指南参考: 世界卫生组织制作的有关人类健康的指南: http://www.who.int/publications/guidelines/zh/; 国际指南库: https://www.g-i-n.net/library/international-guidelines-library/; 苏格兰临床网站: https://www.sign.ac.uk/our-guidelines.html/; 美国国家综合癌症网络: https://www.nccn.org/。

值得注意的是在临床指南的检索中, PubMed 也可提供比较大的帮助。在 PubMed 数据库检索下通过检索结果左侧的文章类型 (Article types) 进行筛选: 首先点击 "Customize" (自定义) 选择 "Guideline" (指南) 复选框, 然后点击下方的 "Show" (显示), 将 "Guideline" 过滤器添加到检索界面, 然后再点击勾选该过滤器, 即可完成对临床指南的过滤。

四、护理学信息数据库的检索利用

在信息技术极大发展的现在, 护理学的相关资源呈现着多维性分布, 涵盖学科范围广, 涉及领域多。因此护理学资源获取要求人们通过更有效的途径来实现。国际上有关护理学资源使用中, 比较常用的有 CINAHL 数据库, 即 "护理及相关专业文献累积索引" (the Cumulative Index to Nursing and Allied Health Literature)。CINAHL 涵盖了涉及护理学的医学、心理学、行为科学等方面内容的资源。现在 CINAHL 数据库由 EBSCO 公司管理运营, 可以通过 EBSCOhost 进行 CINAHL 与其他数据库的访问。

五、药物信息数据库检索利用

有关药品的相关信息是临床信息的重要组成部分, 药物的数据信息也根据药物的研发阶段不同而变化。在药物研发的过程中, 常用到的数据库是 "Thomson Reuters Integrity" 数据库。访问网址: https://integrity.thomson-pharma.com/integrity/。它主要面向新药早期开发的研发平台。数据库涵盖 438 000 余种药物的索引, 包括化学药物和生物药物, 其中 401 000 种药物提供化学式。除此之外, Thomson Reuters Integrity 还提供疾病综述、药物靶标、化学全合成途径、药理/毒理试验数据、药代/药动试验数据、临床试验、文献期刊及会议等相关信息。

Thomson Reuters Integrity 数据库提供多种药物相关的检索内容, 可以使用快速检索 (Quick Search)、高级检索 (Advanced Search)、结构检索 (Structure search) 三种检索方式来查找相关资源信息。

本章小结

思考题

1. 在检索结果过多时哪些检索技巧的使用可以帮助用户缩减检索结果的范围。

2. 分析 G 蛋白偶联受体 (G protein-coupled receptor, GPCR) 的 mRNA 序列、表达水平、细胞定位和主要参与的信号通路。

3. 利用临床数据库检索怀孕期间补充 Omega - 3 对幼儿早产的影响, 并比较不同临床工具在检索结果上的差异。

(汪 洋 刘 晗)

第五章 动物模型在医学研究中的应用

学习要求
1. 识记 掌握动物模型的定义、意义、分类。
2. 理解 掌握动物模型在医学研究中的应用。
3. 运用 了解建立动物模型的方法、过程。

本章导图

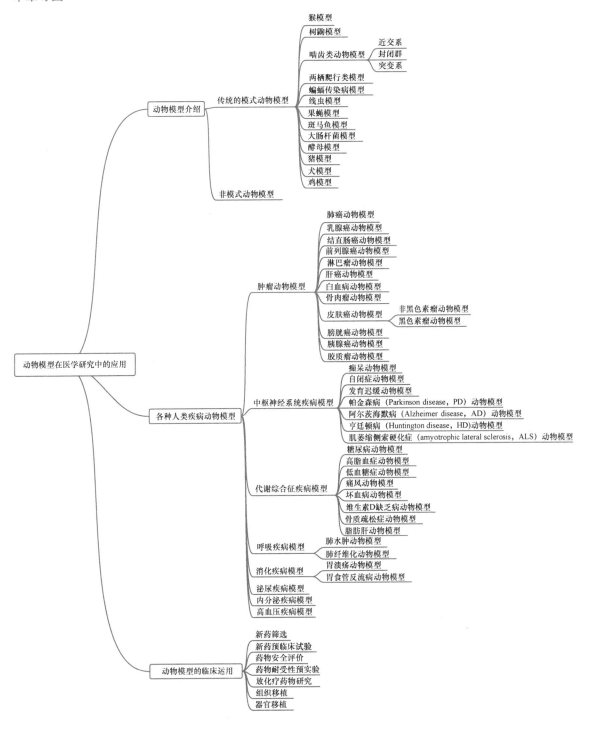

人类疾病的动物模型（animal model of human disease）是指各种医学科学研究中建立的具有人类疾病模拟表现的动物，是生物医学科学研究中所建立的具有人类疾病模拟性表现的动物实验对象和材料。动物模型主要用于实验生理学、实验病理学和实验治疗学的研究。人类病的发展十分复杂，以人本身作为实验对象来深入探讨疾病发生机制，推动医药学的发展缓慢，临床积累的经验不仅在时间和空间上存在局限性，许多实验在伦理和方法上也受到限制。而借助于动物模型的间接研究，可以有意识地改变那些在自然条件下不可能或不易排除的因素，以便更准确地观察模型的实验结果并与人类疾病进行比较研究，有助于更方便、更有效地认识人类疾病的发生发展规律，研究防治措施。

选择生物物种作为动物模型的基本条件：

（1）有利于回答研究者关注的问题，能够代表生物界的某一大类群。

（2）对人体和环境无害，容易获得并易于在实验室内饲养和繁殖。

（3）世代短、子代多、遗传背景清楚。

（4）容易进行实验操作，特别是具有遗传操作的手段和表型分析的方法。

（5）专一性好，即一种方法只能复制出一种模型。

任何一种动物模型都不能全部复制出人类疾病的所有表现，模型实验只是一种间接性研究，只可能在一个局部或一个方面与人类疾病相似。所以，模型实验结论的正确性是相对的，最终还必须在人体上得到验证。复制过程中一旦发现与人类疾病不同的现象，必须分析差异的性质和程度，找出异同点，以正确评估。

动物模型的优越性主要表现在以下几个方面：

（1）避免了在人身上进行实验所带来的风险。

（2）临床上平时不易见到的疾病可用动物随时复制出来。

（3）可以克服人类某些疾病潜伏期长，病程长和发病率低的缺点。

（4）可以严格控制实验条件，增强实验材料的可比性。

（5）可以简化实验操作和样品收集。

（6）有助于更全面地认识疾病的本质。

生物医学科研专业设计中常要考虑如何建立动物模型的问题，因为很多阐明疾病及疗效机制的实验不可能或不应该在患者身上进行。常要依赖于复制动物模型，但一定要进行周密设计，设计时要遵循下列一些原则：

（1）相似性：在动物身上复制人类疾病模型。

（2）重复性：理想的动物模型应该是可重复的，甚至是可以标准化的。

（3）可靠性：复制的动物模型应该力求可靠地反映人类疾病，即可特异地、可靠地反映某种疾病或某种机能、代谢、结构变化，应具备该种疾病的主要症状和体征，经化验或X线照片、心电图、病理切片等证实。

（4）适用性和可控性：供医学实验研究用的动物模型，在复制时，应尽量考虑到今后临床应用和便于控制其疾病的发展，以利于研究的开展。

（5）易行性和经济性：在复制动物模型时，所采用的方法应尽量做到容易执行和合乎经济原则。

因此，利用动物疾病模型来研究人类疾病，可以克服平时一些不易见到，而且不便于在患者身上进行实验的各种人类疾病的研究。同时还可克服人类疾病发生发展缓慢，潜伏期长，发病原因多样，经常伴有各种其他疾病等因素的干扰，可以用单一的病因，在短时间内复制出典型的动物疾病模型，对于研究人类各种疾病的发生、发展规律和防治疾病疗效的机理等是极为重要的手段和工具。

第一节　生物模型介绍

一、传统的模式生物模型

（一）猴模型

猴，是三种类人猿灵长目动物的成员，灵长目是动物界的种群，包括原猴亚目和猿猴亚目。灵长类动物在亲缘关系上和人类最接近，在组织结构、免疫、生理和代谢等方面与人类高度近似，与人类的遗传物质有75%～98.5%的同源性，是研究人类健康和疾病的理想动物模型。且它们易于管理，还有它们的生殖周期相对于猿也比较快，另外它们的心理和物理反应比较接近人类。近年来实验猴动物模型研究主要应用于传染病、内分泌疾病、心脑血管疾病、老年性疾病、生殖生理等其他研究。在传染性疾病的研究中，实验猴动物模型有着重要作用，尤其是病毒性肝炎和获得性免疫缺陷综合征（AIDS）等疾病，实验猴是良好的动物模型（图 5-1）。

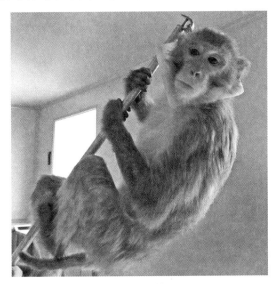

图 5-1　猴模型

（二）树鼩模型

树鼩，隶属于树鼩属攀鼩目树鼩科动物，为外形类似松鼠的一类小型哺乳动物，广泛分布于南亚、东南亚及我国南部与西南部地区。云南是我国野生树鼩分布的主要区域之一。树鼩是灵长类的近亲，在生理解剖、神经发育、肝炎病毒感染特性及心理应激模式等方面与灵长类，甚至人类高度相似。且树鼩具有体积小，饲养成本低及繁殖周期短等特点，被应用于人类医学实验研究的诸多领域，尤其是在人类病毒性肝炎模型的研究中具有独特优势。另外，树鼩拥有哺乳动物中最大的脑 - 体重比，是研究脑功能和神经退行性疾病的理想模型。如今，树鼩作为一类具有潜在应用价值的新型模式动物，已受到人们越来越多的关注（图 5-2）。

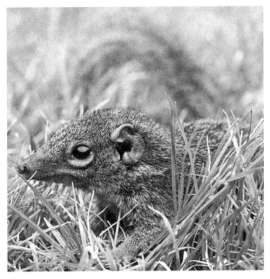

图 5-2　树鼩模型

（三）啮齿类动物模型

啮齿动物，啮齿目，属于哺乳纲，是具有一对凿状门齿的中小型哺乳动物，俗称鼠类。啮齿类动物具有分布广、繁殖快、相对廉价、体积较小、易于饲养管理等特点，研究人员选择与人类基因相似的动物如小鼠、大鼠等用于建立疾病动物模型。比如，肥胖模型、肝癌模型、肺癌模型、动脉粥样硬化模型、脑损伤模型、糖尿病、抑郁等用于预估这些疾病的病理机制，寻找药物作用靶点和治疗方法，为人类疾病的治疗提供有效理论依据。比如，由于啮齿类动物与人类有相似的中枢神经

笔记栏

系统解剖结构及卒中后病理生理改变，对其制定有标准化的神经行为评估体系。因此，啮齿类动物脑缺血模型应用广泛，适于脑缺血的病理生理机制研究，目前已成功发现了多种脑缺血分子、细胞机制。

小鼠在生物学分类上属乳纲，啮齿目，鼠科，小鼠属，是应用最广泛的实验动物。国内外常用主要品种、品系如下。

1. 近交系

（1）C57BL：是目前使用最广泛的实验小鼠，也是继人类之后第二个开始基因组测序工程的哺乳类动物。

（2）BALB/c：主要用于免疫性研究。

（3）C3H/He：主要用于肿瘤学、生理学、免疫学研究。

（4）DBA/2：常用于肿瘤学、遗传学、免疫学研究。

（5）CBA：对麻疹病毒高度敏感。

（6）A：白化，在致癌物质作用下，肺肿瘤发病率高。常用于肿瘤学、免疫学研究。

（7）AKR：白化，为高发白血病品系，常用于肿瘤学、免疫学研究。

（8）TA1 和 TA2：TA1 为自发低乳腺癌系，TA2 为自发高乳腺癌系。

2. 封闭群　　KM 小鼠是我国主要的实验小鼠，广泛用于药理、毒理、微生物研究及药品、生物制品的效果实验和安全性评价。此外还有 NIH 小鼠、ICR 小鼠、CFW 小鼠、LACA 小鼠等。

3. 突变系　　无胸腺裸鼠、无脾突变鼠、无毛鼠、侏儒症小鼠、肌萎缩症小鼠及肌失营养症小鼠、糖尿病小鼠、肥胖症小鼠、骨骼硬化症鼠、视网膜退化突变鼠、白内障突变鼠。小鼠可用于药物研究（药物毒性和安全评价实验、各种药物的筛选实验、生物效应测定和药物的效价比较实验、药效学研究）、肿瘤学研究（自发和诱发肿瘤研究、人体肿瘤研究、动物移植性肿瘤研究、肿瘤遗传学研究）、微生物学研究、遗传学和遗传学疾病研究、内分泌疾病研究、计划生育研究、老年病学研究、免疫学研究等。

仓鼠是一种分布广泛的小型啮齿类动物，1930 年开始饲养繁殖后纯化为实验动物。仓鼠是在使用量和范围上仅次于大鼠、小鼠和豚鼠的啮齿类实验用动物，现今广泛用于药理学、肿瘤学、营养代谢等科学领域。仓鼠对肿瘤病毒十分易感，肿瘤细胞极易在其口腔颊囊中生长，因此其成为肿瘤学中常用的实验动物。并且仓鼠常年发情，繁殖迅速。仓鼠在受体及非受体转运途径、胆固醇合成和代谢方面比目前国内使用较多的家兔和大鼠更加接近人类，且具有造模时间短、成本低等多种优点，故在对于血脂代谢的研究中国际上更倾向于使用仓鼠来造模。

（四）两栖爬行类模型

两栖爬行动物是原始的陆生脊椎动物，既有适应陆地生活的新性状，又有从鱼类祖先继承下来的适应水生生活的性状。现代的两栖动物种类并不少，超过 4000 种，分布也比较广泛，两栖动物虽然也能适应多种生活环境，但是其适应力远不如更高等的其他陆生脊椎动物，既不能适应海洋的生活环境，也不能生活在极端干旱的环境中，在寒冷和酷热的季节则需要冬眠或者夏蛰。在两栖爬行动物中，以蛙的分布广、繁殖周期短、易获取等优点被科学家用于制作人类疾病模型，也由于其大脑不发达不被用于神经系统疾病类的模型制作，最常用于自发性肿瘤的研究。

（五）蝙蝠传染病模型

蝙蝠属于翼手目，是一类较为古老的哺乳动物，其种间差异较大。目前已在各个种类的蝙蝠身上检测到多种病毒，其中绝大多数是 RNA 病毒，因此有人称其为"病毒储存库"。蝙蝠的群体生活为病毒的传播提供了条件，而且许多蝙蝠都栖息在人类聚居区，和人类及家畜的接触频繁，为病毒的跨种传播增加了可能性。且蝙蝠能同时感染多种病毒却并不表现出临床症状，这种特性对病毒的变异和进化提供了条件。导致蝙蝠可以感染多种病毒并向其他动物（包括人类）传播。但目前对于蝙蝠的病毒免疫反应、免疫逃避机制及病毒如何实现跨种传播的分子机制尚不明确。

（六）线虫模型

秀丽隐杆线虫是一种简单的多细胞真核生物，其结构简单，身体透明且能够在温和环境中独立生存。线虫生长周期短，生长过程谱系图已经建立完整，为研究组织和器官的发育建立了基础。线虫还是多细胞生物中第一种完成全基因组测序的生物，染色体只有六条，远远少于人类，便于进行遗传分析。线虫的神经系统也十分简单，在较为复杂的雌雄同体线虫中，也只有 302 个神经元，经过各国科学家的多年研究，其神经系统的连接方式已基本建立。在其作为模式生物的三十多年里，线虫在细胞凋亡、胚胎发育、遗传发育和神经生物学等多个领域发挥了重要作用。

（七）果蝇模型

黑腹果蝇（下文简称果蝇）是被人类研究得最彻底的生物之一。其只有四对染色体，繁殖快、生长周期短，遗传背景和操作方法都已经很成熟。果蝇和人类两个物种具有多个同源基因，人类多数的保守基因都在果蝇中有表达，在人类已知的 714 种遗传疾病基因中，果蝇有 548 个同源基因。且果蝇具有较为复杂的神经系统，因此也可以用于多个神经科学领域的研究，从摩尔根时代开始到现在，果蝇作为模式生物不仅在遗传领域，更在发育调控、神经科学等多个研究领域都发挥了极其重要的作用。

（八）斑马鱼模型

斑马鱼属鲤科短担尼鱼属，原产于南亚，是一种常见的热带鱼。斑马鱼的品系有 20 余种，但应用较广、适用范围较大的种类为 AB 系。斑马鱼已经成为最受重视的脊椎动物发育生物学模式之一，是世界公认的模式脊椎动物，概括起来主要有以下优点：个体小，养殖花费少可大规模繁育；具体外受精、胚胎透明、体外发育、胚胎早期发育快等特点；基因组计划已基本完成，广泛用于转基因技术、基因活性预制技术等；其细胞标记技术、组织移植技术、突变技术、单倍体育种技术已经成熟；有丰富的研究背景，是研究胚胎发育分子机制的优良资源；可用于毒性学评价模型的建立。目前斑马鱼的实际应用及机制研究包括心血管疾病研究、肌肉细胞发育研究、血液病研究、环境污染检测等。

（九）大肠埃希氏菌模型

大肠埃希氏菌，革兰氏阴性短杆菌，是迄今为止研究得最详尽的原核细菌，其 K12 株 4639kb 的染色体 DNA 早在 20 世纪末便已完成测序，全基因组共有 4288 个开放阅读框（即潜在的蛋白质编码基因），其中大部分基因的生物功能已被鉴定。

由于大肠埃希氏菌繁殖迅速，培养代谢易于控制，利用 DNA 重组技术构建大肠埃希氏菌工程菌以规模化生产真核生物基因尤其是人类基因的表达产物具有重大经济价值，被称为基因工程菌。作为一种成熟的基因克隆表达受体，大肠埃希氏菌被广泛用于分子生物学研究的各个领域，如基因分离克隆、DNA 序列分析、基因表达产物功能鉴定。

然而，鉴于其原核性，也有为数不少的真核生物基因不能在大肠埃希氏菌中表达出具有生物活性的功能蛋白质。

（十）酵母模型

酵母是一种单细胞真核生物，大部分采取对等分裂，少数通过出芽形式。基于自身诸多优势而成为生物化学、遗传学和细胞生物学的重要研究模型。借助酵母无细胞体系阐明了酶的功能、酶的构成、辅酶特性、tRNA 结构和真核转录机制等。酵母作为模式生物拥有诸多优势：简单性，比多细胞模式生物简单；复杂性，比细菌又多出细胞核；易观测，单倍体和多倍体共存，突变体表型明显；易操作，可用发酵模式增殖；多样性，同源重组增加基因变异，有利于后续筛选。

自然界已发现酵母 1500 多种，而实验室最常用的两类是酿酒酵母和裂殖酵母。酿酒酵母广泛应用于物质代谢、周期调控、囊泡运输、细胞自噬和细胞衰老等研究；裂殖酵母主要应用于细胞周期调控、DNA 损伤应答和 DNA 复制等研究。

（十一）猪模型

猪在解剖学和生理学方面与人有着极大的相似性，在人类疾病研究中作为一种传统的模式动物模型由来已久，目前猪在医学研究中的应用主要是以下几个方面：皮肤烧伤的研究、肿瘤研究、免疫学研究、心血管研究、遗传性和营养性疾病的研究。悉生猪和无菌猪可研究各种细菌、病毒、寄生虫病、血液病和其他疾病。

（十二）犬模型

人与犬类基因十分相似，许多犬种易患与人相同的基因疾病，如癌症、心脏病和免疫性神经系统疾病等，例如，人类和犬科动物骨肉瘤存在很多相似性，因此犬类动物是研究骨肉瘤治疗的良好模型。此外，有研究表明某些品种的犬（萨摩耶德犬和梗类犬）对糖尿病具有易感性，而某些品种的犬（黄金猎犬等）则对其具有抗病性。与人类 1 型糖尿病的患病趋势一致相似，糖尿病多见于成年及老年犬，且患病概率随犬龄的增加而增大，因此犬类也可以用于糖尿病的研究；总的来说目前国内对于犬科动物的研究仅限于对动物本身相关疾病、营养免疫及人畜共患病的研究。

笔记栏

（十三）鸡模型

低温条件下，鸡血液黏度升高，进一步产生肺动脉高压导致右心负荷增加、右室肥大，从而使右心衰竭，后腔静脉回流受阻，肝脏凝血，最终导致鸡腹水形成。另外，肉鸡室颤阈较低，易患猝死综合征。因此，肉鸡可作为动物模型用于高黏血症、肺动脉高压、右室肥大、慢性右心衰竭、慢性肺源性心脏病及心室颤动等心血管疾病的研究，有较高的应用价值。例如，马立克病鸡可作为研究人类动脉粥样硬化的一种模型。

二、非模式生物模型

生物学家通过对选定的生物物种进行科学研究，用于揭示某种具有普遍规律的生命现象，这种被选定的生物物种就是模式生物，除此之外的生物模型均为非模式生物模型。由于进化的原因，许多生命活动的基本方式在地球上的各种生物物种中是保守的，这是模式生物研究策略能够成功的基本基础。选择什么样的生物作为模式生物首先依赖于研究者要解决什么科学问题，然后寻找能最有利于解决这个问题的物种。

第二节　各种人类疾病动物模型

一、肿瘤动物模型

肿瘤动物模型是肿瘤学研究领域常用的实验平台，按照肿瘤动物模型的产生原因可分为诱发性肿瘤模型、自发性肿瘤模型、移植性肿瘤模型和转基因肿瘤模型4类，这四种方法所构建的肿瘤模型各有利弊（表5-1）。

表5-1　四种构建动物模型方法比较

肿瘤模型类别	优势	劣势
诱发性	制作简单、时间短、较易人为控制、恶性程度高	和自然产生的肿瘤差别大、组织浸润和转移能力较低
自发性	发生条件接近于自然，更有利于外推于人	发生状况不确定、时间长
移植性	实验周期短，发生情况均一	
转基因	发生条件接近于自然，更有利于外推于人	发生状况不确定、时间长、实验成本高

目前，用得最广泛的方法就是移植性肿瘤模型，移植性肿瘤一般是由相应的细胞株建立起来的，由于可供选择的细胞系或细胞株较多，且细胞的生物学特性比较明确，背景资料也清楚，再加上其实验周期短，肿瘤发生情况均一，因此移植性肿瘤模型得到很广泛的应用。

（一）肺癌动物模型

目前，用于建立肺癌模型的实验性动物主要有小鼠、大鼠、仓鼠、犬和羊等。而根据构建肺癌模型的方式不同，肺癌动物模型又可以分为：化学诱导模型、异种移植模型和转基因模型等。

（1）化学诱导模型：化学诱导的肺癌模型常用诱变剂主要有烹调油烟、苯并芘、二乙基亚硝胺、3-甲基胆蒽苯等。通过采用口服、吸入、腹腔注射、支气管灌注或支气管黏膜下注射等方法进行诱变。

（2）异种移植模型：主要有肺癌细胞移植模型（皮下荷瘤模型）和PDTX（人源肿瘤组织异种移植模型）。皮下荷瘤是指根据研究的肺癌类型及基因突变情况，选取状态好的肿瘤细胞移植于小鼠皮下。PDTX是指将患者肺癌组织移植到小鼠皮下等部位，主要用于肿瘤生长（细胞增殖）的药物筛选检测，在近年该模型越来越受重视。

（3）转基因模型：主要是指利用基因编辑技术进行敲除或插入特定基因，从而诱发动物产生肿瘤的模型，如Lox-STOP-Lox-KrasG12D条件肺部敲除型转基因小鼠，在K-ras locus上敲入了Lox-Stop-Lox-KrasG12D，通过小鼠鼻腔注入Ad-Cre重组腺病毒，诱导肺中的K-rasG12D表达，从而诱发肺癌。

（二）乳腺癌动物模型

临床上根据分子亚型（雌激素受体ER、孕激素受体PR和人类表皮生长因子受体HER2）进行分类，可将乳腺癌划分为以下四大类：Luminal A型，Luminal B型，三阴型和HER2过表达型。目前，乳腺癌动物模型根据肿瘤发生原理，主要分为四种。

（1）自发型乳腺癌动物模型：目前自发型乳腺癌动物模型多采用近交系小鼠，如C3H、SHN小鼠。SHN小鼠是由兄妹交配维持下来的自发型乳腺癌的一种动物模型，其12个月时乳腺癌发生率可达100%，因此SHN小鼠已成为研究乳腺癌良好的动物模型。

（2）诱发型乳腺癌动物模型：常见的乳腺癌化学诱导剂主要为二甲基苯蒽（DMBA）和甲基亚硝酸基脲（MNU）。采用的方式有经胃灌注、局部涂抹或皮下注射。研究表明，DMBA和MNU诱导的乳腺癌多为激素依赖性腺癌，不同点在于DMBA本身不直接致癌，而是通过代谢产物致癌，并且MNU诱导的乳腺癌恶性程度和侵袭性更高。此外，研究人员可通过控制剂量和时间来模拟乳腺癌癌前病变过程，进行更细致地研究。但是，诱导型模型有以下缺点：诱癌过程较长，个体差异较大，不易同时获得病程或者肿瘤大小均一的动物模型，不利于应用于抗肿瘤药物的筛选研究。

（3）移植型乳腺癌模型：与肺癌移植瘤模型类似，将人体或者其他种属的动物乳腺肿瘤组织或者细胞移植到免疫缺陷动物身上使其生长成肿瘤的动物模型。此类模型具有周期短，成本低，个体差异小，无自发缓解，成瘤率高等特点，目前实验室应用最多。

（4）转基因型乳腺癌动物模型：目前的转基因乳腺癌模型中，通过转基因手段特异插入鼠乳腺肿瘤病毒长末端重复启动子（MMTV-LTR），介导癌基因ERBB2、PyMT、Wnt-1在小鼠乳腺特异高表达而导致的乳腺癌使用最为广泛。除此外常用的有抑癌基因Tp53敲除小鼠、乳腺癌抑制基因（BRCA）敲除小鼠等。有意思的是，研究人员通过注射MMTV病毒，已成功用非人灵长类动物树鼩建立了在组织病理上与人类相似的乳腺癌模型。

（三）结直肠癌动物模型

结直肠癌研究中动物模型主要分为三种类型。

（1）诱导结直肠癌模型（化学物质、物理、生物等因素诱导）：由于实验性动物极少自发产生原发性结直肠癌，因此化学诱导的动物结直肠癌已成为目前模拟人类结直肠癌较好的模型之一。早在1941年，Loreny和Stewert就利用二苯蒽和甲基胆蒽成功诱导了多发性小肠肿瘤；Weisburger也在1975年通过低剂量的黄曲真菌霉素饲喂大鼠，成功诱导了结肠癌。而现有研究中，AOM/DSS诱导是建立小鼠结直肠癌模型的重要方式，其主要步骤为在经过单剂量的腹腔注射AOM（7.5～12.5mg/kg）5天后，饲喂含有2.5% DSS饮水，再正常饮水，共循环3次，小鼠即可患结直肠癌。该模型很好地模拟慢性肠道炎症诱发癌症的生理病理过程，该方法有简便和重复性较好等优点。

（2）移植结直肠癌模型：除了通常的皮下荷瘤和原位移植模型外，常见的移植结直肠癌模型方式还有两种：尾静脉注射和脾脏注射。由于肺部是结直肠癌常转移器官，因此通过尾静脉注射结直肠癌细胞系，能够很好地模拟结直肠癌肺转移过程，此模型主要用于抑制肿瘤肺转移的药物筛选与检测。肝脏是结直肠癌最常转移的器官，而脾脏注射模型具有造模方法简单，转移率高的优点，能较好地模拟结直肠癌术后肝转移的临床特征。

（3）基因修饰的结直肠癌模型：遗传性非息肉病性结直肠癌（HNPCC），在小鼠中敲除MLH-1或MLH-2基因，小鼠淋巴细胞会发生癌变，同时也易患胃肠道的肿瘤，此类肠道肿瘤为HNPCC。家族性腺瘤性息肉病（FAP），通过转基因手段，将小鼠体内APC基因的850号密码子进行等位突变，该突变进一步导致Wnt/β-catenin信号通路失调，从而引起肠道家族性腺瘤性息肉病。此外，目前也有其他许多靶向敲除的小鼠如Msh2敲除小鼠、k-ras敲除小鼠、p53敲除小鼠等。

（四）前列腺癌动物模型

在目前已经建立的前列腺癌动物模型中，可以分为自发型肿瘤模型、诱发型肿瘤模型、转基因肿瘤模型和移植型肿瘤模型。

（1）自发型肿瘤模型：现有研究认为，犬类是动物中唯一能够发生前列腺上皮内肿瘤性增生（PIN）和前列腺癌的哺乳动物，并且犬类自发型前列腺癌有着与人类前列腺癌相似的特点，如高龄易发生易转移、具有骨转移特性和关联神经功能障碍等特点。但是由于犬类脾性等客观因素，有难以控制、耗时长、费用大等缺点。

（2）诱发型肿瘤模型：MNU和DMBA是常用的前列腺癌诱导剂，激素类诱导剂包括雄激素联合雌二醇和睾酮联合β雌二醇也能用于前列腺癌的诱导。

（3）移植型肿瘤模型：前列腺癌研究中，目前应用最多的是异种移植模型，主要有皮下异种移植模型、原位异种移植模型和肾囊膜异种移植。

（4）转基因肿瘤模型：在1994年，Ginggrich等通过SV40病毒携带probasin蛋白质的启动子片段转入小鼠受精卵细胞中，成功培育出 TRAMP（transgenic adenocarcinoma mouse prostate）小鼠前列腺癌模型，并表现出侵袭与转移等相应地演进过程。1998 年，Shibata 等将前列腺蛋白质（prostatein）基因 C3 的特异启动子与 SV40 连接，所建立的转基因小鼠可以表现出从前列腺上皮瘤（prostatic intraepithelial neoplasia，PIN）到侵袭性腺癌的整个病理过程，从而间接地证实了 PIN 与前列腺癌的关系。而在最近的研究中，一系列新的转基因前列腺癌模型被开发出来，如 PSA-Cre-ERT2/PTEN 转基因小鼠。该模型降低了 PTEN 的表达，导致前列腺癌的发生和发展。在 PTEN 表达改变 4 周后，前列腺上皮表现出明显增生表型，2～3 个月后表现前列腺癌前病变（prostatic intraepithelial neoplasia，PIN），10 个月后，一部分癌前病变开始形成腺癌样病变。

（五）淋巴瘤动物模型

淋巴瘤动物模型目前主要分为以下三类。

（1）诱发型：操作简便，成瘤率较高，是一种较好的建立肿瘤模型的方法。目前利用 T 细胞白血病/淋巴瘤病毒 1 型、人类免疫缺陷病毒、EB 病毒、Kaposi's 肉瘤相关疱疹病毒等病毒可建立此模型。

（2）移植型：运用鼠源性淋巴瘤细胞株 A20、Rev-2-T-6 接种小鼠而建立同种移植模型。此外，将 NOD/SCID 小鼠双敲除 Rag2 和 IL-2Rγ 基因使 T/B 细胞及 NK 细胞完全缺陷可建立人源化小鼠模型，此种模型更有利于淋巴瘤抗体药物的疗效评估。再有，近年来大多采用淋巴细胞株植入特定部位，产生异种淋巴瘤动物模型，如 HUT78、MyLa2059、CA46。

（3）基因工程型：目前较为常见的是 B 细胞和 T 细胞淋巴瘤动物模型。B 细胞淋巴瘤使用的基因动物如 TEL-JAK2 小鼠、Balb/C 小鼠，T 细胞淋巴瘤使用的基因动物如 RAG-2（-/-）IL-2Rgamma（-/-）小鼠。

（六）肝癌动物模型

常用的原发性肝癌模型有化学诱导模型、移植模型、基因修饰模型和人源化模型等。

（1）化学诱导模型：常用的诱导剂有二乙基亚硝胺、四氯化碳和硫代乙酰胺等。目前雄鼠成功率较高，最常用的给药方法是腹腔注射。

（2）移植模型：是采用人的肝癌细胞株或者肝癌患者手术后的组织标本而建立的，其中，最接近临床患者的药物筛选的是 PDX 模型。

（3）基因修饰模型：主要有 HBV、HCV、HDV 转基因模型。

（4）人源化模型：一种是 Tet-uPA 小鼠与免疫缺陷小鼠交配，获得免疫缺陷的诱导型肝损伤模型，另一种是延胡索酰乙酰乙酸脱氢酶（FAH）模型。

此外，还有土拨鼠肝炎病毒转基因动物模型。近十年，近人灵长类动物树鼩已成为重要的人类疾病实验动物模型，研究者已发现慢性 HBV 感染结合黄曲霉素 B1 能够在树鼩中诱导肝癌。

（七）白血病动物模型

（1）自发模型：常用为 C58 小鼠、AKR 小鼠，C58 小鼠由近交系鼠配 6 个月龄可得到。

（2）诱发模型：诱发剂包括多环碳氢化合物如 9，10-二甲苯并蒽和亚硝基脲类如丁基亚硝脲等。

（3）移植模型：目前，同源移植利用 P388、WEHI-3 白血病细胞分别注射至 DBA/2 或 BABL/c 小鼠可成功造模。此外，研究发现，将 HL-60，K562 或人源 AML 细胞株植入 NOD/SCID 小鼠后，可建立异种移植白血病模型。

（4）转基因模型：将 TEL-JAK2 融合基因的 cDNA 置于 EmuSRalpha 增强子/启动子转录调控的下游产生转基因小鼠可建立白血病模型。敲除 MN1-TEL 融合基因可构建成 AML 小鼠模型。

（5）逆转录病毒介导的骨髓移植模型：目前建立的 AML 相关的逆转录病毒介导的小鼠模型包含 AML1-ETO 模型、AML1-ETO9a、NUP98-HOX 小鼠模型等。

（八）骨肉瘤动物模型

首先，使用 ^{60}Co γ 射线对 SD 大鼠的单侧后腿进行照射，或者部分镧系元素的硝酸盐溶液注入 Wistar 大鼠体内均可通过辐射诱导诱发骨肉瘤。此外，使用 4-羟基氨基喹啉氧化物 4-HAQO 可诱导出骨肉瘤，但目前此模型已极少应用。同时，病毒诱导的骨肉瘤也应用较多，能够诱导骨肉瘤的病毒主要有 FBJ 鼠肉瘤病毒、FBR 鼠肉瘤病毒、Moloney 鼠肉瘤病毒、猿猴病毒 40 等。骨肉瘤模型还可利用如鼠骨肉瘤细胞株 COS、POS-1 或人源性骨肉瘤细胞系 PL21 移植建立。

（九）皮肤癌动物模型

皮肤癌是由于皮肤细胞的过度增殖和突变而导致的一种恶性肿瘤，建立准确的肿瘤动物模型，对于皮肤癌的机制研究和治疗具有重大意义。一般根据皮肤细胞变异类型主要分为：非黑色素瘤和黑色素瘤。其中非黑色素瘤又包括基底细胞癌和鳞状细胞癌，其中鳞状细胞癌，恶性程度更高。

1. 非黑色素瘤动物模型　采用DMBA/TPA诱导小鼠皮肤鳞状细胞癌模型，即采用化学试剂诱导的小鼠皮肤鳞状细胞癌模型，使用DMBA作为诱变致癌剂，TPA作为肿瘤促进剂，一般称为化学诱导二步致癌法。构建方法：取6～7周龄的健康雌性或雄性C57BL/6小鼠，用宠物剃毛刀剃去小鼠背部毛发，尽量剃净，大小相似。先涂抹DMBA，一周后开始涂抹TPA，每周涂抹两次，10周左右，小鼠皮肤会出现很小的肿瘤，接下来肿瘤会逐渐增多增大，一般涂抹至25周左右。优点：简单易操作，时间周期短，成功率很高，是皮肤鳞癌建模最为经典和常见的方法。

2. 黑色素瘤动物模型　黑色素瘤，又称恶性黑色素瘤，是来源于黑色素细胞的一类恶性肿瘤，常见于皮肤，亦见于黏膜、眼脉络膜等部位。其中皮肤黑色素瘤是皮肤肿瘤中恶性程度最高的一种，且发病率也很高。常见黑色素瘤模型：主要包括黑色素瘤移植模型，基因工程模型和紫外线诱导模型。细胞移植模型：即肿瘤细胞移植到小鼠体内，模拟肿瘤细胞在人体的生长过程，主要用于药物的筛选。根据细胞系来源可以分为同种移植（鼠源癌细胞）和异种移植（人源癌细胞）。根据移植部位又分为皮下注射及尾静脉注射等模型。

（十）膀胱癌动物模型

膀胱癌移植模型主要分为细胞移植和人源组织异种移植。常用的是细胞移植：根据接种部位主要分为皮下和原位移植模型，在这类模型中需选择正确的膀胱癌细胞株，并根据实验目的选择正确的荷瘤模型，如皮下荷瘤主要用于单独研究肿瘤生长情况。

（十一）胰腺癌动物模型

目前主要是通过小鼠动物模型来进行研究，其研究内容主要分为以下几个方面。

（1）致癌物质诱导模型：比如通过对叙利亚金仓鼠腹腔注射二甲基苯并蒽（DMBA）、N-亚硝基（2-氧丙基）胺（BOP）和偶氮丝氨酸（azaserine）等化学试剂诱导其胰腺癌的发生。致癌物质诱导动物模型仍可以作为一个有效的评价环境风险因素、饮食、化学预防在胰腺癌发生方面的工具。但是致癌物质常对动物其他组织器官有不良影响，且限制了涉及分子遗传学和通路分析的应用。

（2）移植模型：通过对小鼠进行皮下荷瘤或原位荷瘤及组织移植来研究胰腺癌肿瘤的发生发展和药物的筛选。

（3）基因工程模型：通过建立不同的转基因、基因敲除或者敲入和条件性基因敲入或敲除的转基因小鼠模型来研究一些致癌基因比如Kras、Pdx1等在胰腺癌发展过程中的作用及其相关的信号分子通路，进而为未来的药物开发寻找合适的靶点。

（十二）胶质瘤动物模型

目前胶质瘤动物模型研究方法主要是通过在小鼠的海马区接种神经肿瘤细胞来模拟肿瘤细胞在体内的生长过程，主要用于研究胶质瘤的发生发展机理和药物的筛选。移植模型虽然方便，但也存在由于在受体免疫受损小鼠中颅内单次注射植入大量细胞而导致反应性脑内伤口形成和血脑屏障的破裂等缺陷。还有通过利用基因编辑技术建立小鼠模型，诱发其产生神经胶质瘤来研究p53基因和血小板衍生生长因子PDGF等基因突变在胶质瘤发生过程中所发挥的作用。此外，还有一些研究通过使用甲基胆蒽和甲基亚硝基脲为主的DNA烷化剂等化学物质来诱发胶质瘤模型，虽然可以较为相似地模拟人类疾病进程，但是因为动物遗传背景不明确、个体差异大、性状不稳定等缺陷也限制了其应用。

二、中枢神经系统疾病模型

（一）痴呆动物模型

痴呆动物模型建模方法主要有血管阻断、双侧颈总动脉狭窄法等手术法，使动物脑部慢性缺血达到目的。以及高半胱氨酸血症模型、2型糖尿病大鼠模型、自发性脑卒中大鼠模型等非手术方法。

（二）自闭症动物模型

现有的关于自闭症的动物模型包括FMR-1基因模型、MeCP2基因模型、15q11—q13染色体异常模型、FOX2基因模型。此外，丙戊酸主要应用于癫痫和精神分裂症，孕期应用丙戊酸可引起自闭独症。

（三）发育迟缓动物模型

宫内发育迟缓，主要导致新生儿体格发育及智力发育障碍。建模方法主要有酒精干预法、子宫动脉结扎法、低蛋白质饮食法。子宫动脉结扎法 IUGR 发生率低，死亡率高，而低蛋白质饮食法较酒精干预法发生率高，死亡率低，因而，低蛋白质饮食法对于建立宫内发育迟缓动物模型比较理想。

（四）帕金森病（Parkinson disease，PD）动物模型

PD 的动物模型可分以下三类：基于靶向儿茶酚胺能神经元的神经毒素损伤模型、基于 PD 相关基因的转基因小鼠模型及二者的组合。

（1）神经毒素损伤模型：即将 6-OHDA 神经毒素显微注射到斑马鱼腹侧间脑，或 Wistar 大鼠内侧前脑束（medial forebrain bundle，MFB），或围产期大鼠双侧脑室，或猕猴纹状体，行为学检测显示运动距离和速度明显下降，均可建立斑马鱼 PD 模型。

（2）转基因小鼠模型：PINK1（PTEN-induced putative kinase1，PARK6）敲除（-/-）和敲低小鼠模型显示轻度的神经退行性变化。在 PINK1-/-C57BL/6J 小鼠中观察到 PD 早期症状。钙离子非依赖型磷酸酯酶 A2，VIa 亚型（calcium-independent phospholipase A2，group VIa，iPLA2）基因突变敲除小鼠表现出 PD 相关的神经病理学变化。幼年 parkin 敲除小鼠表现为 PD 早期症状的改变，而老年 parkin 敲除小鼠可能存在 PD 晚期症状的前期多巴胺功能的补偿性适应。然而，迄今为止的基因敲除小鼠都没有代表 PD 的真实模型。

（五）阿尔茨海默病（Alzheimer disease，AD）动物模型

AD 动物模型主要分为转基因动物模型及非转基因动物模型。转基因动物模型包括 APP 转基因小鼠模型、APP/PS1 双转基因小鼠模型和 Tau/APP/PSI 三转基因小鼠模型。非转基因动物模型则主要分为以衰老为基础的 AD 动物模型和以胆碱能学说为基础的 AD 动物模型，其中以衰老为基础的 AD 动物模型包含自然衰老认知障碍模型、快速老化小鼠（SAM）模型和 D-半乳糖（D-gal）诱导的亚急性衰老模型；而以胆碱能学说为基础的 AD 动物模型则主要是通过物理损毁方法（电击或手术）或化学损毁的方法（乙酰胆碱 M 受体阻断剂或兴奋性毒素）来达到造模目的。

（六）亨廷顿病（Huntington disease，HD）动物模型

目前 HD 动物模型能成功模拟 HD 的神经病理学和症状学表现，除了上述的临床症状以外，病理学上 HD 动物模型主要模拟纹状体等受累区域的病理特征。目前 HD 动物模型主要分为遗传性动物模型及非遗传性动物模型，遗传性动物模型主要使用 HD 转基因模型小鼠及 HD 基因敲除模型小鼠探究疾病发病机理、治疗及药物研发；非遗传性即经典动物模型囊括范围则更加广泛，常通过兴奋性中毒机制或线粒体崩解诱发细胞死亡来构建模型。

（七）肌萎缩侧索硬化症（amyotrophic lateral sclerosis，ALS）动物模型

目前转基因小鼠模型主要通过研究 SOD-1 基因突变来模拟家族性肌萎缩侧索硬化患者的病理生理过程，此外异常磷酸化的神经微丝蓄积也是 ALS 患者特征性表现之一，故过表达的神经微丝动物模型也可用于 ALS 病理研究。另一方面，自然发病动物模型、神经毒性动物模型及免疫介导的动物模型对于 ALS 部分病理机理研究也有一定的使用价值。

三、代谢综合征疾病模型

（一）糖尿病动物模型

1 型糖尿病通常采用诱导型模型和自发型模型来达到动物胰腺 B 细胞特定性破坏的目的。其中诱导型模型建立一般多采用全部或部分胰腺切除术、药物诱导及手术切除加诱导联用等方法来破坏胰腺；而自发型模型则常使用 NOD（non-obese diabetic）小鼠来模拟人类 1 型糖尿病发病机制。目前用于研究 2 型糖尿病的动物模型形式多种多样，除了用以模拟高血糖、高胰岛素血症及胰岛素抵抗等人类 2 型糖尿病疾病特征的 GK（Goto Kakizaki）大鼠模型、KK 小鼠和 NSY（Nagoya-Shibata-Yasuda）小鼠等自发型模型以外，随着转基因技术及基因敲除技术的进一步发展，MKR 小鼠和 GK/IRS-1 双基因剔除小鼠也逐渐被用于研究 2 型糖尿病。

（二）高脂血症动物模型

用于建立高脂血症动物模型的动物多种多样，如大鼠、小鼠、豚鼠和兔都是高脂血症模型的理想建模动物。在研究中链脂肪酸（MCFA）对血清胆固醇水平及其作用机制的影响时，使用高脂肪饮食建立高脂血症 C57BL/6J 小鼠动物模型，并测量小鼠的体重和血脂谱。通过实时 PCR 和蛋白质印迹法测定基因转录和与肝及小肠中胆汁酸代谢相关的表达水平，分析胆汁和粪便中胆汁酸代谢物的浓度。MCFA 增加了小肠中 ABCG5、ABCG8 和 LXR 的表达，从而抑制了小肠胆汁酸的吸收，增加了胆汁和粪便中胆固醇和胆汁酸的浓度，降低了血清胆固醇的水平。

（三）低血糖症动物模型

低血糖是指成年人空腹血糖浓度低于 2.8mmol/L。糖尿病患者血糖值≤3.9mmol/L 即可诊断低血糖。目前较为经典的方法是采用禁食来建立低血糖模型，大鼠和小鼠是较理想的建模动物，提供饮水但不提供粮食能有效降低动物的血糖浓度，但所需时间长、不能模拟疾病模型是该模型的一个缺点。小鼠腹腔注射胰岛素溶液是另一种急性低血糖动物模型的造模方法，该法能模拟人类疾病发作时突发低血糖的临床症状，但无器质性病变，且急性血糖降低易损伤动物重要脏器或直接导致动物死亡，对胰岛素注射剂量有严格要求。近年来有学者提出通过乙醇灌胃维持大鼠低血糖状态能有效避免损伤大鼠脏器，且正常进食也让动物处于较稳定的代谢状态，但该模型目前未得到广泛应用。

（四）痛风动物模型

目前用于建模的动物涉及禽类、家兔及大小鼠等，由于痛风致病的关键因素是高尿酸血症，如何增高动物的血尿素浓度就成了模型建立的关键。对于小鼠模型而言，直接给模型动物摄入高嘌呤饮食（如酵母），或者给予尿酸前体物质（如次黄嘌呤）都能升高动物体内的尿酸生成；而用腺嘌呤、烟酸、乙胺丁醇等药物，抑制肾脏排泄尿酸，增加血尿酸浓度，形成高尿酸血症。另外，腹腔注射氧嗪酸钾可抑制尿酸酶，也能达到升高血尿酸的目的。

（五）坏血病动物模型

由于豚鼠缺乏左旋葡萄糖内酯氧化酶导致其自身不能合维生素 C，其对维生素 C 的需求完全依赖于外源性的摄取与补充。若豚鼠的食物中没有维生素 C 的充分补充，豚鼠体内自身含有的维生素 C 在 4 天内就可消耗一半。因此，豚鼠可以成为研究坏血病和维生素 C 的生理功能的理想动物模型。一般情况下，豚鼠每日需要的维生素 C 为 1mg/100g，但是在某些特殊时期，如生长、妊娠、泌乳等，其对维生素 C 的需求量将会增加。目前大多数使用的豚鼠饲料都会添加一定量的维生素 C，以保证豚鼠的健康生长，但是随着时间的推移，饲料中的维生素 C 有可能会失效，因此除了豚鼠的饲料外，在其饮用水中也会添加一定量的维生素 C 进行补充，以防止其在某些特殊情况及应激的情况下会对维生素 C 的需求增加。但一般用于补充维生素 C 所配制的饮用水都使用蒸馏水或是去离子水以防止水中氯离子及金属离子对维生素 C 的影响。

（六）维生素 D 缺乏病动物模型

目前，比较常用的维生素 D 缺乏病的研究动物包括猪、犬、大鼠及小鼠。但是，到目前为止使用最多的维生素 D 缺乏病动物模型还是小鼠，因为其经济且操作简单。小鼠与人的同源性好，可满足对细胞水平及分子水平的研究。只需通过对一些物理及化学因素的改变就能够造成与人类极为相似的维生素 D 缺乏。

【案例一】

（一）案例摘要

上海黄浦区中心医院核医学科为了研究骨质疏松动物模型骨显像与骨代谢指标的相关性，采用肌内注射地塞米松（DX），制作骨量减少和骨质疏松的不同模型。目的采用核素 ^{99m}Tc-MDP 骨显像的特点，相对显示不同程度骨量减少所表现的特征，为骨质疏松治疗提供依据。上海黄浦区中心医院核医学科取健康新西兰白兔 30 只，设 3 组：A 组为正常组，B 组为骨量减少组（DX 1mg/kg 肌肉注射，每周二次），C 组为骨质疏松组（DX 2mg/kg 肌肉注射，每周二次）。持续时间 6 周，第 7 周分别对三组进行核素 ^{99m}Tc-MDP 骨显像 ROI 值（腰椎、股骨头、膝关节、股骨中段与骶椎之比值）、血清骨碱性磷酸酶（BALP）、骨钙素（BGP）测定，对腰椎、股骨进行骨密度、病理骨组织学切片和骨形态计量检测。另外对 ^{99m}Tc-MDP 骨显像 ROI 值与功能代谢性指标和形态学指标进行分别比较对照。得出结论，核素 ^{99m}Tc-MDP 骨显像是一种检测早期骨代谢异常的灵敏方法，与骨代谢性指标具有很好的相关性。而在早期骨量减少时形态学指标改变并不显著，与骨显像所摄取骨骼显像剂 ^{99m}Tc-MDP 的 ROI 值不成正比。因此核素 ^{99m}Tc-MDP 骨显像能较好地提示不同程度的骨量减少的征象，为较早预防、诊治骨质疏松提供参考。

（二）案例问题

1. 按照骨质疏松的发病机制，骨质疏松动物模型可分为哪两类？
2. 目前，常用来诱发骨质疏松的动物模型的动物有哪些？
3. 骨质疏松模型的评估指标有哪些？

（三）案例分析

骨质疏松即骨质疏松症，是多种原因引起的一组骨病，骨组织有正常的钙化，钙盐与基质呈正常比例，以单位体积内骨组织量减少为特点的代谢性骨病变。在多数骨质疏松中，骨组织的减少主要由于骨质吸收增多所致。以骨骼疼痛、易于骨折为特征。骨质疏松症的预防和治疗已成为一个多学科的、当前研究最活跃的课题之一。建立理想的骨质疏松症的动物模型是研究治疗和预防骨质疏松症新药的体内过程、药物代谢动力学、药效学和影响药物作用因素的基础。随着对骨质疏松症研究的不断深入，认为骨质疏松症的发生与遗传、营养、生活习惯、激素、运动、机械负荷和多种细胞因子相关。这对骨质疏松症的动物模型提出了相当严格的要求。

（七）骨质疏松症动物模型

由于骨质疏松的病因比较复杂，虽然出现了各种各样的动物模型，但仍不是很完善。按照发病机制骨质疏松动物模型可分为两类，减少骨形成为主导机制的模型（如老年性骨质疏松模型、SAM大鼠模型及糖皮质激素模型）和增加骨吸收为主导机制的模型（如去卵巢骨质疏松模型、失用型骨质疏松模型、营养性骨质疏松模型）。目前，常用来诱发骨质疏松的动物有大鼠、小鼠、兔、羊、猪、犬和非人类灵长类动物等，造模方法有去势法、药物致骨质疏松法、营养法、失用法，以及一些特殊类型的造模方法如转基因法、基因突变法、脑源性造模法等，有的用一种方法，有的两种或多种方法联合使用。

（八）脂肪肝动物模型

急性酒精性脂肪肝动物模型：多采用高浓度白酒灌胃法建立急性酒精性脂肪肝模型。给小鼠白酒灌胃，连续灌胃10天后，小鼠血清中丙氨酸转氨酶（ALT）、天冬氨酸转氨酶（AST）水平明显升高，肝组织中丙二醛（MDA）、谷胱甘肽（GSH）水平显著增加，肝细胞显著脂肪变，肿胀，肝窦受压，可见血管充血和灶性坏死。该方法符合人类的饮酒习惯，构建模型方法简单易行，建模周期短，成本低，但灌胃工作较烦琐，动物死亡率高。

慢性酒精性脂肪肝模型：慢性酒精性脂肪肝造模方法包括单纯乙醇灌胃法、乙醇灌胃结合高脂饮食法等。采用乙醇连续灌胃8周以建立大鼠酒精性脂肪肝模型，结果表明模型组大鼠血清转氨酶活性明显升高，肝组织病理可见明显肝细胞脂肪变性。以乙醇灌胃为基础，缓慢提高乙醇的剂量和浓度，并结合高脂饲料（基础饲料84%，猪油5%，胆固醇1%，玉米油10%），造模6周后发现大鼠发生明显的肝脏脂肪变性，血清ALT活性升高，肝匀浆超氧化物歧化酶（SOD）、谷胱甘肽过氧化物酶（GPX-Px）活性降低，MDA含量升高。

非酒精性脂肪肝（NAFLD）动物模型：高脂饮食法是国内外常用的NAFLD动物模型建立方法，与人类NAFLD发病机制及肝组织病理学特征相似。该法还可用于建立代谢障碍综合征、血脂异常、肥胖及胰岛素抵抗等动物模型。饲养时间越长，饲料中脂肪含量越高，肝细胞脂肪变及肝损伤程度越严重。

四、呼吸疾病模型

（一）肺水肿动物模型

家兔全身麻醉后行气管插管，并于颈外静脉插入连接输液器的静脉插管，静脉输入生理盐水，分离一侧颈总动脉，插入经三通与压力换能器相连的插管，供检测血压，连接张力换能器描记动物呼吸，按100ml/kg的用量，将滴注速度调整为180～200滴/分，至最后50ml时，按照0.10mg/kg剂量加入肾上腺素，滴注速度为30滴/分，观察记录一次动物呼吸、血压、心率情况，当肺部出现水泡音，气管内有泡沫液体溢出时，立即夹住气管，停止输液，开胸取肺，计算肺系数。

（二）肺纤维化动物模型

在临床应用中发现博莱霉素（bleomycin，BLM）可以诱导患者的肺纤维化。BLM最常用的是通过气管插管单次给药，剂量通常是3～5mg/kg。在BLM单次给药后，急性炎症反应会持续8天，第9天炎症会向肺纤维化转换，28天或35天之后出现组织基质沉积，呈现纤维化的改变。

石棉肺在暴露人群中是一种严重的肺纤维化疾病。利用石棉气管滴注和雾化吸入两种方式可以诱导小鼠肺纤维化。气管滴注模型在第7天出现纤维化，第14天纤维化成熟，吸入模型在1个月左右才出现纤维化。

五、消化疾病模型

（一）胃溃疡动物模型

胃溃疡是由多种因素引起的慢性消化性疾病，发病率高，病程较长，是临床的常见病症。非甾体类抗炎药阿司匹林、吲哚美辛、乙醇等可诱发胃溃疡实验动物模型。

（二）胃食管反流病动物模型

目前制备胃食管反流病动物模型的方法可以分为两类，即手术法和非手术法，其中手术法又可分为破坏食管下括约肌法、十二指肠或幽门结扎法、空肠或十二指肠吻合术法。空肠或十二指肠吻合术法由于完全改变了实验动物的消化道解剖结构，通常不能用于疗效评价试验，应用相对较少；十二指肠或幽门结扎法制备的食管反流病动物模型通常存活期较短，多用于短期动物实验研究，但无法满足中长期动物实验研究需求；破坏食管下括约肌法虽然对实验动物造成的创伤较大，实验动物具有较高的死亡率，但是其建模成功率较高，是目前应用最广泛的制备胃食管反流病动物模型的方法。非手术方法主要是指通过食管灌注胃蛋白酶或酸制备简单的食管反流模型，但该法制备的食管反流模型通常仅适用于食管黏膜的损害、防御机制研究。

六、泌尿疾病模型

泌尿系统疾病是指泌尿系统器官组织或者与泌尿系统相关的器官组织所发生的疾病。泌尿系统疾病动物模型主要的建模方式有免疫诱导、基因工程建模及手术建模。免疫诱导建模主要有免疫复合物、微生物和异种蛋白质诱导，微小病变性肾病动物模型就可用嘌呤霉素和阿霉素诱导。基因工程动物模型又称转基因动物模型，DDY 小鼠具有 IgA 肾病易感性可构建 IgA 肾病动物模型。手术建模的动物模型是指利用外科手术摘除或损伤泌尿系统相关器官来构建泌尿系统动物模型，IgA 肾病动物模型也可用肝脏切除或诱导动物肝硬化的方法使肝脏 IgA 清除减少来形成。急性肾盂肾炎动物模型是输尿管一侧暂时结扎，向膀胱内注入大肠埃希氏菌，造成动物急性尿路感染，从而形成急性逆行肾盂肾炎。

泌尿系统动物模型不但可以帮助我们深入了解泌尿系统疾病的形成过程和机制，而且可以筛选治疗泌尿系统疾病的中西药物，确认其临床病理。所以设计和建立泌尿系统疾病动物模型，对研究和治疗泌尿系统疾病至关重要。

七、内分泌疾病模型

甲状腺疾病动物模型：甲状腺疾病模型主要包括甲亢模型、甲减模型、自身免疫性甲状腺炎模型。

甲亢模型主要有药物诱导和免疫诱导两种建模方法。药物诱导甲亢模型主要是指口服或注射甲状腺素钠，免疫诱导甲亢模型的基本方法是利用表达自身甲状腺激素受体的细胞或质粒 DNA 或腺病毒啮齿类小鼠建模，主要是注射腺病毒或质粒 DNA 到小鼠体内来建模。

药物诱导、手术切除和低碘诱导是甲减模型的主要构建方法。药物诱导甲减模型主要是通过给予抗甲状腺药物，如甲巯咪唑或丙硫氧嘧啶，减少甲状腺激素合成来建模。用手术切除方法建立甲减模型是将甲状腺组织全部切除来构建模型。低碘诱导甲减模型是通过给予大鼠低碘饮食建立甲减模型，同时也是碘缺乏病模型。

自身免疫性甲状腺炎（AIT）模型的建立方法主要有自发性 AIT 模型、异源性甲状腺抗原免疫法和脾细胞体外活化移植法。

八、高血压疾病模型

高血压疾病模型通常分为急性实验模型和慢性实验模型，常用实验动物为大鼠、犬、猫和家兔，极少数用猴模型。

急性高血压动物模型通过直接影响动物的神经和体液因素使血压快速升高，但此模型不适合做长期研究。

通过基因工程、手术或者一些干预手段来建立慢性高血压动物模型。根据其构建方法又分为肾型、内分泌型、饮食型和神经源型，利用球囊固定法，在延髓左侧腹外侧舌咽神经、迷走神经根入脑干区形成神经血管压迫可以建立犬神经源性高血压动物模型，该模型比较接近高血压的生理状态，但需要先进的设备和技术。利用两肾一夹法用丝线或者银夹狭窄左侧肾动脉可以建立肾型高血压动物模型，此建模方法优点是复制率高且能长期维持，为临床高血压的研究奠定了基础。高糖、高脂、高盐的食物可以诱导出饮食型高血压模型，近交筛选出来的盐敏感高血压模型常加入其他模型的造模中。

第三节 动物模型的临床运用

（一）新药筛选

【案例二】

（一）案例摘要

2018年7月7日，华海药业公布消息称，公司在对缬沙坦原料药物生产工艺进行优化评估时，在未知杂质项下，发现并检定其中一未知杂质为亚硝基二甲胺（NDMA）。根据相关动物实验研究结果，NDMA具有基因毒性，被列为人类可疑化学致癌物。缬沙坦是高血压治疗中非常重要的降压药物之一。这一发现致使欧洲药品管理局（EMA）召回了使用华海药业生产原料的缬沙坦药品。这一事件将公众的眼球再次聚焦到药品质量及安全性问题，缬沙坦这类在临床应用非常成熟的降压药物也被推到了风口浪尖。

（二）案例问题

1. 试述药物安全性评价的重要意义。

2. 为什么说"华海事件"对于制药行业，可以说是"坏事"，也可以是件"好事"？

（三）案例分析

此次"华海事件"的发生可以说再次敲响了"药品质量与安全"的警钟，对于制药企业，应时刻将患者用药安全放在首位，这是一条不可逾越的红线，药品质量永远是最为核心的。没有安全性保障，药物疗效无从谈起。对于药监部门，应加强对药物质量与安全的监管，为临床安全用药把好关键的第一关。"华海事件"对于行业来说，可以说是"坏事"，也可以是件"好事"。之所以说是"好事"，是因其增加了医生和全社会对药品原料药质量的关注，更加坚定了使用有质量保证药物的信心。事实上，药物质量与安全性验证的过程并不是一蹴而就的，而是贯穿在药物的整个生命周期中。

人类靠自身试验进行药物筛选，受到多种因素的限制，特别是未知药物的毒性反应是用人体筛选药物过程中很难避免的巨大困难。所谓动物筛选法就是以动物作药物筛选的观察对象，以动物对药物的反应，证明某些物质的药理作用，评价其药用价值。因此，研究和制备更多的病理动物模型，成为药物研究领域长期的重要课题。理想的动物模型应具备的基本条件是病理机制与人类疾病的相似性、病理表现的稳定性和药物作用的可观察性。动物筛选模型的最大优点是可以从动物身上直观地反映出药物的治疗效果、不良反应及毒副作用。由动物模型获得的筛选结果，对预测被筛选样品的临床效果、毒副作用和应用前景具有十分重要的价值。

（二）新药预临床试验

新药预临床试验主要包括：药学研究、药效学研究、一般药理学研究、药代动力学研究、药理机制研究及毒理学研究（主要包括主要急性毒性、慢性毒性和特殊毒性研究）等研究内容。应根据研究目的选择相应的种属、性别、年龄等动物模型。

一般实验常用成年动物，但研究药物对生长、发育的作用时，应选幼年动物，而研究药物的抗衰老作用，则要用老年动物或衰老过程较快的衰老动物模型。为使临床前药效与人体药效接近，应尽量选用两种以上的动物，或尽量选用与人体疾病相似的自发性或人工制作的动物病理模型，在评价药物作用时比一般正常动物更接近实际情况。而针对一些人类重大疾病仍然只能利用非人灵长类动物建立动物模型，这些疾病包括艾滋病、阿尔茨海默病等。其原因是一方面艾滋病、阿尔茨海默病的猴模型能更好地模拟人类疾病；另一方面用其他动物很难建立此模型，如HIV仅感染部分灵长类和人类。从动物伦理学的角度看，实验动物生命的全过程都应得到良好的照顾，保持实验动物稳定的心理、生理状态，使临床前试验得到科学、可靠和稳定的结果。

然而，由于种属的差异，对于同一种药物，实验动物不论药效、药理，还是毒理作用反应，与人类会有差异，有些反应只出现于人类，有些反应只出现于动物，有些反应人和动物的程度不同。因此，即便是细致、周全的临床前试验，但用于人时总是不可避免地存在一定的风险。

（三）药物安全评价

药物安全评价又称非临床药物安全性评价，是指通过实验室研究和动物体外系统对治疗药物的安全性进行评估，是新药品进入最终临床试验和最终的批准前的必要程序和重要步骤。

在药物发现与临床前研究阶段，有 40% 左右的药物由于毒性和安全性等问题被淘汰；在药物临床试验阶段，又有 60% 左右的药物因肝脏、心脏或是神经毒性被终止临床试验。因此，建立经济、有效的药物早期安全性评价技术已成为当前国内外新药研发领域的迫切需求，"早发现、早淘汰"已成为国内外新药研发界的新理念。在药物研发的临床前实验阶段，通常以细胞作为研究对象，进行体外实验和药物安全性评价。该方法虽然具有快速、高效等优点，但是其筛选结果种属差异性较大，并且不是在机体水平对药物安全性进行整体评价。所以，在药物研发过程中，利用相应的动物模型，在机体内部对药物进行快速、有效的早期安全性评价具有非常重要的意义。例如，斑马鱼模型在一般毒性、发育毒性、神经毒性、器官毒性和生殖毒性等评价中均有应用，利用斑马鱼进行体内药物安全性评价，具有诸多优势，如药物用量少、给药方便、便于观察和操作、药物筛选周期缩短、实验成本低及可实现高通量筛选，同时还便于对药物的毒性机理进行研究。因此，将斑马鱼模型与药物早期安全性评价相结合，提高了新药研发的效率和安全性，降低了新药研发的成本，从而更好地推动药物研发进程。

（四）药物耐受性预实验

药物耐受性指机体对药物反应的一种适应性状态和结果。当反复使用某种药物时，机体对该药物的反应性减弱，药学效价降低，为达到与原来相等的反应和药效，就必须逐步增加用药剂量，这种叠加和递增剂量以维持药效作用的现象，称为药物耐受性。根据耐受获得的遗传机制，可分为先天性耐受与后天获得性耐受。利用动物模型进行实验研究的多属后天获得性耐受。

（五）放化疗药物研究

随着对肿瘤研究的深入及放化疗技术和药物的发展，放化疗已成为目前治疗恶性肿瘤的主要方法之一。探究放化疗研究的效果，需要不同器官或者组织的肿瘤动物模型作为研究对象。根据放化疗药物的预期用途，可以构建不同的肿瘤动物模型，模型构建的质量决定了放化疗药物的效果。因此，肿瘤模型构建的成功与否，对于放化疗药物在临床上的研究至关重要。

（六）组织移植

人类运用组织器官移植治疗疾病最早可以追溯到 1908 年，Alexis Carrel 在猫之间做了双侧肾移植实验研究，其中一只猫在术后发挥正常泌尿功能达到 25 天。随后，组织器官移植进入了临床应用，并不断技术革新和进步。

常见的组织移植包括皮肤移植、血管移植、角膜移植等。皮肤移植常被选为移植研究对象，因为有丰富的来源、易于得到、对血液供给暂时中断的耐受力强等优点。血管移植主要用于骨外科、整形外科、心脏外科和慢性移植血管病等这几方面的技术研究。角膜移植的动物模型，主要用于角膜移植排斥反应机制的研究及寻求减少排斥反应的治疗方法。常用的移植用实验动物有大鼠、小鼠、猪、犬科、非人灵长类动物。以犬科动物为例，是大动物模型的首选动物，其广泛用于器官移植、组织移植等实验外科方面的研究。同时，临床器官移植医师往往选择犬科动物研究新的手术方法，在动物身上取得熟练而精确的技巧后，再应用于临床。

（七）器官移植

常见的器官移植包括心脏移植、肾脏移植、肝脏移植、小肠移植等。心脏移植模型具有易于掌控、易于操作及易于观测的优点，因此是研究免疫耐受的最佳模型。肾脏移植模型在啮齿类和大动物中均已建立，其中以 Brown-Norway 或 DA 大鼠作为供肾，以 Lewis 大鼠作为受者，术后不给予任何处理，可建立急性排斥反应模型。肝脏移植动物模型不仅仅能研究免疫抑制剂、移植排斥反应及免疫耐受机制，还可用于器官保存、肝脏缺血 / 再灌注损伤及活体肝移植研究。小肠移植是现今治疗终末期肠功能衰竭的唯一有效方法，但由于肠道组织与外界相通，频繁接触细菌，且具有独立的免疫器官和淋巴回流系统，因此频发的、剧烈的排斥反应是其取得成功的最大障碍，建立稳定的可用于小肠移植排斥反应免疫机制研究的动物模型意义重大。

思考题

1. 常用的骨质疏松症动物模型的造模方法有哪些？
2. 选择生物物种作为动物模型的基本条件有哪些？

本章小结

（陈勇彬）

笔记栏

第六章　医学科研的数据处理

学习要求

1. 识记　医学科研数据的特点、医学科研数据的处理原则和质量控制。
2. 理解　医学科研数据的常用统计学描述、分布规律和统计学方法。
3. 运用　医学科研数据处理的原理分析科学数据。

本章导图

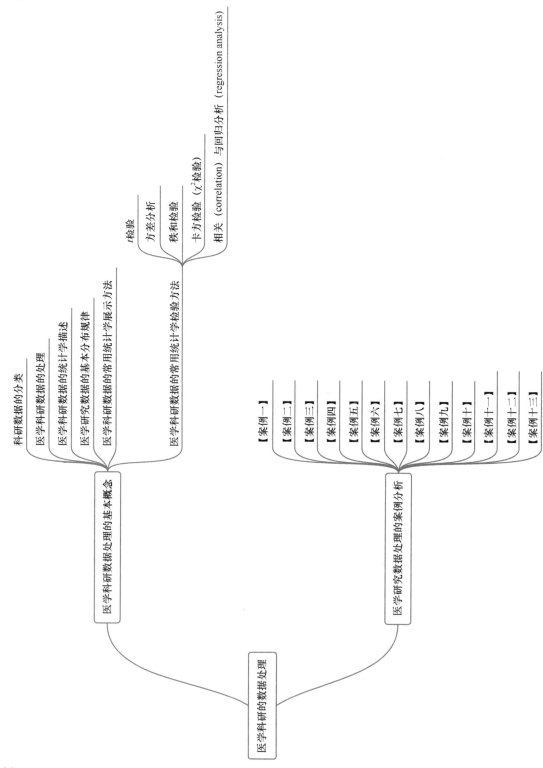

笔记栏

医学科研又称为医学研究（medical research），主要是指运用实验生物学、分子生物学、流行病学和医学统计学等方法阐明人体健康、疾病发生发展、疾病的诊治和预防等医学相关问题。医学科学研究是目前最活跃最具诱人前景的科研之一，据统计，目前在中国有超过 10 万人的医学研究队伍。在开展医学研究的过程中，科学家们会产生海量多样的医学基础和临床数据，如何对这些数据进行科学的整理和分析，是产生可靠的科学结论和形成新的科研假说的前提和保证。本章将结合实例阐明医学科研数据的科学处理、分析和储存的策略。

第一节　医学科研数据处理的基本概念

（一）医学科研数据的分类

医学科研涉及生物医学基础研究和临床转化研究两大领域，由于研究对象和研究手段不同会产生出不同的研究数据，对这些研究数据的把握是进行科学处理和科学分析的前提。首先，让我们了解一下什么是科研数据，它有哪些类型，因为这涉及具体的分析策略及分析手段和方法。一般来说，依据来源不同，科研数据可以分为基础和生物医学数据，临床医学数据，公共卫生与预防医学数据和药学数据等（图 6-1）。其中，基础和生物医学科研数据（experimental data）以各种组学数据（基因组、蛋白质组、转录组、代谢组学等）和分子生物学数据为代表。而临床医学数据主要包括临床病理学数据、疾病诊断数据、疾病治疗和科学干预数据等。公共卫生与预防医学科研数据主要来源于疾病的流行病学分析。此外，还包括各类药学数据等。但是，在涉及具体的处理和分析策略上，更注重的是这些医学科研数据的性质。依据数据的性质，可以分为影像数据、图片数据、文字数据和数字数据等。这些数据的具体分析策略有多种，但是都离不开科学的统计学分析策略，因为在不同的干预策略中，只有经统计分析显示具有显著性差异的数据才提示干预的科学意义。因此，我们首先要从统计学的角度对数据进行分类处理。

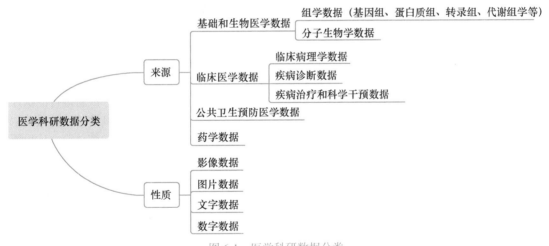

图 6-1　医学科研数据分类

（二）医学科研数据的处理

对医学科研数据的正确处理和分析是取得合理科学结论的重要前提。在医学科研数据的分析中要遵循的原则是：①保持数据的真实性；②选择正确的统计学分析方法。在分析和呈送发表的数据中，真实性和完整性是两个重要的基本要求。因为只有保持数据的真实性才能完整地呈现医学发展的规律而不至于误导。几年来国内外愈演愈烈的科研数据真实性缺失的案例引起了越来越广泛的关注，而选择正确合理的统计学分析方法是确保对医学研究数据科学解读的重要参考依据。关于科研数据的真实性容易理解，就是要杜绝一切选择性的甚至是篡改的数据。而统计学是通过对医学科研数据资料的搜集、整理、分析统计资料，认识客观现象数量规律性的方法论科学。医学科研数据的处理包括对收集的数据进行质量分析（质控）、归类整理、统计学分析、归纳推理、形成科学结论或假说等的过程。

医学科研数据的管理和质量控制：医学科研取得的数据在进行科学分析以得出合理的结论之前要评估待分析的科研数据是否合理，主要包括：①检查设计是否合理；②检查数据是否完整；③检查数据是否准确、可靠。

医学科研数据的采集主要包括以下方式（图 6-2）。

（1）生物学实验（wet lab）：通过具体的生物学实验得到，主要通过分析疾病发生发展过程中的病理生理及生物化学的变化，代表性的基因和蛋白质表达水平和结构变化等。

（2）计算机辅助实验（dry lab）：通过对大数据的分析，采用电子计算机分析得到，包括药物的结构活性关系分析，分子对接分析及疾病流行模式的模拟等。

（3）流行病学分析（epidemiological survey）：通过对人群采样分析和流行病学调查得到，可以用于疾病发生的规律研究，也可以包括疾病的临床试验分析。根据数据采集的方式不同可以分为前瞻性研究（cohort study）和回顾性研究（retrospective study）。其中前瞻性研究又称 prospective study，是以现在为起点追踪到将来的研究方法；而回顾性研究则是以现在的结果为起点，回溯过去的研究方法。

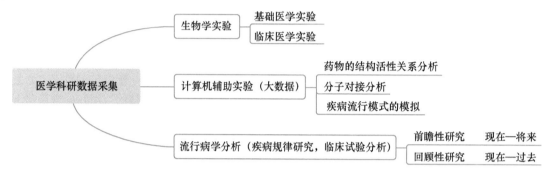

图 6-2　医学科研数据的采集方法

在以上科研数据的采集过程中，要注意的是是否做到了科研设计三原则，即"对照原则""重复原则"和"随机原则"（图 6-3）。其中对照方式通常有六种，包括空白对照、实验对照、标准对照、自身对照、相互对照和文献对照等。重复原则通常有三种类型：①整个实验的重复；②多个受试对象的重复（如在药效学研究中采用多个动物模型分析）；③统一受试对象的重复。科研重复是排除偶然性的必要条件。随机原则指的是实验材料或实验对象的分配和实验的各个试验进行的次序，都是随机确定的。以上三项原则在数据处理和分析前要重点检查，因为合理且科学的设计是获取数据和得出科学结论的前提。这些内容在"医学科研设计"的相关章节中已经有详细讨论，这里不再赘述。

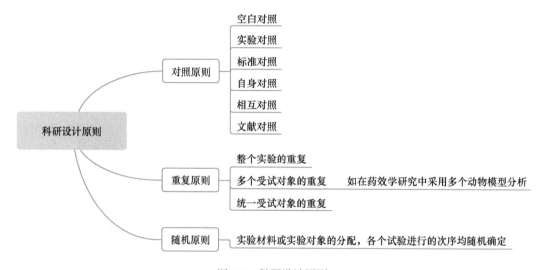

图 6-3　科研设计原则

科研数据的质量控制中的一环是对资料数据完整性的分析和处理，这其中涉及两类数据，一类是离散型数据，一类是缺损值数据。离散型数据指的是严重偏离群体平均值的数据，多数为错误数据，但是有的也是真实的异常值数据。如果这类数据处理不当会严重掩盖事实的本质，扭曲研究中考察因素的作用，或者丢失重要数据的真实意义。对这类离散型数据的处理要具体分析研究对象和研究条件，可以手工删除或计算机分析处理。但是由于医学研究对象多数以人群或实验动物为研究对象，往往存在个体差异，而这些个体差异性往往是由某个或某些特异基因或分子事件所决定，因此这些离散型资料有可能预示着重大的特殊改变。对于这些数据一定要依据具体环境而取舍。而缺损值数据，顾名思义就是在一组或多种数据中某个或某些值未能获取或未能收集。对这类数据的处理主要依赖于缺损数据对该组数据的重要性。在具体的分析中可以直接剔除，以中位数或平均值替代。对缺损值较多或者难以合理缺失的也可以单独形成一个文件进行分析。

（三）医学科研数据的统计学描述

在进行统计学分析之前，要依据不同的医学数据类型进行分类而后选择合理的分析方法，对图片和影像资料，在进行统计学分析之前要对有关数据进行转换，以变换成可以统计学分析的数字数据。在全部数据变换成可以统计学分析的数据之后医学数据一般都可以分为归纳为计数资料和计量资料资料两类。所谓计数资料又称为定性资料或者无序分类变量资料，是将观察单位按其性质或者类别分组，然后清点各组观察单位个数所得的资料，例如，乳腺癌组织的临床检查中 HER2 基因的表达结果为阴性或阳性，则分别清点阳性和阴性结果的例数，属于非连续性数据；而计量资料是用仪器、工具或其他定量方法对每个观察单位的某项标志进行测量，并把测量结果用数值大小表示出来的资料，一般带有度量衡或其他单位，例如，肝功能检查中测定的谷丙转氨酶含量等，属于连续性数据。在统计学分析中也可以将计数资料与计量资料按照报告需要或具体的呈现方式进行转换，例如，将上述 HER2 表达的计量资料按照表达水平可以阴性（–）、弱阳性（+）、中等阳性（++）、强阳性（+++）进行分组，分别清点各组病例数则可以转换为计数资料。当然，各类数据也可以根据研究变量的多少分为单变量、双变量或多变量数据。

在统计学分析中，由于医学研究数据种类的繁杂性，为了便于统计学分析和发现其内在的规律性，要先对各类数据进行统计描述，即在统计学原理的指导下收集数据，并对收集到的原始数据进行汇总、加工、整理、概括和显示，并对数据进行深入分析，从而认识具体医学事件中的内在规律性。一般来说，统计描述的方法有两大类，一类是用统计图或统计表，另一类是用统计指标，如总和、均数、标准差、方差、标准误、最大值、最小值等（图 6-4）。例如，在医学研究中，对数值变量资料的统计学描述中常常应用频数分布（frequency distribution），如血压随着年龄增长而变化的趋势。频数分布图能直观形象地反映相关数据的集中趋势（central tendency）和离散趋势（dispersion tendency）。集中趋势可以用均数（mean）来描述，常用的有算数均数、几何均数、中位数、众数及调和均数等。而离散趋势反映变异度，常用的有极差、四分位数间距、方差、标准差及变异系数等。频数分布图也能直观地反映出数据的分布形态，即正态分布（normal distribution）或偏态分布（skew distribution）。正态分布也称"常态分布"或"高斯分布"（Gaussian distribution），正态曲线呈钟形，两头低，中间高，左右对称，因其曲线呈钟形，因此人们又经常称之为钟形曲线。而偏态分布与"正态分布"相对，其数据分布曲线左右不对称，是连续随机变量概率分布的一种。依据其峰度和偏度可分为正偏态和负偏态，前者曲线右侧偏长，左侧偏短；后者曲线左侧偏长，右侧偏短。在医学科研数据的分析中，如果发现健康人群中正态分布的某项数据在疾病中呈偏态分布，往往体现出该项观察指标在疾病的发生和进展过程中具有重要意义。

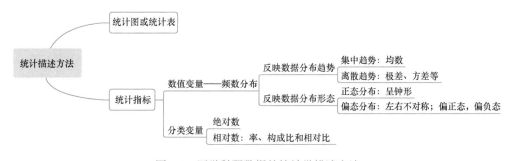

图 6-4　医学科研数据的统计学描述方法

在医学研究中，除数值变量数据外，还有大量的分类变量数据（categorical variable）。所谓分类变量资料是说明医学研究对象类别的一个名称，其取值是分类数据。例如，"性别"就是一个分类变量，其检查值为"男"或"女"；在艾滋病感染筛查中，艾滋病感染与否也是一个分类变量，其检查值为阴性或阳性。分类变量资料常用的统计描述方式有绝对数和相对数。相对数包括率、构成比和相对比等。在应用相对数时，一要有足够的观察单位数，二是在分析时不能以构成比代替某现象发生的强度或频率大小。此外，由于医学研究对象的群体通常差别比较大，在对不同研究群体进行比较时通常要对待比较的率进行标准化。所谓的标准化就是在一个指定的标准构成条件下进行率的对比分析。例如，两组群体中某一事件发生率进行对比时，若其他的因素如年龄、性别、病情、治疗方法等在两组间的构成不同，并足以影响结论时，则不能对这两组群体中该事件的总率进行直接比较，而必须采用标准化法以消除这些因素的影响。在进行标准化时通常将所比较的两组或多组资料按照选定的某个统一标准构成计算得到理论的或预期的率再做比较分析。

（四）医学科研数据的基本分布规律

不同类型的数据应该选择不同的统计方法进行统计推断，在选择正确的统计学分析方法之前要了解数据资料的分布规律。临床研究的数据资料中常见的几个分布类型见图6-5。主要有：①正态分布（normal distribution）：在样本量足够大时，该分布呈现以 $x=\mu$ 为对称轴左右对称。② t 分布（t-distribution）：在实际分析中往往因为样本量较小，用小样本来估计呈正态分布且方差未知的总体均值的一种分布。该分布也呈现为左右对称分布的特点。③二项分布（binomial distribution），通常出现在医学研究中某一随机事件呈现为两种互斥结果，对这类只有两种互斥结果的离散型随机事件的规律性进行描述的一种概率分布。如对某疾病中关键性标志性事件的有或无的定性描述。④泊松分布（Poisson distribution）：也是一种典型的离散型随机变量的分布，主要用来描述大样本含量中的小概率事件。该分布是二项分布的一个特例，是二项分布中 n 很大而 π 很小时的一种极限分布。医学科研数据的上述分布特点决定了合适的统计学分析方法。

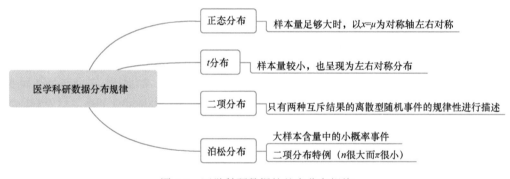

图 6-5　医学科研数据的基本分布规律

（五）医学科研数据的常用统计学展示方法

医学研究人员通过一系列调查和实验室研究取得了丰富的数据，但是多数第一手数据都是无序无规律的，为了揭示这些数据的基本分布特征和分布规律，常常要对数据整理并进行统计学分析，以便揭示和推导出科学的结论。在这里首先要用到不同的统计图表对结果进行综合展示。统计图和统计表示常用的两种展示方式，具有条理清楚，简洁易懂的特点，同时能避免冗长的文字叙述，非常有助于对数据的理解。统计表以表格形式来展示研究结果，可以对各类指标进行具体显示，如均数和标准差等，而统计图则采用点线面等简单的几何图形来表达，直观简明，但不能像统计表一样提供确切的数值。在实际分析中，这两类表现方式常常根据需要交叉使用。

在统计研究中会用到各种统计图表来反映数据的分别规律，一般认为①比较独立指标的数值大小时可以选用条图；②表示事物内部构成时，选用饼图或百分条图；③连续变量的频数分布，多采用直方图或多变图；④表示某现象的变化，由线图和半对数图来分析；⑤体现两现象的因果关系时选用散点图；⑥表示某现象的地域分析：统计地图。制作各类统计表和统计图的常用软件有：EXCEL、SigmaPlot 和 GraphPad 等。各类统计图表的应用见图6-6。

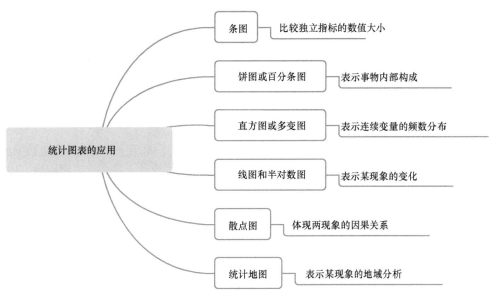

图 6-6 医学科研数据分析中统计图表的应用

（六）医学科研数据的常用统计学检验方法

医学科研数据经过上述整理和统计学描述之后，在从这些数据中得出科学结论之前，必须进行统计学分析。由于统计学的定量研究具有客观、准确和可检验的特点，所以选择正确的统计学方法对医学科学研究尤其重要。常用的统计学分析方法有：t 检验、方差分析、秩和检验、卡方检验、相关与回归分析等（图 6-7）。

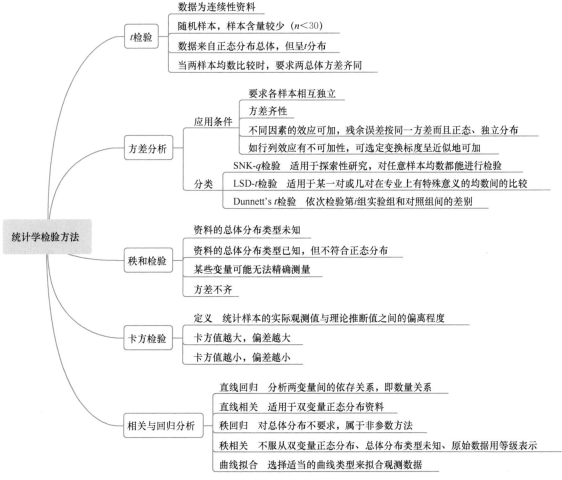

图 6-7 医学科研数据的常用统计学检验方法

1. t 检验　可分为单总体检验、双总体检验及配对样本检验，是最基本的假说检验方法之一，主要用于检验两个样本含量较小（如 $n < 30$），总体标准差 σ 未知的正态分布。用 t 分布理论来推论差异发生的概率，从而比较两个平均数的差异是否具有显著性。t 检验的应用条件为：

（1）数据为连续性资料。

（2）随机样本，样本含量较少（$n < 30$）。

（3）数据来自正态分布总体，但呈 t 分布。

（4）当两样本均数比较时，要求两总体方差齐同。

2. 方差分析（analysis of variance，ANOVA）　又称 F 检验，是用于比较多个变量数据的样本，来确定它们之间的差别是否是简单随机的，或者是由于流程之间统计上显著的差别所致。也可以用于两组样本间的统计学分析。方差分析的应用条件为：

（1）方差分析要求各样本相互独立。

（2）数据为正态分布，且方差相等（方差齐性）。

（3）标准的方差分析中，模型假定不同因素的效应是可加的，并且残余误差按同一方差而且正态、独立分布。

（4）如行列效应有不可加性，可选定变换标度呈近似地可加。方差不齐性也应稳定性变换。

方差分析只能说明多组数据间总体均数之间的差异，如果要进一步判断各组中究竟是哪两组总体均数存在差异，需要在前述基础上进行多样本均数的两两比较而不能直接用 t 检验比较。适用于多组数据间两两分析的方法常用的有：

SNK-q 检验、LSD-t 检验和 Dunnett's t 检验。

SNK-q 检验，即 Studnet-Newman-Knuls 检验，适用于探索性研究，对任意样本均数都能进行检验。

LSD-t 检验：即最小显著性差异检验（least significant difference t test），适用于某一对或几对在专业上有特殊意义的均数间的比较。

Dunnett's t 检验，是 LSD-t 检验的特殊形式，为事后检验的一种，依次检验第 i 组实验组和对照组间的差别。

LSD-t 检验的敏感性高，各个水平间的均值存在微小的差异也有可能被检验出来，但此方法对第一类弃真错误的概率不进行控制和调整，在实际应用中，一般不用 LSD-t 检验，而选用 Dunnett's t 检验（对照组比较）和 SNK -q 检验（两两比较）。

3. 秩和检验　亦称等级检验，是一类非参数检验方法。其中"秩"又称等级、即上述次序号的和称"秩和"，秩和检验就是用秩和作为统计量进行假设检验，主要基于样本观测值的秩的统计检验方法。秩和检验的适用数据特点为：

（1）资料的总体分布类型未知。

（2）资料的总体分布类型已知，但不符合正态分布。

（3）某些变量可能无法精确测量。

（4）方差不齐。

4. 卡方检验（χ^2 检验）　就是统计样本的实际观测值与理论推断值之间的偏离程度，实际观测值与理论推断值之间的偏离程度就决定卡方值的大小，卡方值越大，偏差越大，越不符合；反之卡方值越小，偏差越小，越趋于符合，若两个值完全相等时，卡方值就为 0，表明理论值完全符合。χ^2 检验是一种用途比较广泛的检验方法，也属于非参数检验范畴，主要用于两个或两个以上样本率或构成比的比价，以及两个分类变量的关联性分析。如分析行 X 列表格中某因数的作用。

5. 相关（correlation）与回归分析（regression analysis）　在实际研究中，我们经常需要对医学数据进行回归分析，即确定两种或两种以上变量间相互依赖的定量关系的一种统计分析方法。相关与回归分析主要用于分析多个变量之间的关系或关联性，其主要目的是分析两个或多个定量或等级变量间的关联性。三个及以上数级变量之间关系的回归与相关分析又称为多元相关与回归分析。这类分析又包括直线回归（linear regression）、直线相关（linear correlation）、秩回归（rank regression）、秩相关（rank correlation）及曲线拟合（curve fitting）等。

直线回归属于线性相关分析，主要分析两变量间的依存关系，即数量关系，一个变量变化时，另一个变量发生相应的变化。

直线相关，描述正态分布两个定量变量之间线性关联程度与相关方向，适用于双变量正态分布资料。

秩回归对总体分布不要求，属于非参数方法。只要 Y 的均数随 X 增加而增加或减少，即非严格单调性质，X，Y 是否直线关系均可，不满足直线回归条件也可，目的是利用内插法粗略由 X 估计 Y。

秩相关，适用于不服从双变量正态分布、总体分布类型未知及原始数据用等级表示的资料。

曲线拟合指选择适当的曲线类型来拟合观测数据，并用拟合的曲线方程分析两变量间的关系。

以上统计学分析方法在各种通用的数据分析软件都可以执行，这些软件可以在以下网站下载或注册购买使用。

1. ArcGIS Desktop　http：//www.esri.com/software/arcgis/arcview。

2. geospatial data analysis tool。

3. Atlas.ti　http：//www.atlasti.com/index.html。

4. qualitative analysis tool。

5. dedoose　http：//www.dedoose.com/。

6. cross-platform app for analyzing qualitative and mixed methods research with text，photos，audio，videos，spreadsheet data。

7. Epi Info　http：//wwwn.cdc.gov/epiinfo/。

8. a suite of lightweight software tools，delivers core ad-hoc epidemiologic functionality without the complexity or expense of large，enterprise applications。

9. GNU PSPP　https：//www.gnu.org/software/pspp/。

10. free program for statistical analysis of sampled data（similar to SPSS）。

11. MATLAB　http：//www.mathworks.com/products/matlab/。

12. high-level language and interactive environment for numerical computation，visualization，and programming。

13. Microsoft Excel*　http：//office.microsoft.com/en-us/excel/。

14. spreadsheet analysis。

15. NodeXL　http：//research.microsoft.com/en-us/projects/nodexl/。

16. open-source template for Microsoft® Excel® 2007，2010，2013 and 2016 for exploring network graphs; basic version is free。

17. NVivo　http：//www.qsrinternational.com/products_nvivo.aspx。

18. qualitative analysis tool。

19. R*　http：//cran.r-project.org/。

20. a freely available language and environment for statistical computing and graphics which provides a wide variety of statistical and graphical techniques：linear and nonlinear modelling，statistical tests，time series analysis，classification，clustering，etc。

21. Rayyan　https：//rayyan.qcri.org/。

22. free tool for systematic reviewers to screen citations。

23. SPSS*　http：//www-01.ibm.com/software/analytics/spss/。

24. predictive analytics software。

25. Stata*　http：//www.stata.com。

26. data analysis and statistical software。

27. Synapse　https：//www.synapse.org。

28. platform for open collaborative analysis of clinical and genomics data。

第二节　医学研究数据处理的案例分析

【案例一】

（一）案例摘要

某大学流行病学课题组于 2017 年 10 月对当地社区 30～50 岁居民进行大规模的心血管疾病

患病情况调查，共调查了 23 568 人，调查的内容包括人口统计学资料、生活方式、患病史等，测量了身高、体重、腰围、血压，检测了血糖、血脂等生化指标。该调查信息已经录入电脑并整理成数据库（为方便后面的复习题描述，这里将该数据库命名为 2017 心血管病数据库）。某研究生欲比较吸烟居民空腹血糖水平是否高于非吸烟的居民，空腹血糖值（mmol/L）如 4.8、6.2、5.1、5.6、4.2、5.6、5.9、7.2、5.3、4.5、6.3、5.0、5.2、4.9、6.5、5.2、5.5、4.9、5.6、5.1 等。吸烟的定义：一生中连续或累积吸烟 6 个月或以上者。

（二）案例问题

请问该研究生应该选用哪种统计方法来达到研究目的？

（三）案例分析

两独立样本的 t 检验或者 Wilcoxon 秩和检验。

根据研究目的，分析的变量空腹血糖是数值变量（或定量资料），欲在吸烟和不吸烟两组之间比较，所以是两组定量资料的比较，可以考虑 t 检验或 Wilcoxon 秩和检验。

选择 t 检验或秩和检验时，需要考虑资料的正态性，即需要对吸烟组和不吸烟组的空腹血糖值分别进行正态性检验。如果两组数据均来自正态总体，则选用 t 检验。进行 t 检验时，还需要考虑两组来自的总体方差是否相等。如果两组总体方差相等，则选择 t 检验；反之，选择 t' 检验。

当两组资料中一组或两组都不来自正态总体，则用两独立样本比较的 Wilcoxon 秩和检验。

【案例二】

（一）案例摘要

现有一研究者欲研究血压和血糖的关系，他利用 2017 心血管病数据库对不同血压水平的居民的血糖水平进行比较。该研究者将血压值按照 120/80mmHg 和 140/91mmHg 两个界值将血压分为三个水平：正常血压、临界高血压和高血压。血糖水平为原始测量的空腹血糖值（mmol/L）。

（二）案例问题

请问该研究者应该采用哪种统计方法分析三个血压水平组居民的血糖水平是否存在差异？

（三）案例分析

根据研究目的，分析的变量空腹血糖是数值变量（或定量资料），欲在正常血压组、临界高血压组和高血压组三组之间比较，所以是多组定量资料的比较，可以考虑完全随机化的方差分析或完全随机化设计的多组样本比较的 Kruskal-Wallis 秩和检验。

选择方差分析或秩和检验时，需要考虑资料的正态性和方差齐性。对正常血压组、临界高血压组和高血压组三组的空腹血糖值分别进行正态性检验。如果三组数据均来自正态总体，并且三组资料来自的总体方差相等，则选用完全随机化设计的方差分析。

当三组资料中任一组不来自正态总体，则用完全随机化设计的多组样本比较的 Kruskal-Wallis 秩和检验。

【案例三】

（一）案例摘要

某研究人员在进行不同水温清洗酶清洗消化内镜的效果的研究中，设置了三个水温组：10～19.9℃、20～29.9℃和 30～40℃。以某医院 2017 年 9 月至 2018 年 8 月期间进行消化内镜检查的消化内镜为研究对象，经过纳入标准和排除标准的筛选，共纳入了 120 个次的消化内镜进入研究，用事先产生的随机数字将先后纳入研究的消化内镜分配到三个水温组，用同浓度的清洗酶进行常规的清洗。评价指标蛋白质残留量，该研究者测量了不同部位的蛋白质残留量：操作部，钳道口，先端部，吸引、送水送口和活检管腔，数据见表 6-1。

表 6-1　不同水温清洗酶清洗消化内镜后不同部位蛋白质残留量

单位：g/mol

编号	操作部	钳道口	先端部	吸引、送水送口	活检管腔
10～19.9℃					

续表

编号	操作部	钳道口	先端部	吸引、送水送口	活检管腔
1	59.65	60.80	60.02	57.24	56.55
2	58.99	61.30	61.12	59.34	58.12
…	…	…	…	…	…
39	59.70	60.98	60.20	57.46	56.83
40	60.01	61.45	61.56	59.99	59.00
20～29.9℃					
1	45.55	50.43	48.54	48.71	46.89
2	46.80	50.60	49.10	48.85	47.34
…	…	…	…	…	…
39	52.40	52.60	51.30	50.45	49.59
40	55.33	53.49	55.16	51.67	50.65
30～40℃					
1	34.30	9.45	11.50	11.12	15.33
2	34.10	10.34	12.88	13.56	18.60
…	…	…	…	…	…
39	33.90	12.55	14.48	16.00	21.40
40	34.00	11.03	13.68	14.78	20.00

（二）案例问题

分析不同水温清洗组、消化内镜不同部位蛋白质残留量是否存在差异，需用什么统计学方法？

（三）案例分析

两因素重复测量设计的方差分析。

根据研究目的，分析的变量是蛋白质残留量，这里对同一个消化内镜进行了多部位的检测，属重复测量资料；欲比较不同水温组的蛋白质残留量，是进行组间比较，所以应该采用两因素重复测量设计的方差分析。

进行重复测量的方差分析，也需要考虑正态性，一般定量资料，不是偏离正态分布很多，就可以进行重复测量的方差分析；如果偏离正态分布太多，则需进行相应的变量变化，使资料满足正态分布，然后再进行重复测量的方差分析。

【案例四】

（一）案例摘要

某医生在进行治疗慢性支气管炎时，比较了单纯西医治疗、中医治疗和中西医结合的方法的治疗效果。该医生将先后接受治疗的 300 名慢性支气管患者随机分到三组，分别单纯西医治疗、中医治疗和中西医结合的方法治疗。观察治疗效果为：无效、有效、显效和治愈。300 名慢性支气管炎患者的治疗效果如表 6-2 所示。

表 6-2　300 名慢性支气管炎患者用三种不同治疗方法的效果

单位：名

	无效	有效	显效	治愈
单纯西医治疗	0	22	58	20
中西医结合	0	12	56	32
中医治疗	0	18	56	26
合计	0	52	170	78

（二）案例问题

试分析三组治疗效果有无差异？

（三）案例分析

随机化设计的多组样本比较的 Kruskal-Wallis 秩和检验或者 CMH 卡方检验中的行均分的卡方检验。

根据研究目的，分析的变量治疗效果为等级资料，本研究用的完全随机化设计，因此，可以选用随机化设计的多组样本比较的 Kruskal-Wallis 秩和检验。

另外，从给出的表格看，该表为行×列表，为单向有序列联表，因此，可以用 CMH 卡方检验中的行均分的卡方检验。

【案例五】

（一）案例摘要

某大学用学生的综合评分来评价课程的教学效果，现随机抽 10 名医学生对现学的三门医学基础课程的教学效果进行评价，见表 6-3。

表 6-3 10 名医学生对三门医学基础课程的教学效果的综合评分比较

单位：分

学生	解剖学	生理学	病理学
1	4.0	4.0	5.0
2	2.5	4.0	4.0
3	4.0	3.5	4.5
4	3.5	4.0	5.0
5	3.5	3.0	4.0
6	2.5	3.5	3.5
7	4.0	3.5	3.5
8	3.5	3.5	4.5
9	3.0	4.0	4.0
10	2.5	3.0	4.0

（二）案例问题

试采用合适统计学方法比较这三门医学基础课程的教学效果是否相同。

（三）案例分析

区组设计的 Friedman 秩和检验。

每个学生对每个课程都进行评价，则各课程的评分不独立，因此，此研究为区组设计。分析的变量是评分，0 ~ 5 分不连续取值，因此，该变量通常看作等级资料。故进行区组设计的等级资料的比较采用区组设计的 Friedman 秩和检验。

【案例六】

（一）案例摘要

欲对 2017 心脑血管病数据库进行男女性居民高血压患病情况的比较，某研究者将数据整理为表 6-4。

表 6-4 某地 30 ~ 50 岁男女性居民高血压患病情况

分组	高血压（名）	正常血压（名）	合计（名）	患病率（%）
男性	3326	6938	10 264	32.4
女性	3393	9911	13 304	25.5
合计	6719	16 849	23 568	28.5

（二）案例问题

请选择合适的统计学方法比较男女性居民高血压患病情况有无差别？

（三）案例分析

完全随机化设计的卡方检验。

该研究目的是比较高血压的患病情况，为分类变量。分组变量为性别，该研究为成组设计，因此采用完全随机化设计的卡方检验。进行完全随机化设计的卡方检验时，需要考虑应用条件，根据条件选择不校正的卡方检验、校正的卡方检验或者确切概率法。

【案例七】

（一）案例摘要

在乳腺癌患者中准确地检测人表皮生长因子受体-2（HER2）的状态十分必要，因为HER2的状态不仅能够预测乳腺癌的预后，并且能够指导曲妥珠单抗的治疗。而HER2状态的检测主要依靠检测HER2蛋白质水平的免疫组织化学方法（IHC）和检测HER2基因水平的荧光原位杂交技术（FISH）。某研究者采用IHC法及FISH法分别检测80例乳腺癌患者术后石蜡包埋标本的HER2蛋白质表达和HER2基因状态，结果如表6-5所示。

表6-5　80例乳腺癌患者HER2基因扩增和蛋白质表达的结果

单位：例

FISH	IHC		
	−	+	合计
−	39	8	47
+	3	30	33
合计	42	38	80

（二）案例问题

选择合适的统计学方法进行如下分析：

1. 两种方法检测结果是否有差别？

2. 两种方法检出结果的一致性如何？

（三）案例分析

①采用配对设计的卡方检验比较两种方法检测结果是否有差别；②采用一致性分析：计算Kappa值，并进行一致性检验。

该研究是自身配对，每个标本进行两种检测，属于配对设计。①两种方法检测结果，即阳性或阴性的比较，选用配对设计的卡方检验，此检验也需要考虑是否校正。②分析目的是一致性，需要计算样本的Kappa值来反映一致性的程度，并且需要对Kappa值进行检验，推断总体资料是否存在一致性。

【案例八】

（一）案例摘要

某研究者收集了147例冠心病患者，分别用对比法和核素法检查患者的室壁收缩运动情况，结果见表6-6。

表6-6　两种检查方法检查冠心病患者室壁收缩运动的符合情况

单位：例

对比法	核素法			合计
	正常	减弱	异常	
正常	58	2	3	63
减弱	1	42	7	50

续表

对比法	核素法			合计
	正常	减弱	异常	
异常	8	9	17	34
合计	67	53	27	147

（二）案例问题

请选择合适的统计方法分析两种方法的检查结果是否一致？

（三）案例分析

采用一致性分析：计算 Kappa 值，并进行一致性检验。

该研究是自身配对，每个患者进行两种方法检查，属于配对设计。与配对设计的四格表相比，该资料为 3×3 列联表，每种方法的检查结果有三种结果，并且为有序分类资料（等级资料），该表格为双向有序资料，并且两种方法检测结果均为正常、减弱和异常三个取值，因此，被称为双向有序属性相同的列联表。这类资料主要分析目的就是两种方法的检查结果是否一致。因此，该研究需要计算样本的 Kappa 值来反映一致性的程度，并且需要对 Kappa 值进行检验，推断总体资料是否存在一致性。

【案例九】

（一）案例摘要

某研究者利用 2017 心脑血管病数据库分析糖尿病患者血糖水平是否与血清总胆固醇、甘油三酯、空腹胰岛素、糖化血红蛋白相关。血清总胆固醇、甘油三酯、空腹胰岛素、糖化血红蛋白和空腹血糖的测量值列于表 6-7。

表 6-7　2236 名糖尿病患者的空腹血糖及相关变量的测量结果

序号 i	总胆固醇（mmol/L）X_1	甘油三酯（mmol/L）X_2	胰岛素（μU/ml）X_3	糖化血红蛋白（%）X_4	血糖（mmol/L）Y
1	5.68	1.90	4.53	8.2	11.2
2	3.79	1.64	7.32	6.9	8.8
3	6.02	3.56	6.95	10.8	12.3
4	4.85	1.07	5.88	8.3	11.6
5	4.60	2.32	4.05	7.5	13.4
6	6.05	0.64	1.42	13.6	18.3
7	4.90	8.50	12.60	8.5	11.1
8	7.08	3.00	6.75	11.5	12.1
9	3.85	2.11	16.28	7.9	9.6
10	4.65	0.63	6.59	7.1	8.4
11	4.59	1.97	3.61	8.7	9.3
12	4.29	1.97	6.61	7.8	10.6
13	7.97	1.93	7.57	9.9	8.4
…	…	…	…	…	…
2224	6.13	2.06	10.35	10.5	10.9
2225	5.71	1.78	8.53	8.0	10.1
2226	6.40	2.40	4.53	10.3	14.8
2227	6.06	3.67	12.79	7.1	9.1
2228	5.09	1.03	2.53	8.9	10.8
2229	6.13	1.71	5.28	9.9	10.2

续表

序号 i	总胆固醇（mmol/L）X_1	甘油三酯（mmol/L）X_2	胰岛素（μU/ml）X_3	糖化血红蛋白（%）X_4	血糖（mmol/L）Y
2230	5.78	3.36	2.96	8.0	13.6
2231	5.43	1.13	4.31	11.3	14.9
2232	6.50	6.21	3.47	12.3	16.0
2233	7.98	7.92	3.37	9.8	13.2
2234	11.54	10.89	1.20	10.5	20.0
2235	5.84	0.92	8.61	6.4	13.3
2236	3.84	1.20	6.45	9.6	10.4

（二）案例问题

试建立空腹血糖与其他几项指标的回归模型。

（三）案例分析

进行多元线性回归分析。

该研究目的是分析空腹血糖与相关因素的关联性，空腹血糖为定量资料，可以通过建立多重线性回归模型，分析相关因素对空腹血糖的关联性。

进行多重线性回归分析时，应考虑需要满足的数学条件：

1. 应变量 Y 与自变量 X_1、X_2、$\cdots$、X_i、$\cdots$、X_m 之间具有线性关系。

2. 残差 $\varepsilon \sim N(0, \sigma^2)$，即要求对任意一组自变量 X_1、X_2、$\cdots$、X_i、$\cdots$、X_m 值所对应的应变量 Y 应相互独立、服从正态分布、方差相等。

然而在实际应用中，一般只需要检验 Y 变量的正态性，如果满足，即可以进行多重线性回归分析。

【案例十】

（一）案例摘要

某医生记录该医院抢救 200 例 AMI 病例的转归与相关因素，现主要考察四个因素：年龄（x_1，岁）；抢救前是否发生过休克（$x_2=0$ 为未发生，$x_2=1$ 为发生）、抢救前是否发生过心力衰竭（$x_3=0$ 为未发生，$x_3=1$ 为发生）、抢救前是否发生 AMI 已超过 12 小时（$x_4=0$ 为未超过，$x_4=1$ 为已超过）。数据如表 6-8 所示。

表 6-8　200 例 AMI 患者抢救前情况及其转归

ID	x_1	x_2	x_3	x_4	Y
1	45	0	0	0	0
2	52	0	0	1	0
3	62	0	1	0	0
4	59	0	1	1	0
5	49	1	0	0	0
6	70	1	0	1	1
7	46	1	1	0	1
8	59	1	1	1	1
9	65	0	0	0	0
10	63	0	0	1	0
11	60	0	1	0	0
12	58	0	1	1	0
…	…	…	…	…	…
190	59	1	0	1	1

续表

ID	x_1	x_2	x_3	x_4	Y
191	63	1	1	0	1
192	68	1	1	1	1
193	71	1	1	0	1
194	69	0	0	1	1
195	59	0	1	0	0
196	63	0	1	1	1
197	64	1	0	0	1
198	59	1	0	1	1
199	65	1	1	0	1
200	70	1	1	1	1

（二）案例问题

试选择合适的统计方法分析转归（$y=1$ 死亡，$y=0$ 存活）与这四个因素之间的关系。

（三）案例分析

进行 Logistic 回归分析。

该研究目的是分析 AMI 患者抢救后的转归与四个考察因素之间的关系。转归（$y=1$ 死亡，$y=0$ 存活）为两分类变量，又称为二值变量，应该建立 Logistic 回归模型，分析这四个考察因素对转归结局的影响。

建立模型的过程就是筛选有统计学意义的变量的过程，因而可以找到对转归有影响的因素。另外，通过建立模型，得到偏回归系数，进一步计算，可以获得描述转归结局与相关因素关联强度的指标 OR，该指标是反映暴露因素对观察结局的作用大小。如本例如果通过分析，抢救前是否发生过休克是 AMI 患者抢救后转归的影响因素，$OR=1.5$（软件分析结果同时会给出 95% CI，本例该可信区间应该在 1 之上），则可解释为，抢救前发生过休克的 AMI 患者抢救后发生死亡的风险是没有发生过休克的 AMI 患者的 1.5 倍。

【案例十一】

（一）案例摘要

某肿瘤科医生为了研究影响肺癌患者生存时间的因素，记录了 40 名肺癌患者的生存资料，如表 6-9，其中 X_1：生活行动能力评分，患者不能自理评 10～30 分，部分自理评 40～60 分，能够自理评 70～90 分；X_2：患者年龄（岁）；X_3：由诊断到进入研究时间（月）；X_4：为病理类型，鳞癌为 1，小型细胞癌为 2，腺癌为 3，其他为 0，X_5：化疗方法，常规法为 1，试验新法为 0。time 为生存时间（天）。surv 为结局变量，死亡为 0，截尾为 1。

表 6-9　40 名肺癌患者的生存资料

X_1	X_2	X_3	X_4	X_5	time	surv	X_1	X_2	X_3	X_4	X_5	time	surv
70	64	5	1	1	411	0	60	37	13	0	1	100	0
60	63	9	1	1	126	0	90	54	12	1	0	999	0
70	65	11	1	1	118	0	50	52	8	1	0	231	1
40	69	10	1	1	82	0	70	50	7	1	0	991	0
40	63	58	1	1	8	0	20	65	21	1	0	1	0
70	48	9	1	1	25	1	80	52	28	1	0	201	0
70	48	11	1	1	11	0	60	70	13	1	0	44	0
80	63	4	2	1	54	0	50	40	13	1	0	15	0
60	63	14	2	1	153	0	70	36	22	2	0	103	1

续表

X_1	X_2	X_3	X_4	X_5	time	surv	X_1	X_2	X_3	X_4	X_5	time	surv
30	53	4	2	1	16	0	40	44	36	2	0	2	0
80	43	12	2	1	56	0	30	54	9	2	0	20	0
40	55	2	2	1	21	0	30	59	87	2	0	51	0
60	66	25	2	1	287	0	40	69	5	3	0	18	0
40	67	23	2	1	10	0	60	50	22	3	0	90	0
20	61	19	3	1	8	0	80	62	4	3	0	84	0
50	63	4	3	1	12	0	70	68	15	0	0	164	0
50	66	16	0	1	177	0	30	39	4	0	0	19	0
40	68	12	0	1	12	0	60	49	11	0	0	43	0
80	41	12	0	1	200	0	80	64	10	0	0	340	0
70	53	8	0	1	250	0	70	67	18	0	0	231	0

（二）案例问题

请选择合适的统计学方法分析：

1.影响肺癌患者生存的因素有哪些？

2.新疗法与常规法相比能延长肺癌患者的生存时间吗？

（三）案例分析

1.建立 COX 比例风险模型。

2.Log-rank 检验。

解析：该研究资料属于生存资料，观察的结果不仅仅是结局：生存或死亡，还有生存时间。生存资料通常选用 COX 比例风险模型分析影响因素，并计算有风险比 HR 来反映影响因素对生存时间的作用大小。

生存资料用 Log-rank 检验来比较两组生存曲线。生存曲线反映了整个生存过程，不同时间点上的生存率。如果通过检验，新疗法的生存曲线与传统疗法的生存曲线有统计学意义，并且新疗法的生存曲线在传统疗法的生存曲线的上面，则可以认为新疗法与常规法相比能延长肺癌患者的生存时间。

【案例十二】

（一）案例摘要

某研究人员进行心脏有关的分子研究，如图 6-8 所示。

（二）案例问题

图 6-8 中，存在在 HE 染色分析中，一处数据疑似重复利用，请指出并进行分析。

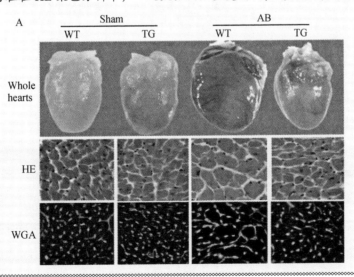

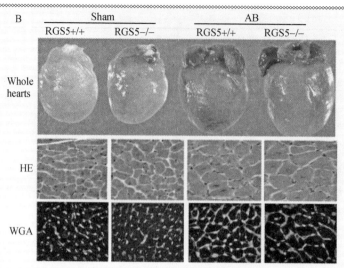

图 6-8　数据的真实性案例分析

（三）案例分析

图 6-9 中 A 图的 HE 分析中的最右侧数据与 B 图中的 HE 染色的最左侧图高度一致，疑似对同一张图的不同区域进行截取而已。详见图 6-9 所示。

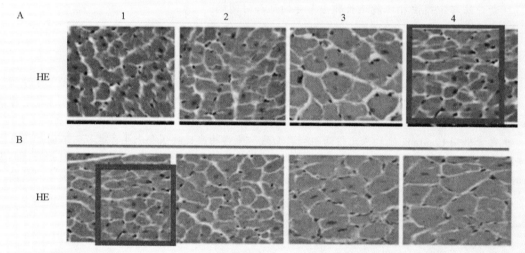

图 6-9　涉假图片案例分析

图 6-9 涉假图片剖析。依照研究人员的实验描述，A4 和 B1 来自不同组别样本（相对应的心脏组织），但是 HE 的分析结果图像却是相同来源。A4 和 B1 高度相似，只是调整了位置、图像尺寸、明暗。

【案例十三】

（一）案例摘要

在某项研究中，研究人员采用 Western blot 检测不同细胞株中蛋白质 A 和蛋白质 B 的表达水平（图 6-10），并推测这两个蛋白质的表达可能存在哪种关联性。

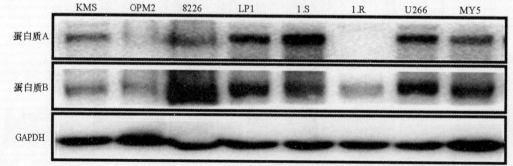

图 6-10　用 Western blot 检测不同细胞株中蛋白质 A 和蛋白质 B 的表达水平

（二）案例问题

试进行统计学分析。

（三）案例分析

为了分析蛋白质 A 和蛋白质 B 间是否存在关联性，根据 Western blot 的结果，我们可以对不同蛋白质条带进行灰度分析，然后将图像的条带数字化后以 GAPDH 作为内对照，用 t 检验进行分析。统计学结果显示：GR 和 RNF6 的表达水平呈线性关系，$R^2=0.7805$，$P=0.0036$，说明二者间存在较好的线性关系。分析结果如图 6-11 所示。

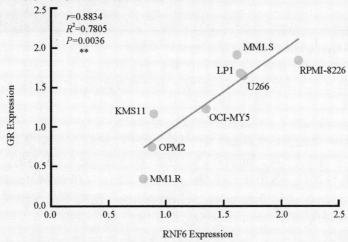

图 6-11　图像定量分析案例

该图基于图 6-10 的 Western blot 结果对各条带进行灰度分析，将图像数字化后即可进行统计学相关分析。

思考题

1. 某肿瘤科医生为了研究影响肺癌患者生存时间的因素，记录了 40 名肺癌患者的生存资料，如表 6-10 所示，其中 X_1：生活行动能力评分，患者不能自理评 10～30 分，部分自理评 40～60 分，能够自理评 70～90 分；X_2：患者年龄（岁）；X_3：由诊断到进入研究时间（月）；X_4：为病理类型，鳞癌为 1，小型细胞癌为 2，腺癌为 3，其他为 0，X_5：化疗方法，常规法为 1，试验新法为 0。time 为生存时间（天）。surv 为结局变量，死亡为 0，截尾为 1。请选择合适的统计学方法分析：①影响肺癌患者生存的因素有哪些？②新疗法与常规法相比能延长肺癌患者的生存时间吗？

表 6-10　40 名肺癌患者的生存资料

X_1	X_2	X_3	X_4	X_5	time	surv	X_1	X_2	X_3	X_4	X_5	time	surv
70	64	5	1	1	411	0	60	37	13	0	1	100	0
60	63	9	1	1	126	0	90	54	12	1	0	999	0
70	65	11	1	1	118	0	50	52	8	1	0	231	1
40	69	10	1	1	82	0	70	50	7	1	0	991	0
40	63	58	1	1	8	0	20	65	21	1	0	1	0
70	48	9	1	1	25	1	80	52	28	1	0	201	0
70	48	11	1	1	11	0	60	70	13	1	0	44	0
80	63	4	2	1	54	0	50	40	13	1	0	15	0
60	63	14	2	1	153	0	70	36	22	2	0	103	1
30	53	4	2	1	16	0	40	44	36	2	0	2	0
80	43	12	2	1	56	0	30	54	9	2	0	20	0
40	55	2	2	1	21	0	30	59	87	2	0	51	0
60	66	25	2	1	287	0	40	69	5	3	0	18	0
40	67	23	2	1	10	0	60	50	22	3	0	90	0

续表

X_1	X_2	X_3	X_4	X_5	time	surv	X_1	X_2	X_3	X_4	X_5	time	surv
20	61	19	3	1	8	0	80	62	4	3	0	84	0
50	63	4	3	1	12	0	70	68	15	0	0	164	0
50	66	16	0	1	177	0	30	39	4	0	0	19	0
40	68	12	0	1	12	0	60	49	11	0	0	43	0
80	41	12	0	1	200	0	80	64	10	0	0	340	0
70	53	8	0	1	250	0	70	67	18	0	0	231	0

答案：①建立 COX 比例风险模型。② Log-rank 检验。

解析：该研究资料属于生存资料，观察的结果不仅仅是结局：生存或死亡，还有生存时间。生存资料通常选用 COX 比例风险模型分析影响因素，并计算有风险比 HR 来反映影响因素对生存时间的作用大小。

生存资料用 Log-rank 检验来比较两组生存曲线。生存曲线反映了整个生存过程，不同时间点上的生存率。如果通过检验，新疗法的生存曲线与传统疗法的生存曲线有统计学意义，并且新疗法的生存曲线在传统疗法的生存曲线的上面，则可以认为新疗法与常规法相比能延长肺癌病人的生存时间。

2. Retract Watch 对 2013 年发表在 *Plos Biology* 的一篇题为 "Effects of Resveratrol and SIRT1 on PGC-1α Activity and Mitochondrial Biogenesis：A Reevaluation" 论文的部分图片提出质疑，怀疑其中的多个 Western blot 图存在伪造（manipulation）。图 6-12 中，图 A 和图 B 存在至少一处 Western blot 条带交叉利用，请指出。

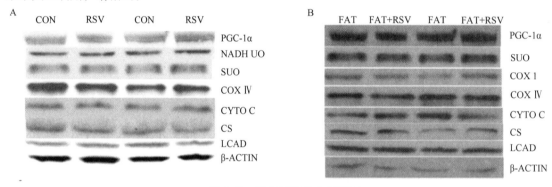

图 6-12　数据真实性分析案例

解析：如图 6-13 所示，该图对 PGC-1α 的条带在 A 和 B 中其实是同一个 Western blot 条带，只是作者将 B 图中的条带曝光时间长一点。如果将二者的背景弱化后可以很清楚地看到它们的相似性（图 6-13C）。

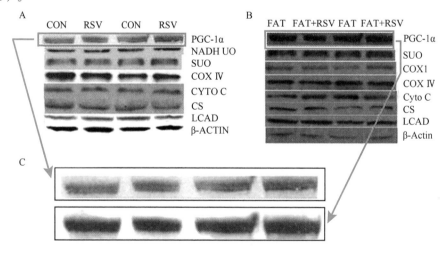

图 6-13　一图多用案例分析

本章小结

（毛新良　张明芝）

第七章　医学科研论文写作

学习要求
1. 识记　医学科研论文的种类、医学科研论文的基本特征和组成部分、各种摘要类型的定义和形式。
2. 理解　医学科研论文论著写作的基本技巧和各部分的注意事项。
3. 运用　能够初步运用所学基本技能完成医学科研论文的写作。

本章导图

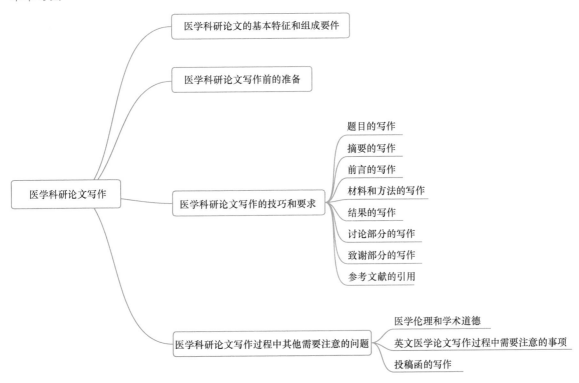

　　医学科研论文是集医学相关的科学假设、数据和结论为一体，用文字和图表按照一定的格式描述和呈现，并以此引导读者。医学科研论文是医学科研工作的中心部分，是医学科研成果的重要呈现方式，能够把研究成果尽快传递给读者，起到知识传播的作用；同时接受同行的审阅和评判，使他人能够汲取精华，去伪存真，借鉴和改良，共同推进医学科研的进步。如果医学科研没有论文产出，就等同于没有开展科研工作，其结果等同于零；研究工作虽然有意义但没有发表，意味着研究根本不存在。因此在做好医学科研工作的同时，及时用文字和图表把研究工作的目的、实验过程、取得的数据及由此得出的结论在公共学术媒体发表，是医学科研工作者重要的职责，是医学科研工作者必备的技能。本章将对医学科研论文的基本特征、组成要件、写作的技巧和注意事项进行概述。

第一节　医学科研论文的基本特征和组成要件

　　医学科研论文根据其内容一般有综述、论著、个案报道等，其中综述是对某一个具体的科学问题相关的知识背景、研究进展和未来发展方向的总结和评述。个案报道是对临床实践过程中观察到的、比较特殊病例的特征、治疗和转归的描述。论著则是对特定的现象、疾病发生、发展和转归的规律和机制、诊断和治疗的方法、技术和药物等研究成果的报道。另外，根据论文写作的目的不同，可以是发表在期刊杂志上的发表论文，也可以是为了学业要求的学位论文。医学论文的类型不同，其结构和格式的要求也不一样。由于论著是医学工作者发表论文的主要类型，因此本章主要以论著为代表，阐述其特征、结构和写作的技巧和注意事项。论著型的医学科研论文一般需要包含题目、作者信息、摘要、关键词、前言、实验材料和方法、结果、讨论、致谢和参考文献等部分，有些时候结果和讨论可以合成一部分。但不管是哪种论文形式，作为医学科研论文，一般至少应具有以下特征：

实用性：医学科研以认识正常和疾病条件下机体生命活动的规律和本质，增强人类防御和抵抗疾病的能力，最大限度提高人类生活质量和寿命为目的。一篇论文的实用价值是评价论文质量高低的最重要指标。医学科研论文的实用性可以体现在推动人们对人体正常和疾病状态下生命活动规律的认知和相关研究活动的开展，也可以是有助于疾病的预防、诊断和治疗。可以体现在医学理论上的贡献或者具有临床、科研上的应用价值。

科学性：指科研论文的观点是建立在客观事实和已有正确科学理论基础之上，而不是主观臆造。医学科研论文具有科学性是必备条件。研究的对象、技术方法的选择合理、可靠，有严格的对照；实验结果实事求是、真实可信，不能根据自己的喜好随意取舍素材和主观臆断，更不能编造数据；论文的结论一定是根据确凿的实验结果和已有知识所得出的符合逻辑、经得起检验、经过严谨的推理而得出。

新颖性：这是衡量一篇论文质量高低、是否有发表价值的重要标准之一，是高水平期刊最基本的要求。一篇论文的新颖性体现在选题、观点、学术价值等方面，可以是提出新的问题、新的现象、新概念、新领域、新医用材料、新药物、新作用、新机制、新技术、新方法等。也正是论文要有新颖性，所以一般重复的工作很少能被接受发表。

完整性：一篇论文应是叙述一个完整的故事，论点要有比较充分的论据支持，要自圆其说。不同方面医学研究的完整性要求不一样，也取决于要发表杂志的要求。质量越高、影响力越大的期刊，对于论文的完整性要求越高。比如关于一个现象的描述，可能有些期刊要求把现象的特征和规律描述清楚即可，但高水平的期刊还要从现象看本质，要回答决定这种现象的原因是什么。初步的观察、部分的研究数据一般不能形成论文发表。

条理性：医学科研论文应该按照医学科学研究问题的规律和逻辑关系，分部分分别介绍，逐步演进深入，环环相扣，有较强的层次感。比如可以先讲研究的目的，然后是现象、作用和功能的描述，再讲作用的机理和现象的本质，最后是研究的结论。医学科学论文一般都是按照一定的格式、由不同的部分组成，每一部分的目的和内容有差别，但每一部分相互关联，组成完整的有机整体。

可读性：一篇好的论文不仅要使同领域的人能看懂，还要使有一定相关知识背景的读者看明白。因此语言要通俗易懂，语句通顺，用词恰当，无语法错误，语言朗朗上口，语言的美感较强，综合运用各种写作技巧吸引读者的兴趣，引人入胜。

公开性：医学科研论文的目的之一是向读者传播新知识，同时接受同行的评阅和检验，因此科研论文一般要发表在相关的学术期刊上，研究使用的主要材料、方法和技术细节、主要的研究结果和结论都应无保留地公开。有知识产权和商业价值的研究成果应该在申请专利后再发表，而涉及保密和敏感内容的研究则不宜公开发表。医学科研论文的公开性还表现在论文的主要信息还可以被国际和国内的文献检索系统检索到。

规范性：尽管不同的杂志格式要求不尽相同，但都会对论文的字数、结构、图表格式和数量、涉及的临床样品和细胞系的来源、研究的伦理、数量单位的表述方式、文献等做出明确的要求。作者在写作时应该遵守拟投杂志或者学位论文机构关于这些论文的格式要求。

第二节　医学科研论文写作前的准备

好的选题和高质量的研究工作是写好医学科学论文的基础。因此，论文的写作需要从立题开始就要做好准备，贯穿整个研究过程。在该准备过程中，一个研究和写作的提纲对于写好论文十分有用，并且随着研究的进展不断完善和修正、补充。在研究早期的提纲中，作者需要在阅读大量文献的基础之上，明确自己要解决的科学问题是什么？目前关于该问题的研究现状如何？要解决这些问题需要哪些实验证据？在写作论文之前，作者的提纲最好根据研究的目的、学术假说和结论有条理地组织和展示实验数据。对数据的精心整理和提炼、对提纲的反复推敲讨论可以大幅度提高论文的写作效率。在准备提纲时，可以勾画出该论文所有的、重要的可能想法。试着回答以下几个问题：我要做的这项研究目前的研究现状是什么？为什么我要做这项工作？有什么意义或价值？我拟验证的学术假说是什么？我实际验证了哪些假说？有哪些研究结果证据支持？我的研究工作有什么新的发现？是发现疾病新的发生机理？或者是某个基因新的功能作用？发现了疾病治疗新的方法、手段或者是新的药物？这些是什么？我都做了哪些实验和检测？结果的可靠性如何？我是否发现了新的材料或者化合物？有什么特征？把思路理清楚以后，就可以写出整篇论文的写作提纲，包括每一段准备讲什么问题，有哪些证据支持等等。然后就是收集和整理数据，包括图表等，仔细检查这些数据资料的完整性，数据的可靠性，缺少的数据尽快补充完整。

一个典型的写作提纲可以由以下信息组成：

（1）前言：为什么开展本项工作？该领域已有的学术观点或者研究现状、研究的目的或者学术假说。

（2）结果：列出主要的结果及获得这些结果所采用的主要方法。

（3）讨论：研究结果的意义和价值、验证了哪些假设、哪些假设未得到验证、由本研究所得到的经验和教训、本研究的哪些发现与已有知识不一样、未来研究的方向、研究的结论。

第三节　医学科研论文写作的技巧和要求

医学论文在撰写时，首先应该认真阅读拟投目标杂志对论文的格式要求，如果是学位论文，则应知悉所在单位相关主管部门对论文格式的要求。一般可分为题目、摘要、前言、材料和方法、结果、讨论、致谢、参考文献等项。有些短篇论文结果和讨论可以作为一个部分。

一、题目（title）的写作

一个论文的题目就像一个人的名片，是论文最亮点的部分。一篇论文是读者最先看到的，也是被人浏览最多的部分。无论通过文献检索或者是论文后面所附参考文献，作者多是通过题目判断一篇论文涉及的内容和与其兴趣的关联性，并决定是否有兴趣再仔细继续浏览。论文的题目决定着读者的数量。因此论文题目既要切合论文的实际内容，还要能够吸引读者的兴趣。

好的题目一般应注意以下几个方面：

1. 题目要简明扼要、重点突出。论文的题目常常简短的几个字就能够明确表达论文的性质和内容，把最精华的信息呈现给读者，使读者看到题目就能感觉到本论文与同领域相似论文的区别所在，以引起读者的兴趣。

2. 论文的题目多由名词组成的描述性词组来表达，是一个短语，尽管有些杂志也接受由句子（含有主语 - 谓语 - 宾语）组成的标题。这主要是因为在英语写作时标题句子中的动词一般用现在时，这会显得作者的结论太过武断。即便用句子，其中的语句结构亦应比常规的句子简单为好。

3. 论文的题目应该具有特定的指向性，不能泛指。如"抗癌药物对细胞的影响"，这一题目就不具有指向性、太笼统。应该在题目中明确什么药物、对什么类型的细胞、影响细胞的哪一方面等，例如，修改成为"顺铂对人肺癌细胞增殖的抑制效应"这样就很具体。

4. 一般的杂志对标题的长度都有限定。标题不宜太长，当然也不能太短。尽量避免采用"……的观察（研究）"等词，英文论文一般不用 a、an、the 等冠词作为论文题目的开头。

5. 论文的标题应尽量避免采用非标准的缩写（如自己定义的缩写），太过专业的词汇、商品名、化学式及不常用或者过时的专业术语等。这样做既是为了方便读者理解，也是为了便于一些检索系统。例如，一氧化氮（nitric oxide），在写英文论文标题时最好用 nitric oxide，而不是 NO。

页眉标题（running title 或 running head），是为便于读者，出版物常常在打开的左面的页面顶端显示期刊或者书的名字，而在右面的页面上方常常印有论文或者书的章节的简短题目。由于空间限制，该题目比常规题目要简短很多，具体字数限制参见各期刊约稿说明。页眉标题一般用论文涉及的几个关键词反映论文的主要内容。

二、摘要（abstract）的写作

摘要常常放在论文正文的前面，是一篇论文信息的总结，也是论文精华内容的缩印本。在知识大爆炸年代，人们往往通过阅读摘要跟进相关领域的最新研究进展，因此摘要的写作质量极大影响读者对论文内容的理解程度和兴趣，在很大程度上决定着一篇论文的影响力。常见的论文的摘要主要有资讯性摘要（informative abstract）、提示性摘要（indicative abstract）和资讯 - 提示混合性摘要（informative-indicative abstract）三种。

所谓资讯性摘要也有人翻译成信息性摘要是多数医学科研论文摘要常采用的形式，该类型的摘要相当于一个小的论文，反映了论文的全貌和主旨，读者可以从中获取大部分有用的信息甚至不必阅读全文。其特点是全面、简要地概括论文的背景和拟解决的科学问题（目的）（objectives）、解

决该问题所采用的方法（methods）、主要的结果（results）和由结果所得出的结论（conclusions）。一些侧重临床研究的医学杂志常常将摘要分成几个部分，每一部分以一个标准的副标题开头（如目的或背景、方法、结果和结论）。这一类型的摘要常常称为结构性摘要（structured abstract）。资讯性摘要写作时也可以作为一个段落，在限定的长度范围内清楚地表述上述内容。这一类的摘要被称为非结构性摘要（non-structured abstract）。这一类的摘要写作时比较灵活，并不要求涉及文内的所有部分，比如方法就不一定总是涉及，语句比较连贯，可读性强。

提示性摘要（indicative abstract）：也常称为说明性摘要、描述性摘要（descriptive abstract）或论点摘要（topic abstract），一般只用几句话概括论文的主题，而不涉及论据和结论，类似于"影视剧的海报"。这一类的摘要主要告诉读者论文所涉及的内容，但详细的信息需要通过阅读全文才能进一步获得。这一类的摘要多用于综述性论文、会议报告等。

资讯 - 提示混合性摘要（informative-indicative abstract）：这一类的摘要是上述两种摘要形式的混合。一般以资讯性摘要的形式表述论文中的信息价值较高的部分，再以提示性摘要的形式表述其余部分。

无论哪种摘要形式，在写作时一般要涵盖以下信息：

（1）研究的背景。

（2）研究的主要目的和研究的范围。

（3）描述所采用的主要方法。

（4）主要实验结果。

（5）主要研究结论。

对于研究的目的和范围，一般用 1～2 句话简单陈述研究的背景，明确所研究问题的重要性或必要性，并交代本研究的研究目的。涉及方法部分时，主要对研究的基本设计加以描述。根据论文的内容可以是入组（诊断）标准、研究对象的数量及特征、分组情况及随访时间；观察的主要变量及采用的主要研究方法；治疗手段包括使用药物的种类、剂量及作用时间等。如果是临床研究，需交代研究的性质：前瞻性随机对照研究或回顾性分析。方法学研究要说明新的或改进的方法、设备、材料，以及被研究对象（动物或人）的要点。如果是医学基础理论的研究，若所采用的技术方法是常规，在写非结构性摘要时不一定要涉及，但可以根据情况交代实验设计总体思路。结果部分是摘要的重点部分，在写作时要重点提供研究的重要数据和结果，也可以指出新方法与经典方法比较的优缺点，并给出其可信度及统计学意义。最后用一二句话简明表达由结果所得出的主要结论性观点。

在写摘要时，一般用过去时，因为其所涉及的工作是过去完成的，但结论可以用一般现在时。此外，摘要中不能出现正文中没有涉及的信息，一般不能有参考文献，不能含有图标等数据（现在有些杂志允许甚至要求有图，称为图摘要，graph abstract），尽量避免采用非标准缩写，语言要言简意赅。一般摘要都是在全文完成后最后写作，用词要反复推敲。

【案例一】

（一）案例摘要　　　　　　资讯性摘要（非结构性摘要）

　　癌干细胞被认为是支持肿瘤发生发展的源动力，然而决定这类细胞恶性生物学特性的分子机制却知之甚少。我们前期发现电压依赖性钙离子通道亚单位 $\alpha2\delta1$ 的亚型 5 是一个新的肝癌干细胞标志物，为探讨这一类干细胞干性获得与维持的分子机制，我们利用 RNA 测序方法比较了 $\alpha2\delta1^+$ 肝癌干细胞和非癌干细胞之间的基因表达谱的差别。研究结果表明在 $\alpha2\delta1^+$ 肝癌干细胞中高表达许多与干性相关的分子，其中转录因子 X 在 $\alpha2\delta1^+$ 肝癌干细胞中的表达是 $\alpha2\delta1^-$ 肝癌细胞中的 1000 多倍。功能研究发现，X 可以诱导肝癌细胞发生上皮间质转化从而使其获得干细胞样表型；抑制 $\alpha2\delta1^+$ 细胞内 X 的表达则可以抑制其体内外的自我更新能力和成瘤能力。机制研究发现，分子 X 与分子 Y 存在相互作用，且对于 X 的转录活性和肝癌干细胞干性的获得与维持是必需的。这些结果表明分子 X 与分子 Y 的相互作用在肝癌干细胞干性获得与维持中具有重要作用。

（二）案例分析

　　本摘要的第一句话"癌干细胞被认为是支持肿瘤发生发展的源动力，然而决定这类细胞恶性生物学特性的分子机制却知之甚少"交代了研究的背景知识和需要解决的关键科学问题，同时也提示了本研究的研究目的是"寻找决定癌干细胞恶性生物学特性的分子机制"。紧接着这类摘要把研究所采用的策略和研究结果融合在一起，对于研究方法并没有特别的交代，写作比较自由。最后一句"这些结果表明……具有重要作用"给出了研究的结论。

【案例二】

（一）案例摘要

資讯性摘要（结构性摘要）

研究背景：癌干细胞被认为是支持肿瘤发生发展的源动力，然而决定这类细胞恶性生物学特性的分子机制却知之甚少。我们前期发现电压依赖性钙离子通道亚单位 α2δ1 的亚型 5 是一个新的肝癌干细胞标志物，本研究旨在探讨决定这一类细胞干性获得与维持的分子机制。研究方法：我们利用 RNA 测序方法首先比较了 α2δ1$^+$ 肝癌干细胞和非癌干细胞之间的基因表达谱的差别。进一步采用基因敲除和过表达研究了差别的基因在 α2δ1$^+$ 肝癌干细胞自我更新和成瘤能力中的作用。用免疫共沉淀检测了分子之间的相互作用。研究结果：我们发现在 α2δ1$^+$ 肝癌干细胞中高表达许多与干性相关的分子，其中转录因子 X 在 α2δ1$^+$ 肝癌干细胞中的表达是 α2δ1$^-$ 肝癌细胞中的 1000 多倍。功能研究发现，X 可以诱导肝癌细胞发生上皮间质转化从而使其获得干细胞样表型；抑制 α2δ1$^+$ 细胞内 X 的表达则可以抑制其体内外的自我更新和成瘤能力。机制研究发现，分子 X 与分子 Y 存在相互作用，且对于 X 的转录活性和肝癌干细胞干性的获得与维持是必需的。结论：我们的研究结果表明分子 X 与分子 Y 的相互作用在肝癌干细胞干性获得与维持中具有重要作用。

（二）案例分析

本类型的摘要按照研究背景、研究方法、研究结果和结论四个部分分别阐述，层次分明，格式比较一致，按照规定的格式给出主要的信息，清楚明了。

三、前言（introduction）的写作

前言是一篇论文的开始，像戏剧的序幕，目的是为读者提供足够的相关背景知识，在不阅读其他文献时就能清楚作者为什么要开展本项研究及本研究结果的重要性。好的前言应该简单明了地陈述研究的目的，提出需要解决的问题及本研究为解决该问题所采取的策略和取得的结果。

该部分可以而且必须含有以下信息：

（1）研究的重要性和必要性。前言的开始要明确所研究问题所属领域的重要性和研究的必要性，告诉读者为何要开展本研究。

（2）研究的背景知识。作者应该通过引用精心筛选的文献交代所研究科学问题方向上主要的学术观点，有哪些主要进展和不足，明确待解决的关键科学问题，进一步告诉读者为什么开展这样的研究。

（3）本研究的目的和所采取的策略。针对本领域存在的问题和不足，作者要清楚表明本研究的主要目的，并且为该目的所采取的研究策略或研究的技术方法。

（4）本研究的主要结论。

这样的前言为读者提供了一个由问题到答案的路线图。

根据以上原则，在写作前言时，第一段一般要从大的方面明确所要研究科学问题的属性和范围，比如陈述为什么所研究的领域是重要的，一般采用单刀直入的方式，前一两句话就应该能使读者明白所要研究问题所属的专业领域范围。接着，作者应该简单回顾一下相关的文献，交代在该问题上已取得的共识或者进展，通过文献分析明确本研究拟解决而文献中尚未回答的问题，然后自然而然过渡到本研究的目的。在阐述研究目的时，有些领域或杂志要求在此明确研究的科学假设或者拟解决的具体科学问题，有些杂志则没有具体要求，可以通过用"为了……"等词语明确研究的目的。前言中还可以涉及为达到研究目的所用的研究方法或研究策略，并根据情况，交代采用特定研究方法和研究策略的原因。最后以研究的主要结果和由结果推导出的结论而结尾，并简单交代研究结果的科学价值或意义。写作时应该简单明了，尽量避免采用不必要的词语和交代不相关的知识，慎重应用不必要的、非共识性的缩写，对于较长的词组，可以在第一次出现时给出缩写，并在以后应用缩写。前言写作时多数时候应该用一般现在时，因为你陈述的是目前所遇到的问题和大家对于该问题的认识，当然，在说某人报道了什么发现时应该用过去时。按照这样思路写作的前言，其格式呈现为漏斗状，由大及小，由宽泛过渡到具体的问题，使读者能够自然而然地聚焦到作者的研究细节上。

关于前言中的文献的引用，不同的杂志要求有较大的差别。一般来讲，所引用的文献应该能足以反映该领域的真实情况，尤其是选择那些重要的或者符合自己写作需求的文献。但有些杂志要求完整阐述本领域的观点，有些审稿人甚至会要求作者补充引用某些文献。事实上，客观引用首次提出特定观点的文献，一是对别人贡献的承认，另一方面也能体现作者对其领域的了解程度。

另外，关于前言的结尾也有不同的写法。主要有两种，一种是采用悬疑结尾的方法。所谓悬疑

结尾，是指在前言的末尾只阐述本研究的目的，不交代研究的结果和结论，让答案留在论文后面揭晓。例如，*Cancer Cell* 就要求论文前言部分只阐述研究的目的，不能出现研究的结果和结论。这样结尾的用意是期望把读者读下去的兴趣，包括好奇心留在最后一刻。但也可能起到相反的结果，因为现在文献量十分庞大，在不清楚结果的情况下，很少有人有耐心把一篇论文从头读到尾，尤其是当摘要中对研究结果和结论交代不完整和不准确的情况下。另一种结尾的方法，是像前面所推荐的结尾方法，即在前言结束时简单交代研究的结果、结论和科学价值。这是多数杂志推荐的方法，因为这样可以使读者在没有通读全文的情况下就能知晓作者的主要发现，以决定是否有必要和兴趣进一步浏览全文。具体写作时，请认真阅读拟投杂志的约稿说明和参考该杂志最近期的论文，以决定文献引用和结尾的写作风格。

四、材料和方法（material and methods）的写作

该部分的主要目的是给出实验设计和实施研究所采用的材料、方法等足够的细节，告诉读者研究是如何做出来的，使有兴趣的同行能够重复出来。论文需要给出实验材料和方法，主要是基于以下原因：①论文结果可重复的要求。可重复性是对医学科学研究成果被同行认可和实现其科学价值最基本的要求，如果没有这些细节，那么研究结果的重复性就很难实验。②很多生物医学的研究成果是在特定的条件下实现的，给出实验的材料和方法对于正确解读研究的结果十分重要。由于生物医学实验影响因素众多，细微的差别都有可能产生截然不同的实验结果，因此给出作者是在什么样条件下得出的实验结果对于认识医学现象和规律非常重要。③给出所用实验材料和方法的细节，是评判研究结果可靠与否的重要依据，有助于审稿者和读者评判所使用的实验材料和方法是否合适、由此所得结果的可靠性有多大。

医学研究所涉及的实验材料，主要包括仪器设备、试剂、药品、特定的生物材料等。在写作时，应该交代材料的技术参数、数量、来源或者制备的方法。一般来讲，要使用材料的通用名或者化学名，尽量避免使用商品名。特别情况下必须使用商品名或者商标名称时，可以把商品名大写以示与通用名的区别，或者在商标名称后直接跟通用名，如"Corning flask"。除非特别要求，一般不在商标名称添加"®"或"™"符号。

对于实验中涉及细胞系的，应该交代细胞系的名称、来源、培养时所用培养基及培养环境。由于细胞变异、交叉污染甚至弄错、支原体污染在生物医学研究领域十分常见，因此现在很多杂志要求对所用细胞系进行基因型认证，即短串联重复序列（short tandem repeat，STR）检测。如果是新建细胞系，还需要提供与细胞系供体 DNA STR 比对的结果。有的还要求无支原体污染检测。在写作时，应该根据杂志要求提供经过该检测的声明（必要时提供相关检测证书）或拟自认证的证据（如 4 年内从 ATCC 等权威机构购买的细胞系提供购买证明即可）。有的杂志在投稿时要求作为附件提供相应的证据材料。

涉及微生物的实验材料，应该明确种属、菌株的名称，以及来源、特性如基因型、生理特性等。在涉及动物的实验中，一般应该交代动物的种属、品系、基因型、性别、大小（年龄或体重）、来源（动物提供方及所在城市、国家）、饲养条件和环境等信息。动物的操作方法及动物使用经过相关动物伦理委员会批准的情况也应清晰陈述。如果涉及把动物作为主要的研究对象，还应介绍动物的分组情况或者模型建立的过程、样品量的大小等，观察的条件如时间、方法等。

在涉及人和来源于人的生物标本如组织、血液、分泌物等的实验对象时，要写清入组标准、排除对象、样本大小、年龄、性别甚至民族、地域分布、取材时间和标准、样品处理过程等。在论文中还要明确获得"知情同意（informed consent）"情况，相关涉及人的研究还要符合伦理要求，要披露批准相关研究的伦理委员会机构的名称信息。

研究方法：该部分的写作一般以应用方法开展研究的时间或者在结果部分相关实验方法出现的顺序排列，把相关的实验写在一起。如检测一个分子的表达，可以先讲 mRNA 水平检测的方法、再讲蛋白质水平的检测方法。遵循先体外实验再体内实验的原则，把统计方法放在这一部分的最后。写作时，在每一种方法的前面需要一个小标题，用以指代具体的方法，该标题要注意与同类文献同类方法的一致性，即遵循同杂志类似论文常用的方法称谓。按照操作的步骤简明扼要叙述，避免啰嗦；给出主要的实验细节如使用什么样的器材、采用的主要试剂及配方、处理的时间和温度、观察的方法和结果判定标准等。写作时应该是连续描述，而不能在一个方法中分段落或用编码分部分，或者用第一步、第二步那样写作。由于论文字数的限制，一般杂志要求不能把方法写得太过详细，

对于常用、文献已经发表的方法，简单引用相关文献即可，可以用"……操作按照文献 X 的方法进行"；如果是商品化的试剂盒操作步骤，也可以简化为"按照 XX 试剂盒推荐的方法进行"；如果在这些方法的基础之上有修改或优化，可以在明确按照哪种现成方法操作下，把主要的不同之处交代清楚即可。现在由于网络的发展，很多杂志在印刷版本中只要求把主要的方法给出简单描述即可，甚至把这一部分省去，详细的方法步骤放在网页电子版的附件里。

在写作方法时还要注意写作的准确性，不但要交代都用了什么，还要有用了多少、怎么用等信息。在涉及所用的某种材料比较多时，可以用表格形式呈现。比如抗体、PCR 引物、患者的信息等。有些方法可以用示意图形式描述，更利于读者理解。对于一些大家不常用或者比较新的方法，在叙述的同时最好给出相关文献。

五、结果（results）的写作

这一部分是论文的核心，是论文精华所在。这一部分一般应该包含两方面的信息：总体的实验描述和数据呈现。这里的实验描述，不同于材料和方法中的写法，不需要实验的细节，主要是从大的方面给出实验轮廓。数据如何呈现给读者需要综合考虑。一方面是需要展示什么样的数据，另一方面如何呈现。写论文时，不是要把实验研究所取得的所有数据都写出来，需要对研究所获得的原始数据进行随机、客观综合分析，既不能把所有的数据都原封不动全部呈现，也不能根据自己的喜好任意取舍，需要选取最能代表研究真实情况的代表性数据。对于观察到的一些阴性结果，虽然没有必要一一给出，但有时阴性数据也是实验结果的一部分，对于读者正确、全面理解作者的研究发现具有重要作用。

写作时，结果的呈现顺序要符合科学研究或者事物演变的逻辑。大多数论文的结果需要分成不同的部分呈现给读者，每一部分常常是回答一个科学问题或者是一个方面的研究结果，并在每一部分前给出一个精炼、最能代表该部分核心发现的标题。在每一部分的陈述时，一般先给出该实验（研究）的目的，然后再交代为达到该目的所采用的研究策略或方法，最后给出研究所观察到的结果。结果数据可以以表或图的形式呈现，也可以用文字描述。但切记不要把表或图已经很清楚载明的信息，再用文字详细叙述，比如每个组观察到的具体数据，如果表格里已经有，就无须再反反复复把每一个对象的测量值再重复叙述出来，只简单描述从图或表数据所得出的结论即可。此外虽然在结果部分可以引用部分的文献，但仅限于极为个别的情况（比如需要交代某个研究背景或者特殊的研究策略时），应该尽可能避免在结果部分引用大量的文献，更不能用文献中的数据结果来作为本研究中的结果。

当论文用表（table）来列举实验结果时，一般每个表要有一个表题，说明表代表的核心内容，表题要短小精悍。在制作医学科研论文表格时，一般杂志要求要符合统计学表格要求，即只有三条横线（表格上、下边界线加上变量和数据之间的横线），没有竖线。在表的下面可以有注解，对表所用的缩写、统计学方法等给出说明。另外每个表需要有一个编码，在正文内合适位置应该引用该表格（如表1），如果有多个表格，应该以文内出现的顺序排列。当然具体表格的格式要求还是要参考要投稿杂志中的约稿说明或者同类论文中的形式。

图（figure）是医学科研论文结果呈现的重要方式之一，正确利用图可以使读者非常直观、快速理解作者想要表达的信息，而且可以节省很多文字的描述，使写作变得容易。论文中的图一般有两类，一类是通过照相机记录下来的图像，另一类是由软件绘制、含有线条、各种各样的数据图或者示意图。对于由照相机记录的实验结果，图片的质量直接影响读者对结果的判断。因此图片要清晰、所选择的图应能代表实验结果的全貌，同时还要兼顾图的美观。因为现在大多数研究者都采用数码设备记录，因此在图后期处理时要遵循相关科学规范，比如在调对比度时应该整幅图同时调，不能只针对图中特定部分如特定条带调，不能改变图中对象灰度或者颜色的本来比值，更不能人为删除或者增加图中原有信息。篡改甚至伪造，或者把别的图拿来滥竽充数都是严重违反学术道德的事情，应该严令禁止。图的制作，还要注意杂志对图的像素、大小、文件类型及彩色类型的要求。一般来讲，图的像素不能低于300dpi，文件类型可以是 TIFF、JPG、EPS、PDF 等。此外，照片图还应该给出放大倍数，一般用比例尺标注在图的右下角，对于照片中的特殊目标对象还可以用箭头标示。而对于由计算机或者手工绘制的数据图或者示意图，应该参考目标杂志对图的分辨率、大小、线条粗细、字体和大小及文件格式等的具体要求，同时要兼顾图的美观和整洁。无论是照片图还是线条图，内容相关的可以放在一个图版，组成一个大图，其中的每个图可以用文字如字母标示。如表一样，图需要有一个图题和图注说明，并辅以编号。图的排列以在文内出现的先后顺序排列。

六、讨论（discussion）的写作

讨论是医学科研论文中十分重要的部分，这一部分的目的是探讨"结果"的意义，明确所得结果之间的相互关系。作者要对研究所取得的结果进行分析、解释和评述，阐述由研究结果所得出的结论、意义和价值、研究的局限性和结果不同于预期或者已有文献知识的原因。这是论文中最难写的一部分，正确从实验结果凝练出研究的结论并升华其背后的研究价值是杂志考量能否接受论文发表的重要因素。一个好的医学科研论文讨论应该可以从以下方面进行讨论：①清晰陈述由结果所得出的主要原理、概念或者论点；②指出例外或者不符合的地方，并解释可能的原因；③本人的结果与他人结果的异同，突出新发现、新发明，强调自己研究的亮点；④本研究的局限性，实验方法或者条件的优缺点，可能影响结论的因素分析等；⑤明确未解决的问题，指出下一步需研究的方向；⑥尽可能清晰陈述自己的研究结论；⑦指出本研究的理论意义和 / 或者潜在的应用价值。

讨论的写作还应该与前言相呼应，需要在讨论中给出前言提出问题的答案。在前言中写作是由总体到具体的科学问题，呈现一个漏斗状。而讨论的写作则正好相反，呈现为倒漏斗状。讨论可以首先再陈述一下主要的发现，接着讨论一下这些发现与已有研究结果的关系，然后指出发现的科学价值和潜在应用前景，进一步还可以讨论一下未回答的问题（研究的局限性）和下一步继续研究的方向，最后总结全文的结论。是由"点"到"面"，由具体到宽泛。

讨论的内容要以精简为原则，能清晰陈述主要的论点即可，要避免写的又长又啰唆，前面已经涉及的实验细节和结果不宜在这一节里再重复叙述。作者常犯的错误是在讨论中把前面的实验结果再叙述一遍，实际上这一部分引用结果的目的是试图说明所得到结论的证据，点到为止。再者，对于讨论时所得出的结论，应避免以假设来"证明"假设，以未知来说明未知，并依次循环推论。尤其是要注意避免从结果中推导出错误的结论。如下面关于"确定跳蚤的听觉器官在腿上""冰激凌能致人淹死"及"酒精的危害实验"的案例中的情况，就是未能推导出正确结论的例子。事实上影响一个事件可能有很多变量，必须把各个变量都考虑完整才能得出可靠的结论；更不能把一种情况下的结果推导到条件变化的另一种情况。如何从已有结果中推导出正确的结论，需要综合考虑各种可能的情况，需要明确一个变量是必要条件，还是充分条件，或者是充要条件，实事求是，以免误导读者。此外在讨论中还要避免用那些自我夸赞的形容词，比如"新的"发现，"重要的"等，自己只陈述事实，让评论交给读者。

【案例三】

（一）案例摘要　　　　　　　　　　确定跳蚤的听觉器官在腿上的研究

以前有个科学家设计了一个实验试图确定跳蚤的听觉器官，刚开始科学家训练跳蚤一听铃声就能跳起来，然后将跳蚤的一条腿去除，听到铃声仍能继续跳，再去掉一条腿，跳蚤仍能继续跳……直到把最后一条腿也去掉，科学家惊奇地发现跳蚤听到铃声不能跳了，于是科学家十分兴奋，认为基于这些事实找到了跳蚤的听觉器官在腿上，其是用腿听声音。很显然这个结论是不正确的，因为跳蚤能否跳动除了感知声音外，还需要运动器官。

（二）案例分析

该作者没有将听觉 - 运动所涉及的环节考虑周全。因为影响跳蚤根据指令并做出跳的动作既需要"听"到指令，同时还需要腿完成"跳"这一动作，当其中一个部分被干扰时，跳蚤都不能完成跳的动作。只能说明这一部分对于感知运动的指令并做出跳的动作是必需的，并不能确定听的器官就在腿上。

【案例四】

（一）案例摘要　　　　　　　　　　冰激凌能致人淹死的推论

夏天人们爱吃冰激凌，同时夏天天热人们也爱游泳，由于夏天游泳导致溺亡的人比较多，因此按照相关性得出冰激凌与溺亡相关，因此得出吃冰激凌可导致人溺亡这一错误结论。

（二）案例分析

有很多因素是伴随因素，相关并不能确定是因果关系。这在很多关联性研究中最容易做出错误的结论，要从众多的因素分清楚哪些是因果关系，哪些是伴随关系。

【案例五】

（一）案例摘要　　　　　　　　　　酒精的危害实验

一个科学老师为了向学生说明酒精的危害，设计了一个简单的实验，用两个杯子，一个杯子放水，一个杯子放了酒精，然后在每一个杯子中放入一个蠕虫，一会儿工夫，发现水中的蠕虫可以自由游动，而酒精中的蠕虫却死去。老师问学生："这个实验说明了什么？"这时坐在后排的一个学生站起来说，这说明如果你饮酒就不会有蠕虫。

（二）案例分析

该案例是典型的把一种情况的结论错误地推导应用到其他情景下。实验中观察到的现象只是观察到酒精能够导致蠕虫死亡，并不能说明人喝了酒后蠕虫就完全处于酒精的环境中，因而得出错误的结论。

七、致谢（acknowledgements）的写作

对于那些尚不满足作为共同作者、但对论文研究和写作过程给予过帮助的人或机构进行感谢是作为科学工作者必须遵守的礼节，因此在正文后一般有一个致谢部分。这一部分一般分为两方面的内容，一是对研究中给予技术指导和帮助、提供实验材料和/或设备、在实验设计和结果分析、论文撰写过程中提供咨询建议的个人给予感谢。再者是对为本研究提供基金资助的机构的感谢。在写作时对人的感谢一般在前，基金的感谢在后。需要特别指出的是，当在致谢中对一特定的人进行感谢时，应先征得相关人的同意。有些杂志要求提供被感谢人同意的书面意见。

八、参考文献（reference）的引用

列出参考文献的目的，在于引证资料如观点、方法的来源，给出令人信服的依据。在引用文献时一般要遵循以下的原则：①所引用文献一定是自己亲自阅读审核过的，不能从别人的论文中简单转抄引用；②只引用重要的关键文献；在某个观点、方法有多个文献时，应该引用最先发现或提出该观点、方法的原始文献；③内部资料，非经正式发表者，一般不作文献引用。可以在正文叙述时加括号予以说明，或者在脚注中明确；④所引用文献要准确，不能出现张冠李戴或者信息错误；还应确保在文内罗列的文献确实在文献列表内，而文献列表内的文献也确实在文内被引用；⑤文献格式要规范，按照投稿杂志要求的文献样式罗列。

文献著录的样式（reference style）有很多种，不同的杂志要求迥异，比如有的杂志不要求给出文献的题目，多个作者的情况下给出多少位作者的姓名、年代放的位置、文献排列的方式及文内引用的格式等都有所不同。总体上，目前医学科研论文中文献引用主要有三种基本样式：姓名 - 年体系（name-year system），字母顺序 - 阿拉伯数字体系（alphabet-number system）和引用顺序体系（citation order system）。

姓名 - 年体系也成为哈佛体系（Harvard system），是大多数杂志普遍采用的体系，在文内引用处给出文献第一作者的姓和发表年代，如果只有一位或两位作者，则全部给出，如 Zhang（2018）或 Zhang and Smith（2018），如果多于三位作者则用 Zhang et al.（2018）。文献列表中则按作者字母顺序排列。

字母顺序 - 阿拉伯数字体系由前一种体系演变而来，在文内引用时用文献列表中文献代码的阿拉伯数字，但在文献列表时的编码以作者的字母顺序排列。

引用顺序体系是简单以文献在文中出现的顺序排列，文内引用时用相应文献的数字代码。文献列表是以文献在文内引用的顺序列并给出每一个文献一数字编码。

不同的引用方式各有优缺点，具体采用何种方式参考目标杂志中的要求。中文杂志一般采用第三种文献体系。

文献引用现在越来越多的人借助于一些文献管理工具完成。常用的文献管理软件如 EndNote、Reference Manager 允许作者先建立一个文献库，在写作时很容易利用该文献库创建论文的文献列表，并根据所选目的杂志的要求调整文献的格式。删减、增添或调整文献样式十分方便，但需注意有些时候这些文献管理软件导出的文献亦存在错误，如页码、年代信息、作者姓名、题目、甚至杂志名都可能存在信息或者拼写错误，作者应该认真校对。在正文内引用文献时，最好是在陈述某个观点

笔记栏

方法的后面直接引用文献，而不是把所有观点的文献统统放在一个句子的后面。

第四节 医学科研论文写作过程中其他需要注意的问题

一、医学伦理和学术道德

至此，一篇完整的医学科学论文基本完成。但在社会日益发展的今天，科学界也面临诸多的挑战，其中违反学术道德和学术伦理的事情时有发生。作者在开展相关研究和准备论文过程中，应该严格遵守相关研究的伦理要求和学术道德，具体规范参见本教材相关章节。在投稿时，现在越来越多的出版社要求作者提供涉及人和动物研究的伦理批准情况、作者是否有利益冲突的声明及裁剪照片的原始图，以确保相关研究符合相关伦理要求且实验数据的真实可靠。此外在文末还要对作者的贡献进行说明。作者应该参照相关要求认真准备提交。

此外，关于作者的署名亦应遵循相应的署名原则。作为作者一般要符合两个基本条件：一是对论文要有实质性的贡献。可以是负责研究中的某个环节，或者对解决研究的一部分或全部问题有贡献，比如设计了研究的思路和提供了解决的方案；二是要对论文中的全部或者部分内容负责，应该对投出的文稿认可。基于此，单纯负责论文中的某个实验或者技术，只是执行了这项研究，没有提供解决问题的方案，一般是不应该列为共同作者的。比如一些测试机构如单位的中心实验室，只是对提供的样品提供了检测服务，一般是不可以列为作者的，但可以在致谢中予以对其贡献进行致谢。如果一个人提供了研究的方案或者对解决其中的某个关键问题提供了帮助，尽管其没有直接执行实验验证，也是可以列为作者的。一个研究机构的负责人如没有实质性贡献也是不能列为作者的。关于作者排序，一般按照研究者的贡献大小排序，贡献越大排名越靠前。一般研究的最主要执行者贡献最大，应该列为第一作者，而作者的最后一位一般应是项目研究的负责人或者总设计者，一般是项目组中资历最高的人。如果两个或者多个人的贡献难以区分，可以列为共同第一作者或共同责任作者。

二、英文医学科研论文写作过程中需要注意的事项

对于母语不是英语的作者，在写作英文论文时，特别需要注意一些写作规范。①尽量不要用名词当形容词。如 myc expression，最好用：the expression of myc。②在 "this" "these" 等代词后必须跟一个名词，如 "this drug is a ..." "these effects are ..."。③尽可能用主动语态，不要用被动语态。常以第一人称（偶尔可以用第三人称）书写，不应该用第二人称书写。但在叙述研究的方法时需采用被动语态，因为这只是描述操作如何进行，与操作者无关。④在叙述研究方法和研究结果时，一般要用过去时，而在前言部分叙述事实时则用一般现在时，在叙述结论时要用一般现在时。⑤尤其要注意一些语言表达的准确性。例如，"To test the effect of the drug on the growth of lung cancer, the cells were..."，这里的细胞是没有做测试能力的；类似的 "Having measured its migratory ability, the cells were stored in..."，细胞是没有执行测定功能的能力的。类似的错误还有很多，在写作时应该仔细斟酌。⑥尽量避免用自我评价类的形容词，比如 "good results" "...clearly demonstrate..." "new finding" 等，作者只需陈述事实，让评价留给读者。⑦尽量避免用口语化、松散冗长或者模棱两可的语句，例如，"It is concluded in the present study that..." "It is found that..." "It is important to do this experiment because..." "It is a fact that..." 等，最好直接描述成 "We found that ..." "We conclude that..."。⑧尽量避免用一些意思指向不够明确的词语，如 "... regulates the expression..."，这里如何调控的意思不清，是上调还是下调？如 "The expression of X is correlated with the survival of patients"，同样指向不明确，如果修改成 "The expression of X is positively correlated with the shorter survival of these patients" 指向就比较清楚。⑨关于论文手稿的格式：一般杂志要求文字行距用两倍，英文书写时，冒号、逗号和句号后一般要空一格。要留出足够的页边距。每一部分最好单起一页，每页要有页码。图和表一般单独作为文件准备（过去没有网络投稿系统时，表格可以连续放在正文的后面），每个图表单独一个文件（投稿系统生成 PDF 文件时各占一个页面）。图注（figure legends）一般在正文手稿的文末。

三、投稿函（cover letter）的写作

在给编辑部投稿时，一般要有一个投稿函，表明作者投稿的意愿，并说明论文中的主要亮点、

工作的意义和价值，同时按编辑部的要求说明应该声明的问题。如声明该稿件未一稿两投，作者未有利益冲突（conflict of interest），还可以在稿件中建议审稿人或者建议回避的专家名单等。该稿件一般应该写给杂志的主编。

　　总之，医学科研论文的写作是科研工作者的必备技能。作者应该从科研的立题着手，认真做好研究，不断总结研究的结果数据和凝练研究的思路，同时要经常阅读相关的文献，借鉴相似论文的写作思路和方法。根据拟投杂志或者论文的类型，按照约稿说明或者学位论文的要求，在本章节所介绍的写作技巧指导下，从模仿开始，逐字逐句斟酌，一定能写出高质量的论文。写完以后，请同实验室或 / 和相关领域专家阅读，耐心听取别人的意见，无疑对提高论文的水平大有裨益。

思考题

1. 什么是医学科研论文？医学科研论文有哪些特征？常见的医学科研论文有哪些形式？
2. 论著型的科研论文一般有哪几部分组成？每部分写作的任务是什么？
3. 结合本领域的论文，分析其前言和讨论部分是如何写作的。

本章小结

（张志谦）

笔记栏

第八章 医学科研专利与项目申请

学习要求

1. 识记 专利的定义和分类；常见医学科研项目的分类。
2. 理解 发明专利的授予流程、职务发明与非职务发明、专利申请与论文发表的关系；医学科研项目的申请。
3. 运用 医学科研与专利申请的时间安排、申请要点；医学科研项目申请书撰写。

本章导图

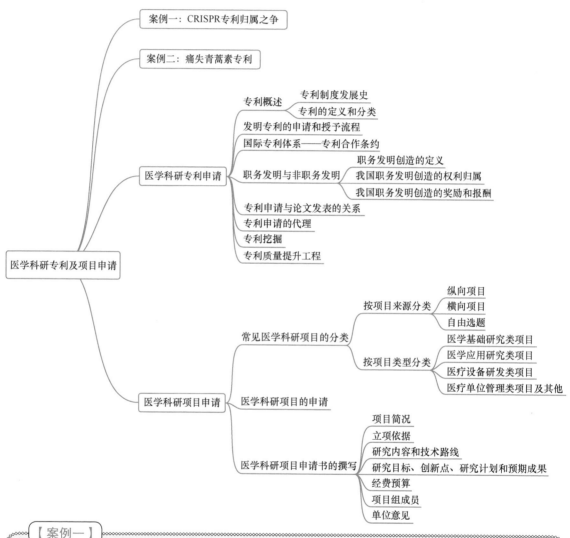

【案例一】

CRISPR 专利归属之争

CRISPR/Cas-9 基因编辑系统是 21 世纪生物学领域最重要的发现之一，是 2015 年《科学》杂志评选的年度突破。CRISPR/Cas-9 基因编辑系统的成功有赖于多名科学家的贡献。2012 年，加州大学伯克利分校 Jennifer Doudna 教授等在《科学》杂志发文，确认 CRISPR-Cas9 系统在体外实验中能定点对 DNA 进行切割。2013 年，Broad 研究所张锋教授团队在《科学》杂志发文，首次在哺乳动物体内确认了 CRISPR-Cas9 系统的有效性。此外，张锋教授团队也首次在人体细胞内成功地使用 CRISPR-Cas9 系统完成了基因编辑。

2012 年，加州大学伯克利分校与 Broad 研究所/麻省理工学院先后向美国专利及商标局递交了 CRISPR 应用的专利申请。2014 年 4 月，美国专利及商标局为 Broad 研究所/麻省理工学院颁发了专利，而加州大学伯克利分校的申请至今未得到批准。加州大学伯克利分校认为，Doudna 教授等的研究在 CRISPR 的应用中发挥了关键作用，因此 Broad 研究所获得该专利值得商榷。2016 年，美国专利及商标局展开了进一步的调查，并于 2 月宣布，隶属于哈佛大学与麻省理工学院的 Broad 研究所继续保有 2014 年获批的 CRISPR-Cas9 应用专利。至此，CRISPR 关键专利终于被判归张峰教授团队，该专利之争终于尘埃落定。

【案例二】

痛失青蒿素专利

我国 20 世纪 70 年代就明确了青蒿素的抗疟功效和化学结构，但我国首部专利法于 1984 年 3 月 12 日才出台，当时的中国科学家们也没想过申请国外专利。而 1977 年，青蒿素研究论文在《科学通报》发表，青蒿素的化学结构和抗疟药效被正式公开。之后，科研人员不断在国内外公布青蒿素抗疟试验临床资料，后续研究成果也因此无法申请专利保护。

中国本是第一个发现青蒿素可以治疗疟疾的国家，如果在新的化合物（青蒿素）、制备方法（乙醚浸渍）和用途（治疗疟疾）等方面及时申请多个专利，则可在青蒿素药物市场中取得优势地位。相反，美国、瑞士等国的研发机构和制药公司在青蒿素人工全合成、复合物、提纯和制备工艺等方面申请了一大批改进和周边技术专利。时至今日，中国药企在青蒿素相关技术的专利申请上依然落后于美欧日，市场份额也集中在原料供应。

第一节　医学科研专利申请

一、专利概述

（一）专利制度发展史

1474 年 3 月，世界上第一部专利法在威尼斯问世。虽然该法比较简单，但已经包括了现代专利法的基本特征和内容，其中的一些基本原则为现代专利制度奠定了基础，被誉为专利制度发展史上的第一个里程碑。英国专利法于 1624 年开始实施，是具有现代意义的第一部专利法，英国专利制度的产生标志着现代专利制度步入发展阶段。1883 年 3 月，英国、法国、比利时、意大利、荷兰等 14 国在法国巴黎外交会议上签订了《保护工业产权巴黎公约》，成立了国际保护工业产权巴黎联盟。第二次世界大战之后，专利制度趋向国际化。《建立世界知识产权组织公约》《专利合作条约》《欧洲专利公约》等的签订进一步加快了专利制度国际化的速度，也促使专利制度日臻完善。

1984 年 3 月 12 日，中华人民共和国第六届全国人民代表大会常务委员会第四次会议通过了《中华人民共和国专利法》，自 1985 年 4 月 1 日起实施。我国 1978 年发布了《中华人民共和国发明奖励条例》及《中华人民共和国自然科学奖励条例》，1984 年颁布实施了《中华人民共和国科学技术进步奖励条例》，并再次修订了《中华人民共和国发明奖励条例》，从而形成了专利制度与发明奖励制度并存的发明创造保护体系。

（二）专利的定义和分类

美国前总统林肯曾对专利制度做出了精辟的论断"专利制度给天才之火添加了利益之油（the patent system added the fuel of interest to the fire of genius）"。

专利是专利权的简称，指专利权人对发明创造享有的专利权，即国家依法在一定时期内授予发明创造者或其权利继受者独占使用其发明创造的权利。专利权是一种专有权，具有独占的排他性。非专利权人如果想使用他人的专利技术，必须依法取得专利权人的授权或许可。

专利具有四个法律特征：第一是排他性，即用法律的手段实现对技术实施的垄断；第二是公开性，即用书面的方式实现对技术信息及技术权利状态的公开；第三是地域性，即专利权仅在授权的国家或确认其权利的国家有效；第四是时间性，即专利权人对其发明创造的独占仅在规定的期限内有效。

专利包括发明、实用新型和外观设计三种。发明是指对产品、方法或其改进所提出的新的技术方案。实用新型是指对产品的形状、构造或其结合所提出的适于实用的新的技术方案。外观设计是指对产品的形状、图案或者其结合，以及色彩与形状、图案的结合所作出的富有美感并适于工业应用的新设计。这三种专利的期限、权利等都是不同的。可以从编号上进行区分。有许多主题是不受专利保护的，比如自然规律、自然现象和抽象概念，违反国家法律、公共秩序或社会公德的主题，法律专门排除的主题或其他法律给予专门保护的主题。动物或植物品种是不给予专利保护的，但是动物或植物品种的生产方法，生物材料的发明包括基因、质粒、微生物等，我国专利法规定是可以被授予专利权的。

授予专利权的发明和实用新型专利，应当具备新颖性、创造性和实用性。新颖性，是指该发明或者实用新型不属于现有技术；也没有任何单位或个人就同样的发明或者实用新型在申请日以前向国务院专利行政部门提出过申请，并记载在申请日以后公布的专利申请文件或者公告的专利文件中。创造性，是指与现有技术相比，该发明具有突出的实质性特点和显著的进步，该实用新型具有实质性特点和进步。实用性，是指该发明或者实用新型能够制造或者使用，并且能够产生积极效果。

发明专利权的期限为二十年，实用新型专利权和外观设计专利权的期限为十年，均自申请日起计算。

发明或者实用新型专利权的保护范围以其权利要求的内容为准，说明书及附图可以用于解释权利要求的内容。外观设计专利权的保护范围以表示在图片或照片中的该产品的外观设计为准，简要说明可以用于解释图片或者照片所表示的该产品的外观设计。

二、发明专利的申请和授予流程

医学科研产出最多的是发明专利，所以在此主要介绍发明专利的申请和审批相关事项。

实用新型或者外观设计专利的审批流程较为简单，只有受理、初审和授权三个阶段。发明专利申请的审批流程包括受理、初审、公布、实审及授权五个阶段（图8-1）。

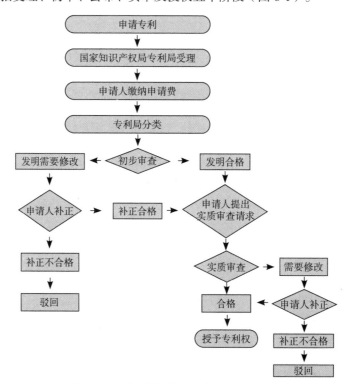

图8-1　发明专利的申请和审批流程示意图

申请人可以以电子形式或书面形式提交专利申请。采用电子文件形式向国家知识产权局提交的专利申请及各种文件，以国家知识产权局专利电子申请系统收到电子文件之日为递交日。

申请发明专利的，需要提交以下申请文件：发明专利请求书、说明书摘要（必要时提供摘要附图）、权利要求书、说明书（必要时提交说明书附图）。涉及氨基酸或者核苷酸序列的发明专利申请，说明书中应当包括该序列表，把该序列表作为说明书的一个单独部分提交，并单独编写页码，同时还应提交符合国家知识产权局专利局（以下简称专利局）规定的记载有该序列表的光盘或软盘。依赖遗传资源完成的发明创造申请专利的，申请人应当在请求书中对遗传资源的来源予以说明，并填写遗传资源来源披露登记表，写明该遗传资源的直接来源和原始来源。申请人无法说明原始来源的，应当陈述理由。

值得注意的是，同一申请人同日对同样的发明创造既申请实用新型专利又申请发明专利的，应当在申请时分别说明。

申请人应当自申请日起两个月内或在收到受理通知书之日起 15 日内缴纳申请费。

专利申请内容有单一性要求，即一件发明应限于一项发明，属于一个总的发明构思的两项以上的发明，可以作为一件申请提出。

专利局受理处或专利局代办处收到专利申请后，对符合受理条件的申请，将确定申请日，给予申请号，发出受理通知书。不符合受理条件的，将发出文件不受理通知书。申请人收到受理通知书和缴费通知书后，应当认真核对通知书上的信息，对通知书信息有异议的，应当及时向专利局提出。向专利局受理处寄交申请文件的，一般在一个月左右可以收到专利局的受理通知书，超过一个月尚未收到专利局通知的，申请人应当及时向专利局受理处查询。

发明专利申请人发明专利申请人在提出实质审查请求时及在收到专利局发出的发明专利申请进入实质审查阶段通知书之日起三个月内，可以对发明专利申请主动提出修改。

国家知识产权局在审批过程中会将意见以通知书的形式反馈给申请人，申请人应当在规定的期限内，针对审查意见通知书指出的问题，分类逐条答复。答复可以表示同意审查员的意见，按照审查意见办理补正或者对申请进行修改；不同意审查员意见的，应陈述意见及理由。答复时应注明申请号、发文序列号、所答复的通知书名称、发文日等。属于格式或者手续方面的缺陷，一般可以通过补正消除缺陷；明显实质性缺陷一般难以通过补正或者修改消除，多数情况下只能就是否存在或属于明显实质性缺陷进行申辩和陈述意见。对发明专利申请的补正或者修改均不得超出原说明书和权利要求书记载的范围，修改文件应当按照规定格式提交替换页。

发明专利申请经实质审查，未发现驳回理由的，专利局将发出授权通知书和办理登记手续通知书。申请人接到授权通知书和办理登记手续通知书以后，应当按照通知的要求在两个月之内办理登记手续。办理登记手续时，不必再提交任何文件，申请人只需按规定缴纳专利登记费、公告印刷费、印花税和授予专利权当年的年费。授权当年按照办理登记手续通知书中指明的年度缴纳相应费用。未在规定的期限内按规定办理登记手续的，视为放弃取得专利权的权利。

专利申请被授予专利权后，专利权人应于上一年度期满前缴纳下一年度的年费。期满未缴纳或未缴足的，专利权人可以自应当缴纳年费期满之日起六个月内补缴，同时按超过的时间缴纳滞纳金。补缴期满年费和滞纳金未缴纳的或者缴纳数额不足的，专利权自上一年度届满终止。

专利申请自公告授权之日起，任何单位或个人认为该专利权的授予不符合专利法有关规定的，可以请求专利复审委员会宣告该专利权无效。请求宣告专利权无效或者部分无效的，应当按规定缴纳无效宣告请求费，提交无效宣告请求书和必要的证据一式两份，无效宣告请求应当结合提交的所有证据，具体说明无效宣告请求的理由，并指明每项理由所依据的证据。请求人未具体说明无效宣告理由，或者提交证据但未结合提交的所有证据具体说明无效宣告理由，或者未指明每项理由所依据证据的，其无效宣告请求不予受理。任何一方当事人对专利的无效宣告请求审查决定不服的，可以自收到通知之日起三个月内向人民法院起诉。宣告专利权无效的审查决定发生法律效力以后，由专利局予以登记和公告。宣告无效的专利权视为自始即不存在。

三、国际专利体系——专利合作条约

专利合作条约（patent cooperation treaty，PCT）是一份拥有超过 150 个缔约国的国际条约，于 1970 年缔结，1979 年修正，并于 1984 年和 2001 年进行修订。PCT 对《保护工业产权巴黎公约》（1883 年）的缔约国开放。通过 PCT，申请人只要提交一件"国际"专利申请，即可在为数众多的国家中的每一个国家同时要求对发明进行专利保护。此种申请可由凡属缔约国国民或居民的任何人提交。一般可以向申请人作为国民或居民的缔约国的国家专利局提出申请，但申请人也可以选择向位于日内瓦的世界知识产权组织（World Intellectual Property Organization，WIPO）提出申请。如果申请人是加入《欧洲专利公约》《专利和工业品外观设计哈拉雷议定书》、经修订的《与非洲知识产权组织的创造有关的班吉协定》或《欧亚专利公约》的缔约国的国民或居民，亦可分别向欧洲专利局、非洲地区工业产权组织、非洲知识产权组织或欧亚专利局提交国际申请。但专利权的授予仍由各国家或地区专利局负责。

之后由 PCT 大会指定作为国际检索局（International Search Authority，ISA）的主要专利局之一进行所谓的"国际检索"，得出"国际检索报告"和一份关于专利性的书面意见，申请人收到后可决定撤回申请。如果国际申请未被撤回，将与国际检索报告一起，由国际局公布。书面意见不予公布。

PCT 规定的程序对申请人、专利局和普通公众都有利。对申请人而言，能得到比 PCT 以外的程序多 18 个月时间考虑是否希望在外国寻求保护、在外国的每一个国家指定当地专利代理人、准备必要的翻译材料及缴纳国家费用；只要其国际申请是按照 PCT 规定的形式提交的，任何被指定的主管局在处理申请的国家阶段，均不得以形式方面的理由驳回申请；有助于评估其发明被授予专利权的机会有多大；可以在国际初步审查期间对国际申请做出修正，以使该申请在被指定的主管局处理之前符合要求。对各国专利局而言，国际检索报告、书面意见、附于国际申请之后的国际初步审查报告，可以大大减少各专利局的检索和审查工作量。对公众而言，由于每件国际申请都是与国际检索报告一起公布的，因此第三方也可以更好地对提出权利要求的发明的专利性形成有充足依据的意见。

四、职务发明与非职务发明

（一）职务发明创造的定义

发明创造不是凭空拍脑袋产生的，需要一定的物质条件和团队合作。随着科技的发展速度一日千里，各学科分工越来越细，发明创造对团队合作的要求越来越高。所以大多数技术成果都属于职务发明创造。

《中华人民共和国专利法》（以下简称《专利法》）对职务发明创造有明确规定。其中第六条规定："执行本单位的任务或者主要是利用本单位的物质技术条件所完成的发明创造为职务发明创造。职务发明创造申请专利的权利属于该单位；申请被批准后，该单位为专利权人。非职务发明创造，申请专利的权利属于发明人或者设计人；申请被批准后，该发明人或者设计人为专利权人。"

《专利法》第六条所称执行本单位的任务所完成的职务发明创造，是指：①在本职工作中做出的发明创造；②履行本单位交付的本职工作之外的任务所做出的发明创造；③退休、调离原单位后或者劳动、人事关系终止后 1 年内做出的，与其在原单位承担的本职工作或者原单位分配的任务有关的发明创造。《专利法》第六条所称本单位，包括临时工作单位；《专利法》第六条所称本单位的物质技术条件，是指本单位的资金、设备、零部件、原材料或者不对外公开的技术资料等。

职务发明在含义上有广狭之分。狭义的职务发明仅指专利法所规定的三种专利（发明专利、实用新型专利和外观设计专利），即专利法所称职务发明创造。广义的职务发明可泛指所有职务技术成果，主要包括职务发明创造（专利）、职务作品（含软件）、单位商业秘密中的技术秘密和其他与技术相关的职务成果。本章中以狭义的职务发明为准。

（二）我国职务发明创造的权利归属

职务发明创造是企事业单位的重要无形资产，其权利归属非常重要。随着科技进步不断加快，个人发明的时代已经成为过去式，而科研单位已成为发明创造的主体，也成为实施转化的重要部分。职务发明创造不仅关系发明人的待遇、科研机构的收入、企业的利润、发明人的积极性、企业的竞争力，更关系到我国的科技发展水平乃至经济实力，是国家核心竞争力的体现。对职务发明权利归属的界定是否合理，会严重影响发明人及其单位的利益分配，并进而引起一系列后果。

职务活动与非职务活动常常难以划分，存在一定的灰色区域。如果过多纠结，并不能达到促进创新的目的。《专利法》细化了职务发明创造和非职务发明创造的具体界限，进一步保证了发明人及非职务发明创造的专利权人地位，同时引入"合同优先于法律"制度，确立了对专利权的归属可以由当事人约定的规则，允许发明人对其利用单位已有物质技术条件做出的发明创造可以与单位协商权利归属，扩大了非职务发明创造的范围。我国职务技术成果已经形成了以合同法为核心，以"职责标准"为主，以"资源标准"为辅，有条件的"约定优先"的统一的立法体系。

《中华人民共和国合同法》第三百二十六条规定："职务技术成果的使用权、转让权属于法人或者其他组织的，法人或者其他组织可以就该项职务技术成果订立技术合同。法人或者其他组织应当从使用和转让该项职务技术成果所取得的收益中提取一定比例，对完成该项职务技术成果的个人给予奖励或者报酬。"该规定既规定了职务技术成果的归属，也明确了单位应对职务技术发明人给予奖励或报酬。

医学科研常会得到国家基金的资助，比如国家自然科学基金、科技部的国家科技计划，这些财政性资金设立的科研项目所产出的成果的归属也有明确规定。《中华人民共和国科技进步法》第二十条规定："利用财政性资金设立的科学技术基金项目或科学技术计划项目所形成的发明专利权、计算机软件著作权、集成电路布图设计专有权和植物新品种权，除涉及国家安全、国家利益和重大社会公共利益的外，授权项目承担者依法取得。"2010 年科学技术部、国家发展和改革委员会、财政部和国家知识产权局发布了《国家科技重大专项知识产权管理暂行规定》，对重大专项中的知识产权归属予以细化。所以科研基金产出的专利的归属，也需要根据情况，按照相关法律法规确定。

（三）我国职务发明创造的奖励和报酬

合理的奖励和报酬能促进职务科技成果的诞生。《专利法》规定了被授予专利的单位应当对职务发明创造的发明人或设计人给予奖励；专利实施后，根据其推广应用的范围和取得的经济效益，应对发明人或设计人给予合理的报酬。《中华人民共和国专利法实施细则》则进一步对奖励和报酬的比例和金额等做出了具体规定。

在此基础上，《中华人民共和国促进科技成果转化法》和《中华人民共和国合同法》进行了补充。《中华人民共和国促进科技成果转化法》第十九条规定："国家设立的研究开发机构、高等院校所取得的职务科技成果，完成人和参加人在不变更职务科技成果权属的前提下，可以根据与本单位的协议进行该项科技成果的转化，并享有协议规定的权益。该单位对上述科技成果转化活动应当予以支持。"第四十四条规定："职务科技成果转化后，由科技成果完成单位对完成、转化该项科技成果做出重要贡献的人员给予奖励和报酬。"《中华人民共和国合同法》不仅规定了职务科技成果发明人应得到奖励或报酬，并明确了完成技术成果的个人有在相关技术成果文件上写明自己是科技成果完成者的权利，以及取得荣誉证书、奖励的权利。

此外，关于高等学校和医学科研相关的规定还有1999年教育部发布的《高等学校知识产权保护管理规定》、2017年实施的《高等学校知识产权管理规范》、2000年卫生部印发的《卫生知识产权保护管理规定》、2000年科学技术部印发的《关于加强与科技有关的知识产权保护和管理工作的若干意见》、2002年科学技术部和教育部印发的《关于充分发挥高等学校科技创新作用的若干意见》、2003年科学技术部印发的《关于加强国家科技计划知识产权管理工作的规定》等。此外还有很多地方性法规和地方政府规章，对奖酬出了更具体的规定。

五、专利申请与论文发表的关系

很多医学科研工作者对自己的科研成果究竟是应该先申请专利还是先发表论文心存疑惑，先发表论文是否会破坏后提交的专利的新颖性呢？

专利的保护客体为技术方案，而学术论文的内容则广泛得多，包括新的理论体系、研究假说、研究结果、研究进展等，即使形成高质量的论文发表在国际知名期刊上，但并不是专利法保护的范围，因为这些内容并不是某种技术方案。而且《专利法》规定下列5项，不授予专利权：科学发现、智力活动的规则和方法、疾病的诊断和治疗方法、动物和植物品种、用原子核变换方法获得的物质。而且以上5项恰恰是科研工作的研究热点，尤其是"疾病的诊断和治疗方法"是医学科研的热点。因此即使论文内容包括了具体的技术方案，但是由于属于这五种不授予专利权的范围而不被授予专利。

而且专利有严格的新颖性和创造性要求。所谓新颖性就是指该发明或者实用新型不属于现有技术，也没有任何单位或者个人就同样的发明或者实用新型在申请日以前向国务院专利行政部门提出过申请，并记载在申请日以后公布的专利申请文件或者公告的专利文件中。这也是许多科研工作者做出科研成果以后，优先发表论文，导致专利申请丧失新颖性的重要原因。

发表论文既可以在会议上，也可以在学术期刊上。《专利法》第二十四条规定："申请专利的发明创造在申请日以前六个月内，有下列情形之一的，不丧失新颖性：

（一）在中国政府主办或者承认的国际展览会上首次展出的；

（二）在规定的学术会议或者技术会议上首次发表的；

（三）他人未经申请人同意而泄露其内容的。"

与医学科研人员相关度最高的是第二种情况，但是也需要满足以下三个条件：首先是时间要求，申请日（有优先权的指优先权日）以前6个月内在规定的学术会议或者技术会议上首次发表；其次是会议要求：国务院有关主管部门或者全国性学术团体组织召开的学术会议或者技术会议；最后是手续要求：在提交专利申请时提出声明（提示：在请求书中勾选第19项"不丧失新颖性宽限期第2栏"），并自申请日起2个月内提交证明材料。

如果确定要按照第二条申请，也需要在规定时间内完成专利申请的全部准备工作：专利的查新检索、申请文件的撰写、申请费用的准备、费用减缴证明的开具、代理委托手续的办理等，另外，发表论文的会议不包括省级以下或者受国务院各部委或者全国性学术团体委托或者以其名义组织召开的学术会议或者技术会议；且应当由国务院有关主管部门或者组织会议的全国性学术团体出具证明材料，且需注明会议召开的日期、地点、会议的名称及该发明创造发表的日期、形式和内容，并加盖公章。

对于在学术期刊上发表论文，更要慎重。我国审批专利采用先申请原则，即两个以上申请人向专利局提出同样的专利申请，专利权授予最先申请专利的个人或单位，因此申请人应及时将其发明申请专利，以防他人抢先申请。由于申请专利的技术须具有新颖性，因此发明人有了技术成果之后，应先申请专利，再发表论文，以免因过早公开技术而丧失申请专利的机会。

六、专利申请的代理

专利代理是技术和法律相结合的高端专业化服务，服务于知识产权创造、运用和保护的全过程。我国自 1991 年公布施行《专利代理条例》以来，在规范专利代理活动、保障专利制度良好运行、推动专利事业发展等方面发挥了积极作用。随着我国社会经济的不断发展，对专利代理提出了新的要求。2018 公布修订后的《专利代理条例》，自 2019 年 3 月 1 日起施行。

修订后的《专利代理条例》有以下变化：一是简政放权，改进专利代理机构、专利代理师执业准入制度，支持创新创业，减轻申请人负担，激发市场活力与社会创造力。二是放管结合，加强事中、事后监管，规范市场秩序，保障创新主体合法权益。三是优化服务，便民利民，提高服务效率。

依法设立的专利代理机构是依照专利代理条例的规定，经国家知识产权局批准成立的，具体名录及专利代理机构的相关信息可从网上查阅（www.sipo.gov.cn/zldlgl）。相应的，专利代理人、专利代理机构异常名录、严重违法代理机构名录都可以在国家知识产权局的综合服务平台网站上查到，专利代理机构年度报告也在国家知识产权局的综合服务平台网站上进行公示。在选择专利代理人之前可以先查询其相关信息。

七、专利挖掘

专利挖掘是指对科研过程或研发过程中所取得的各项成果进行技术和法律层面的剖析、拆分、筛选及合理推测，针对有价值的方案寻求专利保护。专利挖掘对高校非常重要，可以全面保护高校的科研投入和技术成果，并能从基础专利出发梳理出所有的关联技术点和对应的外围专利，从而对基础专利建立牢固的保护网。

在专利挖掘中需要注意：获得专利的依据是专利法对专利的新颖性和创造性等授权条件相关规定，不是该申请技术含量的高低，即使是微小的改进，只要能够解决一定的技术问题并产生相应的效果，就可以申请专利保护。而且申请专利的技术方案无须完美，只要解决了现存技术中的特定问题就可以寻求专利保护。最好将专利挖掘和项目进展同步推进，能更好地保护专利申请的时效性和质量。

在专利挖掘之后就要进行专利的合理布局。广义的专利布局是指对申请人的全部专利申请的数量、领域、覆盖区域和年限等进行总体布局。狭义的专利布局是指申请人对某一技术主题的专利申请进行系统排列，形成有效专利的组合，通过核心专利和外围专利的联合，构建合理的专利保护网，形成规模效应。医学科研工作者应结合自己的科研工作，进行高效的专利挖掘，对自己的科研成果进行全面的专利保护。

八、专利质量提升工程

改革开放以来，我国专利申请数量不断增加，尤其是党的十八大以来，发明专利申请每年以 10%以上的速度增加，我国已成为名副其实的知识产权大国。我国经济已由高速增长阶段转向高质量发展阶段，必须坚持质量第一，效益优先，稳中求进。这是新时代新形势对经济建设的新要求。建设现代化经济体系，要贯彻新发展理念。党中央要求"让知识产权制度成为激励创新的基本保障"。知识产权特别是专利，可以为经济发展提供制度、技术双重供给。专利质量是彰显创新驱动发展质量效益的核心指标之一，提高专利质量是实现可持续发展的关键。

2014 年年底，国务院办公厅印发了《深入实施国家知识产权战略行动计划（2014—2020 年）》，"量增质更优"成为在部署知识产权创造工作中的"关键词"。2016 年国务院印发《"十三五"国家知识产权保护和运用规划》，将提高知识产权质量效益作为一项重要工作加以部署。同年国家知识产权局出台《专利质量提升工程实施方案》，开始实施专利质量提升工程，推动"四大重点工程"：发明创造与专利申请质量提升工程、专利代理质量提升工程、专利审查质量提升工程、严格保护和高效运用促进专利质量提升工程。数据显示，2017 年，我国发明专利申请量为 138.2 万件，同比增长 14.2%。共授权发明专利 42.0 万件，其中，国内发明专利授权 32.7 万件，同比增长 8.2%。我国专利申请量质齐升。作为医学科研工作者，理应相应国家号召，努力提升申请质量。

第二节　医学科研项目申请

医学科研项目是针对医学领域某一科学问题提出设想和目标，设计科学合理的研究内容来解决问题，并说明完成目标所需要的资源条件等的完整方案。医学科研项目来源于申请人长期在医学时间中凝练和发掘的科学问题，对领域内关键问题进行系统性、原创性的分析，从而提出具有创新思想的深入机制性研究。根据医学领域研究的发展现状、趋势及研究对象与内容，医学科研项目基本涵盖以下范围：基础医学、临床医学、预防医学、药学、中医中药学、生物学等。

一、常见医学科研项目的分类

医学科研项目按项目来源、项目类型或研究内容可以分为以下几个类别。

（一）按项目来源分类

1. 纵向项目　国家、省市等上级科技主管部门或机构批准立项的各类计划（规划）、基金项目。

2. 横向项目　企事业单位或兄弟单位委托的以横向科技合同为依据的各类科技研究与开发项目，研究经费一般由委托单位提供。

3. 自由选题　项目申请人结合医疗卫生工作需求，结合自己专长，提出来的研究项目，研究经费一般自筹或由所在主管单位资助。

（二）按项目类型分类

1. 医学基础研究类项目　旨在提高医学原始创新能力、积累智力基础，以认识医学现象，探索医学规律为目的，资助获取新知识、新原理、新方法的研究活动的项目。

2. 医学应用研究类项目　旨在围绕解决临床等实际问题的特定目标，针对具体问题、具体领域或状况，将医学基础理论发展成为解决实际问题的成果的项目。

3. 医疗设备研发类项目　旨在研发单独或者组合应用于医学临床或研究的仪器、设备、器具、材料或者其他物品，也包括所需要的软件的项目。

4. 医疗单位管理类项目及其他　旨在探索建设满足人民群众日益增长的医疗服务科学管理模式，促进医疗单位的社会服务、人才培养、科学研究等或促进其他相关工作快速发展的项目。

二、医学科研项目的申请

医学科研工作是衡量一个医疗单位医疗水平和学术水平高低的重要标志，对医疗单位的可持续性发展及临床诊治水平的进一步提高有着重要作用。目前，国家、省市各级政府的科研项目资助和相关单位的合作科研项目经费仍然是医学科研经费的主要来源。医疗单位要积极参加各类科研项目的申报，争取科研经费，推进本单位科研工作的开展。

整体来看，现行纵向项目各级科研项目的评审制度十分严格，由于时间、场地和人员等问题，科研项目的评审通常会以同行专家对申请书通过函审或会议评审的形式进行。横向项目和自由选题类项目一般为单位之间合作或单位内部合作，项目资助不像纵向项目那样具有竞争性。但是，不管哪类项目，申请书是完整反映科研项目全部内容的唯一窗口，项目申请书填写的好坏在很大程度上决定着科研项目能否顺利推进第一决定因素。

医学科研项目能否获得立项资助与项目申报过程中的每一环节息息相关。作为项目申请人，我们需要重视项目申请过程中的每一个步骤。同时，我们也要清楚医学科研工作是长期连续的，项目申报是在日常积累的基础上凝练出科学问题，提出科学假设，进而提出研究方案，这些内容组成我们的项目申请书。项目申请书是项目申请的最重要的载体，是项目申请的"敲门砖"。一份好的项目申请书应简明易懂、具体翔实且图文并茂，能让评审专家在最短的时间内了解申请者的意图和思路。

三、医学科研项目申请书的撰写

项目申请书的质量直接关系科研项目申请的中标率。因此，高水平的项目申请书是科研项目申报必需条件。项目申请书不仅仅要表达出良好的研究项目，还必须清楚地阐述研究思路。一份完整的项目申请书往往包含以下几个部分：项目简况、立项依据、研究内容、技术路线、研究目标、创新点、研究计划和预期成果、经费预算等。

在撰写项目申请书之前，需要仔细阅读项目申请指南、填写须知、申报要求等说明，同时还需要认真研究项目申请书模板等材料。在阅读这些材料的基础上，根据申请者的科研方向确定申请项目，准备相应材料。项目来源于立项单位的重大需求和申请人相关的科研积累。申请项目确定后仔细填写申请书。

（一）项目简况

项目简况一般包括项目名称等基本信息、关键词和摘要、申请人及依托单位信息、项目组成员等信息。同一立项单位具有不同类别项目立项的时候，还需要选择立项资助类别等信息，这部分都是规定要求，按照项目申请指南的要求选择相应选项即可。

项目名称是整个项目工作的最大程度的凝练，用一句话明确表述项目的研究内容和目标。项目名称的拟定从满足立项单位重大需求出发，具有一定宏观性，并准确表述整个项目的主线内容；像科研论文标题一样精确，但又不仅仅局限于一篇科研论文的工作。结合项目指南，查阅参考已有立项项目名称的基础上，以科研论文写作的模式拟定项目名称是比较合理的方案。项目基本信息还涉及资助类别、学科名称及申请代码、研究时限、研究方向等信息，此部分内容参考项目指南和填写须知按照实际情况选择即可。

项目关键词和摘要是较为全面说明项目内容的直接体现，能让读者在较短时间内掌握项目信息。一般情况下，项目立项单位还会根据学科名称和代码、研究方向和关键词等信息遴选项目评选专家。在医学科研项目申报中，关键词的选择或填写一般包含：疾病名称、研究对象名称、作用效果、作用机制等相关信息。项目摘要是系统阐述研究内容，一般分为三个部分：①项目拟解决的问题；②项目实施的方案；③项目实施的意义。

申请人及依托单位信息、项目组成员按照实际情况填写即可。一般情况下依托单位信息为固定信息，由依托单位统一提供。

（二）立项依据

在医学科研项目的申报中，立项依据首先要明确提出拟解决的医学问题，设立研究主线，然后紧密围绕研究主线阐述项目做什么、怎么做。切忌在项目立项依据部分综述性表述该领域的学术发展现状或是对国内外发展情况的简单罗列。立项依据要体现项目研究的意义，研究现状和未来发展趋势，阐述项目要解决问题的迫切性。

立项依据整体思路从以下几个方面展开：

第一，指明某种疾病发病率高、危害大，并且还存在发病机制不清、无有效或高效治疗方案，从而说明项目要解决问题的重要性。

第二，分析该问题在国内外的研究现状和申请者项目组相关进展，综合分析他人和申请者研究的成果和还需要解决的问题，凝练关键的科学问题。

第三，分析关键的科学问题，结合他人和申请者工作基础的提示，提出研究假说，简要叙述整体的研究思路和方案。

第四，展望本项目研究的基础医学科学意义或临床应用前景。

立项依据要做到充分、真实、可信，让评审专家一看便知项目的选题理由、创新点、研究目标和重要性。项目论证过程要围绕科学问题展开并贯穿始终，合理地表述研究目标和重要性，要有与拟申请项目研究内容有关的预实验结果，引用较新、较权威的重要参考文献，可以应用小标题或其他重点提示标记重点内容。

立项依据部分常见问题：

（1）对研究意义和国内外研究现状的阐述过于宏大，研究点不集中。

（2）围绕关键科学问题的相关阐述、优势和意义轻描淡写不能突出重要性。

（3）介绍了很多普及性的知识，没有紧紧围绕要研究的问题进行探讨，甚至直接写成综述。

（4）对国内外研究现状缺乏全面系统的了解，创新性不足。

（5）缺乏对科学问题的凝练，缺少合理的科学假说，或申请者提出的科学假说与文献依据相互矛盾，因果关系阐述证据不足。

（6）没有阐述研究思路，或在研究思路的描述中未明确阐述新方法和材料优势，或选择关键技术或指标的理由。

（7）申请者没有与申请项目相关的工作基础，缺乏保证实现预期目标的足够依据。

（8）立项依据层次不清，对关键问题描述模糊，各个问题之间缺乏有效连接。

（9）项目的立项依据与研究内容和研究方案相悖或对应性差。

（10）文献引用的格式凌乱，文献影响力太低，引用的文献多是 5 年前的，过于陈旧，立项依据中的引述缺乏参考文献支持。

（11）概念错误，用词含糊，对他人的研究结论评价武断。

（三）研究内容和技术路线

研究内容和技术路线是项目实施的详细方案，一般要从方法、路线、技术等方面进行阐述，是整个项目实施的主体内容，需要重点阐述。医学项目要研究和解决疾病相关的科学问题，要突出研究重点，一般普通项目只要求解决一两个科学问题，要有力度和深度。可以采取多种方式把研究内容叙述得清楚些，如在研究内容下列出关键研究点。在研究内容中，拟解决的关键问题要阐述清楚准确，并针对提出的关键问题提出相应解决方案和研究方法。

研究内容立足于为完成本项目所提出的科学问题，从不同角度、不同层次，紧扣研究目标，层次分明、重点突出，具有逻辑性的科研工作内容。主要有以下要求：①工作内容恰当，可行性强；②紧扣研究目标，不偏题；③重点突出，但不是技术路线，注意区别。一般医学科研项目的研究内容有两种写法：

第一种，根据项目研究的层次，逐层阐述。

（1）临床层次：探讨靶分子的表达与疾病发生发展、预后的统计学相关性，明确靶分子在诊断和治疗中的转化医学价值，主要组织样本有组织、血液、体液等，同时包括随访资料，检测指标都是 RNA 或者蛋白质等。

（2）动物层次：为了满足体外、体内双重的验证，某些项目由于缺乏有代表性的细胞模型，需要依靠动物实验来挑大梁。动物与细胞水平的研究说明的问题是类似的，都是以表型来解释靶分子影响疾病的原因。

（3）细胞层次：主要是针对一个稳定的研究模型进行功能表型方面的分析（细胞实验一般重现性较好），利用干预因素刺激，如过表达或沉默分子、加药处理等，然后观察细胞的变化及一些实验指标的变化，从而用一个分子具有某种特殊的作用来解释在临床上这一靶分子表达改变所引起的病理现象。

（4）生化分子机制层次：就是调控机制，细胞和动物研究回答的是 Why 的问题，而分子机制则解答 How 的问题，从逻辑上要更深入一个层次。分子机制分为上游机制和下游机制，上游指的是什么因素调节靶分子，而下游是指靶分子调节什么通路和分子，聚焦于后者的是大多数情况。靶分子受到调控（调控的可以是干预措施，如某个治疗方法），可以发生在 DNA、RNA 或者蛋白质水平，同样，靶分子调节下游分子，也可以有不同的排列组合，不需要一个个试过来，一般根据分子的特性会有选择地挑一个方向深入。

第二种，依据解决的科学问题，按照逻辑归纳（融合以上层次）。

例如，靶分子 A 介导 C 通路产生 B 效应（针对某临床问题）的分子机制研究。主要是融合第一种方案，分为表型和机制两个部分进行阐述：①靶分子 A 与 B 效应的相关性研究；②靶分子 A 在 C 通路和 B 效应科学问题中的作用研究；③靶分子 A 介导 C 通路（针对临床问题）产生 B 效应的分子机制。

一般可以采用以下方式进行阐述：采用……方法（通过……技术），给予……干预，观察……变化，检测……指标，探讨……影响，确定……作用，证明……机制。具体的研究内容、方法和路线，详见研究方案。

研究内容部分常见问题：

（1）研究内容体量过大，项目资助期内难以完成，或者经费不能满足项目实施需求等。

（2）研究内容目标分散，项目提出的问题不能集中解决，设立多个研究方向和目标，层次不清。

技术路线是与研究内容相关的项目流程图，指申请者对要达到研究目标准备采取的技术手段、具体步骤及解决关键性问题的方法等在内的研究途径，应尽可能详尽，每一步骤的关键点要阐述清楚并具有可操作性。

技术路线最好表述成视觉化效果较强的图表或思维导图形式，便于评审专家能直观地了解清楚项目研究内容的实施过程。技术路线图的展现要简单明了，不可过于复杂，也不可有内容上的错漏，尽量整洁美观。技术路线图一般有两种做法：

（1）图文型：以图片结合文字的方式把实验方案展示出来，优点是看起来比较生动，缺点是有些内容（比如分组情况）可能缺少直接描述，不够详细。

（2）流程图：以实验流程图的方案把每个阶段要进行的实验内容（包括造模方法、分组、检测方法、检测指标、干预方式和时间等）展示出来，优点是比较详细，但相对图文型来说看起来比较复杂。

技术路线与研究内容对应，每个研究部分逻辑清晰，技术合理，环环相扣。研究方法必须与研究目标直接关联，即通过什么样方法完成研究目标，实验技术具有先进性、可靠性和创新性。尽可能使用经典的、公认的研究方法。技术路线图最好辅以较详细的说明，充分表达项目的研究思路，以便评审专家在最短的时间内清楚了解项目负责人的研究意图及思路。

（四）研究目标、创新点、研究计划和预期成果

研究目标一般分为阶段性目标及项目总目标，不同类型项目的资助力度不同，所包含的研究内容及研究目标也应予以斟酌。一份高质量的申请书研究目标一定集中，紧紧围绕所提出的科学问题来设计实验方案，确定研究目标。

项目研究目标是对科学假说和科学问题的回答，需要归纳研究内容解答的问题，与研究内容对应，要求具体明确，具有新颖性和创新性，高度凝练，一般用一两句话概括。例如，明确……关系；揭示……规律；证明……作用；阐明……机制等。

项目的创新点应是整个项目申请书中最大的亮点。好的创新点可以给评审专家留下深刻印象，从而争取更高的得分，提高中标机会。项目申报人应该把握机会，在撰写创新点中浓墨重笔，将申请书的闪光点发挥尽致。

项目创新通常体现在四个方面：认知创新、方法创新、材料创新和研究模式创新。若认知上有创新，就要注意分析过程的合理性和提出科学问题的重要性；若方法有创新，就要详细介绍方法的创新之处及可行性；若材料上有创新，就要详细介绍所选择研究材料的情况、特点和科学意义；若研究模式有创新，就要详细介绍新的研究模式的科学性和可行性，与旧的模式有何不同。

研究计划一般是将研究内容按照时间顺序，将工作划分至项目任务期内的各年度，一般按一年或半年作为单位进行安排。要求研究计划详细明确，层次分明，具有可操作性，可设定年度工作目标。研究计划撰写常见问题：

（1）时间段分得太细，细化到每个月。医学相关研究很难细化至每个月，不具有可操作性，是不可取的。

（2）安排查阅文献、项目结题、整理数据、撰写论文等工作计划。项目研究计划，应该紧扣项目实施相关工作，可以在一定节点整理数据撰写论文，但无须特别安排。

医学科学研究的成果形式通常是以论文形式体现，在阐述了项目的立项依据、研究方案及研究路线、创新点后，需要明确项目研究的预期成果，包括论文、专利、奖项、人才培养等。例如，本项目成功实施可能得出的结论；可能提出的进一步研究的线索；发表的研究论文；申请的技术专利；可应用产品的开发；人才培养；参加国内外学术会议等。研究成果撰写常见问题：①研究成果过大；②没有直接成果：论文、专利、人才培养等。

（五）经费预算

经费预算是科研活动的重要条件之一，是科研活动中物化劳动和"活劳动"投入的资金。填好项目申请书的最终目的也是获得上级的经费资助以开展研究工作，因此，如何填好经费预算是争取立项的关键。现行的科研经费开支范围为十二项，包括设备费、材料费、测试化验加工费、燃料动力费、差旅费、会议费、合作与交流费、出版/文献信息传播/知识产权事务费、劳务费、专家咨询费、管理费及其他支出。项目的经费预算应严格按照国家及相关管理规定，实事求是，合理分配。根据各类项目的资助力度合理确定申请资助的金额，并适当安排各项支出的比重，给出合理可信的支出依据。

自2015年起，各类项目申请经费分为直接费用和间接费用2部分。

（1）直接费用：包括设备费、材料费、测试化验加工费、燃料动力费、差旅费、会议费、国际合作与交流费、出版/文献/信息传播/知识产权事务费、劳务费、专家咨询费及其他支出。

直接经费中的国际合作与交流费、会议费及差旅费在总额不变的前提下可以打通使用。

取消劳务费的比例，劳务费据实列支，要求做到人数、工作时间准确，给付强度合情合理。

（2）间接费用：指依托单位在组织实施项目过程中发生的无法在直接费用中列支的相关费用，主要包括依托单位为项目研究提供的现有仪器设备及房屋，水、电、气、暖消耗，有关管理费用的补助支出，以及绩效支出等。间接费用的比例暂定 500 万元以下项目的间接费用比例为 20%，500 万元至 1000 万元为 13%，1000 万元以上则是 10%。

经费预算越详细越好，最好精确到名称、单价、数量、型号、公司。从整体来说，研究内容确定的情况下，相应实验耗材试剂等是确定的。同时，还需要详细列出劳务费的支出，需要精确到人、工作时间和单位时间支付数额等。

（六）项目组成员

项目组成员简介是为了让评审专家了解申请者受教育、受科研训练的背景，以判断申请者承担本项目的可行性。申请书中如何介绍自己及组员可以反映出申请者是否诚实、客观和严谨，写好这一部分应该认真介绍受教育的过程、研究简历及研究特长、学术任职，还需提供申请者近年来发表的与本申请相关的论著，最好能准确注明发表论文的全部作者、题目、时间、期刊卷页等。

一个课题想要达到既定的研究目标，背后必须要有一个分工明确，组成合理的强大科研团队，所以说这个部分也是审稿专家比较重视的一环。申请团队的组成：

（1）要求：反映团队水平，注意学科搭配，不要用名人效应，不要超项。

（2）一般结构：6～10 人，高级研究人员（1～2 人），中级研究人员（2～3 人），技术人员及研究生（3～5 人）。

（3）工作时间：高级研究人员（3～6 个月），中级研究人员（6 个月），技术人员及研究生（10 个月）。

申请团队常见的问题：

（1）缺乏课题相关的专业研究人员。

（2）项目组成员中具体做课题的人太少。

（3）分工不明确，没有具体落实工作内容。

（4）临床医生申请的课题中没有研究生的参与。

（七）单位意见

单位意见是所在单位的科研管理部门对所申报项目的初审，应对项目的内容真实性及所提供资料进行审核，协助项目申请者提高申请质量。值得强调的是合作单位意见及合作协议的撰写。申请项目若有合作单位，则应在申请项目时签订合理的合作协议，理顺学术合作关系，明确本项目研究的经费分配、承担任务及知识产权的归属问题，避免研究工作完成后的成果纠纷。合作单位意见还需合作单位明确，是否同意该项目的合作及申报。此外，由于计算机及办公软件的普及，项目申请书不存在整洁清晰、字迹潦草等问题，但电子文档的排版问题也应予以重视。一份好的项目申请书应让评审专家看起来赏心悦目，力争留下良好的第一印象。

研究背景、科学问题、研究目标、研究内容、研究方案及技术路线、预期结果是整个申请书科学研究的主线，首尾呼应，环环相扣。背景引出问题；问题决定目标；问题、目标决定内容；内容决定方案、技术路线；根据问题、目标、内容、所用技术对研究进行预测，得出预期结果。关键科学问题、关键技术、可行性、创新性、年度计划、工作条件及工作基础是辅助描述内容，是对申请书特色、创意重点的补充和辅助描述。其中关键科学问题、关键技术、可行性、创新性，要通过概括、凝练进行辅助说明。而年度计划、工作条件及工作基础则必须实事求是地表述，必要时需通过提供佐证对相关信息加以说明，以便证实其真实性。

思考题

1. 如需申请发明专利，需要提交哪些申请文件？简要概述发明专利的申请和审批流程。

2. 职务发明与非职务发明的区别是什么？医学科研工作者对自己的科研成果应该先申请专利还是先发表论文？

3. 一份完整的项目申请书应包含哪几个部分？项目的创新点是整个项目申请书中最大的亮点，其具体体现在哪些方面？

本章小结

（黄灿华）

第九章 基础研究常用方法与技术

学习要求

1. 识记 基础研究常用方法的分类，以及每种方法的实验技术有哪些。
2. 理解 每种基础研究技术方法的实验原理。
3. 运用 掌握如何合理的把基础研究技术应用在自己的实验思路上。

本章导图

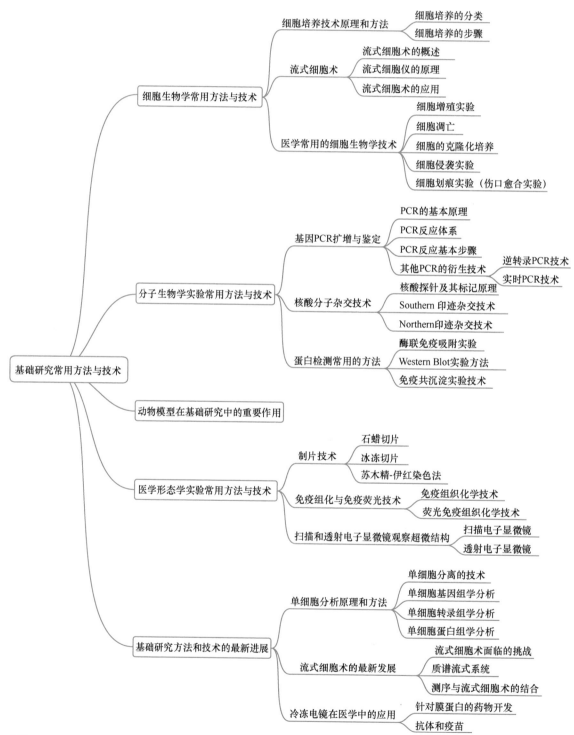

笔记栏

138

医学的基础研究是现代医学进行科学探索的重要研究方法，它以现代的自然科学理论为基础，主要应用生物学及各种自然科学方法，以解决医学的一系列科学问题的总称。医学基础研究所涉及的内容有很多，如细胞生物学、分子生物学、动物模型、医学形态学等。

第一节 细胞生物学常用方法与技术

一、细胞培养技术原理和方法

细胞培养（cell culture）是指从机体内取出某种组织或细胞，模拟机体内的生理条件使其在体外生存、生长和繁殖的过程。细胞培养技术的突出优点在于能为研究者提供大量的生物性状相同的细胞作为研究对象，便于人们在体外利用各种不同的方法从不同的角度研究细胞生命活动的规律。另外，利用细胞培养技术还可使人们较为方便地研究各种物理、化学和生物因素对细胞结构和功能的影响。

（一）细胞培养的分类

细胞培养可分为原代培养和传代培养两种情况。所谓原代培养（primary culture）是指直接从机体取出组织或细胞后所进行的首次培养，也称初代培养，原代培养的细胞由于刚刚离体，其生物学特性与体活细胞相似，适于做细胞形态、功能和分化等研究。传代培养（subculture）是指当原代培养的细胞增殖到一定密度后，将其从原培养容器中取出，以 1 ∶ 2 或其他比例转移到另一个或几个容器中所进行的再培养。传代培养可简称传代。在体外培养过程中，要使细胞能正常地生长、繁殖，需经常对其进行传代。传代的累积次数就是细胞的代数。

（二）细胞培养的步骤

1. 细胞复苏 是指将冻存在液氮中的细胞解冻后，对其进行重新培养，使细胞恢复生长的过程。当细胞恢复到常温状态时，细胞的形态结构可以保持正常，其生化反应也可恢复。注意在细胞复苏后要观察细胞的存活率和细胞的贴壁率，可用台盼蓝染色法检测复苏细胞的存活率，死亡细胞会被染成蓝色，而活细胞表现不着色。复苏后细胞贴壁率应达到 95% 以上方可说明复苏细胞活性良好。

2. 细胞培养 细胞在体外模拟体内环境，维持体内相近的温度，营养条件及酸碱度，使培养细胞在体外环境中生长、繁殖并可以维持其原本细胞的主要结构和功能。体外的细胞培养也是细胞单克隆扩增的过程，该技术可以使一个细胞由体外培养形成单一化细胞。

3. 细胞传代 当原代细胞培养成功后，随着培养时间的不断延长，培养细胞的不断分裂增殖，细胞与细胞之间会因为相互接触而发生相互抑制，导致细胞生长减慢甚至停止，同时由于细胞数量太多，导致营养物质供应不足，细胞周围的代谢产物聚集，严重影响细胞的生长，所以需要将总体培养细胞分成多个部分重新接种到另外的培养器皿中，进行再培养的过程。

4. 细胞冻存 将细胞放在低温的环境中，以减少细胞的代谢，同时使细胞仍处于存活状态，从而起到长期储存细胞的作用。细胞冻存环境可以是 −80℃ 冰箱也可是 −196℃ 液氮。其作用是在该环境下可使细胞暂时脱离生长状态并可保持细胞特性，有利于需要该细胞时可以重新复苏用于实验。也可以适度地保存一定量的细胞，如果在细胞培养实验过程中，在培养细胞出现污染或死亡时，可起到细胞保种的作用。

以上的细胞培养的几个过程在操作过程中一定要注意无菌操作，所有操作都要在无菌操作台内无菌操作完成。

二、流式细胞术

（一）流式细胞术的概述

流式细胞术（flow cytometry，FCM）是对细胞进行自动分析和分选的装置，流式细胞术主要包括了样品的液流技术、细胞的分选和计数技术，以及数据的采集和分析技术等。其是一种在液流系统中，快速测定单个细胞或细胞器的生物学性质，并把特定的细胞或细胞器从群体中加以分类收集的技术。其特点是通过快速测定库尔特电阻、荧光、光散射和光吸收来定量测定细胞 DNA 含量、细胞体积、蛋白质含量、酶活性、细胞膜受体和表面抗原等许多重要参数。根据这些参数将不同性质的细胞分开，以获得供生物学和医学研究用的纯细胞群体。

流式细胞仪的基本结构：其主要由四部分组成，流动室和液流系统、激光源和光学系统、光电管和检测系统、计算机和分析系统。

（二）流式细胞仪的原理

流式细胞仪的基本工作原理：待测样品（如细胞、染色体、精子或细菌等）经荧光染料染色后制成样品悬液，在一定压力下通过壳液包围的进样管而进入流动室，排成单列的细胞，由流动室的喷嘴喷出而成为细胞液流，并与入射激光束相交。细胞被激发而产生荧光，由放在与入射的激光束和细胞液流成 90° 处的光学系统收集之。光学系统中的阻断滤片用于阻挡激发光；二色分光镜及另一些阻断滤片则用于选择荧光波长。荧光检测器为光电倍增管。散射光检测器是光电二极管，用以收集前向散射光。小角度前向散射与细胞大小有关。整个仪器用多道脉冲高度分析器处理荧光脉冲信号和光散射信号（图 9-1）。

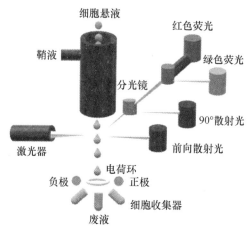

图 9-1　流式细胞仪基本工作原理图

对细胞进行分选的原理：由超声振荡器产生高频振荡，使流动室发生振动，把喷嘴喷出的细胞液流断裂成一连串的均匀小液滴，有的液滴含有细胞。这些细胞在形成液滴前，光学系统已测定了它们的信号（代表细胞的性质），如果测得信号与所选定的要进行分选的细胞性质符合，或者说，如果发现了要进行分选的细胞时则在这个选定细胞刚形成液滴时，仪器给整个液流充以短暂的正或负电荷。当该液滴离开液流后，其中被选定细胞的液滴就带有电荷，而不被选定的细胞液滴则不带电。带有正电或负电的液滴通过高压偏转板时发生向阴极或向阳极的偏转，从而达到了分类收集细胞的目的。

（三）流式细胞术的应用

1. 细胞生物学研究　流式细胞术可用于测定细胞周期各时相细胞的百分比。通过测定细胞群体中每个细胞的 DNA 含量，得出 DNA 含量分布曲线。例如，在测定 HeLa 细胞 DNA 含量分布曲线上，第一个峰是含有 2CDNA 含量的 G_1/G_0（DNA 合成前 / 静止期）细胞，其次一个峰是 4CDNA 含量的 G_2+M（DNA 合成后期＋有丝分裂期）细胞，从 2C ～ 4C 间的区域为 S 期（DNA 合成期）细胞。采用绘图法或计算机拟合法可计算出细胞周期各时相细胞占整个细胞群体的百分数。

用流式细胞术可进行多参数分析，即同时测定一个细胞的多种性质。如散射光和荧光，或多种不同颜色的荧光。例如，细胞经吖啶橙染色后，DNA 发绿色荧光，RNA 发红色荧光。测定这两种荧光就能同时得知一个细胞内的 DNA 和 RNA 含量。测定结果可用二维散点图或三维立体图表示。此外，流式细胞术还可测定细胞群体同步化的程度和所处的时期，鉴别死细胞和活细胞，利用荧光标记配体，还可定量测定细胞表面和内部的受体等。

2. 遗传学研究　用流式细胞术测定染色体 DNA 含量，可得到染色体频率分布图，称为流式染色体核型分析。同类型染色体出现一个峰，峰的面积代表这种类型染色体的丰度。流式染色体核型分析技术不仅能快速分析核型，而且能分选出不同类型的染色体，做成人类每条染色体的 DNA 文库，可用于人类基因组研究、遗传病和癌症的诊断的研究。

3. 免疫学研究　结合免疫荧光方法，流式细胞术可辨认和计数带有不同表面特异性抗原的细胞，例如，用荧光素标记的免疫球蛋白鉴别 T 和 B 淋巴细胞，根据细胞表面抗原的不同，进一步分辨出不同的 T 和 B 淋巴细胞亚群，以及测定每个细胞所带抗原的数量、密度及其动力学参数等。也可用流式细胞分选技术将带有"＋"和不带有"－"的某种特异抗原的细胞群体分类收集，供研究其功能特性。

4. 肿瘤学研究　肿瘤细胞一般都含有异常数量的 DNA。在大多数实体瘤和急性白血病中都发现有非整倍体的细胞，由于流式细胞术样品制备方法简单，测定结果精确，能快速得到有关 DNA

倍性的信息，因而能提供有价值的诊断数据。如果在测量 DNA 含量的同时，再测定其他参数（如不同类型的中等纤维蛋白，蛋白质含量、细胞大小、核质比等）则可进一步提高诊断的可靠性。

三、医学常用的细胞生物学技术

（一）细胞增殖实验

细胞增殖是所有有机生物体的重要生命特征，包括人体成长到生存，组织细胞更新补充体内衰老或死亡的细胞，都是以分裂的方式进行增殖。因此机体的细胞增殖非常重要，是生物体能够维持生长、发育及繁殖和遗传的基础。而我们在医学基础研究中，我们可以观察检测受检细胞在增殖分裂中其细胞数量的变化情况和细胞群体发生的改变。使用细胞增殖实验可以检测细胞的 DNA 合成、细胞的数量、代谢活性、细胞增殖相关抗原及测定细胞 ATP 的浓度。

1. 细胞增殖 DNA 合成检测 使用 BrdU、EdU、CCK8 等胸腺嘧啶核苷类似物，这类物质可以与细胞一起共同孵育，深入正在复制增殖的细胞 DNA 分子中，可以被相对应单克隆抗体结合后结合带标记的二抗，然后再进行比色法、化学发光检测或荧光信号检测，直观有效的反应受监测细胞的增殖能力。

2. 代谢活性检测 在细胞增殖实验中也可以通过检测增殖培养过程中脱氢酶的活性，来衡量细胞增殖时的代谢活性，以反映细胞增殖的能力。其主要方法为利用线粒体脱氢酶的底物四唑盐与脱氢酶结合，反应显色，用分光光度计和酶标仪来读取显色吸光度，从而了解代谢活性。

3. 细胞增殖标志物检测 在细胞增殖过程中由于增殖特殊时期会有一些特异性抗原产生，而这是非增殖性细胞所缺乏的，可以通过检测增殖特异性抗原的表达以反映细胞的增殖情况，这一检测手段多用于肿瘤细胞的增殖检测。

4.ATP 检测 细胞在生长、增殖、分化、衰老、死亡中 ATP 的表达含量不同，处于增殖分化阶段的细胞 ATP 表达数量升高，而衰老死亡的细胞 ATP 数量减少甚至为零。我们通过溶解、提取、测定细胞中 ATP 的浓度，了解其与细胞数量之间的关系，可以用于对高通量细胞的增殖检测和筛选。

（二）细胞凋亡

细胞凋亡是机体的细胞为了维持内环境的稳定，而由体内基因控制的细胞自主、有序的死亡过程。细胞的凋亡过程受到基因的严格调控，相应基因会出现激活、表达、调控等生物学反应，细胞在凋亡过程中会体现出一系列特征性变化，例如，细胞会出现核的固缩、碎裂，程序性死亡之后的细胞会出现凋亡小体，凋亡后的细胞 DNA 出现特征性片段化，以及出现生物大分子的合成变化。我们可以通过凋亡细胞所出现的形态学改变，以及细胞凋亡后 DNA 的改变和凋亡相关基因及其分子的表达情况的研究来检测组织细胞的凋亡情况。

1. 细胞凋亡的形态学检测 当细胞发生凋亡时会出现一系列的形态学变化，细胞会出现胞体变小，核固缩，核仁碎裂，细胞染色质密度增高，胞质中细胞器密度也增高，包膜卷曲内陷，出现皱褶，细胞质和凋亡细胞 DNA 被分割包裹，形成特征性的凋亡小体。我们可采用细胞涂片或组织石蜡切片作 HE 染色或 Giemsa 染色，借助光学显微镜、电子或荧光显微镜观察细胞的形态学特征。

2. 细胞凋亡的 DNA 检测 细胞在发生凋亡时，一些 DNA 内切酶被激活，内切酶可以切断核小体间的基因组 DNA。使得 DNA 断裂，该特征是细胞凋亡最显著的特点，我们可以通过检测凋亡细胞内形成的 DNA 片段来检测细胞凋亡。常用方法为 TUNEL（TdT mediated dUTP nick end labeling）细胞凋亡检测，可使用常规 TUNEL 细胞凋亡检测试剂盒来检测组织细胞在凋亡晚期过程中细胞核 DNA 的断裂情况。主要实验原理是细胞凋亡使其 DNA 可在末端脱氧核糖核苷酸转移酶（terminal deoxynucleotidyl transferase，TdT）的作用下，使基因组 DNA 断裂暴露出的 3′- 羟基（3′-OH）末端掺入 Alexa Fluor 488-12-dUTP，从而可以用荧光显微镜或流式细胞仪检测。

细胞凋亡由于细胞变化特征明显，我们还可以通过检测凋亡细胞细胞色素 C、胞内钙离子浓度变化，以及凋亡相关基因及其产物来对细胞凋亡进行观察分析。

（三）细胞的克隆化培养

细胞的克隆化培养（clonal cell culture）指细胞的单细胞培养，使目标细胞进行无性繁殖从而获得大量克隆的细胞株的方法。对研究细胞进行克隆化培养技术可以对混杂的细胞进行分离纯化，以及对突变的细胞株进行识别、选择和分离。常用于杂交瘤细胞的克隆化培养，该实验方法可以用于确定分泌单克隆抗体的阳性杂交瘤细胞株，并淘汰由于发生染色体丢失或抗体的轻、重链基因分离而出现无抗体分泌的阴性细胞株。通过对杂交瘤细胞的反复克隆化培养，可以达到 100% 细胞阳性率。

细胞的克隆化培养实验方法常用的是有限稀释法克隆培养和琼脂中的克隆化培养，这些方法是将待培养细胞的单细胞克隆。即一个细胞来源细胞经过细胞分裂形成独立的细胞集落。根据生长速度、细胞形态、集落形态等特征选择所需的克隆，从而达到目的细胞的分离纯化。

（四）细胞侵袭实验

细胞侵袭实验一般多用于肿瘤细胞的侵袭迁移研究，该试验方法可以用来研究细胞尤其是肿瘤细胞的侵袭转移能力，观察药物或细胞因子干预对侵袭和转移能力的影响。

Matrigel 基质膜模型是细胞侵袭实验常用的实验方法。用小鼠 EHS 肉瘤中提取的基质成分 Matrigel，将其铺在无聚乙烯吡咯烷酮的聚碳酸酯滤膜上，在培养基中重建形成膜结构，这样来模拟细胞的天然基质膜结构。使用孔径为 8μm 的滤膜，覆盖 Matrigel，使细胞不能自由穿过。细胞必需分泌水解酶及通过变形运动才能穿过。通过观察受检肿瘤细胞穿过基质膜的能力，来反映它在体内的侵袭能力。从而来分析细胞的侵袭运动能力和药物对细胞干预侵袭能力的影响研究。

（五）细胞划痕实验（伤口愈合实验）

细胞划痕实验（scratch assay）是检验细胞迁移能力和修复能力的实验方法，类似模拟体外的伤口愈合。在体外单层培养的贴壁细胞上用较硬的物质如微量移液器枪头在细胞生长中央区域画线，使中央部分细胞被去除形成划痕。后继续培养细胞在实验设定时间内，观察中央划痕区域是否出现了细胞的生长修复。以此来判断细胞的生长、修复、迁移能力。

第二节　分子生物学实验常用方法与技术

【案例一】

（一）案例摘要

PCR 的发明是个简单而有趣的过程，PCR 的发明者 Kary Mullis 在旧金山的 Cetus 公司工作，主要负责 DNA 的合成等工作。他需要大量的 DNA 作为引物来完成测序工作，但总是苦于没有足够多的 DNA 模板。在 1983 年春天的一个美好的周末夜晚，Mullis 驾车行驶在旧金山郊外的山区小路上，在开过蜿蜒起伏的山路时，他一边开车一边把这些弯弯曲曲的山路想成 DNA 分子螺旋链，这一段 DNA 反复复制的景象让他想到了他正在研究的工作，顿时灵光一闪，想到一个好点子。既然 DNA 的复制结合一条引物是可行的，为什么不试试看同时结合两条引物呢，于是在 Mullis 的脑海中快速构建了符合他想法的实验设计思路，开启了他两条引物区扩增 DNA 的疯狂之旅。这看似简单的灵光一闪成就了 PCR，也成就了 Mullis 自己，使得他获得了 1993 年的诺贝尔化学奖，同时这项造福人类的发明创造也适用至今。由于 PCR 的发明很多以前不能解决的难题都得到了有效的解决。因为 PCR 最大的特点就是能将微量 DNA 做大量复制扩增，所以只要能得到一丁点的 DNA 分子就可以通过 PCR 得到大量扩增，从而可以进行比对，所以这种研究方法现在甚至用在考古和刑侦案件的鉴定中。由于 PCR 的神奇贡献，有心人士甚至针对 PCR 写了一首歌《PCR 之歌》来感叹它为人类带来的作用。

（二）案例问题

PCR 这个发现过程给予我们的感悟是什么？

（三）案例分析

化学家 Mullis 据说是虽然有个聪明的脑袋，但是工作并不如意，几近被公司开除的潦倒科学家，正是他突发奇想让他对工作有了热情，开始努力认真地对待工作，并且取得了巨大的成就，这些告诉我们生活中总是会有不经意的发现，甚至对于科学勇敢地去探索创新，就可以将不可能变为了可能。

分子生物学技术的产生得益于生物化学与分子生物学、遗传学、免疫学和发育生物学等领域的许多重大理论发现和研究需求，它的诞生为这些领域的研究工作提供了新的研究工具和手段，利用分子生物学技术在这些领域中获得的新发现又使这一技术自身不断地得以丰富和发展。

一、基因 PCR 扩增与鉴定

聚合酶链反应（polymerase chain reaction，PCR）是一种体外酶促扩增特异 DNA 片段的技术。在反应中，DNA 产物的生成以指数方式增加，能将极微量的 DNA 成百万倍地扩增。PCR 技术最主要的特点是灵敏度高、特异性强、操作简便。定性、半定量和定量 PCR 技术在生物学和医学中的应用极其广泛。其在 DNA 聚合酶催化下，以亲代 DNA 为模板，以特定引物为延伸起点，通过变性、退火、延伸三步骤循环，在体外复制出与模板 DNA 序列互补的子链 DNA 的过程，能快速特异地在体外扩增任何目的 DNA 片段。

（一）PCR 的基本原理

在体外模拟体内 DNA 复制的过程，以拟扩增的 DNA 分子为模板；用 2 个寡核苷酸片段作为引物，分别在拟扩增片段的 DNA 两侧与模板 DNA 链互补结合，提供 3′-OH 末端；在 DNA 聚合酶的作用下，按照半保留复制的机制沿着模板链延伸直至完成新的 DNA 合成，不断重复这一过程，即可使目的 DNA 片段得到扩增。PCR 反应的特异性依赖于与靶序列两端互补的寡核苷酸引物。

（二）PCR 反应体系

PCR 反应体系中包含特异性寡核苷酸引物 DNA 模板、DNA 聚合酶、脱氧核糖核苷三磷酸（deoxyribonucleoside triphosphate，dNTP）和含有必需离子的反应缓冲液。

1.寡核苷酸引物 PCR 反应中的寡核苷酸引物（primer）至少应含有 18 个与模板序列完全互补的核苷酸，最好长达 20 ～ 24 个核苷酸（20 ～ 24mer），才能保证扩增反应的特异性。寡核苷酸引物在 PCR 反应中的浓度通常是 0.1 ～ 1.0μmo/L，这一浓度足以完成 30 个循环的扩增反应。浓度过高或过低都对整个反应有一定的影响。

PCR 引物的设计：获得特异性强、产量高的 PCR 反应产物需要正确设计引物和最佳的反应条件。目前，可以利用计算机软件方便地进行引物设计。引物设计软件会通过每一引物设计变化的预定值在两个目标间取得平衡，找出最佳引物。不过，也需根据实验的具体要求进行适当调整。

2.缓冲液 用于 PCR 标准缓冲液的主要成分通常有三羟甲基氨基甲烷盐酸（Tris-HCl）、KCl 和 $MgCl_2$，100mmol/L Tris-HCl 缓冲液（pH 8.3）、15mmol/L Mg^{2+}、500mmol/L KCl 等组成经高压灭菌处理。

3.DNA 聚合酶 耐热 DNA 聚合酶在 95℃下持续温育仍能保持活性，使得寡核苷酸引物的退火和延伸可以在高温下进行，因此大大减少了引物与模板的错配，提高了扩增反应的特异性和产率。现已发现多种耐热 DNA 聚合酶，其共同特点是高温下仍保持一定的酶活性，但性能尚有一定的差别。常用为 Taq DNA 聚合酶，催化一典型的 PCR 反应约需酶量 2.5U（指总反应体积为 100μl 时），浓度过高可引起非特异性扩增，浓度过低则合成产物量减少。

4.脱氧核苷三磷酸（dNTP） dNTP 的质量与浓度和 PCR 扩增效率有密切关系，在 PCR 反应中，dNTP 应为 50 ～ 200μmol/L，尤其是注意 4 种 dNTP 的浓度要相等（等摩尔配制），如其中任何一种浓度不同于其他几种时（偏高或偏低），就会引起错配。

5.模板（靶基因）核酸 模板核酸的量与纯化程度，是 PCR 成败与否的关键环节之一，待检标本组织细胞要事先进行 DNA 提取和纯化，通常采用 SDS 和蛋白酶 K 来消化处理标本。模板 DNA 含量可用 1μg 左右。

（三）PCR 反应基本步骤

标准的 PCR 过程分为三步：

1.DNA 变性（90 ～ 96℃） 双链 DNA 模板在热作用下，氢键断裂，形成单链 DNA。

2.退火（复性）（40 ～ 65℃） 系统温度降低，引物与 DNA 模板结合，形成局部双链。

3.延伸（68 ～ 75℃） 在 Taq 酶（在 72℃左右最佳的活性）的作用下，以 dNTP 为原料，从引物的 5′ 端→3′ 端延伸，合成与模板互补的 DNA 链。每一循环经过变性、退火和延伸，DNA 含量即增加一倍。

现在有些 PCR 因为扩增区很短，即使 Taq 酶活性不是最佳也能在很短的时间内复制完成，因此可以改为两步法，即退火和延伸同时在 60 ～ 65℃间进行，以减少一次升降温过程，提高了反应速度。

4.PCR 电泳检测 取反应体系 5 ～ 10μl，凝胶电泳检测。

（四）其他 PCR 的衍生技术

1.逆转录 PCR 技术 逆转录 PCR 技术（reverse transcription PCR，RT-PCR）的基本原理是：提取组织或细胞中的总 RNA，以其中的 mRNA 作为模板，采用 Oligo（dT）或随机引物利用逆转录酶反转录成 cDNA。再以 cDNA 为模板进行 PCR 扩增，而获得目的基因或检测基因表达。RT-PCR 使 RNA 检测的灵敏性提高了几个数量级，使一些极为微量的 RNA 样品分析成为可能。该技术主要用于分析基因的转录产物、获取目的基因、合成 cDNA 探针和构建 RNA 高效转录系统等方面。

2. 实时 PCR 技术（real time PCR） 是近年来发展起来的一种新的核酸微量分析技术，尤其是在实时荧光定量 PCR 中具有重要的价值。实时荧光定量 PCR 技术，是指在 PCR 反应体系中加入荧光基团，利用荧光信号积累实时监测整个 PCR 进程，使每一个循环变得"可见"，最后通过 Ct（cycle threshold，又称为循环域值）值和标准曲线对样品中的 DNA（或 cDNA）的起始浓度进行定量的方法。

二、核酸分子杂交技术

核酸分子杂交（nucleic acid hybridization）技术是分子生物学领域中最常用的基本技术方法之一。其基本原理是两条互补核酸单链 DNA 或 RNA 在一定条件下（适宜的温度及离子强度）可按碱基互补配对的原则退火形成双链分子（DNA/DNA、DNA/RNA 或 RNA/RNA），由此可检测核酸分子存在与否。杂交的双方是待测的核酸序列及探针，杂交后形成的异质双链分子称为杂交分子或杂交双链。由于杂交是在分子水平上进行的，故称为分子杂交。

其根据分析样品的性质不同，分液相杂交与固相杂交两种。液相杂交中参加反应的两条核酸单链都游离在液体中。固相杂交是将参加反应的一条核酸单链先固定在固体支持物上，另一条互补核酸单链游离在溶液中，两者在一定的条件下进行杂交反应。固相杂交常见的种类有细胞原位杂交和膜印迹杂交等。原位杂交可以从细胞中分离纯化后转移至载体膜上与相应探针进行膜印迹杂交，此类杂交包括 Southern 印迹杂交、Northern 印迹杂交、斑点/狭缝印迹杂交等。

（一）核酸探针及其标记原理

许多小分子化合物如生物素、荧光素、地高辛、放射性同位素等标记在核苷酸上，对核酸在检测、纯化等方面有很大的作用，在核苷酸链上的这些小分子标记物就是核酸探针。

1. 核酸探针技术原理 互补的两条核酸单链通过退火形成双链，这一过程称为核酸杂交。核酸探针是指带有标记物的已知序列的核酸片段，它能和与其互补的核酸序列杂交，形成双链，所以可用于待测核酸样品中特定基因序列的检测。每一种病原体都具有独特的核酸片段，通过分离和标记这些片段就可制备出探针，用于疾病的诊断等研究。

可将核酸探针分为基因组 DNA 探针、cDNA 探针、RNA 探针和人工合成的寡核苷酸探针等几类。

常使用基因组 DNA 探针和 cDNA 探针作为诊断试剂。而 DNA 探针应用最为广泛，它的制备可通过酶切或聚合酶链反应（PCR）从基因组中获得特异的 DNA 后将其克隆到质粒或噬菌体载体中，随着质粒的复制或噬菌体的增殖而获得大量高纯度的 DNA 探针。将 RNA 进行反转录，所获得的产物即为 cDNA。cDNA 探针适用于 RNA 病毒的检测。cDNA 探针序列也可克隆到质粒或噬菌体中，以便大量制备。

2. 核酸探针的标记方法 常将标记物直接结合到核酸分子上，然后通过切口平移法、随机引物法等标记探针。

（1）切口平移法（nick translation）：是利用大肠埃希氏菌 DNA 聚合酶 I（E.coli- DNA polymerase I）的多种酶促活性将标记的 dNTP 掺入到新形成的 DNA 链中去，形成均匀标记的高活性 DNA 探针。

（2）随机引物标记法（random priming）：是一种较为理想的核酸探针标记方法，是实验室中标记 DNA 探针的常规方法之一。较常采用的随机引物大多是六核苷酸片段的混合物，含有各种可能的组合排列顺序（4^6=4096 种）。寡核苷酸随机引物可与任何来源的单链 DNA 模板的互补区域杂交从而提供引物 3′-OH 端，在 1 种标记 dNTP 和 3 种未标记 dNTPs 存在的条件下，大肠埃希氏菌 DNA 聚合酶 I Klenow 大片段沿单链 DNA 模板在多个位点起始 DNA 的合成，这样就可以得到标记的 DNA 探针。

（二）Southern 印迹杂交技术

1. Southern 印迹杂交实验原理 Southern 印迹杂交（Southern blot）是指将通过凝胶电泳分离的 DNA 片段转移到特定的固相支持物上，在转移过程中 DNA 分子保持其原来的相对位置不变，然后采用标记的核酸探针与结合于固相支持物的 DNA 分子进行杂交的技术。由于探针与待测核酸片段中的互补序列形成杂交分子，探针分子显示的位置及量的多少，将反映出待测核酸分子中是否存在相应的基因及片段大小和量的多少。Southern 印迹杂交可用于克隆基因的酶切图谱分析、基因组中基因的定性及定量分析、基因突变分析及限制性片段长度多态性分析（restriction fragment length polymorphism，RFLP）等。

2. Southern 印迹杂交技术包括两个主要过程　一是将待测定核酸分子通过一定的方法转移并结合到一定的固相支持物（硝酸纤维素膜或尼龙膜）上，即印迹；二是固定于膜上的核酸与同位素标记的探针在一定的温度和离子强度下退火，即分子杂交过程。

其具体过程为：

待测核酸样品的制备 →琼脂糖电泳分离 DNA →电泳凝胶预处理→转膜→膜上→DNA 分子的固定→预杂交→ Southern 杂交→放射性自显影检测。

（三）Northern 印迹杂交技术

1. 基本实验原理　Northern 印迹杂交是通过凝胶电泳使完全变性的 RNA 按大小分离，然后利用印迹技术将 RNA 分子转移到固相支持物上，固定后再采用特异性的探针进行杂交来鉴定其中特定 mRNA 分子的量与大小。除了在样品的制备与凝胶电泳分离样品及胶的处理步骤和 Southern 印迹杂交不同外，其他步骤与 Southern 印迹杂交基本一致。

2.Northern 印迹杂交的基本过程　与 Southern 印迹杂交实验步骤相比，RNA 样品的制备方法不同，RNA 琼脂糖电泳的缓冲体系和条件不同，同时注意在转膜前含甲醛的凝胶需用 DEPC 水淋洗数次去除甲醛。转移完成后，其后的转膜等步骤与 Southern 印迹杂交相同，RNA 的固定、探针的标记、预杂交、杂交、洗膜及探针的检测方法等均与前面介绍的 Southern 印迹杂交一样。

三、蛋白质检测常用的方法

（一）酶联免疫吸附实验

酶联免疫吸附实验（enzyme-linked immunosorbent assay，ELISA）简称酶联免疫法。其基本原理为使抗原或抗体结合到某种固相载体表面，并保持其免疫活性。使抗原或抗体与某种酶连接成酶标抗原或抗体，这种酶标抗原或抗体既保留其免疫活性，又保留酶的活性。在测定时，把受检标本（测定其中的抗体或抗原）和酶标抗原或抗体按不同的步骤与固相载体表面的抗原或抗体起反应。用洗涤的方法使固相载体上形成的抗原抗体复合物与其他物质分开，最后结合在固相载体上的酶量与标本中受检物质的量成一定的比例。加入酶反应的底物后，底物被酶催化变为有色产物，产物的量与标本中受检物质的量直接相关，故可根据颜色反应的深浅来进行定性或定量分析。

ELISA 可用于测定抗原，也可用于测定抗体。在这种测定方法中有 3 种必要的试剂：①固相的抗原或抗体；②酶标记的抗原或抗体；③酶作用的底物（显色剂）。根据试剂的来源和标本的性状及检测的具备条件，可设计出各种不同类型的检测方法。

ELISA 方法的分类分为直接法、间接法、双抗体夹心法和竞争性 ELISA。

（二）Western blot 实验

Western blot 技术应用广泛，可以应用于基础实验研究，也可以应用于临床病例标本的检测，主要是对目标蛋白质的定性和定量检测。临床上可以对受检患者血清抗体等蛋白质进行诊断和分型测定，比如结核病血清检测，自身免疫性疾病系统性红斑狼疮，甚至艾滋病抗体检测。

Western blot 的实验原理与 Southern blot 或 Northern blot 杂交方法类似，但 Western blot 法采用的是聚丙烯酰胺凝胶电泳，被检测物是蛋白质，探针是抗体，显色用标记的二抗。经过 PAGE（聚丙烯酰胺凝胶电泳）分离的蛋白质样品，转移到固相载体（如硝酸纤维素薄膜）上，固相载体以非共价键形式吸附蛋白质，且能保持电泳分离的多肽类型及其生物学活性不变。以固相载体上的蛋白质或多肽作为抗原，与对应的抗体起免疫反应，再与酶或同位素标记的第二抗体起反应，经过底物显色或放射自显影以检测电泳分离的特异性目的基因表达的蛋白质成分。

Western blot 的实验步骤：

组织中总蛋白质的提取→检测样品蛋白质含量→ SDS-PAGE →转膜→免疫反应→化学发光反应→凝胶图像分析。

经 Western blot 实验所得结果经化学发光反应后凝胶图像可呈现出如图 9-2 所示实验结果。

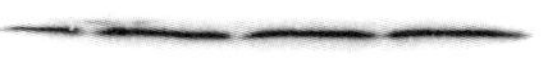

图 9-2　海马组织内参甘油醛 -3- 磷酸脱氢酶（GAPDH）的表达

（三）免疫共沉淀实验

免疫共沉淀（co-immunoprecipitation，CO-IP）是利用免疫学原理，特异性抗原可以结合特异性抗体，抗原抗体的专一性作用，其基本原理主要是在非变性条件下细胞被裂解，原细胞体内存在的蛋白质-蛋白质相互结合的复合物保留下来。如果用蛋白质 X 的抗体免疫沉淀 X，那么与 X 在体内结合的蛋白质 Y 也能沉淀下来。再对沉淀下来的蛋白质复合物进行变性分离，对 Y 蛋白质进行检测，进而证明两者间的相互作用。该方法可用于蛋白质的相互作用研究，两种蛋白质是否在体内结合，某一蛋白质新的作用搭档，分离蛋白质复合物。

第三节　动物模型在基础研究中的重要作用

【案例二】

（一）案例摘要

由于乙肝是人类目前难以攻克的医学难题，所以作为对机体感染乙肝的辅助性研究，研究者需要从人类以外的动物身上找到可以感染乙型肝炎病毒的动物模型。而人乙型肝炎病毒感染具有非常明显的种属特异性，我们很难从任意动物身上获得感染人乙型肝炎病毒的动物体模型，为此医学前辈们做出了不懈的努力和探索。1968 年人类首次在大猩猩体内检测出有 HBsAg，并因此以大猩猩为实验动物展开研究，研究发现黑猩猩确实可以感染人乙型肝炎病毒，但是与人类感染体内表现有很多不同，比如黑猩猩感染不会有非常严重的临床症状，不会形成急性爆发性肝炎，也不会出现人类体内发生的乙肝 DNA 与人肝细胞 DNA 的整合。再加上黑猩猩来源稀少，价格昂贵使得黑猩猩这一乙肝动物模型在大范围实施方面受到限制。后续人类又在各种类人猿身上进行了探索包括恒河猴、长臂猿、狒狒等，均没有取得非常明显的研究进展。同时科学家们也在非类人猿身上进行过研究，比如广州麻鸭，但研究结果也不尽人意。在小动物身上实现乙肝动物模型的建立，是对该疾病动物模型大范围研究的有效实施办法。由于鼠类和人类的遗传基因非常相似，所以 1985 年成功将 HBV 病毒基因导入小鼠体内，形成了 HBV 转基因小鼠。感染 HBV 的免疫缺陷鼠模型和尾静脉注射乙肝病毒质粒小鼠模型也相继在研究探索中。在鼠类身上实现乙肝病毒模型的建立使人类对乙肝的研究有了较大进展。

（二）案例问题

1. 为什么乙肝动物模型要从多种不同物种动物身上进行探索研究？
2. 了解人类探索这些动物模型过程的意义是什么。

（三）案例分析

1. 乙型肝炎病毒对人类造成的疾病乙型病毒性肝炎具有较强的种属特异性，该病毒目前对人类特异性感染，并且可以出现急慢性肝炎，有 DNA 整合，临床症状明显。但对于其他物种的动物体内完全复制和人类体内一样的病症表现非常难，是需要不断探索的，所以我们试探使用了多种多样的动物体来研究这种病毒在动物体内的致病性，目的是为了能够与人类疾病相符合，有利于对人类疾病的辅助研究。

2. 通过了解对乙肝动物模型的探索研究，希望让学习者知道医学的实验探索任何的领域和方面都是艰难和复杂的，我们需要通过反复的实践钻研才能对所研究的问题实现一定的突破，同时在探索过程中并不是总是一帆风顺，需要不断地改变科研思路，来完善实验研究思路。

在漫长而崎岖的科学探索之路上，人类从来不缺乏追寻黑暗处微光的勇气，但是却往往缺乏这束微光的指引。可以说，在生命科学的研究领域，实验动物技术就是人类在探索科学未知黑暗的过程中给予我们方向和指引的明灯，无论是在保障人类健康和优化生存环境的过程中，还是解剖学、治疗学的进步，到各种药物、疫苗的研制及异体器官移植等重大技术突破，都是通过在实验动物技术，在动物模型上率先获得突破性进展。因此，实验动物技术不仅是现代科学技术的重要组成部分，同时也是生命科学的基础和条件。尽管实验动物与人类生存的环境不同，形态和一些生物学特性存在着明显的差异，但是一些模式动物的生理结构、代谢和功能等方面与人类十分类似，并且动物实验因为其在一定程度上克服了伦理和社会的限制，实验条件可控并易于长期观察等优良特性，在生命科学和医学的基础研究领域受到了广泛的应用。据统计，近 30 年的科研论文中有 2000 多万篇的 SCI 论文是利用实验动物模型进行相关研究，几乎涉及生命科学和医学研究的所有领域。基础研究所关注的内容大多局限于细胞内信号转导，生物大分子的相互作用等方面，但基础研究成果最终被用于临床，实现高效转化才是科学研究的最终目的。而动物实验正是实现科学研究从分子细胞水平到临床研究的重要纽带，因此动物实验不仅能为基础研究提供良好的替代实验对象，更是基础研究进一步升华发展的平台（有关动物模型的建立及应用详见本书第五章）。

笔记栏

第四节　医学形态学实验常用方法与技术

形态学实验方法可以通过研究对象实际组织结构的形态表现来观察机体的正常或异常改变，以对实验的研究起到重要的指导意义。

一、制片技术

制片技术是形态学研究中的最基本也是最常用的操作技术，主要应用于光镜和电镜的形态学实验观察，通过组织制片技术，取材、固定、组织切片、染色和封固等将要研究观察的组织细胞不同的结构和形态在显微镜下呈现出来，形成直观的观察效果。其可以观察组织细胞的形态及其改变，也可以观察组织中成分表达的多少，因此组织制片和相应的组织颜色技术是研究医学和生物学的一个最基本最重要的手段。

组织制片技术可分为两类，切片法（包括石蜡切片、冰冻切片等），与非切片法（包括涂片、压片、磨片等）。

（一）石蜡切片

石蜡切片（paraffin section）技术是实验室最常用的制片技术之一，其主要步骤包括：取材、固定、脱水、透明、浸蜡与包埋、切片、染色与封片等。

1. 取材　选择需要取材处死的实验动物组织或临床患者活检组织，用固定液固定（一般选取4% 的多聚甲醛为固定液体）。

2. 固定　组织细胞经某些特殊的化学试剂浸泡后保持生前结构和状态的过程称为固定。固定是组织制片工作中一个必不可少的重要步骤，常用固定液包括单纯固定液和混合固定液。

（1）甲醛（formaldehyde）：是无色气体，易溶于水成为甲醛溶液。易挥发，且有强烈刺激气味，常用的是10% 福尔马林（即1 份甲醛溶液加9 份水配制而成），实际含甲醛4% 福尔马林渗透力强，固定均匀，对组织收缩少。对脂肪、神经及髓鞘、糖等固定效果好，是最常用的固定剂。

（2）乙醇（酒精，alcohol）：无色液体，易溶于水，它除可作为固定剂外，还可作为脱水剂，对组织有硬化作用。固定用一般是80% ～ 95% 浓度。

（3）4% 多聚甲醛（混合固定液）：取4g 多聚甲醛溶到100ml PBS 缓冲液，加2 滴1mol/L 的NaOH（pH 7.4），60℃水浴磁力搅拌，1 ～ 2 小时可以溶解。

（4）AF 液（混合固定液）：95% 乙醇90ml，甲醛（浓）10ml。也有配方是95% 乙醇85ml，甲醛（浓）10ml，冰醋酸5ml。

以上4 种固定液中，以4% 多聚甲醛为首选，其次为10% 福尔马林，乙醇应尽量不用。

固定方法：

（1）浸泡法：这是最常用的固定法，将取好的组织直接浸泡在固定液中，固定的时间一般在2 ～ 24 小时，适用于动物标本、尸检标本及临床活检标本等。

（2）局部灌注固定：针对局部脏器进行固定液的灌注，不同脏器灌注方法不同。

（3）全身灌注固定：①对于小动物如大、小鼠的灌注固定，可采取类似输液的方法对动物进行全身灌注固定。②对较大动物（如猫、犬、猴等）可从一侧颈总动脉或股动脉输入固定液，剪开另侧静脉放血，直至流出液为固定液为止。固定液输入后，不必即刻取材。

3. 脱水　组织脱水的目的和原则：常用的固定剂中含有很多水分，在石蜡包埋前，必须用某些溶剂逐步将组织块吸收的水分置换出来，再让石蜡将该溶剂置换，完成包埋步骤。将组织块内水分置换的过程称为脱水。脱水时必须由低浓度脱水剂开始，逐步转入高浓度脱水剂，以防组织过度收缩变形而影响制片效果。

常用的脱水剂有：乙醇、丙酮、正丁醇、叔丁醇等。乙醇（alcohol）脱水能力强，并能使组织硬化，其缺点是易使组织收缩、变脆，为最常用的脱水剂。为避免组织收缩过度，一般由低向高梯度脱水。

4. 透明　是石蜡切片法切片前必经的步骤。其目的在于用矿物油或植物油等透明剂置换出无水酒精，以便于熔化的石蜡浸渗到组织间隙中，故透明剂必须是能分别与石蜡和酒精相溶的。经过透明剂处理的组织块用肉眼对光观察呈透明现象，所以这个过程称为透明。

常用的透明剂有二甲苯、苯、甲苯等，这些都是穿透力强易使组织变脆的透明剂，因此透明的时间宜短，一般在20分钟即可。

5. 浸蜡与包埋

（1）浸蜡：在组织包埋前先需要浸蜡的过程，即将经过脱水、透明后的组织用石蜡透入到组织内部以置换组织内的透明剂。

（2）包埋：组织块的石蜡包埋：用石蜡做支撑剂将组织包埋成块使其硬化以利于切片。

6. 切片 取已经包埋好的蜡块，用单面安全刀片将组织块周围多余的石蜡切去，注意不要切到组织。把有组织的蜡块修成正方形或梯形。在进行塑型时一定要注意组织块切面的方向。蜡块塑好后将其粘在小木块上。注意要粘牢。最后在木块侧面用铅笔记上组织块名称、编号。目前有些切片机不需要粘在木块上而是直接将蜡块固定后切片即可。

切片时采用手摇连续切片机。使用切片机进行切片时，将蜡块固定在切片机上，调好距离和所要求的切片厚度，然后用右手摇动手柄，即可进行切片了，切片厚度一般在5～10μm，有特殊要求的可切到更薄一些。

切下的组织蜡片往往带有皱褶，所以在染色前必须进行蜡片的展片和粘片，才可以把切好的蜡片平整的粘在载玻片上。展片需要在温水中进行，水温高低主要和包埋蜡的熔点有关。水温过高会引起组织细胞散开、破碎；水温过低时切片皱褶无法摊平，一般应在42～45℃。

（二）冰冻切片

冰冻切片（frozen section）是酶组织化学和免疫组织化学染色中最常用的种切片方法，其最突出的优点是能够较完好地保存细胞膜表面和细胞内多种酶活性及抗原的免疫活性，尤其是细胞表面抗原更应采用冰冻切片。新鲜组织和已固定的组织均可作冰冻切片。

冰冻切片的基本操作包括取材、固定、脱水、切片等几个步骤。恒冷箱切片机（cryo-stat）是目前最常用的冰冻切片机，可得到3～5μm的连续薄片，个别的甚至能得到0.5μm的切片。组织在切片前需要冰冻，而冰冻过程容易使组织中的水分形成冰晶，从而影响抗原定位。一般认为，冰晶体积大而量少时，影响较小；冰晶体积小而量多时，对组织结构损害较大。含水量较多的组织中较易出现冰晶。

恒冷箱切片的操作方法及步骤：

（1）取材与固定：取材的要点与注意事项可参阅石蜡切片部分。如需固定，最常用的固定剂为4%多聚甲醛溶液，也有人使用2.5%多聚甲醛+10%饱和苦味酸或福尔马林。

（2）脱水：如果采用含水固定剂则在冷冻前需要进行脱水处理。通常将组织置入30%的蔗糖溶液（用PBS或固定液配制）至组织块沉入容器底则表示脱水完全，可以进行冰冻切片。

（3）冷冻：组织在恒冷箱切片机内应视不同的组织选择不同的冷冻温度，冷冻温度的高低主要根据不同的组织而定，不能一概而论。

（4）取出标本台，放平摆好组织，周边滴上包埋剂，速放于冷冻台上冰冻。小组织的应先取标本台，滴上包埋剂让其冷冻，形成一个小台后，再放上细小组织，滴上包埋剂。

（5）将冷冻好的组织块，夹紧于切片机上，启动粗进退键，转动旋钮，将组织修平。

（6）调好欲切的厚度，根据不同的组织而定，原则上是细胞密集的薄切，纤维多细胞稀的可稍为厚切，贴片法一般在5～10μm间，漂片法（free floating）一般在20～30μm。

（7）调好防卷板，制作冰冻切片，关键在于防卷板的调节上，这就要求操作者要细心，准确地将其调校好，调校至适当的位置。切片时，切出的切片能在第一时间顺利地通过防卷板间的通道，平整地躺在持刀器的铁板上。这时便可掀起防卷板，取一载玻片，将其附贴上即可。如为漂片法，则将切片捞于盛有PBS或固定液的容器中。

（三）苏木精-伊红染色法

一般的石蜡切片进行组织内部结构的细微观察，必须应用某些与固定后的原生质有亲合性的染料，对组织进行染色，否则有碍观察。经典的染色法为苏木精-伊红染色法（hematoxylin-eosin staining，HE），其染色结果是细胞核为蓝紫色、细胞质为粉红色。HE法染色步骤如下。

（1）脱蜡至水洗：二甲苯Ⅰ→二甲苯Ⅱ→无水乙醇→95%乙醇→85%乙醇→75%乙醇，蒸馏水洗2遍。除二甲苯Ⅰ一般为5～10分钟外，其余步骤均以5分钟为宜。

（2）染色：入苏木精液5分钟左右→自来水洗5分钟→75%盐酸乙醇分化30秒，自来水洗→

蒸馏水 5 分钟→95% 乙醇 5 分钟→加伊红溶液显色 1～2 分钟。苏木精染色的时间需要根据液体配制的新鲜程度而定，对于新配制的苏木精溶液染色 1 分钟左右即可，而对于较长时间多次反复使用过的苏木精溶液则需要较长染色时间。盐酸乙醇分化的时间及伊红的染色时间也要视具体情况而定。

（3）脱水、透明和封固：以梯度乙醇脱水、二甲苯透明并以封片剂封片。从 95% 乙醇开始脱水经无水乙醇两次、二甲苯两次，每步处理 5 分钟左右。封片剂主要有 DPX 和中性树胶封固，前者封片后耗时短，后者不容易干。

染色结果：细胞核呈蓝色；细胞质、肌肉、结缔组织、红细胞嗜伊红颗粒呈不同深浅的红色（图 9-3）。

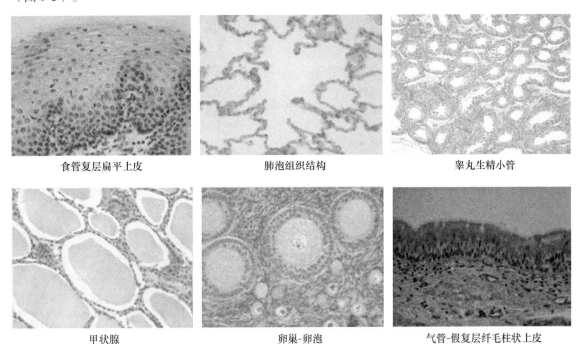

| 食管复层扁平上皮 | 肺泡组织结构 | 睾丸生精小管 |
| 甲状腺 | 卵巢-卵泡 | 气管-假复层纤毛柱状上皮 |

图 9-3 HE 染色组织形态

二、免疫组织化学与免疫荧光组织化学技术

（一）免疫组织化学技术

免疫组织化学技术（immunohistochemistry，IHC）是形态学研究领域最重要的方法之一，简称免疫组化技术，它是用标记的特异性抗体（或抗原）对组织内抗原（或抗体）的分布进行组织和细胞原位检测技术，是利用免疫学最基本的抗原抗体反应即抗原与抗体的特异性结合，通过使标记抗体的标记物（酶、荧光基团、金属离子、放射性核素等）呈色来确定组织内的抗原（多肽和蛋白质），并对其进行定位、定性或定量的研究方法。在细胞水平进行的免疫组织化学又称免疫细胞化学技术（immunocytochemistry，ICC）。

1. 免疫组化技术实验原理 先将组织或细胞中的某些化学物质提取出来，以其作为抗原或半抗原去免疫实验动物，制备特异性抗体；再用抗来源动物 IgG 作为抗原去免疫动物制备第二抗体，并用酶（如辣根过氧化物酶、碱性磷酸酶等）或生物素等标记二抗，二抗通过一抗与前述抗原成分结合，将抗原信号放大；由于抗体与抗原结合后形成的免疫复合物是无色的，因此，还必须借助于组织化学方法将抗原抗体反应部位显示出来。通过抗原抗体反应及呈色反应，显示细胞或组织中的化学成分，在显微镜下可清晰看见细胞内发生的抗原抗体反应产物所在的位置，从而能够在细胞或组织原位确定某些化学成分的分布、含量。组织或细胞中凡是能作抗原或半抗原的物质，如蛋白质、多肽、氨基酸、多糖、磷脂、受体、酶、激素、核酸及病原体等都可用相应的特异性抗体进行检测。

2. 免疫组化染色步骤 一般将进行组化实验的石蜡切片放置于 37℃烘烤过夜或 60℃烘烤 1 小时左右（视防脱片剂的优劣而定）。对于培养细胞，可将细胞在经过防脱片处理的盖玻片上培养两三天至贴壁后，用 4% 多聚甲醛或冷丙酮固定 15 分钟左右即可。然后进行免疫组织化学染色。

（1）切片脱蜡入水，入 PBS 洗三次，每次 15 分钟。

（2）封闭内源性过氧化物酶。用新配置的 $0.3\%H_2O_2$（在 PAS 或 0.05mol/L Tris-HCl 缓冲液 pH 7.6 中或甲醇中），室温，30 分钟。

（3）水洗，入 PBS，洗三次，每次 5 分钟。

（4）减少非特异性着色用稀释 20 倍的正常血清（产生二次抗体动物血清），室温，30 分钟。

（5）滴加第一抗体，4℃过夜或室温 30 ～ 60 分钟。

（6）0.1mol/L PBS，洗三次，每次 5 分钟。

（7）滴加第二抗体，室温 15 ～ 60 分钟。

（8）0.1mol/L PBS 洗净，洗三次，每次 5 分钟。

（9）滴加 ABC 复合物，室温 15 ～ 60 分钟。

（10）0.1mol/L PBS 洗三次，每次 5 分钟。

（11）0.05mol/L Tris-HCl 5 ～ 10 分钟。

（12）DAB-H_2O_2 显色：用 $0.01\%H_2O_2$ 的 DAB 溶液，室温 5 ～ 30 分钟，随时镜检（DAB 用时新配）。

（13）自来水洗净。

（14）用 Mayer 苏木素，复染胞核。

（15）常规脱水、透明、封固、镜检。

结果：棕褐色反应产物代表抗原 X 的定位（图 9-4）。

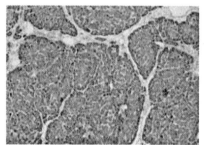 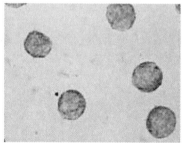 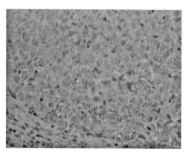

肝脏纤维化CSE的表达　　　蜂胶组织HL-fas的表达　　　卵巢黄体IL-4的表达

图 9-4　免疫组化实验结果示例图

（二）荧光免疫组织化学技术

免疫荧光法是最早建立的免疫组织化学技术，基本原理是将已知的抗体或抗原分子标记上荧光素，当与其相对应的抗原或抗体起反应时，在形成的复合物上就带有一定量的荧光素，以此作为探针检查细胞或组织内的相应抗原，在荧光显微镜下就可以看见发出荧光的抗原抗体结合部位，从而可确定组织中某种抗原的定位，进而还可进行定量分析。

经典的荧光素主要有异硫氰酸荧光素（fluorescein isothiocyanate，FITC）、四乙基罗丹明（tetraethyl rhodamine B200，RB200）和四甲基异硫氰酸罗丹明（tetramethyl rhodamine isothiocyanate，TRITC）等。

荧光免疫组织化学染色技术的步骤可分为以下两种：

1. 直接法　用荧光素标记的特异性抗体直接与相应的抗原结合，以检查出相应的抗原成分。这种方法操作简单，但是由于敏感性比较差，所以目前应用不是很广泛，主要步骤包括：

（1）染色：细胞 / 切片经固定后，滴加经适当稀释的荧光标记抗体，室温或 37℃孵育 30 分钟。

（2）洗片：除去未结合的荧光抗体，将标本浸入 pH 7.2 ～ 7.4 的 PBS 中漂洗 2 次，每次 5 分钟，再用蒸馏水漂洗 1 分钟。

（3）封片、镜检。

2. 间接法　先将特异性抗体与相应的抗原结合，洗去未结合的抗体，再用荧光表标记的抗特异性体（抗种属抗体）与特异性抗体相结合，形成抗原 - 特异性抗体 - 荧光抗体的复合物（过程同免疫组化法）。一抗孵育完毕后用 PBS 漂洗 3 次，然后用荧光标记的二抗室温孵育 1 小时，经 PBS 漂洗后即可用甘油封片、荧光显微镜下观察记录或用激光共聚焦显微镜观察记录（图 9-5）。

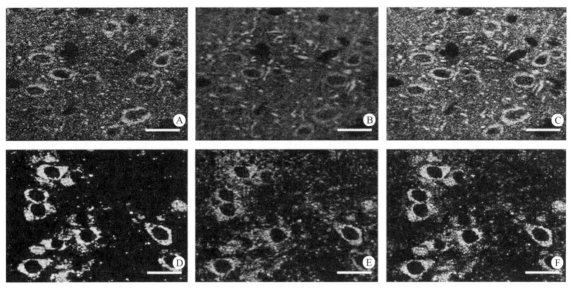

图 9-5　创伤后应激大鼠前额皮质神经元 BCl-2 和 Bax 免疫荧光共表达
FITC 呈现绿色测定 BCl-2 的表达，RB200 呈现橙红色荧光测定 Bax 的表达

三、扫描和透射电子显微镜观察超微结构

（一）扫描电子显微镜

扫描电子显微镜（scanning electron microscope，SEM）是用狭窄的高能电子光束扫描样品，通过电子束与样品的相互作用产生各种效应，被扫描激发区域可产生二次电子、俄歇电子、X 射线、背散射电子、透射电子等，以及在可见、紫外、红外光区域产生的电磁辐射。同时可产生电子 - 空穴对、晶格振动（声子）、电子振荡（等离子体）。利用扫描样本所产生的电子和物质之间的相互作用，可以从中获取待测样品的各种物理和化学信息，可以了解监测细胞或组织的形状样貌，其组成结构，包括晶体结构、电子结构及可以了解细胞组织内部的电场或磁场等。

（二）透射电子显微镜

透射电子显微镜（transmission electron microscope，TEM），简称透射电镜，是用电子束作为光源，把经过加速和聚集的电子束投射到极薄的样品上，使得样品与电子中的原子发生相互的碰撞而改变方向，而产生立体角散射。样品的密度、厚度决定散射角的大小，由此可在透射电镜下形成明暗不同的影像，将影像放大、聚焦，会在成像器件（如荧光屏、胶片及感光耦合组件）上显示出来（图 9-6）。

透射电镜结构复杂，成像清晰，应用广泛。现在可见到的透射电镜的种类有大型透射电镜、低压透射电镜、冷冻电镜等。

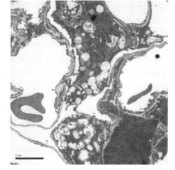

图 9-6　透射电镜下发生纤维化的肺组织

第五节　基础研究方法和技术的最新进展

【案例三】

众所周知，2016 年的诺贝尔生理学或医学奖授予了日本的分子生物学家——大隅良典，以表彰其在细胞自噬领域做出的开创性工作。早在 60 年前，科学家们就发现细胞在饥饿等特定的生存条件下，会通过细胞膜结构的变化，将细胞自身的某些蛋白质或细胞器包裹起来，最后在溶酶体中消化降解，以满足自身物质和能量的需求。然而这一现象背后的分子机制却成了困扰科学家们近 60 年的难题，以往针对蛋白质酶体的研究只能解释单个蛋白质分子降解的过程，却无法揭示细胞自噬如何应对更加复杂的细胞器和细胞组分。而大隅良典的工作，从显微镜下的大量的观察出发，选取了酵母作为模式动物利用特殊的突变株观察到了自噬小体的形成和液泡的融合。并进一步克隆出自噬相关基因 ATG1，对其分子机制和受其调节的信号通路进行了深入细致的研究。自此，科学界对细胞自噬的生物学机制才开始有了较为清晰和深入的认识，可以说大隅良典的工作正是基础研究成功的典范。首先由生物学现象入手，针对现象背后的生物学机制进行探索，

并从基因、蛋白质信号网络的角度阐释更深层次的分子机制，通过大量的试验和筛选，最终得到理想的结果。基础研究的过程也许是枯燥的，更有甚者认为其是"酷而无用"的，但根据以往成功的案例来看，基础研究的工作在生命科学和医学的领域做出的贡献是不可或缺的，无法取代的。

一、单细胞分析原理和方法

细胞分析是指在单细胞的水平上对细胞进行基因组学、转录组学、蛋白质组学和代谢组学的研究。由于真核细胞群和原核细胞群中的细胞及同种细胞在不同的个体中都存在非常明显的异质性，通过对单细胞进行分析可以帮助我们发现一些我们在研究细胞集合时无法发现的生命活动的规律。

（一）单细胞分离的技术

随着单细胞分离技术的发展，我们已经可以从复杂的样品中精确地分离出单个细胞，并且通过高通量的单细胞分析技术对细胞进行各种检测。目前主要的单细胞分离技术有连续稀释法、手工拣选、细胞显微操作技术、激光捕获显微切割、流式荧光分选技术、微流控技术等。

（二）单细胞基因组学分析

单细胞基因组分析主要用于鉴定单核苷酸变异、拷贝数变异和染色体结构变异。因为单个细胞的基因组含量极低，无法满足全基因组测序所需的 DNA 含量，所以单细胞基因组学的关键是对单个细胞的基因组进行高保真、高效和无偏差扩增。目前，进行全基因组的扩增方法主要有：①基于 PCR 的引物衔接 PCR（LA-PCR）和简并寡核苷酸引物 PCR（DOP-PCR）；②多重置换扩增法（MDA）；③多重退火-环化循环扩增法（MALBAC）。一旦基因组被扩增成功，就可以运用下一代测序技术（NGS）进行测序分析。

（三）单细胞转录组学分析

单细胞转录组学分析主要是确定每个细胞中基因的表达情况，对单细胞中 mRNA 进行基因表达定量、功能富集、代谢通路分析。量化转录组的第一步是使用逆转录酶将 RNA 转化为 cDNA，同样因为逆转录之后的 cDNA 含量极低，所以需要通过上面在单细胞基因组学中提到的相同的方法来进行 DNA 的扩增，然后再对其进行测序分析。或者用荧光化合物标记的 RNA 杂交探针鉴定特定序列，运用一系列不同 RNA 探针可以构建全面的转录组库。

（四）单细胞蛋白质组学分析

单细胞蛋白质组学是对每个细胞的所有蛋白质或者部分蛋白质的表达量及功能进行分析。虽然转录组学分析和蛋白质组学分析研究有着相同的目的，但是转录组学分析并没有考虑到转录后调控，所以不能精准地展示基因的表达水平。与基因组学和转录组学分析相比，蛋白质组学分析的难度更大，因为蛋白质无法进行扩增。目前，单细胞蛋白质组学分析主要有荧光成像法、质谱流式法、质谱法。荧光成像法就是用荧光分子，如量子点或者荧光素标记抗体，再用荧光显微镜进行观察。质谱流式法是用一些稀有金属的同素异形体标记抗体，通过质谱的方式检测蛋白质，它可以高维度地同时检测一个细胞中许多目的蛋白质，一次最多能检测 38 种抗体。质谱法是将制备的样品通过毛细管电泳或者液相色谱的方式分离多肽，用质谱的方法鉴定多肽的种类，由于质谱法对样品制备的要求高检测难度大，在应用上还不如前两者。

二、流式细胞术的最新发展

生物体是由众多不同类型的细胞组成的，这些细胞存在非常大的异质性，不同类型的细胞具有特定的功能，因此鉴别细胞的类型至关重要。作为最普遍使用的单细胞技术之一，流式细胞分析技术是分析复杂细胞群体的重要手段，一直在生物学各研究领域都有着广泛的应用。

（一）流式细胞术面临的挑战

前面已经介绍了流式细胞术（flow cytometry，FCM）。流式细胞术是对悬液中的单细胞或其他生物粒子，通过检测标记的信号，实现高速、逐一的细胞定量分析和分选的技术。传统的流式细胞术使用荧光信号标记细胞，是基于荧光的检测系统，已经发展了 40 多年，目前在生物学各个研究领域有着广泛的应用；但是，传统流式细胞仪的检测通道数量已经很难有质的提升，难以满足研究需求；同时，由于不同荧光基团发射光谱的重叠，导致通道间的信号之间会相互干扰，令多参数检测变成了一项复杂、费时的技术性工作，这些原因使得传统流式技术的发展遇到了瓶颈。

（二）质谱流式系统

近些年，出现了许多流式细胞检测的新技术，其中最引人关注的就是质谱流式检测技术（mass

cytometry）。质谱流式细胞技术是利用质谱原理对单细胞进行多参数检测的流式新技术。它的原理是：采用金属元素标记物（通常是金属元素偶联的特异抗体或者染料）标记细胞表面和内部蛋白质，由一个雾化装置将细胞逐个送入 ICP-TOF 质谱装置中进行检测；质谱检测可以检测出细胞中各个标签元素的含量，最后，这些数据会被转换为标准的流式数据。与传统流式检测技术不同，质谱流式使用各种金属元素作为标签，利用质谱技术作为检测手段，极大增加了检测的通道数，又避免了不同标记引起的通道之间的信号重叠问题，受到了众多研究者的追捧。已经被应用到免疫学、肿瘤学、干细胞研究等领域。

（三）测序与流式细胞术的结合

应用 10×Genomics 平台进行细胞分群相关的研究是目前单细胞研究领域另一种方法。其原理是利用微反应体系，通过序列标签区别群体中的不同细胞，获得单细胞水平的数字化基因表达谱，实现数千甚至数万个单细胞群体分析。目前，该技术已得到了广泛的应用。Paul S 等利用 10×Genomics 单细胞转录组测序寻找到 EGFR 抑制剂吉非替尼作用的细胞亚群，探索了不同三阴乳腺癌个体对于吉非替尼治疗敏感性差异的可能原因。国内的科研团队通过此技术探索了肺泡上皮细胞的异质性，发现了两个 AT1（Hopx+lgfbp2+ 和 Hopx+lgfbp2- 型）细胞亚型在肺泡再生过程中具有不同的细胞命运。Zheng 等通过此种方式，在耗竭性 CD8 T 细胞亚群中发现了一类 FOXP3$^+$ 抑制性 T 细胞的存在，提出了耗竭 T 细胞会进一步发展成抑制性 T 细胞的潜在发展方向。随着单细胞检测技术的逐渐成熟，检测成本的逐渐下降，此项技术一定会得到更广泛的应用。

随着我们对于造血发生、免疫细胞分化成熟、癌细胞转化、干细胞自我更新和分化、诱导多功能干细胞等关键生物学领域的研究逐渐深入，我们需要更清晰地了解细胞群体内部的各种变化，对流式的通道数量和信号质量有了更高的要求。相信一定会有更加高效、易用的流式细胞术用于以后的科学研究。

三、冷冻电镜在医学中的应用

冷冻电镜是近年来兴起的一项生物物理技术，可以用来检测无法结晶的生物大分子的结构。随着电子探测器和计算机图像分析技术的进步，冷冻电镜技术得到了大大的提高，科学家们利用冷冻电镜得到了许多高分辨率的生物大分子的结构图像。这些进展使得冷冻电镜迅速地变成了新药研发领域中一项非常重要的工具，尤其是设计针对那些 X 射线无法解析的目标蛋白质的药物。

（一）针对膜蛋白质的药物开发

绝大多数的疾病都是由膜蛋白质引起的，现在市面上的药物大部分都是针对膜蛋白质的，通过与膜蛋白质结合起作用，因此对膜蛋白质的结构进行解析十分有必要。因为膜蛋白质晶体非常难以获得，所以传统的 X 射线晶体衍射法很难用于膜蛋白质结构的研究。冷冻电镜技术的出现为这一难题提供了另一种解决方法。例如，科学家们利用冷冻电镜解析了 γ- 分泌酶的结构，发现了两个能够造成早期阿兹海默症的突变热点，这有助于研究人员设计更有选择性的药物。科学家们也利用冷冻电镜解析了许多离子通道的结构，例如，Ryanodine 受体（RyRs），它在介导细胞内 Ca^{2+} 释放中发挥重要的作用，这为心脏病药物的设计和研发提供了新兴的靶点。

（二）抗体和疫苗

通过抗原表位作图（epitope mapping）分析来阐明单克隆抗体的活性对于理解抗体治疗的机制来说是非常重要的。近年来，负染和冷冻电镜已用于线性和构象表位作图。冷冻电镜仅需要微克级的抗体 - 抗原复合物，并且可以与其他表位作图技术结合使用以确定表位，例如，氢 - 氘交换质谱技术（HDX-MS）或蛋白质的快速光化学氧化技术（FPOP）。例如，有的科学家使用 cryo-EM 阐明了人源的 chikungunya 病毒中和性单克隆抗体是如何与病毒样颗粒结合，并阻断病毒和宿主膜融合的。又比如科学家们对 HIV 病毒包被蛋白质 gp160 三聚体（Env）在不同状态下的结构进行解析发现 Env 蛋白质在不同状态下是变化的，这对 HIV 疫苗的设计也是十分有价值的。综上所述，冷冻电镜技术可以使表位作图更高效地辅助单克隆抗体的设计。

本章小结

思考题

1. Southern blot 和 Northern blot 这两种实验方法区别与联系是什么？

2. 你还了解哪些基础医学研究的实验方法，它们都分属于哪方面的研究技术内容？

（胡业佳　卢　奕　时　彦）

第十章 临床研究常用方法与技术

学习要求

1. 识记 队列研究的基本步骤；随机对照试验；非随机对照试验的数据分析；交叉试验的用途；序贯试验的分类；临床研究方案注册流程。
2. 理解 临床研究分类；横断面研究的流程；病例报告的分类；病例对照研究的用途及优缺点；队列研究的优缺点；随机对照试验的用途、设计要求及优缺点；交叉试验的原理；序贯试验用途。
3. 运用 掌握横断面研究应用；病例报告的书写形式；病例对照研究的流程；队列研究的设计及应用；随机对照及非随机对照试验的设计及应用；临床研究的设计及注册步骤。

本章导图

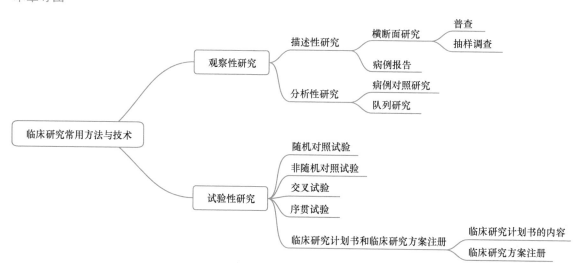

临床科研以人体为观察对象，通过临床观察、调查研究和统计分析等手段，从宏观角度研究疾病的发生发展，揭示健康与疾病的转化规律，提出有效的防治措施，以增进人类的健康。根据研究者是否主动地对研究对象施加干预，临床科研方法分为两大类：

1. 观察性研究（observational study） 研究者不对研究对象施加干预，只是"被动"地观察和记录研究对象的客观情况，称为观察性研究。它主要阐述疾病的分布特征、疾病的病因及影响因素。观察性研究又分为描述性研究和分析性研究，描述性研究主要包括横断面研究（cross-section research）、病例报告（case report）等；分析性研究包括病例对照研究和队列研究等。

2. 试验性研究（experimental study） 按照对照、重复、随机化的基本原则，研究者对受试者人为的、主动施加干预措施，评价干预措施的效果。试验性研究主要包括随机对照试验、非随机对照试验、序贯试验及交叉试验等。

第一节 横断面研究

【案例一】

（一）案例摘要

目前，中国的慢性肾脏病已成为一个严重的公共健康问题，故需要对该疾病的现况进行广泛性调查。2012 年北京大学肾脏病研究所应用横断面研究方法，对中国全国 50 550 名调查者发出调查问卷，其中 47 204 名被调查者同意接受调查并返回调查问卷。通过让患者填写生活方式、病史调查问卷，开展血压、血液、尿液尿蛋白质和肌酐等项目的检查，计算肾小球滤过率，之后应用 Logistic 回归，分析各变量与慢性肾脏病发生的相关因素。横断面调查发现：肾小球滤过率异常率为 1.7%（95% 可信区间 1.5%～1.9%），蛋白质尿阳性率 9.4%（8.9%～10.0%），慢性肾脏病总患病率为 10.8%（10.2% ～ 11.3%），因此中国该病患者估计总数约为 1.195 亿（1.129 亿～ 1.25 亿）。该调查还发现经济发展是蛋白质尿的阳性的独立相关因素；北方 [16.9%（15.1% ～ 18.7%）] 和西南 [18.3%（16.4% ～ 20.4%）] 地区该病的患病率较高；其他相关的因素包括年龄、性别、高血压、糖尿病、心血管疾病史与高尿酸血症等。该横断面研究通过非干预的观察性研究，提供了中国慢性肾脏病发生率及相关因素的综合概况，这有助于专业人员认识和采取措施防控该疾患（具体抽样方法详见案例分析）。

（二）案例问题

1. 简述横断面研究的特点和用途。

2. 请阅读上述摘要后，仔细分析横断面研究的方法。

（三）案例分析

这项全国范围内的慢性肾脏病调查，给予了中国及世界医学同行了解中国慢性肾脏病的分布特征、与该病相关因素的综合概况，是一项经典的横断面研究。在本案例分析中，抽样方法是重点，抽样成功与否是本研究能否获得科学、可靠研究数据的基础。

拟抽样调查的人群：抽样调查中国 ≥ 18 岁的成年普通人群相关参数。首先在中国南北区域、不同民族、抽取 13 个省、自治区、直辖市。根据各地区人数设定抽样比例及中国统计局数据，每省、自治区、直辖市随机抽取各自 3 个典型的乡村和城市，再随机选择出一个乡村和一个城市，每个乡村和城市中随机选择出各自 3 个街道和村镇，每个街道或村镇再随机选择 5 个社区，每个社区中再随机选取调查的个体。这样，所有抽取的调查个体的数据，整合在一起，就代表了中国人群慢性肾脏病发生率的调查人群（图 10-1）。

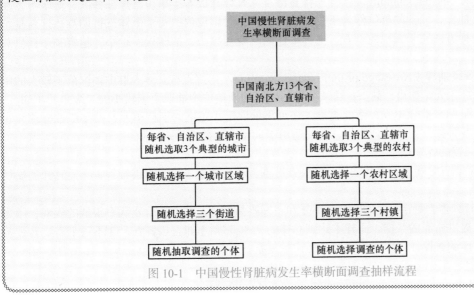

图 10-1　中国慢性肾脏病发生率横断面调查抽样流程

横断面研究的知识点

横断面研究又称现状调查，是在特定人群中应用普查或抽样调查的方法，收集特定时间内的相关变量、疾病或人群的健康资料，系统描述某疾病或健康状况的分布特点，与疾病发生的关联因素。

1. 普查

（1）概念：普查（census）是将某特定人群中的每一成员均作为调查对象，于某一特定时间内调查人群中某病的患病情况及其相关因素。普查的目的在于早期发现、及时治疗患者；了解疾病的疫情及分布，及时采取防疫措施；建立反映人体正常生理生化指标的正常值范围；了解人群的健康水平。

（2）普查的优缺点。

1）优点：①了解疾病分布的全貌；②较全面地获取有关疾病的影响因素、流行因素的线索；③普查涵盖了特定人群的所有成员，不存在抽样误差。

2）缺点：①由于普查对象多，调查期限短，难免漏查；②参加普查的工作人员一般较多，不易控制调查和检查的质量；③人力物力耗费大，费用高；④不适用于患病率很低和现场诊断技术比较复杂的疾病。

2. 抽样调查

（1）概念：抽样调查（sampling survey）是通过随机抽样方法，对特定时点、特定范围内人群的一个代表性样本进行调查，来推论其所在总体的情况。

（2）抽样调查的方法：流行病学调查中较为常用的抽样方法如下：

1）单纯随机抽样（simple random sampling）：目标人群中的每一个个体都作为抽样的对象，被抽中的机会是相等的。随机数字表是简便、易行的科学抽样方法。简便易行是其优点，但是当抽样范围较大时，工作量太大，难以采用，这是其缺点。

2）系统抽样（systematic sampling）：按照一定的顺序，机械地每隔一定数量的单位抽取一个单位进入样本，每次抽样的起点也必须通过随机确定。系统抽样代表性较好，但必须事先对总体结构有所了解才能恰当地应用。

3）分层抽样（stratified sampling）：适用于从分布不均匀的研究人群中抽取有代表性样本。例如，首先按照某些人口学特征或某些标志（如年龄、性别、住址、职业、教育程度、民族等）将研究人群分为若干层，然后从每层抽取一个随机样本，各层的随机样本组成一个大的样本，即研究的样本。分层抽样要求层内变异越小越好，层间变异越大越好，这样可以提高每层的精确度，而且便于层间进行比较。分层抽样又分为两类：①按比例分配分层随机抽样：即各层内抽样比例相同；②最优分配分层随机抽样：即各层抽样比例不同，内部变异小的层抽样比例小，内部变异大的层抽样比例大，此时获得的样本均数或样本率的方差最小。

4）整群抽样（duster sampling）：首先将整群目标人群分成若干单位，比如社区、班级等，在这些单位中随机抽样，抽到的单位作为研究样本，然后针对单位内的每个个体进行调查，这就是整群抽样。整群抽样方法适于大规模调查，整群单位间的变异越小，抽样误差越小，越有利于提供总体的信息。

5）两级或多级抽样（two-stage or multi-stage sampling）：首先从总体人群中抽取范围较大的单元，称为一级抽样单元（如市、县）；再从抽中的一级抽样单位中抽取范围较小的二级单元（如乡、村、街道），这是两级抽样单元；依此类推，还可再抽取更小范围的抽样单元，即多级抽样单元。该方法常与上述各种抽样方法结合使用，因此适用于大型人群调查。

（3）抽样调查的优缺点。

1）优点：①节省时间、人力及物力；②调查范围较小，调查工作易做得细致；③适宜开展流行病学研究工作。

2）缺点：①不适于变异很大的人群、重复和遗漏不易发现；②不适合发病率很低的疾病，因为小样本采样不能提供所需的数据，而样本达到总体的75%时则不如直接普查；③不适于需要普查普治的计划；④抽样调查设计、实施与数据处理比较复杂。

第二节　病例报告

【案例二】

（一）案例摘要

部分恶性肿瘤是由截然不同的亚克隆构成的混合体，特别是急性白血病，病程中会出现大量的克隆演化。急性髓细胞白血病（acute myelocytic leukemia, AML）基因突变明显少于实体瘤，使得推断克隆演变具有一定挑战性。通过追踪一例 AML 患者 9 年病史中多个骨髓样本的全外显子测序，包括初发、缓解及 4 次复发，共 12 次骨髓检查样本，成为目前个例 AML 克隆演化研究中，时间跨度最长的研究报告。通过对 12 次检查骨髓样本的全外显子测序，分析了体细胞变异的进化及克隆演变。研究发现，在第一次完全缓解后该例 AML 即出现了新的亚克隆，而在缓解及复发等不同的疾病状态，亚克隆的出现和缺失导致了对药物反应的不同。该研究表明，时间序列分析对比缓解期和复发期的外显子数据，提供了一个更全面的克隆结构和进化的演变，对疾病的转归和治疗具有重要的指导作用。

（二）案例问题及分析

　　1. 什么是病例报告？

病例报告又称个案报告，是对特殊、少见罕见病例或疑难重症的病情、诊断或治疗等书写的书面报告。病例数多为 1～2 例，一般不超过 5 例。

2. 病例报告有什么用途?

病例报告往往是识别一种新疾病或暴露不良反应的第一线索，对于认识临床少见病、罕见病及其发生过程均有重要意义。因病例内容的特殊性，或者技术、方法、新的见解等，可以为其他临床工作者提供借鉴和新思路。

3. 什么样的病例可书写成病例报告?

（1）罕见、少见或疑难疾病。

（2）既往未报到过的临床表现和发病过程。

（3）存在误诊和误治教训的罕见疾病。

（4）药物的罕见副作用或药物的新用途。

（5）新的检查、治疗方法。

（6）过去认为"不治之症"取得前所未有的疗效。

4. 怎样书写病例报告?

病例报告的书写形式一般可分为个案报告、临床病例（理）讨论及临床病例分析等形式，这些报道的书写形式分别如下：

（1）个案报告：主要报告少见、罕见或有特殊表现的病例，或治疗疾病的新方法，常规疗法失败的教训，以及罕见的药物不良反应。

个案报告一般不超过 1000 字，包括题目、作者及单位、前言、病例摘要几部分。前言通常以 1～2 句话说明对该病例进行报告的意义。临床资料是个案报告的主要部分，包括病例来源及时间、患者的特异表现、检查结果（可加入病理或影像学图片、形态学照片，需要注意保护患者隐私）。对于某些新发现的或罕见的病例，应重点介绍发病的过程及临床特点。讨论部分是病例介绍的延伸，报道该病例的特殊性与罕见性，特色突出的总结本病例成功治愈的经验或失败的教训，有独特的见解。

（2）临床病例（理）讨论：属于学术讨论性文稿，是病例报告的一种形式，主要是研讨疑难复杂、罕见病例，或易误诊误治、不典型病例等，涉及诊断治疗、发病机制及鉴别诊断等方面的学术问题，常形成较为深入的总结分析意见以促进学术交流。文字不超过 4000 字为宜。

（3）临床病例分析：属临床经验总结交流类文稿，是临床工作中医学论文撰写的一种常见文体。主要根据临床经验的积累，将某一时期相同疾病的病例资料汇总，进行分析和统计学处理，最后得出结论，提出作者的见解与建议。可以使读者通过阅读临床病历分析，提高对该疾病的认识。

选题病种需具有特色，具有创新性、先进性与实用性的特点。这类论文按选题和设计的特点，常冠以"某病多少例临床分析""某病多少例临床总结""某病多少例报告"等题目。临床病例分析可以是综合性分析，或某些疾病的部分病情的分析。其文章的结构一般分为四部分：前言、临床资料、结果、讨论或结论。讨论是临床病例分析最重要的部分，是对临床资料与结果的理论性分析。应尽可能分析透彻，既阐明作者提出问题的依据，又说明解决问题的方法与效果。

第三节　病例对照研究

【案例三】

（一）案例摘要

为了研究中国人群中血脂异常在非小细胞肺癌（NSCLC）发病中的作用，应用病例对照研究方法，回顾性收集了 2016～2018 年于湖北大学附属第三医院、苏州大学附属第三医院、襄阳市中心医院 424 例病理确诊的新发 NSCLC 患者作为研究组，纳入 414 例非癌症病史的人作为对照组，通过年龄和性别匹配，通过收集参与者医疗记录和电话随访获取相关临床数据，对如下参数包括吸烟、饮酒、高血压病史、糖尿病病史、他汀类药物应用、BMI 值、甘油三酯、高密度脂蛋白质胆固醇、低密度脂蛋白质胆固醇、总胆固醇及病理学类型、TNM 分期等，应用卡方检验和 t 检验方法进行连续变量分析，高甘油三酯发生非小细胞肺癌风险增加（$OR = 1.541$），异常高密度脂蛋白质胆固醇减低和甘油三酯水平增高是非小细胞肺癌发生的高危因素。

（二）案例问题及分析

1. 什么是病例对照研究？

病例对照研究（case control study）是通过选择一组患者作为病例组，不患该病的人作为对照组，调查这两组人对某个（些）因素的既往暴露情况，比较两组间暴露水平的差异，以判断该疾病与这个（些）因素的关系。病例对照研究是开展病因研究最有实用价值的研究设计方案。因为这种研究方法是比较病例组与对照组既往的暴露史，在时间上是"回顾性"的，故又称为回顾性研究（retrospective study）。

2. 病例对照研究有什么用途？

（1）探索疾病病因和危险因素。

（2）回顾性研究药物不良反应。

（3）评估治疗效果和判断预后。

3. 怎样设计病例对照研究方案？

（1）确定研究目的，提出研究假设。

（2）确定欲通过病例对照研究解决的问题，如高脂血症和非小细胞肺癌发生的关系；通过前期文献查阅，提出高脂血症患者可能患非小细胞肺癌的风险会增高。

（3）选择研究对象。

1）研究病例的选择：研究的病例一般可分为3类，发病病例、患病病例和死亡病例，研究疾病危险因素的设计应该选择发病病例；研究疾病预后因素可选择重病病例或死亡病例。研究病例分为试验组和对照组2组，并进行年龄、性别的匹配。

2）研究组和对照组比较方式：研究组和对照组比较方式主要包括成组法和配对法，成组法选择对照可不成很严格的比例关系，而配对法需要每一个病例选择一个或几个对照，病例与对照的比例，一般可为1∶1～1∶4。通过配对，可使病例组与对照组有可比性，较好地控制混杂因素。

（4）调查资料的整理和分析。

1）整理核查收集的研究资料：设法补救不合格的研究资料，无法补救的需剔除。

2）描述指标的分布特征，进一步作分析。资料的分析：需要进行描述性统计和均衡性分析，观察病例组和对照组间的可比性。对统计学差异显著的因素，应考虑到它对研究结果可能产生的影响。

3）分析暴露因素与疾病的统计学关联及关联强度。

（5）研究结果需要包含的重要指标。

1）相对危险度：是两个概率的比值，当相对危险度 RR 为1时，表示暴露与疾病无关联，当 $RR > 1$ 时，说明暴露导致疾病的危险性增加，也称作"正"关联，当 $RR < 1$ 时，说明暴露使疾病发生的危险性减少，称作"负"关联。在研究工作中，判断 RR 的意义，或判断暴露因素与疾病的关联强度需要结合具体情况，不能单凭数值。

2）OR 的可信限：即估计 OR 值的可信区间。OR 值表示暴露因素与疾病关联程度的估计值通常采用95%可信度来评估暴露因素与疾病关联程度。

第四节 队列研究

【案例四】

（一）案例摘要

中国糖尿病患者人数居各国之首，其中老年患者占大多数，是危害人类健康的常见疾病之一。为研究2型糖尿病对中国老年人群死亡风险的影响，本研究采用前瞻性队列研究方法，将一组老年人群分为糖尿病组（DM）和非糖尿病组（NDM），随访17年。应用 Kaplan-Meier 法分析两组的生存情况，COX 风险比例模型分析相关影响因素。本研究共纳入2142例研究对象，其中糖尿病746例，非糖尿病1396例，DM 组死亡380例（50.9%），NDM 组死亡453例（32.45%，$P < 0.01$）。DM 组和 NDM 组前3位死亡原因均为恶性肿瘤、呼吸系统疾病和心血管疾病。单因素生存曲线分析显示 DM 组全因死亡、心血管疾病导致的累计死亡率均显著高于 NDM 组（$P < 0.01$）。COX 风险模型分

析显示，2型糖尿病是影响老年人全因死亡、心血管疾病导致死亡的独立危险因素。该项前瞻性队列研究发现2型糖尿病是老年患者死亡风险增加的重要危险因素。

（二）案例问题及分析

1. 什么是队列研究，其用途是什么？

队列研究（cohort study）是根据暴露于某可疑危险因素或某一因素的暴露程度，将研究人群分为不同的亚组，追踪观察各组人群的不同结局，从而判定暴露因素与结局之间的因果关联，以及关联程度的一种观察性研究（observational study）方法，又称为前瞻性研究（prospective study）、发病率研究（incidence study）、纵向研究（longitudinal study）或随访研究（follow-up study）。队列研究主要用于描述疾病的自然史及验证疾病病因假设。

2. 队列研究可分为哪3类？

（1）前瞻性队列研究（prospective cohort study）：是将观察人群分为暴露组和非暴露组，暴露组人群暴露于某一可疑的致病因素（接触X线、口服药物等）或具有某种疾病特征（如糖尿病），追踪同一个时期内两个组群人员，观察并记录两组人群中的疾病发生或死亡情况，比较两组的发病率或死亡率。如果两组间的发病率或死亡率存在显著差别，则认为该因素（或特征）与疾病之间存在关联。

（2）历史性队列研究（retrospective cohort study）：根据既往记载的暴露情况将研究人群分为暴露组和非暴露组，然后调查、分析、比较过去某一时段中两个人群中组疾病的发病率和死亡率，明确某暴露因素与疾病发生或死亡的关联。

（3）混合性队列研究（也称双向队列研究）：即在历史性队列研究后，继续进行一段时间的前瞻性队列研究。该研究方法兼具上述两法的优点，在一定程度上弥补了前两者的不足，适用范围较广。

3. 怎样设计队列研究？

（1）确定队列研究目的，提出研究假设。

（2）选择暴露组和对照组：暴露组人群通常包括一般人群、职业人群、特殊暴露人群等。一般人群适合同时观察多种暴露和多种疾病的关系；职业人群用于研究暴露与疾病的关联；特殊暴露人群用于探索某暴露因素与疾病间的关联。需要根据不同的研究类型选择不同的暴露组人群。选择对照组（非暴露人群）时需尽量提高对照组可比性，除暴露因素外，其他因素应尽可能与暴露组相同。对照组往往决定队列研究结果的真实性。

（3）样本量计算：样本量估算是非常重要的一个环节，有如下重要因素：暴露组人群发病率（P1）；非暴露组人群发病率（P2）；显著水平 α，即假设检验时的第 I 类错误；检验效能 1-β，即检验假设时出现的第 II 类错误的概率。P1 与 P2 相差越大，所需样本量越小，P2 越接近0.5所需样本量越小。通常 α 取0.05或0.1，α 越小，所需要样本量越大。通常 β 取0.10，1-β 越大，所需样本量越大。

（4）资料的收集：一般包括暴露资料的收集、一般人群特征资料的收集、结局资料的收集。

在收集结局资料时要根据所观察疾病的诊断可靠程度、疾病死亡率高低等多种因素来决定，选择合适的指标，如以发病还是以死亡为观察的结局指标。

（5）统计学分析：队列研究中的结果分析通常应用 SAS、SPSS、Epi Info 等软件完成。在分析研究数据时需要重点关注相对危险度（relative risk，RR）及归因危险度（attributable risk，AR）。

RR 是指暴露人群的发病率与非暴露人群的发病率之比，它提示暴露因素与疾病的关联强度。RR = 1 时，提示暴露与疾病无关联；当 RR > 1 时，提示暴露导致疾病的危险性增加，也称作"正"关联，当 RR < 1 时，提示暴露使疾病发生的危险性减少，称作"负"关联。

归因危险度（attributable risk，AR）是暴露组和对照组发病危险度相差的绝对值，表示暴露者单纯由暴露而增加的发病概率。

第五节　随机对照试验

【案例五】

（一）案例摘要

临床上最常用的骨折术后镇痛药物是阿片类药物，但是目前也有很多证据支持四肢骨折术后可使用对乙酰氨基酚镇痛。为探索对乙酰氨基酚对四肢骨折术后镇痛效果，本研究应用随机对照方法，将52例四肢骨折术后患者分为对乙酰氨基酚组（27例）和对乙酰氨基酚联合曲马多组（25例），比较两组的镇痛效果，用数字评分法分别对两组患者术后疼痛进行评分。统计结果显示对乙酰氨基酚联合曲马多对四肢骨折手术患者的镇痛效果并不优于单独使用对乙酰氨基酚。该随机对照试验，解决了有关四肢骨折术后使用何种镇痛药物的临床问题，而且试验结果科学可靠。

（二）案例问题及分析

1. 什么是随机对照试验？设计原理是什么？

随机对照试验（randomized controlled trial，RCT）是指按照标准随机化方法将观察对象分为试验组及对照组，然后给试验组对象以干预措施，比较两组干预效果的差别，评价某种干预措施如新药或新疗法的疗效。评价指标包括治愈率、有效率、复发率、病死率和存活率。因为两组试验是同时开始，同时结束，故又称平行对照试验。随机对照试验是最可靠的临床疗效评价方法。随机对照试验主要用于临床治疗或预防性研究，在特定的条件下可用于病因学研究、非临床试验的系统工程（图10-2）。

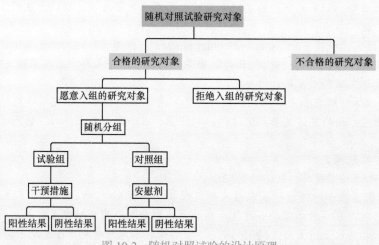

图 10-2　随机对照试验的设计原理

2. 其他类型的随机对照试验有哪几种？

（1）半随机对照试验（quasi-randomized control trial）：与随机对照试验设计的唯一区别是试验对象分配方式不同。它是按试验对象的生日、住院日或住院号等末尾数字的奇数或偶数，将试验对象分配到试验组或对照组，接受各自的试验措施，这称作半随机对照。目前国际Cochrane协作网将半随机对照试验与非随机对照试验同等对待。

（2）非等量随机对照试验（unequal randomization control trial）：指试验对象按一定比例（通常为2∶1或3∶2）随机分配入试验组或对照组。主要应用于新药疗效验证时。随着试验组病例数的增多，Ⅱ型错误率也会相应增大，检验效能会随之降低，特别是当试验组的病例比例超过75%时，检验效能明显降低。

（3）整群随机对照试验：在某些特殊情况下，以一个家庭、一对夫妇、一个小组甚至一个乡镇等作为随机分配单位将其随机地分配入试验组或对照组，分别接受相应的措施，进行研究。此类试验称为整群随机对照试验（cluster randomized control trial）。整群随机对照试验在设计上与一般随机对照试验一样，但因随机分配的单位不同，样本量的计算和结果的分析方法也存在差异，所需样本含量较大。

第六节　非随机对照试验

【案例六】

（一）案例摘要

循证医学（EBM）对医学实践的积极影响毋庸赘述，但循证医学培训技术对初级保健专业人员的影响尚不清楚。本研究应用非随机对照试验方法观察EBM培训技术对初级保健专业人员的影响。参与者被招募并分配到接受每周面对面的 EBM 培训课程组（A 组），或为期八周的 EBM 自我指导课程组（B 组）。通过考核 EBP 相关知识（EBP-k）、态度（EBP-a）、个人应用（EBP-p）、预期未来使用（EBP-f）和社区高血压管理等指标来评估两种循证医学培训方法的作用。本研究共纳入 151 名学员（面对面 EBM 培训组 69 人，自学组 82 人），与自学相比较，面对面的 EBM 训练显著提高了 EBP 知识（26.14 ± 4.22 vs22.44 ± 4.47，$P < 0.05$），EBP 个人应用（22.52 ± 6.18 vs16.89 ± 5.99，$P < 0.05$），EBP 未来使用（44.04 ± 8.97vs37.71 ± 8.39，$P < 0.05$）。分层分析显示，无论参与者的性别、职业角色（医生和药剂师或护士）、等级（初级或高级医生和药剂师）或专业（中医或西医），结果均是一致的。该研究说明面对面的 EBM 培训课程提高了初级保健专业人员的 EBP 知识、态度、个人应用和预期的未来用途，有效的 EBM 训练可以提高初级保健服务。

（二）案例问题及分析

1. 什么是非随机对照试验？其试验设计原理是什么？

非随机对照试验（non-randomized controlled trial，NRCT）是指试验组和对照组在同时期开展观察研究，但试验开始前的分组并不是根据随机化的原则进行，而是根据研究者或患者的意愿进行分组。非随机同期对照试验的设计原理与队列研究设计相似，即将符合纳入标准的研究对象，按照对试验措施或对照措施的选择，分别进入实验组与对照组，分别接受干预性试验，其设计模式与结果分析与队列研究类似。非随机对照试验主要用于某些疾病的临床治疗性试验研究；新药上市后的长期监测；新的医疗设备应用后再评价。非随机对照试验的优点是容易被研究者或患者所接受，可行性好，其缺点是研究结果与结论的真实性不如随机对照试验（图 10-3）。

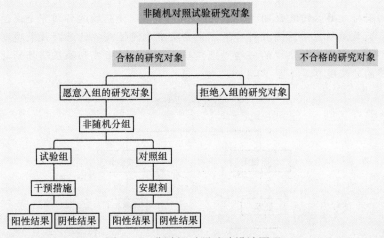

图 10-3 非随机对照试验设计原理

2. 非随机对照试验设计要求有哪些？

非随机对照试验因实验组与对照组的均衡可比性较难达到，因此在设计时应特别注意控制偏倚和混杂因素，可采用严格的纳入标准、配对、分层、盲法、均衡化分析等措施，以最大限度减少或消除偏倚对试验结果的影响。

（1）严格纳入标准：在设计过程中，对研究对象的选择条件加以限制，可有效减小试验组和对照组基线间的差异，限制和消除偏倚的影响。

（2）配比或配对：对入选的研究对象，按因素相同或相近的原则进行配对或配比。配对的因素越多，则个体差异越小，有利于观察。

（3）分层：在试验设计阶段，分层可使实验组和对照组组成更加相似，有效防止选择性偏倚。分层方法亦是控制偏倚的重要手段。

（4）盲法：可以克服来自研究者/受试者的主观因素所导致的测量性偏倚，使研究结果较为真实无偏。比如让未直接参与临床决策的研究者来填写病例报告表（CRF），由不参与临床试验的统计人员完成统计分析等。

（5）均衡化处理：若两组或多组的基线资料不一致，即存在某些可能影响疗效的混杂因素时，在统计分析阶段，可考虑使用统计方法加以校正，如协方差分析、Logistic 回归分析、COX 风险比例模型等。

第七节 交叉试验

【案例七】

（一）案例摘要

　　足踝外侧扭伤是足球运动员最常见的损伤之一，为探索踝关节平衡贴敷对于足球运动员足踝外侧扭伤后步态功能的影响，本研究采用自身交叉试验设计方法，观察 22 名脚踝扭伤的足球运动员应用平衡贴敷时的步态功能。这些运动员均随机接受了 3 次干预（脚踝平衡贴、安慰剂贴和无贴组），受试者先后被随机分为脚踝平衡贴组、安慰剂贴组和无贴组。该评估使用便携式人行道系统，记录行走过程中每个行人的位置和时间。结果显示 3 种不同的包带方式在速度、步长、步幅、H-H BOS（指一只脚的脚跟到另一只脚的前进线的垂直距离）方面存在显著性差异（P＜0.05）。与安慰剂组和无贴组相比，踝关节平衡贴组的速度、步长和步幅明显增加；足踝平衡贴组 H-H BOS 较安慰剂组和无贴压组明显下降（P＜0.05）。结论：采用踝关节平衡贴敷，可提高业余足球运动员踝关节外侧扭伤的行走能力，因此足踝平衡贴是预防和治疗足踝扭伤的有效方法。

（二）案例问题及分析

　　什么是交叉试验？

　　交叉试验（cross-over design）是指对两组被观察对象使用两种不同的处理措施，然后将两种处理措施互相交换，使两组中每例观察对象都能接受到两种处理措施，最后将结果进行对照比较的设计方法。交叉试验一般用于慢性稳定的疾病研究，药物的疗效需在处理阶段充分发挥出来，并且在两阶段间安排足够长的洗脱期（washout period），以使药物的作用完全消退后，再进行下一阶段的试验。交叉试验应用范围相对有限，主要集中于慢性疾病的治疗效果观察上，特别适合症状或体征在整个病程中反复出现的一些慢性疾病，如支气管哮喘和降压药物的筛选及对症治疗药物或预防用药的效果观察等（图 10-4）。

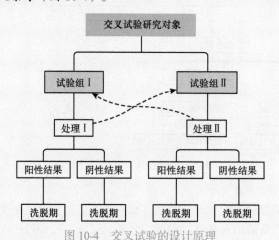

图 10-4　交叉试验的设计原理

试验组 Ⅰ 完成洗脱后，再应用试验组 Ⅱ 的处理措施；试验组 Ⅱ 完成洗脱后，再交叉采用试验组 Ⅰ 的处理措施

第八节 序贯试验

【案例八】

（一）案例摘要

　　神经退行性疾病的临床试验研究正面临效率低下和开发成本不断上升的问题。如果能够在严格的数理统计基础上，应用最少的样本、缩短临床试验时间，得出可靠的结论，则有利于神经退行性疾病的研究。而序贯试验（sequential trial）是符合这一特点的临床试验方法。

　　本案例是在肌萎缩侧索硬化症领域内进行的一项前瞻性的中期分析，本研究设计了 942 名受试者参与的 Dexpramipexole 试验（EMPOWER），研究者通过功能问卷，并连续监测患者的生存终点，发现应用 EMPOWER 的序贯分析方法，减少了总试验研究时间 23.4%（140 天），减少了随访次数 23.6%（2688 次），减少了药物总暴露时间为 20.6%（73 377 天）。本研究证实序贯试验可以显著缩短试验时间，减少患者接触无效治疗时间，使临床试验更符合伦理，这是序贯试验的优势。

（二）案例问题及分析

1. 什么是序贯试验？

序贯试验是指事先不规定多少次重复试验，而在试验过程中按照试验研究者所规定的检验标准，随着受试对象加入，不断进行统计学分析，以决定下一步实验，直到能在统计学上判断出结果，即可以终止试验研究。

序贯试验不需要成组进行比较，成本低，符合临床患者陆续就医的临床实际需求，适合于新药与老药，或新药与安慰剂之间的配对比较；适用于以单一指标作为结论依据，能够较快地获取结果。但不适用于慢性病、长病程、多变量研究及远期随访研究。因此序贯试验尤其适合临床科研，可以在进行试验的同时分析结果；逐个试验、逐个分析；得到可靠的试验结论，即可停止临床研究。

2. 序贯试验的类型有哪些？

根据观察指标（计数资料还是计量资料）分为质反应序贯实验与量反应序贯实验；根据观察结果是否需要前后对比分为单向和双向序贯实验。

第九节　临床研究计划书和临床研究方案注册

一、临床研究计划书的内容

拟定和撰写临床研究计划是临床科研工作的第一步，研究者可以在研究开展前明确和完善各个要素，增加临床研究的严谨性，提高成功率。

首先需明确研究计划书的内容，一般包括题目、摘要、研究目的、立题依据、研究内容、研究对象、可行性分析、创新性、研究的时间安排、预期结果、考核指标、研究基础、研究条件及经费、伦理申请书和知情同意书等。

1. 题目　是对研究问题的高度概括，应简明扼要，字数不宜太多，便于理解，避免使用缩写。题目要准确表达研究的关注点，包含研究目的、研究对象、研究类型等基本要素。可以加用副标题，以补充正标题未能全面表达的内容，以突出研究重点。

2. 摘要　在研究计划书中占举足轻重的地位，摘要需准确反映研究中的关键部分，包括目前该领域的现状和不足、研究基础、预实验结果、本研究的目标、研究方法及研究意义。摘要书写需简明扼要，字数不宜过多，一般为 250～500 字。是对研究中除经费以外各项内容的介绍。

3. 研究目的　是研究计划书中的精髓，它决定着科学研究的方向、方式和方法。应明确研究的总体目的，并细化为特异性目的。有时可设立多个研究目标，但目标之间要有内在联系。

4. 立题依据　为整个研究设定了方向，是整个研究的理论基础。立题依据应详细说明该研究的研究目的、研究意义、研究结果、可带来的收益、若不进行该研究可能带来的危害等。参考文献需要反映国内外该领域的最新进展，不能断章取义只引用支持自己的观点。

5. 研究内容　是对研究目标的详细阐述，需紧扣主题，要全面、详细。研究内容设置要适当，确保研究可在预定时间、预定经费范围内完成。

6. 研究对象　包括样本来源、纳入及排除标准、样本量、观察项目资料的收集方法、统计分析方法、质控措施、技术路线等。样本来源关系着样本的代表性，需详细说明；纳入 / 排除标准必须严格界定。书写技术路线时流程图比文字更有助于读者了解研究的总体框架。对资料的收集方法、统计方法、质量控制措施需详细说明。

7. 可行性分析　一般包括研究技术可行性、操作可行性、经济可行性、时间可行性等方面，主要为保证研究目的的达成。

8. 创新性　任何在既往研究基础上提出可以推动临床问题解决的知识，均具有一定的创新性。研究的创新性应具有足够的研究基础，主要体现在研究问题的创新性、研究方法和材料的创新性、研究结果的临床价值等方面。

9. 研究的时间安排、预期结果、考核指标　时间安排也就是年度计划，主要说明研究预计进度，具体时间安排，应该合理可行，具有可操作性。主要包括完成研究内容、达到研究目的、获得预期结果的应用价值及产生的效益等。考核指标是将预期结果细化、具体化，制定详细的评估指标，包括完成研究内容、取得研究成果、学术交流、人才培养等方面。

10. 研究基础、研究条件及经费 对研究相关人员的工作基础、技术条件、实验室条件等进行说明，介绍申请人及课题参与者。简要介绍申请人及参与者学历、工作经历、科研成果等方面。对研究所需经费进行说明，研究经费要与研究内容相符。

11. 伦理申请书和知情同意书

临床研究是在人体身上进行的研究，需要遵循临床研究中的伦理要求，保证受试者的健康。伦理申请书需要经过伦理委员会审查通过并下发批准书。

研究开始前需签署知情同意书，应详细告知患者研究目的、研究内容、试验计划、研究获益、潜在危险、替代方案、赔偿等内容。

二、临床研究方案注册

临床研究开展之前首先要通过伦理委员会的批准，然后在临床研究网站上注册，获得注册号后，才能开始实施研究。经过注册的临床研究可以提高研究的真实性、可信度，有利于对临床研究实施跟踪、关注、监管等。目前常用的注册网站为美国临床研究注册网站 https：//clinicaltrials.gov/ 和中国临床研究注册中心——世界卫生组织国际临床试验注册平台一级注册机构 http：//www.chictr.org.cn。下面以中国临床研究注册中心注册网站为例详细说明临床研究注册流程。全部注册程序均为在线申报。

1. 登录中国临床试验注册中心网站（www.chictr.org.cn）。

2. 建立申请者账户：点击 ChiCTR 首页右侧的用户登录区的"新用户注册"（图 10-5）。

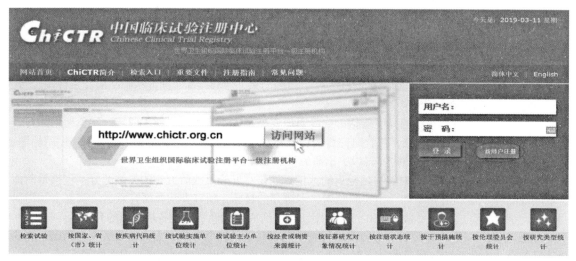

图 10-5

3. 在注册表中录入信息，然后点击"立即注册"，建立账户（图 10-6）。

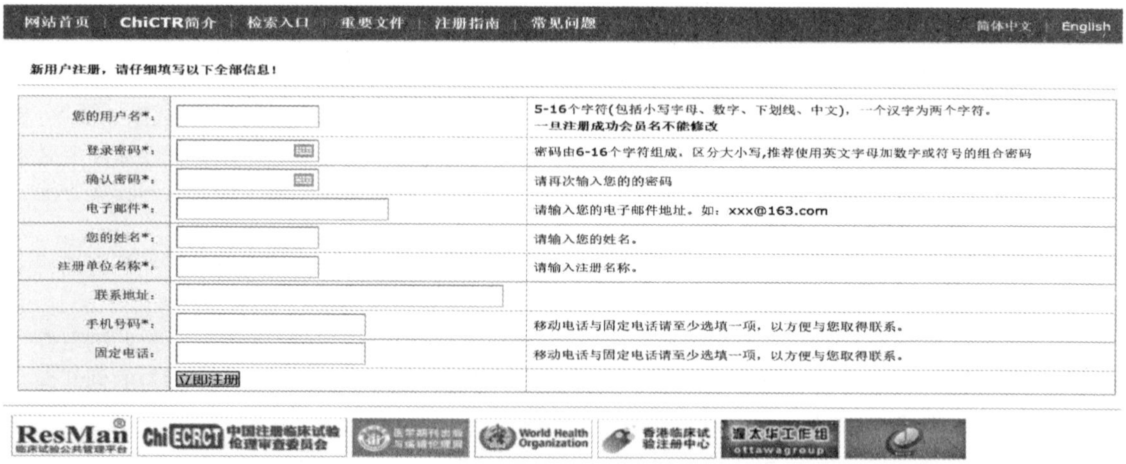

图 10-6

4. 返回 ChiCTR 首页（图 10-7）。

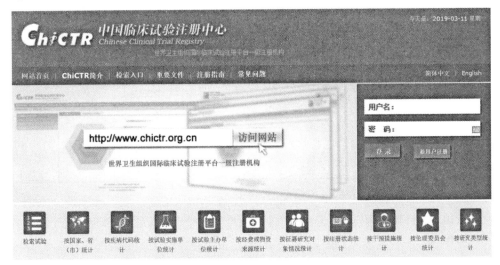

图 10-7

5. 在用户登录区输入用户名和密码，点击"登录"就进入用户页面（图 10-8）。

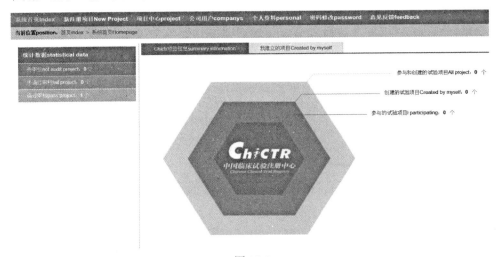

图 10-8

6. 点击用户页面上方的"新项目注册"，出现注册表，在第一行的语言选择项选择"中文和英文"注册（图 10-9）。

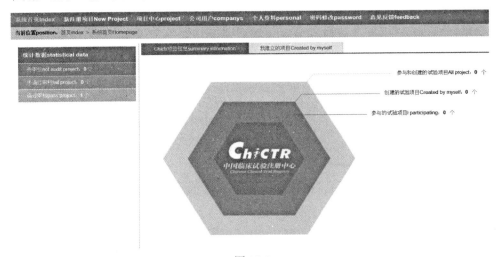

图 10-9

7. 将标注有红色"*"号的栏目填完后，点击注册表下方的"提交"（图 10-10）。

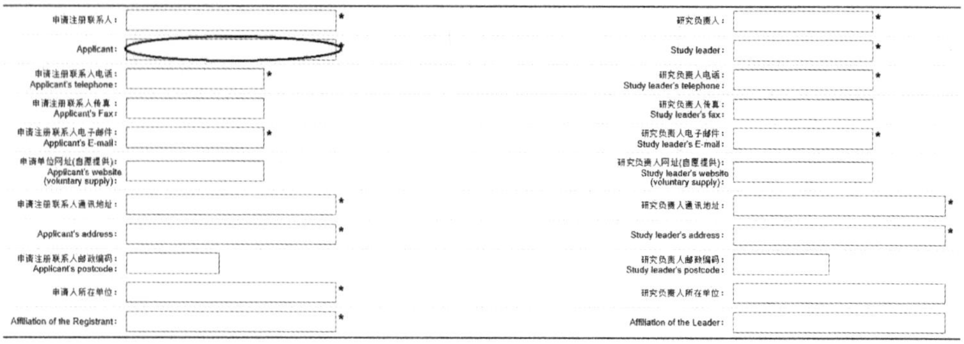

图 10-10

8. 如一次填不完注册表内容，可分步完成，每次均需选择"未填完"，并点击注册表下方的"保存"（图 10-11）。

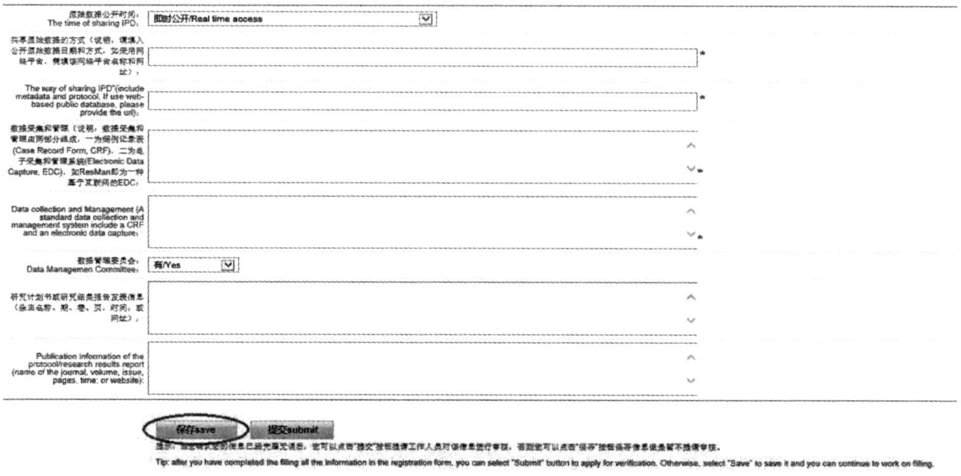

图 10-11

9. 所有内容填完后请选择"待审核"和"保存"，然后点击"提交"（图 10-12）。

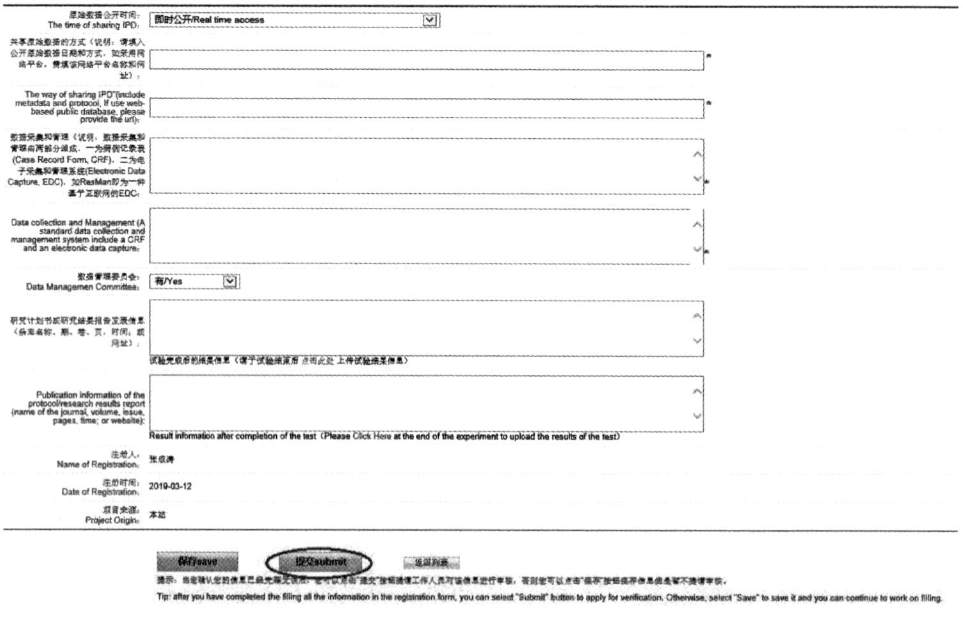

图 10-12

10. 在未完成审核前，申请表内容均可修改（图 10-13）。

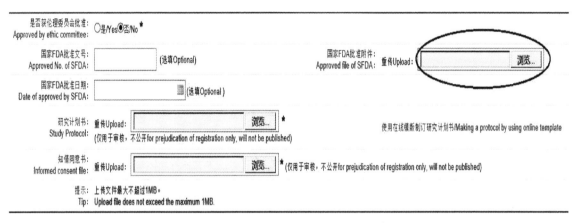

图 10-13

11. 所有申请注册的试验均需提交伦理审查批件复印件（扫描后在注册表中"伦理批件"上传文件中提交）（图 10-14）。

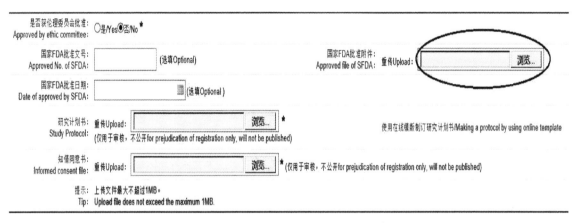

图 10-14

12. 所有申请注册的试验均需提交研究计划书全文和受试者知情同意书。模板均可在中国临床试验注册中心"重要文件"栏中下载，研究计划书、知情同意书电子版在注册表中"研究计划书"和"知情同意书"上传文件中提交（图 10-15）。

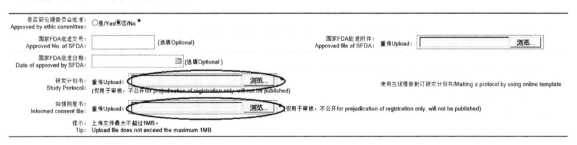

图 10-15

13. 中国临床试验注册中心审核专家随时对完成的注册申报表进行审核，如资料合格，审核完成后，自提交注册表之日起两周内获得注册号。在获得注册号后第二周即可在世界卫生组织国际临床试验注册平台（WHO ICTRP）检索到已注册试验。

本章小结

思考题

1. 请简述临床研究的注册意义和流程。

2. 病例对照研究主要用于解决何种临床问题？

3. 随机对照试验主要原理是什么？

（闫金松）

第十一章 基础医学研究任务与方向

学习要求
1. 识记 基础医学研究的主要方向与内容。
2. 理解 各研究方向近年来涉及的主要研究热点，关键问题，以及未来发展的方向。
3. 运用 基础医学研究的主要任务和方向指导科研工作。

本章导图

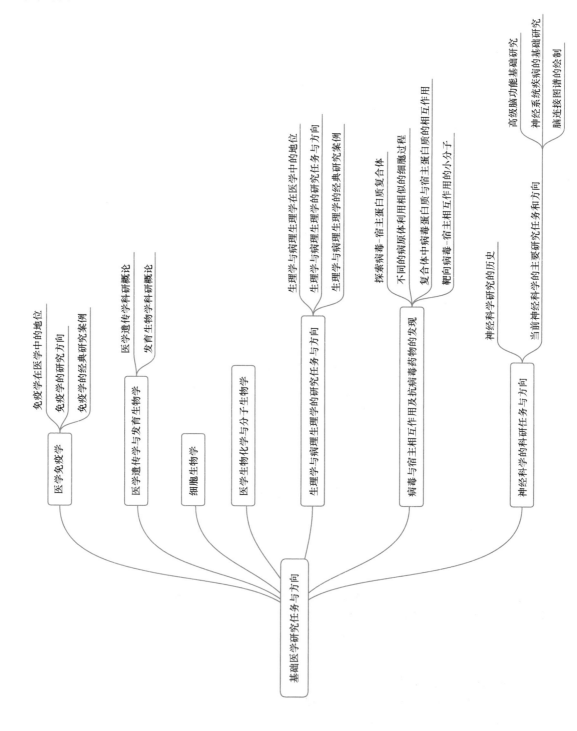

第一节 医学免疫学

一、免疫学在医学中的地位

人类生存和发展依赖于与有害环境和疾病的抗争和防御，免疫学是人类抗争和防御有害环境和疾病最有利的武器之一。最初基于对"抗原与抗体"的认识和应用，人类利用疫苗的预防接种，消灭及控制很多严重传染病。例如，从18世纪牛痘苗的发明应用到1980年世界卫生组织（WHO）宣布"天花已在全世界被消灭"，以及鼠疫、霍乱、黄热病等等的有效控制。免疫学在抗感染性疾病方面取得了辉煌的成就。其次抗体的应用也在人类疾病的预防及治疗方面发挥了非常重要的作用。从20世纪初最早的马源抗体用作临床治疗，到用抗体进行ABO血型鉴定使异体间输血成为可能，到如今基因工程技术利用小鼠生产出的完全人化抗体应用于肿瘤及自身免疫病的治疗。免疫学为医学各领域带来了全新的突破。近年来，免疫学基础理论的发展，使免疫学进入到现代免疫学时期，免疫学研究主要以基因活化及分子作用为基础，理解免疫细胞的生命活动与功能，理解细胞与细胞间及免疫系统与机体整体间的功能。基于现代免疫学对"免疫应答及免疫效应是免疫学核心"的认识，以及对"抗原特异的适应性免疫应答"的深入理解，建立了以免疫学有效防治相关疾病的基础。从而使人类可以利用新研发的疫苗去征服严重威胁人类生命的传染病，如艾滋病、肝炎、结核；可以从免疫学角度深入认识并解决肿瘤、心脑血管疾病、自身免疫性疾病、老年痴呆等困扰人类已久的疾病及新认识的疯牛病；可以发展以干细胞和异体移植为主体的再生医学，免疫学的介入将提供有力的研究支持，开辟全新的解决途径。

二、免疫学的研究方向

免疫学是研究免疫系统结构与功能的学科，是生命科学与基础医学领域中一门基础性、支柱性和引领性的前沿学科，是连接基础生物学与临床医学的桥梁。免疫学的研究方向主要包括：

1. 免疫学分子的表达、结构与功能，免疫识别的结构基础，固有免疫的识别、活化及效应机制，抗原加工和提呈的分子机制，细胞因子和趋化因子的结构功能和免疫病理。

2. 免疫系统的发育和进化，免疫细胞及其亚群的分化、活化、迁徙、组织分布和功能调控。

3. 感染免疫，肿瘤免疫，自身免疫，超敏（过敏性）反应，感染与非感染性炎症的发生、发展、消退与干预。

4. 免疫耐受与异常的细胞和分子机制，移植排斥及免疫耐受机制。

5. 免疫调节分子和免疫调节细胞的作用机制，免疫反应、免疫调节异常与免疫缺陷，神经－内分泌－免疫网络，代谢与免疫调节。

6. 免疫分子的遗传多态性，免疫应答的表观遗传调控，免疫相关疾病的遗传学基础，进化与比较免疫学。

7. 母－胎免疫与耐受机制，生育的免疫调节与干预，生殖内分泌与免疫系统的相互调节机制。

8. 黏膜免疫的分子与细胞作用机制，以及组织器官的局部免疫特异性及调控机制。

9. 疫苗的设计、构建优化与保护性机制，疫苗佐剂的研制与作用机制，疫苗的递送系统及效应和机制研究。

10. 抗体的结构与功能，抗体的设计，筛选与优化，抗体的重组与改型。

11. 免疫学新技术、新方法和新型研究体系。

三、免疫学的经典研究案例

【案例一】

（一）案例摘要

近年来，随着免疫治疗，尤其是靶向PD-1/PD-L1等免疫检查点抑制剂治疗的兴起，人们对肿瘤的分类有了新看法即将T细胞浸润也算是肿瘤预后的一个标志物，把肿瘤中浸润T细胞较多的肿瘤称作"热肿瘤"，把浸润T细胞较少，甚至没有的称作"冷肿瘤"。很显然，热肿瘤对免疫治疗的响应应该更好，冷肿瘤则相反。

新加坡Singapore Immunology Network（SIgN）的研究团队利用单细胞测序法检测肿瘤浸润T细胞的TCR，以此判断肿瘤浸润T细胞是否真的能够识别肿瘤。研究结果发现：癌症患者肿瘤组织里面不仅有杀灭癌细胞杀伤性T细胞；还有大量与癌症无关的、原本应该是识别病毒的"旁观者"杀伤性T细胞，这些T细胞根本就"不认识"癌细胞。因此即使肿瘤浸润性T细胞很多但其并不能够识别肿瘤，对于PD-1/PD-L1等免疫检查点抑制剂治疗也并不敏感。提示我们不能简单粗暴的以肿瘤中浸润T细胞的数量多寡来区分肿瘤的"冷""热"，更应该擦亮双眼，把那些"浓眉大眼"的浸润T细胞看清楚，看看他们的TCR到底能不能识别肿瘤。

（二）案例问题

肿瘤浸润T细胞真的能识别它周围的癌细胞吗？

（三）案例分析

并不是所有的肿瘤浸润T细胞都具有识别杀伤肿瘤的能力，肿瘤细胞可能通过多种方式来逃脱免疫系统的监视，肿瘤特异性抗原表达降低或丢失等是其逃避T细胞免疫监视的重要方式之一。

第二节　医学遗传学与发育生物学

一、医学遗传学科研概论

医学遗传学是一门主要利用DNA检测技术来研究疾病与基因复杂关系的学科。医学遗传学研究可以从分子水平为疾病早期诊断、预防及治疗、监测提供更有效的临床策略。20世纪初，英国医生Garrod首次解释了一些罕见儿科疾病的遗传方式，被认为是医学遗传学的雏形。20世纪50年代迎来了医学遗传学的蓬勃发展，如细胞遗传学、生化遗传学、免疫遗传学、分子遗传学、临床遗传学等各分枝逐一问世，并都取得了重大进展。在随后的发展过程中，不论是细胞遗传学，生化遗传学，临床遗传学等都在向分子遗传学或"基因"层面靠拢。尤其随着人类基因组计划的顺利实施，21世纪的医学遗传学在"分子医学"层面将会有一个更加高速的发展。

医学遗传学研究涉及各个重要领域。例如，复杂疾病的易感基因、罕见疾病的致病基因、癌症的体细胞突变、表观遗传改变（DNA甲基化、疾病相关小RNA、长链非编码RNA）、疾病相关可变剪接及遗传学新方法新技术等领域均取得了突破性的进展。

【案例二】

（一）案例摘要

复杂疾病的发生发展是遗传因素和环境因素共同作用的结果。近10年的复杂疾病研究中，常采用全基因组关联研究（genome wide association study，GWAS）策略，利用芯片或高通量测序技术在大规模人群中成功发现了数以千计的复杂疾病易感基因区域，这些研究成果为复杂疾病的早期预警和个体化治疗提供了理论基础。例如，复旦大学附属华山医院赵曜研究团队联合国内多家研究单位，开展了国际上首项基于中国汉族人群的垂体腺瘤全基因组关联研究。在发掘阶段使用了771例垂体腺瘤病例和2788例对照个体，然后利用两个独立人群进行验证。最终，成功鉴定出3个新的垂体腺瘤易感基因区域。对3个区域进一步分析显示，10p12.31区域的易感基因可能是NEBL或MALRD1，10q21.1区域的易感基因可能是PCDH15，13q12.13区域的易感基因可能是CDK8。该项研究为垂体腺瘤的遗传基础提供了新的见解。

（二）案例问题

1. 举例说明医学遗传学包含哪些重要研究方向。

2. 医学遗传学对于临床重大疾病的防诊治具有怎样的研究意义？

（三）案例分析

尽管全基因组关联研究获得了巨大成功，通过全基因组关联研究发现的易感基因位点仅能解释复杂疾病的部分遗传度，而且这些易感基因位点的致病效应多数表现并不明显。目前医学遗传学研究趋势正逐步从常见变异延伸到罕见变异，从遗传学现象的描述扩展至功能机制的确证，从体细胞突变扩展至表观遗传的研究，从单组学分析扩展至多组学数据整合，从基础研究走向临床应用。

二、发育生物学科研概论

一个受精卵是如何从单细胞发育、分化为大量不同类型的细胞、组织和器官，最终构成一个完整的生命体的？这一直是生物学领域中一个很大的谜团。由于技术和方法的制约，这个谜团过去一直无法解开。

对发育的基因调控研究，其贡献主要在于美国遗传学家摩尔根实验室，从 1910 年起在研究中就发现了影响发育的突变基因。发育生物学研究有三个高潮：第一个高潮在 19 世纪后期，德国的 Wilhelm Roux 等开创实验胚胎学；第二个高潮在 20 世纪 20 年代以德国 Hans Spemann 为代表的科学家用两栖类研究胚胎诱导；第三个高潮在 1980 年前后，德国女科学家 Christiane Nüsslein-Volhard 和美国科学家 Eric Wieschaus 从遗传突变体筛选调控果蝇发育的大批基因，使果蝇研究光彩绚丽。

近几年，单细胞测序在国内外如火如荼，单细胞测序技术结合计算生物学，已经可以描绘单个受精卵逐步发育分化的详细转录图谱了。人们发现，单细胞的特异性分化本质上是一个个转录事件的调控。

【案例三】

（一）案例摘要

动植物从单细胞受精卵发育成为高度复杂的生物体是一个奇妙的过程。哺乳动物基因组 DNA 中的 5- 甲基胞嘧啶作为一种稳定存在的表观遗传修饰，由 DNA 甲基转移酶（DNMTs）催化产生。近年研究发现，TET 双加氧酶家族蛋白质（TET1/2/3）可以氧化 5- 甲基胞嘧啶，引发 DNA 去甲基化。虽然 DNA 甲基化在哺乳动物基因印记和 X 染色体失活等生命活动过程中参与基因表达的调控，但是 DNA 甲基化及 TET 双加氧酶介导的去甲基化在小鼠胚胎发育过程中究竟起什么作用还不清楚。中国科学院生物化学与细胞生物学研究所徐国良团队与美国威斯康星大学孙欣、北京大学汤富酬等合作，利用生殖系特异性敲除小鼠得到 Tet 基因三敲除胚胎，通过一系列形态发育特征的检测，结合基因功能互补分析，解析了 TET 缺失造成胚胎死亡的机制，发现了 TET 三个成员之间功能上相互协作，介导的 DNA 去甲基化与 DNMT 介导的 DNA 甲基化相互拮抗，通过调控 Lefty-Nodal 信号通路控制胚胎原肠运动。

哈佛的 Klein 和 Megason 等分析了超过 92 000 个斑马鱼细胞，从 7 个不同的胚胎阶段收集 mRNA 数据（从 4 小时的胚胎开始到受精后 24 小时结束，24 小时是基本器官开始出现的阶段）。每个细胞的基因表达活动模式都反映了它的发展方向，直至它的最终身份。那么随着时间的推移，如何追踪细胞及后代的变化呢？研究人员将一些由独特的小片段 DNA 组成的"示踪分子"（条形码）注射到胚胎的胞质中，随着胚胎发育，这些条形码进入细胞核并融入染色体中，等到实验结束时，每个细胞谱系都带有独特的条形码。通过将条形码与基因表达信息结合分析，研究人员就可以追踪细胞的命运，观察受精卵如何逐渐分化成各种类型的细胞，如构成心脏、神经和皮肤的细胞。

（二）案例问题

1. 举例说明利用单细胞测序如何开展发育生物学研究。

2. 简述发育生物学对于临床疾病研究的意义。

（三）案例分析

徐国良团队从长期困扰发育生物学领域的基本重大问题出发，着眼于人类新生儿出生缺陷的可能机理和防治，第一次系统地揭示了胚胎发育过程中关键信号通路的表观遗传调控机理，为发育生物学的基本原理提供了崭新的认识。哈佛团队用单细胞测序技术分别在斑马鱼和蛙早期胚胎发育过程中建立了基因表达动态图谱，将相关数据以几分钟到几小时的时间间隔组合在一起，对细胞进行逐个描述，并观察胚胎最终形成的过程，从而建立起完整的路线图，揭示了单个细胞构建整个生物体的完整过程。

通过新型检测技术如单细胞测序数据，研究人员可获取到一些有违发育理论的现象。例如，过去的发育生物学家认为，一旦细胞开始走向某些类型，细胞的状态就不会偏离，但是 Alexander F Schier 等的研究发现，一些斑马鱼细胞会在中途转换成为另一种不同的类型。另外，表观遗传修饰与表观遗传机制研究也推动发育生物学不断前行。中国科学院动物研究所发现精子 RNA 可作为记忆载体将获得性性状跨代遗传，为阐明获得性性状的跨代遗传机制提供了一个很好的解释；中国科学院生物化学与细胞生物学研究所第一次在体内证明 DNA 甲基化及其氧化修饰在小鼠胚胎发育过程中具有重要功能，揭示了胚胎发育过程中关键信号通路的表观遗传调控机理，为发育生物学提供了新的认识；同济大学首次利用微量细胞染色体免疫共沉淀技术揭示了 H3K4me3 和 H3K27me3 两种重要组蛋白质修饰在早期胚胎中的分布特点及对早期胚胎发育独特的调控机制，对研究胚胎发育异常、提高辅助生殖技术的成功率具有重要意义。

第三节　细胞生物学

细胞生物学是研究细胞生命活动规律及其机制的基础性科学，是以细胞为研究对象，从细胞的整体水平、亚显微水平、分子水平等三个层次，以动态的观点，研究细胞和细胞器的结构和功能、细胞的生活史和各种生命活动规律的学科。重视利用各种新技术手段，对细胞的生命活动在时空上精细的分子调节机制及复杂的调控网络进行系统研究，阐明生物体表型和功能异常产生的细胞生物学机制。本学科的研究方向主要包括：①细胞及细胞器结构、成分及组装机制；②细胞骨架；③细胞生长、分裂与细胞周期的调控机制；④细胞的衰老与死亡；⑤细胞信号传导；⑥细胞呼吸与代谢；⑦细胞分化；⑧细胞的变异与转化；⑨细胞与细胞、细胞与环境、细胞与微生物相互作用；⑩细胞生物学研究新方法及技术。

细胞及细胞器结构、成分及组装机制方面是本学科重要研究领域，细胞器结构一般在电子显微镜下才可见，如线粒体、溶酶体、高尔基体、细胞壁上的纹孔等。细胞器作为细胞质中具有特定形态结构和功能的微器官，不仅组成了细胞的基本结构，而且能维持细胞正常工作、运转，在亚细胞结构中发挥着不容忽视的作用。不同的细胞器对于构成细胞成分、维持细胞稳态、发挥细胞正常功能具有特定的作用和意义。针对不同疾病特异的致病机理及病理变化，将治疗方向聚焦到在其中起着关键作用的某个细胞器上，以一定的干预措施进行靶向调控，通过改变细胞器的功能状态进而影响疾病的发生发展，从而为实现对相应疾病的精准治疗提供可能。

【案例四】

（一）案例摘要

恶性肿瘤一直是医学界关注的热点领域。在我国，癌症是首要导致死亡的原因并造成了沉重的疾病负担。据估计，我国每年新发恶性肿瘤病例数约为390万例，死亡例数约为230万例，且死亡率呈上升趋势。癌细胞有无限的增殖性，并且癌细胞能浸润和转移，同时，癌细胞还能释放出多种毒素，这就导致恶性肿瘤普遍具有较高的恶性程度，能够使患者体内的营养物质被大量消耗，最后导致人体消瘦、无力、贫血、食欲缺乏、发热及脏器功能受损等。因此恶性肿瘤成为困扰广大医务工作者和科研人员的世界性难题。然而，随着对亚细胞结构生物学的研究，曾经的不治之症也迎来了曙光。

（二）案例问题

1. 举例说明亚细胞结构生物学是细胞生物学的重要研究方向。
2. 亚细胞结构生物学具有怎样的研究意义？

（三）案例分析

线粒体是细胞内的能量工厂，除了红血细胞外，其存在于人体内的每一个细胞中，线粒体的主要功能是提供细胞所需的能量，即ATP。由于线粒体在细胞内起着关键的作用，因此线粒体有时候和很多疾病的发病直接相关，比如癌症。转移是肿瘤细胞常常用以形成恶性癌症组织的策略，肿瘤转移往往会导致患者较差的预后，而设法阻断肿瘤的转移或者抑制恶性肿瘤组织的形成则是抵御癌症的一种新思路。来自美国Wistar研究所的科学家们通过研究发现，肿瘤细胞中的线粒体含有一种特殊的蛋白质网络，该网络对于维持线粒体的清洁功能非常重要，其不仅可以使肿瘤细胞扩散，而且还可以帮助肿瘤实现转移。随后研究者关闭了该蛋白质网络中单个亚单位，从而就可以大幅降低癌细胞生长和扩散的能力，这或许就提供了一种新型的治疗靶点。来自弗吉尼亚大学的研究者表示，在癌细胞存在的情况下，线粒体会被驱动进行不自然地分裂从而失去其正常的形状，并且在细胞核周围被瓦解，最终的结局就会产生对癌细胞生长较适合的环境；如果可以阻断该过程，医生们终有一天会开发出新型策略来阻断肿瘤的生长。亚细胞结构生物学的发展有利于人类更好地从亚细胞层面和整体层面认识细胞的结构与功能，对维持细胞正常生命活动，以及通过分子机制调控病理过程、控制病情进展提供了巨大的空间。

囊泡运输方面：大分子物质及颗粒性物质不能穿过细胞膜，是以另外一种特殊方式来进行跨细胞膜转运的，即物质在进出细胞的转运过程中都是由膜包裹、形成囊泡、与膜融合或断裂来完成的，故又称囊泡转运。最早使用生物学方法研究囊泡运输的是科学家James Rothman等，通过将细胞捣破，随后分离囊泡，并将在试管中孵育，借助显微镜检测囊泡变化，最终鉴定出参与囊泡运输的相关分子。后续的很多研究者通过不同材料和方法得到相似的细胞囊泡形成模式，证明了该结果的可靠性，因此逐渐在科学界达成共识。近几十年来在囊泡运输研究过程中有很多里程碑事件，如 1970 年 George Palade 描述了囊泡分泌途径、1975 年 Gunter Blobel 描述了信号肽途径、1980 年 Ciechanover 等描述了泛素介导的蛋白质降解途径、1994 年 Randy Schekman 团队鉴定 23sec 突变体（酵母中蛋白质分泌缺陷）和 COP Ⅱ 复合物、1996 年 Richard Spritz 等发现可以引起阻断转运的 HPS1 基因。与此同时，与囊泡运输相关的研究发现还多次获得了诺贝尔生理学或医学奖，分别是 1974 年 George Palade、1999 年 Gunter Blobel 及 2013 年 James Rothman；Randy Schekman；Thomas Sudhof。囊泡运输在机体生理活动中扮演着十分重要的作用，吸引了越来越多科学家们的关注，并一直是细胞生物方面的热门研究领域，而潜在的调控机制又极其精细微妙，目前仍有大量的未知领域亟须探索。

【案例五】

（一）案例摘要

在真核细胞内，大约三分之一的蛋白质在内质网（ER）中折叠和修饰，然后被运送到高尔基体（Golgi）。蛋白质从内质网到高尔基体的运输（ER-to-Golgi）过程是对蛋白质进行质量控制和分选的重要阶段，对维持细胞内稳态至关重要。ER-to-Golgi 运输由 COP Ⅱ 小泡驱动，而 COP Ⅱ 小泡主要由 Sec23/Sec24 内壳蛋白质复合体和 Sec13/Sec31 外壳蛋白质复合体构成。至今为止，COP Ⅱ 小泡是如何运输到高尔基体的机制还不完全清楚。

（二）案例问题

举例说明囊泡运输是医学细胞生物学的重要研究方向。

（三）案例分析

中国科学院上海营养与健康研究院研究者近日发现孕酮和脂联素受体 3（PAQR3）在 COP Ⅱ 囊泡运输中发挥了重要的作用。在这项研究中，首先使用 APEX2 邻近标记策略和质谱分析鉴定出 992 种 PAQR3 邻近的蛋白质，其中大多数参与了细胞内转运生物过程。借助 GalNac-T2 和 RUSH 两个 ER-to-Golgi 转运的模型系统发现，PAQR3 缺失延迟了蛋白质从内质网到高尔基体的运输。通过一系列的生化和细胞实验，发现 PAQR3 的 N 端能够与 Sec13 和 Sec31A 的 WD 结构域相互作用并增强 Sec13 和 Sec31A 的高尔基体定位，从而揭示了 PAQR3 是一个通过与 COP Ⅱ 囊泡的 Sec13/Sec31A 外壳蛋白质复合体相互作用来调节 ER-to-Golgi 转运的关键分子。

PAQR3 作为一个主要抑癌基因，在多种肿瘤中发挥抑制作用。考虑到平衡和控制细胞内运输对维持细胞内稳态至关重要，研究者推测许多类型肿瘤中发现的 PAQR3 失调可能与细胞内稳态失调有关。因此，该项研究的发现不仅拓展了人们对细胞囊泡运输的理解，也可能增加对人类疾病尤其是肿瘤分子基础的理解。上述工作发表在国际学术期刊 *iScience* 上。

细胞呼吸与代谢方面：指有机物在细胞内经过一系列的氧化分解，生成二氧化碳或其他产物，释放出能量并生成 ATP 的过程。细胞呼吸分为发酵、有氧呼吸、无氧呼吸三种（根据最终电子受体不同的分类方式）。有氧呼吸以分子氧为最终电子受体，无氧呼吸以无机氧化物为最终电子受体，发酵以有机物为最终电子受体。细胞通过改变自身呼吸与代谢的方式适应环境的变化，甚至在彼此相互作用下逐步发生恶性转化。早在 20 世纪 20 年代著名科学家奥托·瓦博格发现在氧气充足的条件下，恶性肿瘤细胞糖酵解同样活跃，这种有氧糖酵解的代谢特征称为瓦博格效应。然而，细胞呼吸与代谢是如何影响人类疾病的发生进展的，其具体调控机制是什么，尚不完全清楚。因此，致力于细胞呼吸与代谢方面的研究有助于我们探索发现人类疾病，特别是肿瘤发生进展的新机制，从而为临床上进行有效的干预提供潜在靶点。

【案例六】

（一）案例摘要

p53 和它的家族蛋白质通过多种机制调控能量代谢，使得细胞能够响应代谢应激。这些功能可能对于控制癌症形成具有重要意义，并对包括糖尿病在内的一些代谢疾病的形成产生深远影响。然而到目前为止对于与 p53 介导代谢调控相关的信号通路仍知之甚少。

（二）案例问题

　　1. 举例说明细胞呼吸与代谢是医学细胞生物学的重要研究方向。

　　2. p53 在调控肿瘤细胞呼吸与代谢中发挥什么样的具体作用及机制？

（三）案例分析

　　p53 是迄今为止细胞中最为重要的肿瘤抑制因子之一，它在细胞生长发育中的周期调控、DNA 修复及细胞凋亡等重要细胞过程中发挥着关键作用。近年来，科学家发现 p53 在细胞代谢，尤其在糖代谢中也起着重要作用。北京大学医学部有研究者多年来致力于表观遗传学调控基因表达，肿瘤分子生物学（主要为 p53 方向）及细胞自噬的研究，在如 Nature 等国际主要生物与肿瘤学杂志上发表大量重要研究成果。其发现 p53 有效地下调了磷酸烯醇式丙酮酸羧激酶（PCK1）和葡糖 -6- 磷酸酶（G6PC）基因表达，这两种基因编码的蛋白质均是糖异生中重要的限速酶。细胞分析证实 p53 介导了 FoxO1 核输出，由此抑制了 FoxO1 依赖性的糖异生。FoxO1 是介导 PCK1 和 G6PC 激活的一个关键转录因子。

　　进一步的机制研究表明，p53 直接激活了 NAD^+ 依赖性的 SIRT6 表达，SIRT6 与 FoxO1 相互作用导致了 FoxO1 脱乙酰，并输出到细胞质。为了验证上述结果，研究人员利用 C57BL/J6 小鼠、肝脏特异性 Sirt6 条件基因敲除小鼠进一步证实，p53 介导 FoxO1 核输出，PCK1 和 G6PC 表达下调，由此调控了葡萄糖水平。这些研究结果提供了代谢相关 p53 功能机制的一些新认识，为更深入地了解 p53 的肿瘤抑制功能指出了新的思考方向。这一研究发现发表在《美国国家科学院院刊》（PNAS）上。

第四节　医学生物化学与分子生物学

　　医学生物化学与分子生物学是研究生物机体的化学组成和生命过程中的化学变化，并在分子水平上研究生命现象和生命过程活动规律的学科。本学科的研究方向主要包括：①生物大分子的结构测定与功能研究；②生物大分子之间（包括生物大分子与活性小分子之间）的相互作用研究；③蛋白质翻译后修饰对蛋白质稳定性及功能的研究；④蛋白质与多肽、核酸生物化学、酶学等传统生物化学研究；⑤糖脂代谢及蛋白质、核酸代谢调控分子机制研究；⑥生物膜脂质与膜蛋白质相互作用和调控机制研究；⑦多糖和糖复合物研究；⑧生物信息学、系统生物学及合成生物学研究；⑨生物化学与分子生物学的新方法、新技术研究。

　　结构生物学是本学科重要研究领域。大家都知道的 DNA，就是遗传物质脱氧核糖核酸，是所有生物遗传的物质基础，存在于地球上所有生物的所有细胞中，直接决定生物体的遗传。通过对 DNA 双螺旋结构的发现，人们逐渐揭开了遗传之谜，而且随着对它结构的进一步研究了解，未来通过 DNA 进行疾病治疗也会逐步实现。这就是结构的重要性。人的本质就是一堆原子。这堆原子通过化学键变成分子，分子通过化学键、共价键变成大分子——蛋白质、氨基酸，蛋白质由氨基酸构成，核酸由一个个核苷酸构成，核酸充当我们的遗传物质，蛋白质充当形成生命的物质，聚集在一起，形成一个细胞，有了基本的生命。细胞再聚集在一起，有了组织，多种组织在一起，就组成了器官，再有一层皮肤，加上中枢神经控制，成了一个人。所以如果通过结构生物学，将人身体的运转原理、组成结构全部弄明白的话，就像我们打开汽车的引擎盖子，哪里有问题修哪里，对于人类将具有重大的意义。通过结构生物学，可以更好地了解人类自身，为研究人类起源提供了一个突破口。

【案例七】

（一）案例摘要

　　人类一直在和疾病做斗争。据统计，当前人类的死亡原因，影响最大的是心血管疾病，其次是癌症，34% 是交通事故，10% 是传染性疾病。除此之外，还有很重要的一类疾病，尽管死亡人数并不是很多，但是生存质量受到极大影响，因为持续的时间长，如神经退行性疾病。在中国人群中，50% 的 80 岁以上老人会饱受这种神经退行性疾病老年痴呆症——阿尔茨海默病的折磨。科学家们预测到 21 世纪中期，全世界至少有 1.3 亿人会得神经退行性疾病。而目前的科学根本不了解其怎么发病，不知道如何治疗。而通过结构生物学的研究，以前被誉为绝症的疾病不再束手无策。

（二）案例问题

　　1.举例说明结构生物学是医学生物化学与分子生物学的重要研究方向。

　　2.结构生物学具有怎样的研究意义？

（三）案例分析

　　据统计，针对阿尔茨海默病的临床试验，目前为止在全球范围内的花费不低于2000亿美元，但都没有成功。如果能有针对阿尔茨海默病的药，将会是一个巨大的市场。施一公研究组在世界上首次揭示了阿尔茨海默病发病直接相关的人源γ分泌酶复合物的精细三维结构，为理解γ分泌酶复合物的工作机制及阿尔茨海默病的发病机理提供了重要线索。简单地说，就是结构生物学科学家们发现了到底是什么东西（人源γ分泌酶复合物）导致了老年痴呆症，而且还把这个东西长什么样子（精细三维结构）弄得清清楚楚。这意味着接下来要去治疗这种目前无药可治的阿尔茨海默病就有了一片新天地。这是世界上对阿尔茨海默病的首次重大发现。这只是作为基础研究的结构生物学其中一个应用的地方。结构生物学上的每一次新的研究出来，都对人类自身生命的理解有着巨大的推进作用，同时也会紧随而来巨大的产业发展机会。这也是为什么诺贝尔奖如此青睐结构生物学的原因。

　　生物大分子相互作用方面，研究主要集中在信号通路各个重要环节蛋白质之间的相互作用、鉴定和发现信号转导网络的新组分、揭示其在信号转导中的功能等。新技术使科学家能够在过去几十年中了解生物体所具有的遗传信息，这些信息中的哪些信息被积极使用，哪些蛋白质是由细胞在不同情况下制造的。蛋白质是细胞的基石。他们完成大部分工作，对细胞和身体组织及器官的结构，功能和动态调节至关重要。蛋白质很少单独起作用，它们相互作用，形成蛋白质复合物或结合DNA和RNA来控制细胞的作用。这些复合物是细胞内许多重要反应的关键部分，如能量代谢或基因调控。这些相互作用的任何变化（如可能由突变引起）都可以改变健康和疾病。因此，为了理解细胞如何运作，或在细胞中可能出现什么问题，了解它们的分子模块间如何相互作用是至关重要的。换句话说，我们知道细胞构建了成千上万个部分，但我们不知道它们是如何组合在一起的。了解蛋白质和RNA信使分子等生物分子如何结合形成功能细胞所需的复合物是一项巨大的挑战。

　　在核酸生物化学方面，涉及非编码RNA在生命活动中的多样功能和调控机制也是近年来的研究热点。该领域的研究也是近期最受关注的生物学课题之一，曾被Science杂志评选为21世纪前10年的十大科学突破。

　　【案例八】

（一）案例摘要

　　非编码RNA是不能翻译成蛋白质的功能性RNA分子。在很长一段时间里，科学家们曾认为不编码蛋白质的DNA和RNA都是"垃圾"。然而随着高通量测序技术、基因芯片及生物信息学的快速发展，这些大量的非编码RNA在人类生物学和疾病中发挥的作用逐渐揭开，包括神经系统疾病、心血管生成，以及参与免疫与代谢疾病调控、胚胎发育调控等。这无疑为开发疾病诊断标志物及筛选新药靶标带来了诸多新的方向。

（二）案例问题

　　1.举例说明核酸生物化学研究是医学生物化学与分子生物学的重要研究方向。

　　2.以核酸生物化学为例说明传统生物化学具有的研究意义。

（三）案例分析

　　1998年，Fire等首次证实双链RNA分子可诱导RNA干涉作用，随后的研究揭示RNA干涉是由于外源导入的RNA双链经RNase Ⅲ类核酸酶Dicer切割加工，形成了一些二十几个核苷酸左右的双链小RNA，被称为小干扰RNA（siRNA）。siRNA的发现，揭示了生命细胞内普遍存在的RNA干涉体系及机制，从而获2006年诺贝尔生理学或医学奖。近年来，在动物、植物及单细胞生物中都进一步发现了由内源的siRNA介导的转录后基因沉默，甚至在细菌中也存在类似的方式，表明它可能是一种最古老而广泛的RNA调控机制。siRNA介导的RNA干涉技术，在生物和医学中都具有重要的应用前景。

　　英国Noble教授于2006年出版的一本科普读物《生命的乐章：后基因组时代的生物学》中

笔记栏

曾提到："基因组更像是一组冗长的机器编码，用于构建生命游戏中的关键角色——蛋白质。但是，有一个主要的方面，我们却仍然知之甚少：这些蛋白质在机体细胞内的化学作用规律究竟是怎样的？它们是怎样折叠、结合与相互作用的？而且在功能性方面，我们也是更加无知。迄今为止，我们并不知道，一个特定的基因是否可在一种、两种、三种、一打，甚至上百种的功能中发挥作用。"因此，人类的复杂性不仅仅涉及基因的数目，而更在于人有多种蛋白质，即复杂的蛋白质做更多的工作。很多生物学上的复杂性，不是基于单个蛋白质，而是基于多个蛋白质的组合。传统的蛋白质研究注重的是单一的蛋白质的研究，而蛋白质组学注重的是生物体的全部或部分蛋白质的研究。随着学科的逐步发展，蛋白质组学的研究内容也在不断更新与完善。因为翻译后修饰是蛋白质调节功能的重要方式，蛋白质研究中的翻译后修饰研究成为蛋白质组学研究中的重要内容。不同的细胞类型在发育期、成长期和不同病理条件下的基因表达是不同的，因此精确到细胞甚至是亚细胞上的蛋白质组学的研究是非常必要的。最后是二维电泳分离蛋白质。不同种类的蛋白质通过二维电泳按照等电点和分子量的差异进行分离，经过分离并进行技术处理的蛋白质就可以在质谱系统中得到分析，从而得到蛋白质的定性数据。研究蛋白质组学有助于了解蛋白质结构间的关系、蛋白质与细胞间的功能转变，而且揭示疾病的发病机制和药物的标志物，对疾病的早期诊断和治疗、对药物的开发与靶点等有重大的意义，为人类的健康发展提供科学坚实的保障。

【案例九】

（一）案例摘要

生物膜是构成细胞所有膜的总称，是生命系统重要的组成部分之一，对调节细胞生命活动意义重大。生物膜的功能主要有物质运输、能量转化、细胞识别和信息传递等，因此膜生物工程的应用是当今生物化学与分子生物学的研究热点。

（二）案例问题

1. 举例说明生物膜研究是医学生物化学与分子生物学的重要研究方向。

2. 简述生物膜研究具有的研究意义。

（三）案例分析

2003 年，美国科学家 P. Agre 和 R. M. Kinnon 共同获得了诺贝尔化学奖，其原因是二人均在细胞膜通道领域做出了开创性的贡献。具体来说，R. M. Kinnon 发现了细胞膜水通道及运作机理，而 P. Agre 则发现了水通道蛋白质及其结构和工作原理。利用细胞膜通道的原理，对细胞通道进行的研究可以帮助科学家寻找具体的病因，并研制相应的药物。比如一些神经系统疾病和心血管疾病就是由于细胞膜通道功能紊乱造成的。另外，利用不同的细胞膜通道，可以调节细胞的功能，从而达到治疗疾病的目的。例如，中药就是通过调节人体体液的成分和不同成分的浓度而达到治疗疾病的目的。他们的成就开辟了一个全新的研究领域，即细胞化学，这使有关生物膜的研究成为科研热点。

多糖是生物体内一类重要的大分子，除了储存能量和支持结构外，还是一类重要的信息分子，在生物体内起着信息传递的功能。近年来，人们发现一些多糖能够治疗免疫系统受到损伤而引发的一些疾病，无毒副作用，是一类有很大开发潜力的免疫调节剂，特别是多糖的一些衍生物，如硫酸酯化多糖，具有抗肿瘤和抗病毒的活性。目前，国内外主要研究生物多糖的结构和功能，并将其应用于医药领域，使其生产出更多有益于人类健康的药品。我国对多糖的研究主要侧重于药用植物和药用真菌中的多糖提取和功能。对于生物多糖的研究主要集中在以下几个方面进行：一是摸清多糖产生的机理、合成代谢及分解代谢的过程，有助于活性微生物多糖的工业化生产应用；二是找出多糖的结构与其主导的功能之间的关系，这是生物多糖研究的关键问题，只有解决了这个问题才能更好地研究和利用生物多糖；三是确定微生物多糖的产生与遗传基因之间的关系，便于今后对微生物基因的改造，从而生产出更多有利于人类的生物多糖。

分子生物学技术是生命科学研究中最先进、最前沿的技术，而医学是生命科学最重要的组成部分，医学的发展需要分子生物学技术来推动。分子生物学的新技术新方法研究涉及面广，近年来更多偏重学科交叉手段等思路。60 多年前分子生物学先驱 Watson 和 Crick 向世人展示了 DNA 的双螺旋结构，分子生物学研究突飞猛进，中心法则，基因重组，表达调控，蛋白质翻译后加工、折叠、组装、转运，生物大分子相互作用、识别、信号转导等界碑式的工作搭建了分子生物学"大厦"。人

笔记栏

类基因组计划的完成，标志着生命科学研究转向对人类生命的探究。要解决人的问题，分子生物学应与基础医学、临床医学、预防医学、检验医学等密切结合，研究人体各种生理和病理状态下的分子机制。正因为有了坚实的基础研究作后盾，才有效推动了新的诊断、治疗、预防方法的出现及新的健康理念的发展。PCR 技术作为分子生物学最常见且常用的技术，应用于医学检验中，缩短了诊断时间，提高了诊断精确度，为患者争取了宝贵的治疗时间。人类基因组计划不只是告诉我们 DNA 的排列是什么样的，而且告诉我们疾病、癌症及生命的本质。虽然药物繁多，但是都面对着治标不治本的难题，基因治疗给我们带来了一线曙光，尽管仍存在各种缺陷，但是相信随着分子生物学技术的发展，各种问题都是可以解决的。

第五节　生理学与病理生理学

一、生理学与病理生理学在医学中的地位

生理学是研究生命体的生命活动现象、规律和调控的科学。作为生命科学的基石之一，生理学与医学的发展密不可分。医学生从形态学转向功能学科伊始学习的课程即为生理学。医学领域诺贝尔奖至今仍被称为"诺贝尔生理学或医学奖"，在 20 世纪诺贝尔生理学或医学奖中，颁奖 91 次，共计 172 人获奖，其中一半属于生理学的研究成果。诺贝尔奖的名称和数量足以证明生理学在医学中的地位。生理学是研究正常人体的各种生命活动，而研究人体各种异常即患病机体的生命活动的科学称为病理生理学。病理生理学是认识疾病和防治疾病的理论基础，是基础医学与临床医学间的桥梁。

所有人类对生命活动规律的了解均来源于对观察和实验的总结。人类在长期与疾病的斗争中积累了许多关于人体功能活动的认识，也向生理学与病理生理学提出了许多亟待解决的问题。生理学与病理生理学的每一个进展都会对医学产生巨大的推动作用。例如，生理学有关生物电研究大发现使得临床的疾病诊断技术发生了重大变革；胰岛素的内分泌生理研究阐明了糖尿病发病的机制；心肺制备生理实验的成功建立为体外循环技术奠定了基础等。同时，医学实践又检验了生理学与病理生理学的理论是否正确，并不断地丰富和提升具体理论。因此，生理学与病理生理学是一门实验科学，更是一门重要的医学基础理论科学。

二、生理学与病理生理学的研究任务与方向

生理学与病理生理学的研究任务是研究机体在生理状态下各个系统的功能及其稳态维持机制，以及病理生理状态下细胞、组织、器官的结构、代谢和功能的失衡及机制研究。长期以来，生理学的研究一直是从宏观到微观，把一个生物体还原到各个系统、器官、细胞，一直到分子、基因。然而单纯依靠还原论的研究对于生物体的认识仍旧是局限的，对于人体这样一个极其庞大、复杂系统的认识，不仅需要分析性的研究，还必须进行整合性的研究，需要促进在各个不同研究水平之间的相互联系，进行"转化性研究"，把在不同水平上对生命现象的认识整合起来，才能对生物体的功能得到整体的认识，进而解决人类的健康和疾病的各种问题。因此整合生理学应运而生。整合生理学是指在经典生理学基础之上强调生理学整合本质，基于机体整体、动态、联系的观点，结合现代跨学科研究方法，从基因、分子、细胞、组织器官到整体等不同水平分析阐明机体功能活动的发生规律及调控机制，揭示其与整体活动及环境行为等因素的关系或在疾病发生、发展中的作用。整合生理学重视机体内环境中分子、细胞、器官同层次间和不同层次之间的相互影响及其与机体功能的关系，鼓励开展不同组织、器官及系统之间相互作用及功能整合的研究，进而阐明机体功能稳态维持及失调的机制。这实际上正是生理学研究的实质所在，即整体性、调控性和功能性。此外，生理学与病理生理学的研究还会在特殊环境下、特定疾病模型下针对基础的、共性的问题进行机制上的探索。

按照研究内容来看，生理学与病理生理学的研究方向主要分为以下几类。

1. 循环生理研究　循环生理学研究方向包括血压调控、血管功能异常机制、血管稳态维持、心肌损伤修复及功能改善、心脏节律维持及心律失常等。

2. 呼吸生理研究　呼吸生理学研究方向包括呼吸系统结构、呼吸中枢和呼吸调控、功能异常及调节、肺血管平滑肌及肺动脉高压等。

3. 消化生理研究　消化生理学研究方向包括胃肠动力调节、消化道及消化道功能及其调控机制、

消化道屏障及菌群、肠道内分泌功能调节等。

4. 泌尿生理研究 泌尿生理学研究方向包括肾脏血流动力学、肾脏内分泌功能及调控机制、肾小球滤过、肾小管分泌与重吸收，以及泌尿道生理功能及调控机制。

5. 生殖生理研究 生殖生理学研究方向包括生殖细胞发生与成熟、睾丸及卵巢功能、胚胎着床及胎盘形成功能、生殖过程调控机制、妊娠维持及适应机制等。

6. 神经系统研究 神经系统研究主要包括神经内分泌的免疫调节及神经系统与外周组织器官的交互调控等。

7. 运动生理研究 运动生理学研究方向包括运动对机体各组织脏器的功能及代谢等生理过程的作用及调节机制，此外也涉及运动改善机体功能、干预及防治相关疾病的作用机理等。

8. 人体组织与胚胎研究 人体组织与胚胎研究方向包括正常及异常胚胎发育调控机制、组织损伤修复及再生机制等。

9. 血液生理研究 血液生理学研究方向包括造血调控、凝血纤溶，以及血细胞功能及异常等。

10. 其他研究方向 目前研究较多的还涉及衰老或生物节律的发生调控机制、特定机体功能稳态维持及失调中组织器官之间的交互作用、内外环境机体应激反应机制等。

三、生理学与病理生理学的经典研究案例

【案例十】

（一）案例摘要

心脏疾病已经成为健康领域亟待解决的重要问题之一。作为一种终末分化细胞，心肌细胞的死亡将导致心肌细胞数量不可逆地减少，从而引起心脏结构和功能上的缺陷，加剧心力衰竭。科学家认为，心肌细胞死亡的调控通路具有重大的研究价值与临床转化意义。科学界长期研究发现，细胞死亡方式主要分为经典的坏死（necrosis）和凋亡（apoptosis）两大类型。然而，随着对细胞死亡机制的深入研究，程序性坏死（necroptosis）、自噬（autophagy）、铁死亡（ferroptosis）、焦亡（pyroptosis）等多种新的细胞死亡方式被相继发现。而心脏疾病存在的细胞死亡类型还存在许多争议。

（二）案例问题

1. 举例说明循环生理学是生理学与病理生理学的重要研究方向。

2. 简述心肌损伤修复及功能改善的研究意义。

（三）案例分析

铁死亡是由于膜脂修复酶——谷胱甘肽过氧化物酶（GPX4）失效，造成膜脂上活性氧自由基（ROS）的积累所致，而这一积累过程依赖铁离子的参与。多种物质和外界条件均可引发"铁死亡"。以往研究表明，"铁死亡"与肿瘤抑制、神经元退化、抗病毒免疫反应和缺血－再灌注损伤等多种生理和病理过程有关。为研究心脏疾病中细胞死亡的作用，王福俤等带领的团队采用多种细胞死亡抑制剂处理及细胞死亡通路相关基因敲除小鼠发现，只有"铁死亡"特异性抑制剂Ferrostatin-1（Fer-1）可以显著降低抗癌药物阿霉素（DOX）导致的心脏毒性并有效提高小鼠存活率，揭示心肌损伤的重要机制是"铁死亡"。进一步，研究团队寻找到DOX心肌病模型中铁死亡发生过程的关键调控因子，即血红素加氧酶-1（Hmox1）。使用Hmox1抑制剂可明显缓解DOX小鼠心脏中铁死亡的发生发展，并保护心脏功能；反之，过表达血红诱导Hmox1则促进铁死亡。其具体机制可能是Hmox1的激活介导自由铁离子从血红素中释放出来，蓄积在心肌细胞从而诱发了"铁死亡"。给予"铁死亡"抑制剂可显著减轻缺血再灌注导致的急性和慢性心脏损伤，为临床上心肌梗死等心脏疾病提供了非常有前景的新思路和新策略。

【案例十一】

（一）案例摘要

瘦素（Leptin）是一种由脂肪组织分泌的蛋白质类激素。它进入血液循环后会参与糖、脂肪及能量代谢的调节，促使机体减少摄食，增加能量释放，抑制脂肪细胞的合成，进而使体重减轻。瘦素的发现得益于对一对特殊小鼠的研究。20世纪50年代Jackson实验室在自然繁殖小鼠中筛选到两种体型异常肥硕的黑色小老鼠，并给它们起名字为ob（obesity）和db（diabetes）。

Douglas L Coleman 教授通过实验推测 ob 和 db 一个缺乏食欲抑制因子，一个缺乏感知这种因子的能力，从而殊途同归地产生了肥胖的结果。随后 Jeffery Friedman 和他的同事们利用现代遗传学手段，发现了抑制食欲和控制体型的蛋白质因子，并将其命名为"瘦素"（leptin 一词源于希腊语"瘦"）。Friedman 实验室随后证明，在 db 鼠体内，瘦素受体基因存在遗传突变而丧失功能，因而失去了感知和响应瘦素的能力。

（二）案例问题

　　1. 瘦素的发现有什么生物学意义？

　　2. 瘦素抵抗的机制和意义是什么？

（三）案例分析

　　Coleman 教授在研究这些胖小鼠过程中提出假说：基因决定体重。他做了一个称作"连体老鼠"的实验。简单来说，就是通过外科手术，把两只小老鼠从肩膀到盆腔之间的皮肤连在一起，将两者的血液循环联通，人为制造出类似于人类连体婴儿的现象来。他发现，把一只肥胖的 db 鼠和一只体型正常的普通小老鼠，做成连体，术后恢复期的 db 鼠并无异常，可是相连的那只正常老鼠却似乎从来都不可能从手术中恢复。连体的正常老鼠接二连三地在术后一两个月的时间饿死，死的时候骨瘦如柴。ob 鼠和正常老鼠的连体实验结果则完全相反。正常老鼠一切如常，反而是肥鼠慢慢地开始减肥瘦身了。进一步，他发现 ob 和 db 连体后是 db 鼠继续发胖而 ob 鼠迅速减肥。于是 Coleman 推测小鼠身体里一定有两个基因，其中一个能够制造出一种强有力的食欲抑制因子，这种因子进入血液流进大脑，有效地降低了小鼠的胃口。而另一个基因则负责感知和响应这种食欲抑制因子。Friedman 实验室经过 8 年的艰苦研究利用现代遗传学手段，发现了这种抑制食欲因子，并将其命名为"瘦素"。千禧年制药公司（Millennium Pharmaceuticals）的科学家利用表达性克隆的技术找到了瘦素的受体分子，也就是感知瘦素的蛋白质分子。2009 年因发现瘦素和瘦素在调节体重和人类脂肪组织中的重要作用，Coleman 与 Friedman 一起获得邵逸夫奖。2010 年，他们再获被誉为美国诺贝尔奖的拉斯克奖。瘦素的发现完美地展现了生理学实验研究的美妙之处。从实验现象入手，提出假设，利用动物实验进行验证科学假设。进一步利用现代遗传学手段挖掘出现象背后的具体机制，层层抽丝剥茧，最终揭开了瘦素的面纱。

第六节　病毒与宿主相互作用及抗病毒药物的发现

　　病毒是严格的胞内寄生物，必须依赖宿主蛋白质进行复制。在没有有效疫苗的时候，抑制病毒结构蛋白质的药物是一种有效的治疗策略，然而病毒通过频繁变异适应和逃避药物施加的选择压力，从而引起耐药。由于病毒复制依赖于宿主蛋白质，因此，阻断病毒–宿主之间的蛋白质–蛋白质相互作用（PPI）是一种重要的治疗策略。

一、探索病毒–宿主蛋白质复合体

　　高通量分析方法，基因功能丧失或转录组学研究被用来研究涉及病毒生活周期不同阶段的细胞复合体。通过酵母双杂交筛选（Y2H）和串联亲和纯化（TAP-MS）及随后的质谱法进行大规模的物理相互作用的研究。Y2H 筛选只能分析二元相互作用，而 TAP-MS 允许识别更复杂的相互作用。然后，用这些方法识别的物理相互作用通过计算机建立功能网络。无论它们在 PPIs 鉴定中的成功率如何，两种蛋白质的物理相互作用的方法都未能检测到多种类型的 PPIs。

　　与物理方法类似，计算系统生物学方法成功地预测了病毒所利用的生物过程。这些方法使用基因表达和基因功能丧失系统分析来鉴定与病毒复制有关的潜在宿主因子网络。通过免疫共沉淀分析证明相互作用，特别是在感染期间。也可以通过将发现的直接相互作用方法与全面的基因功能丧失筛选相结合来实现 PPIs 的优先级分析。

　　一项旨在鉴定宿主–流感病毒 PPIs 的研究证实了这种用于鉴定 PPIs 的多因素方法的有效性。在该研究中，最初发现的参与病毒蛋白质相互作用的 1745 个基因中的 35% 被随后的 RNAi 筛选证明影响病毒复制。通过使用病毒和宿主蛋白质在 Y2H 筛选（直接相互作用）中获得的结果，转录分析中鉴定的病毒感染调控的基因，以及计算机模拟筛选的综合分析实现这种高度阳性的验证，获得可能的候选基因。

二、不同的病原体利用相似的细胞过程

【案例十二】

（一）案例摘要

通过不同病原体所利用的细胞复合体，发现不同病原体所利用的细胞复合体表现出显著的重叠现象，这促成了人们对涉及感染的细胞过程的理解。因此，共同的细胞复合体可构成可能损害一种以上病原体的广谱治疗靶标。

（二）案例问题

如何筛选广谱抗病毒药物？

（三）案例分析

不同病原体所利用的细胞复合体之间的重叠现象也支持了固有免疫系统已经进化出具有检测致病性模式的能力的假设。这些模式是由不同病原体激活相似的生物过程产生的，表明病原体诱导的过程是存在的。病毒操控Ⅰ型干扰素（IFN）刺激基因（ISG）的活性证明了这一观点。RNA依赖的蛋白质激酶（PKR）是一种ISG，其在激活后磷酸化翻译起始因子eIF-2的α-亚基，抑制蛋白质合成。病毒dsRNA是病毒感染的细胞中的主要PKR激活剂，而与PKR异二聚体化的细胞蛋白质PACT（PKR的蛋白质激活剂）是在缺乏dsRNA的应激的或未感染细胞中重要的激酶激活剂。HIV-1通过重新连接PACT/PKR复合体以逃避受感染个体中浆细胞样树突状细胞所产生的强烈的Ⅰ型IFN反应。在感染的细胞中，HIV-1 TAR与病毒蛋白质Tat和细胞蛋白质PACT及ADAR1（作用于RNA 1的腺苷脱氨酶）在细胞核中形成复合体。在该复合体中，ADAR1通过与PACT的直接相互作用抑制PACT PKR活化功能。

重要的是，包括中东呼吸综合征冠状病毒、单纯疱疹病毒、埃博拉病毒、流感病毒和Orf病毒在内的多种病毒也使PACT失活，抑制PKR活化。与HIV-1相似，ADAR1影响麻疹病毒、水疱性口炎病毒、多瘤DNA病毒、西尼罗河病毒、黄热病病毒、基孔肯雅病毒、委内瑞拉马脑炎病毒及副粘病毒科和弹状病毒科病毒的复制。因此，PACT-ADAR1-PKR轴是由不同病毒操纵的细胞途径，其可构成具有广泛抗病毒活性的治疗靶标或由固有免疫系统检测的病原体诱导过程。不同病毒对类似细胞途径的劫持也允许鉴定更广泛的病毒感染生物标志物。

通常，病毒病原体靶向细胞周期调节，核转运和免疫应答过程。ssRNA（−）病毒蛋白质倾向于与保护RNA免于降解和RNA加工有关的过程相互作用，而dsRNA病毒更倾向于与蛋白质降解过程相互作用。然而，DNA病毒靶向连接细胞周期与其他过程（如染色体和转录稳态）的蛋白质。

三、复合体中病毒蛋白质与宿主蛋白质的相互作用

基于RNAi的筛选策略也可用于鉴定参与病毒复制的宿主因子。有趣的是，在这些筛选中分析的不同病毒鉴定的宿主因子数量比这些病毒编码的蛋白质多10倍。这种不成比例的特征可以说明病毒蛋白质具有多功能性。在这种情况下，病毒蛋白质被预测与独立的宿主蛋白质建立多个独立的二元相互作用。或者，病毒蛋白质可以与复合体中的宿主蛋白质相互作用。因此，RNAi介导的这些蛋白质复合体亚基的下调将产生相似的表型。

相应地，Y2H筛选已经发现病毒蛋白质与人类蛋白质组建立了数量不成比例的二元相互作用。已经注册的病毒蛋白质相互作用的数量超过了从人类相互作用网络分析估计的预测的相互作用数量。例如，通过Y2H筛选流感病毒编码的10种病毒蛋白质与12 000种人类开放阅读框（ORF）之间的相互作用，分析发现了135种与87种人类蛋白质之间的相互作用。这些证据表明病毒蛋白质进化出了多种直接相互作用。此外，涉及这些成对相互作用的宿主因子的计算分析表明宿主蛋白质占据细胞相互作用组内的中心位置，是中枢蛋白质。这种高于预期的连接性表明病毒蛋白质与宿主因子的直接相互作用允许病毒进入细胞复合体。

计算分析35种不同病毒编码的不同病毒蛋白质与人类蛋白质的相互作用，结果表明在1396种独特靶向人类蛋白质中约有97%±9.1%至少与另一种人类蛋白质相互作用。这些数据表明涉及病毒复制的大多数宿主因子是复合体。TAP-MS和功能基因组研究进一步支持了这些结论。病毒–宿主相互作用组的TAP-MS研究表明，病毒蛋白质倾向于与多个配体相互作用并参与更多细胞通路（蛋白质枢纽），并且还与许多处于通路核心的蛋白质相互作用，因此占据了这些网络中的一个更重要的

位置。例如，在 TAP-MS 实验中，将来自不同病毒的 54 种病毒蛋白质和 1079 种宿主蛋白质之间的 3787 种复杂关联作图，突出了相互作用蛋白质的高度连接性。

如上所述，通过联合转录分析和计算机分析，一些被预测的宿主因子，可以和与流感病毒蛋白质（Y2H 相互作用）直接二元作用的宿主蛋白质相互作用，从而影响功能筛选中的病毒复制。这些研究结果表明，流感病毒和其他可能的病毒通过将物理和调节（转录水平）相互作用与这些通路相结合来劫持细胞网络。这种多层调节提供了阻止物理或调节相互作用的进一步替代方案，旨在削弱病毒复制。

由病毒建立的蛋白质复合体似乎决定了与感染相关的疾病。例如，对来自不同致癌潜力的 HPV E6 蛋白质的相互作用组的分析，表明其与宿主蛋白质的不同子集相关。因此，这些复合体的破坏也可以防止疾病的发生。

目前已经报道的人类 – 病原体 PPIs 中，约 78% 的属于 HIV-1 与宿主的相互作用。通常与病毒蛋白质相互作用的宿主因子倾向于保留在未感染细胞中的宿主蛋白质相互作用，表明正常的宿主蛋白质复合体而不是新的病毒诱导的蛋白质复合体与病毒复制有关。这开启了利用人类蛋白质相互作用的现有知识体系来研究被病毒劫持的宿主复合体的机会。但是，也会出现病毒特异性变异复合体的例子。其中，最显著的就是 HIV-1 Vif 与转录和蛋白质降解细胞机器之间的复合体。Vif 通过将泛素连接酶复合体 CUL5 靶向到 APOBEC3 家族限制因子并诱导其蛋白质酶体介导的降解来去除 APOBEC3。其他 HIV-1 蛋白质，如 Vpu 和 Vpr，也利用 cullin-RING E3 连接酶降解其他限制因子。Vif 直接与底物，转录因子 CBF-β，CUL5 的 N 末端（cullin-RING E3 连接酶）和异二聚体底物衔接子 EloB / EloC 相互作用。相反，CUL5 的 C 末端结合 Rbx2 并募集 E2 泛素结合酶介导多聚泛素转移至底物蛋白质。在该复合体中需要 CBF-β 用于组装 Vif-CUL5 E3- 泛素 - 连接酶复合体，但不用于 Vif 与底物的结合。CBF-β 通常与 RUNX 家族的转录因子异二聚化，阻止其降解，同时 Vif 与 RUNX1 竞争结合 CBF-β。

四、靶向病毒 – 宿主相互作用的小分子

有两种类型的物理相互作用可以用于靶向阻止病毒对细胞复合体的利用：病毒 – 宿主相互作用或被病毒劫持的复合体的宿主 – 宿主相互作用。靶向含有病毒蛋白质的蛋白质相互作用总是与不受抑制剂控制的突变病毒的选择相关，这是病毒高频突变的结果。然而，由于宿主蛋白质在遗传学上比病毒更稳定，因而预测靶向被病毒利用的宿主 – 宿主相互作用不会表现出抗性机制。因此，破坏病毒利用的宿主复合体而非干扰病毒 – 宿主蛋白质相互作用是避免耐药突变体出现的一种有吸引力的替代方案。

该策略的主要缺点是与细胞复合体破坏相关的潜在毒性。如果复合体的阻断是短暂的，这种缺点可能会被最小化。病毒复制是在几个小时内发生的快速过程，并且这些复合体几小时的破坏可能极大地影响病毒复制的能力而不影响细胞活力。

此外，人类蛋白质组中的高度功能性重叠，由于其相对较小的基因组导致这在病毒中缺乏，也可以改善由于病毒复制有关的宿主 – 宿主 PPIs 的破坏所引起的毒性。功能冗余的差异表明细胞复合体破坏对于宿主而言会相比病原体更加耐受。为了支持这一观点，基于 shRNA 的研究表明，病毒复制所需的许多宿主因子不具有必需的细胞功能。例如，在用慢病毒编码的 shRNA 永久靶向的 54 509 个转录物中，17% 对于细胞是不必要的，并且建立了这些基因缺失的稳定细胞系，但是其中一部分是 HIV-1 高效复制所需的。

最后，靶向与不同病毒相关的宿主复合体可以开发广谱抗病毒制剂。

第七节　神经科学

神经科学是研究神经系统的结构与功能，探讨人和动物行为、认知活动的本质与规律的科学。神经科学是生命科学领域的前沿学科之一。

神经科学的核心问题是解析人类神经活动的本质，即从较初级的感觉和本能行为，到较高级的语言、学习、记忆、注意、意识、思维与决策等各个层面的神经功能。

一、神经科学研究的历史

人类对脑的认识经历了曲折而漫长的过程。在 19 世纪之前，人们对脑的认识主要来源于自身的体验和猜测，脑科学发展非常缓慢。19 ～ 20 世纪是神经科学发展的重要时期，显微镜技术的飞速发

展将脑的解剖推进到细胞水平，极大地推动了神经科学的发展。

　　1906年，诺贝尔生理学或医学奖颁给了意大利解剖学家Golgi（图11-1）和西班牙解剖学家Cajal（图11-2），以奖励他们在神经系统结构研究上的卓越贡献。20世纪上半叶，神经生理学的发展取得极大进展，包括动作电位、神经冲动的化学传递、单根神经纤维的功能和离子通道等在内的多项神经生理学发现都获得了诺贝尔生理学或医学奖。

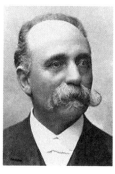　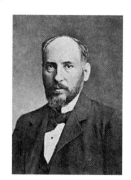

图 11-1　Golgi　　　　图 11-2　Cajal

　　20世纪50～70年代，辣根过氧化物酶（HRP）束路追踪和电子显微镜开始应用于生物学研究，免疫组织化学研究方法也进入神经科学领域，神经系统超微结构的研究成为现实。

二、当前神经科学的主要研究任务和方向

　　人脑拥有近1000亿个神经元和100万亿个神经连接，其功能是科学界最大的谜团之一，对人脑的研究也是医学界最大的挑战之一。进入21世纪，随着科技的迅猛发展，遗传学、分子生物学和计算机科学等皆与神经科学不断交叉融合，神经科学研究成为当前国际科技前沿的热点领域。

（一）高级脑功能基础研究

　　人类的大脑是世界上最复杂的器官，神经系统除了和其他器官一样具有的基本的生理功能外，还具有其他器官都没有的功能——高级脑功能。大脑是一个巨大的、复杂的信息处理系统，神经系统是如何进行这些信息处理，完成各种高级脑功能是当前神经科学研究的热点问题。

【案例十三】

（一）案例摘要

　　位置感和导航能力是我们生存的基础能力之一。关于地点和航行的问题长期以来一直困扰着哲学家和科学家。大脑怎样创建有关自身周围空间位置的地图，我们如何能够在复杂的环境中找到方向，位置信息如何存储在大脑里，并随时可以调出相关记忆？这些问题是人们对脑高级功能的思考和探寻，深入了解这些机制会对认知障碍疾病的治疗提供新的切入点。

（二）案例问题

　　1. 大脑里是否存在一个内在的，可以让我们确定自己的空间位置定位系统？

　　2. 该研究的意义是什么？

（三）案例分析

　　1971年John O'Keefe通过对神经细胞生理信号的记录，发现当大鼠位于某一个固定位置时，大脑海马的某一类神经元就会被激活，当大鼠位于另一个位置时，另一类神经元会被激活，他将这些和位置相关神经元命名为"位置细胞"。但问题仍然存在：这样的地图如何在大脑中呈现？2005年，May-Britt Moser和Edvard Moser发现了大脑定位系统的另一个重要的结构组成，他们将这群细胞命名为"网格细胞（grid cell）"，这些网格细胞可以和内嗅皮层的其他细胞一起，产生坐标系统、精确定位和导航。这些发现展示了高级认知功能的细胞基础。2014年，John O'Keefe及May-Britt Moser和Edvard Moser夫妇因发现了大脑定位系统的关键组成细胞而获得了诺贝尔生理学或医学奖（图11-3）。

　　神经退行性疾病阿尔茨海默病患者常常会迷失方向，无法识别周围的环境。研究发现阿尔茨海默病患者的海马和内嗅皮质会受到疾病的影响。因此，有关大脑定位系统的发现，不仅为探索其他认知过程提供了新的思路和方向，也有助于我们研究破坏性空间记忆丧失疾病的发病机制。

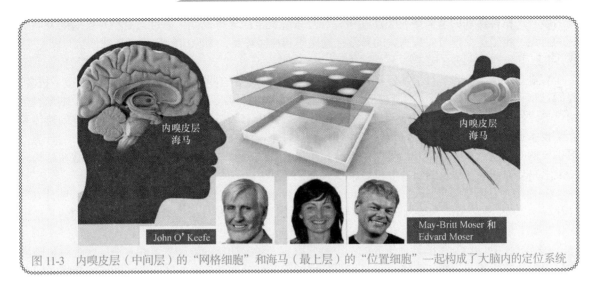

图 11-3　内嗅皮层（中间层）的"网格细胞"和海马（最上层）的"位置细胞"一起构成了大脑内的定位系统

随着科学技术的飞速发展，功能磁共振、光成像技术、噬神经病毒、钙成像技术等一系列先进实验技术方法和实验仪器的出现，同时各种转基因模型动物的成功建立，都使得神经科学的功能研究不再局限于解剖和电生理的范畴。人们开始着手于探索情绪、语言、学习与记忆、思维与决策、奖赏与成瘾等高级脑功能产生的神经环路。

（二）神经系统疾病的基础研究

神经和精神疾病，如自闭症、阿尔茨海默病、帕金森病、癫痫、精神分裂症、抑郁症和创伤性脑损伤，对个人、家庭和社会造成了巨大的损失。尽管近年来神经科学取得了许多进步，但由于人类大脑的巨大复杂性，大多数神经系统和精神疾病的根本原因在很大程度上仍是未知的。如果我们要开发出有效的方法来帮助遭受这些疾病折磨的人们，首先需要一个更完整的工具和信息宝库，以了解大脑如何在健康和疾病中发挥作用。

1. 孤独症谱系障碍（autism spectrum disorder，ASD）的神经基础研究　孤独谱系障碍又称自闭症，是一类严重影响儿童健康的神经发育障碍性疾病，截至 2012 年，美国的 8 岁以下儿童自闭症的发病率已达到 1/68，但是目前对于自闭症仍然没有好的治疗方法。由于自闭症的发病率较高，且发病人群为儿童，所以关于自闭症的发病机制的研究近年来成为神经科学的热点研究之一。

为什么自闭症的患儿会出现社交障碍和刻板行为？神经环路哪里出现异常会导致自闭症行为的发生？美国麻省理工学院的冯国平教授课题组发现 Shank3 基因敲除小鼠具有社交能力缺乏和刻板行为等自闭症的核心症状，当恢复 Shank3 基因的表达，又可以纠正受损的社会行为和增加的刻板行为，说明该小鼠可以作为自闭症研究的模型动物。研究发现该模型小鼠大脑皮层 - 纹状体突触改变，纹状体中等多棘神经元的树突棘形态异常。临床研究也证实了在动物模型中得到的结论。功能磁共振研究发现，无论是成年自闭症患者还是儿童自闭症患者，前脑和纹状体活动都减少。结构磁共振研究发现，自闭症患者纹状体，尤其是尾状核的生长速率增大，且生长速度越快，刻板行为越严重。动物模型和人体试验的结果都说明皮层 - 纹状体环路和自闭症行为的发生密切相关。

在众多的脑神经环路中，皮层 - 纹状体环路异常只是引起自闭症的原因之一，还有很多其他的脑环路也存在异常。而且皮层的神经结构众多，纹状体也可以划分为更细的亚结构，所以皮层 - 纹状体通路可以进行更细的划分。这些都是现在正在进行和未来将要研究的方向和内容。

2. 神经退行性疾病的基础研究　神经退行性疾病是一类以中枢神经系统或周围神经系统的结构和功能逐渐变性为特征的异质性疾病。常见的神经退行性疾病包括阿尔茨海默病和帕金森病等。目前多数神经退行性疾病的病因尚不明确，在临床上也缺乏特异的治疗方法，是神经科学研究的重要医学问题之一。关于神经退行性疾病的发病机制的研究当前多聚焦于分子和细胞水平，如对疾病相关基因和蛋白质的研究，免疫细胞在神经退行性疾病中的作用等。

3. 其他神经系统疾病的基础研究　中枢神经系统损伤和神经免疫疾病等疾病的研究则是以分子神经生物学和细胞神经生物学为主要研究方向，研究多侧重于各种细胞和蛋白质分子对疾病的影响，免疫系统对损伤后的神经系统的作用是把双刃剑，既有利于损伤的修复，也会加重继发性损伤。当前很多研究着眼于找到增强细胞促进疾病恢复的作用、减少细胞加重疾病的作用的方法，以利于疾病的恢复。精神疾病的基础研究关注在中枢神经系统发生的异常改变，通过与对精神疾病的发病机制的研究，希望能找到与疾病相关的异常神经递质和神经环路，为临床治疗奠定基础。

（三）脑连接图谱的绘制

仅在过去的十年里，科学家们就有了许多划时代的发现，这些发现为解开大脑之谜创造了机会。我们目睹了人类基因组测序、绘制神经元连接图的新工具的开发、成像技术分辨率的提高及纳米科学的爆炸式发展。这些发现为科学领域的整合提供了前所未有的机会。例如，通过结合先进的遗传和光学技术，科学家现在可以在动物模型中使用光脉冲来确定大脑中的特定细胞活动如何影响行为。更重要的是，通过神经科学和物理学的结合，可以使用高分辨率成像技术来观察人类大脑在结构和功能上是如何联系在一起的。

2013 年 1 月欧盟宣布"人脑工程（Human Brain Project，HBP）"。4 月，美国政府启动"脑计划"，"让科学家为大脑绘图"，认为该计划可与"人类基因组计划"媲美。随后，包括中国在内的其他国家也相继开展了自己的脑计划研究。

脑连接图谱的绘制是脑计划研究的一个重要内容。对脑功能的破译需要在多个层次上解析脑网络系统的连接方式与规则，最终得到具有更精细的脑区划分、又具有亚区解剖与功能连接模式的全新活体脑图谱（图 11-4），这是脑科学的战略制高点。

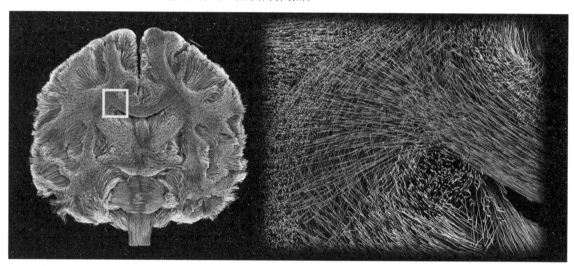

图 11-4　利用扩散张量纤维束示踪成像技术建立的脑联接图谱

除了上述的神经科学的热点研究方向外，神经科学的热点基础研究还包括感觉神经生物学、发育神经生物学、行为神经生物学，以及具有交叉性较强的计算神经生物学和神经信息学等。

神经科学基础研究的未来主要任务依然是探索认知和行为的神经生物学基础，解析高级脑功能的神经机制；利用学科交叉优势，尤其是计算机技术提高神经科学基础研究的水平，从分子、细胞和整体等不同层面阐明神经系统疾病的发生、发展规律和机制；研究和开发神经科学研究的新技术和新方法。

思考题

1. 医学遗传学与发育生物学研究的常用动物模型有哪些？

2. 结构生物学的重要性体现在哪些方面？

3. 世界各国开展的脑计划研究的意义是什么？

（邢金良）

本章小结

笔记栏

第十二章 药学研究任务与方向

学习要求

1. 识记 新药发展趋势、药理学基本原则、临床前研究和临床试验的研究思路与方法。
2. 理解 设计新型药物的原则和方法。
3. 运用 应用信息学、智能医学等手段展望药学的发展方向。

本章导图

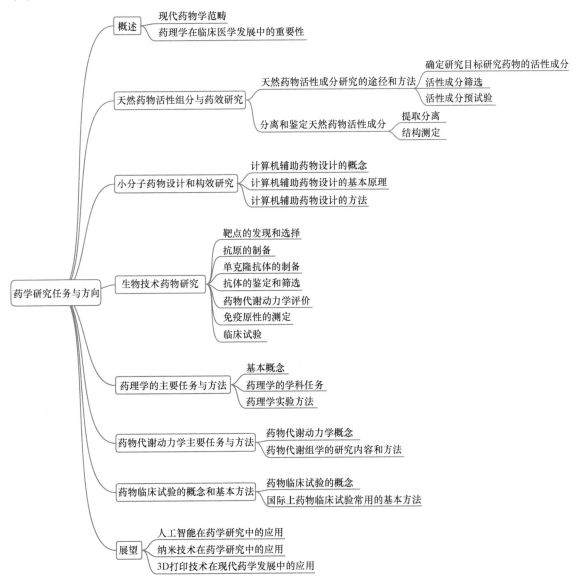

第一节 概 述

药学是医学技术和临床医学发展中的重要组成部分。我国用以研究、开发及应用的药物资源非常丰富。目前我国医药产业的发展特点是化学药为主、中成药为辅，以及生物技术类药物为补充。药物研发主体是科研院所、高校和医药企业。近年来，我国更加重视药物研发的原始创新能力，大力发展具有自主知识产权的创新药物。

一、现代药物学范畴

现代药物学强调多学科交叉和创新药物基础研究，包括合成药物化学、天然药物化学、微生物药物、生物技术药物、海洋药物、特种药物、药物材料、药物分析、药物资源等研究。合成药物化学注重基于新机制和新结构的活性分子研究；天然药物化学、微生物药物是指具有药用前景的动植物与微生物来源的具有潜在药用活性物质的发现、确证、制备、构效关系、结构优化等新理论、新技术及新方法研究；生物技术药物为应用新颖的生物技术和方法获得治疗性抗体、疫苗、蛋白质、核酸及细胞等生物技术药物的基础研究，新型表达系统和大规模培养技术中的探索性研究。本章以天然药物、小分子药物及生物类药物为例介绍现代药学从药物设计、药理学、临床前研究到临床试验的基本思路和方法，为进一步从事相关研究奠定基础。

二、药理学在临床医学发展中的重要性

药理学是基础医学与临床医学，医学与药学之间的桥梁学科，主要包括药效动力学和药代动力学两个方面。药理学着重于药物和生物活性物质作用新机制与新靶标的深入研究，包括对某种疾病具有一定特点的治疗药物、候选药物和生物活性物质的作用机制、靶标确认及/或耐药机制研究，药物代谢与药物动力学研究，药物毒理与临床药理研究等。药理学侧重发现和鉴定新药物靶标和疾病特异性、敏感性分子标志物，阐明药物/生物活性物质新作用特点及机制，克服耐药的策略与手段，基于药物基因组学、药物表观遗传学和系统生物学的组合用药新策略等；加强对复杂疾病的网络调控及其药物干预机制、个体化治疗、新治疗方案和转化医学等的基础研究，以及药理学新模型、新方法和新技术研究；药物代谢与药物动力学研究应创建新方法和新模型，加强与药效、毒性、临床用药和药物干预疾病相关药物代谢酶和转运体的分子机制研究；临床药理研究侧重于药物与人体相互作用规律、个体化用药的探索，关注临床用药面临的问题和特殊人群（如儿童、孕妇、高危人群等）的合理用药研究，突出特色；药物毒理研究包括分子机制、药物毒性的干预策略、代谢物毒性机制和药物安全性评价新模型、新方法等的探索。

第二节　天然药物活性组分与药效研究

【案例一】

（一）案例摘要　　　　　　　　　青蒿素的分离和纯化

青蒿素的提取纯化及抗疟疾药效学研究是以屠呦呦为代表的我国科研人员原创性的医学创举，2015 年诺贝尔生理学或医学奖授予了屠呦呦等三名科学家，以表彰他们对疟疾等寄生虫病机制和治疗的研究成果。青蒿素存在于药用植物青蒿（也称黄花蒿）植株中，属于倍半萜内酯化合物，其独特之处是分子中有一个过氧桥结构，它正是发挥抗疟性及其他多种功能的关键基团。初筛时屠呦呦等发现青蒿的水煎剂无抗疟作用，95% 乙醇提取物的抑制率仅有 30%～40%，其后屠呦呦从东晋葛洪《肘后备急方》中将青蒿"绞汁"用药得到启示，改用沸点比乙醇低的有机溶剂乙醚进行萃取，并将该提取物分为中性和酸性两部分。经反复实验，于 1971 年 10 月 4 日证实分离获得的编号为 191（也有资料显示为 91）的青蒿中性提取物样品对鼠疟原虫抑制率达到 100%。1972 年初获得抗疟有效单体结晶，命名为青蒿素。通过单晶 X 射线衍射等检测手段分析确定了青蒿素的化学结构式如图 12-1。

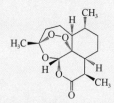

图 12-1　青蒿素结构图

（二）案例问题

1. 通过案例介绍，请总结青蒿素提取的关键步骤。

2. 青蒿素的研制成功对现代中药研究有何启示？

（三）案例分析

1. 青蒿素结构上的过氧桥键是抗疟活性中心，对热不稳定，受热容易分解。多数有机过氧化物在常温条件下可能发生缓慢的热分解，若青蒿素热分解产生的热量不能及时散去，将会导致抗疟效果下降。青蒿素中主要成分是有机物，易溶于有机溶剂，有机溶剂乙醚具有良好的挥发性和低沸点，用来提取青蒿素，能够较好地保持青蒿素的抗疟药性。

2.青蒿素的发明或许能给中医药科技工作者一些启示，运用现代科学技术，通过各种途径、各种方法来研究中医药，同时也要高度重视传统中医药理论的指导和丰富的临床实践经验。利用气相色谱、高效液相色谱等现代分析技术来分析中药复方的有效成分，开发新药。这并非中药西制，而是在中医理论指导下进行研制和使用。现代中药研究必须加大中药基础研究，包括进一步挖掘中药文献，进行中药种源鉴定，运用现代科学技术进行中药有效成分研究。我国是中草药的发源地，具有上千年的应用历史，早在公元1世纪前后，我国就著有《神农本草经》，全书收载药物365种。举世闻名的药物巨著《本草纲目》，则收载药物1892种，全书190万余字，已被译成多国文字，成为我国药物文献的瑰宝之一。

一、天然药物活性成分研究的途径和方法

（一）确定研究目标研究药物的活性成分

确定研究的目标是首要解决的问题。一般有以下途径，一是文献资料和民间用药的调研，人类在发展的过程中，人们在使用天然药物防治疾病过程中积累了丰富经验，这是寻找新药的重要源泉和基础。二是利用已知药物，根据动物或植物的亲缘关系，寻找相应的药物来源，从而找到新的药物来源，并利用已有类似的提取方法，进行下一步研究。

（二）活性成分筛选

天然药物活性成分的研究应注意的原则，首先是要选择一种快速、简单、灵敏度高、能反映天然药物治疗作用的药理活性测试方法；其次是在分离的各个阶段对所得到的组分进行活性评估，找到活性最强的成分；最后，天然药物活性组分组成分析常用的方法是高通量筛选技术，如基因芯片技术。

（三）活性成分预试验

1.单向预试　是针对某种成分而进行的检测，比如确证一种天然药物中的黄酮类化学成分，用适合于这类化合物的提取溶剂提取，然后用该类化合物的专属性试剂定性。

2.系统预试　就是分别用极性不同的几种溶剂提取天然药物，然后对各提取部位进行定性推测。

二、分离和鉴定天然药物活性成分

（一）提取分离

1.极性分离　该方法是通过利用由小到大的多种有机溶剂对天然药物连续提取，把药物中的成分分成相异的极性部位。具体操作时，常常先用到甲醇或不同浓度乙醇提取。

2.单体分离　在部位分离的基础上，可以把相近性质的成分再分化，同时利用溶剂结晶法结合多种色谱技术进行单体分离。

（二）结构测定

1.纯度检查　进行结构研究之前首先确定化合物的纯度。如果纯度不合格，轻则会给结构测定工作带来难度，重则会导致结构测定工作失败。

2.分子式确定　对元素进行定性分析，检查包含的元素种类，再测定化合物中所含各元素的百分比，从而求出实验式，计算出化合物的分子式。

3.结构预测与测定　确定出化合物分子式后，要进行分子结构股价和官能团的确定。结构测定中常用波谱如下：

（1）紫外吸收光谱：是以波长范围200～400nm的不同波长紫外光为光源，对一定浓度的溶液试样依次照射，由于紫外线照射吸收能量使化合物产生电子跃进，在不同波长下对物质的吸收度进行测定，同时用波长对摩尔吸收系数或吸收度作图而得出吸收光谱图。

（2）红外吸收光谱：客观反映出化合物分子结构，基团的各种振动形式或分子中的化学键都对应着图谱中的吸收峰。

（3）磁共振谱：磁共振技术是有机物结构测定的有力手段，不破坏样品，是一种无损检测技术。磁共振技术在有机分子结构测定中扮演了非常重要的角色，磁共振谱与紫外光谱、红外光谱和质谱一起被有机化学家们称为"四大名谱"。H谱、C谱是应用量广泛的磁共振谱，较常用的还有F、P、N等磁共振谱。

（4）质谱：是在一定能量冲击下，失去电子的化合物分子生成阳离子，而后按质荷比（m/z）

顺序在稳定的磁场中进行分离，通过检测器记录而得的图谱。质谱是确定化合物分子式、结构信息及分子量的重要手段。

【案例二】

（一）案例摘要　　　　　　　　丹参多酚酸盐及其粉针剂研发的启示

丹参，是一种传统的中药材。为唇形科植物丹参的根茎和干燥根。《本草纲目》对其作用的描述为"活血，通心包络，治痹痛"。《中国药典》对其药效的总结为"活血化瘀、通经止痛、清除心烦、凉血消痈"。宣利江和王逸平研究团队经过20年的苦心研究，终于成功找到丹参保护心脑血管的物质基础，即以丹参乙酸镁为主要成分的多酚酸盐。经过临床试验证明，丹参多酚酸盐粉针剂可治疗心绞痛、冠心病等疾病，有显著的临床疗效，质量可控、使用安全。丹参多酚酸盐粉针剂在2006年终于开始生产上市。目前，丹参多酚酸盐粉针剂已在全国5000多家医院临床应用，累计销售额突破250亿元，成为我国中药现代化研究的典范。

在丹参多酚酸盐粉针剂研发成功的背后，同时还展现了一位中药药理科学家为了新药事业，与病魔斗争的崇高精神，他就是上海药物研究所研究员王逸平。王逸平研究员一直从事天然产物及其衍生物的心血管药理作用和分子机理研究，从1994年开始对丹参水溶性组分和化合物进行活性测试，克服了早期研究经费短缺、设备陈旧等困难，夜以继日进行实验，最终从100多种成分中，筛选到丹参乙酸镁的活性数据，又研制出来丹参多酚酸盐粉针剂。并于2006年成功上市，进入临床应用。就是这样一位全身奉献的中药学专家，却是一边辛劳工作，一边与病魔做斗争。1993年，王逸平研究员确诊患有克罗恩病，这是一种肠道炎性自身免疫性疾病，只能靠药物维持，病程多迁延，反复发作，不易根治，而且尚无根治的方法。但为了尽快可以研制成功，他从不向外透漏自己的病情，都是自己默默承受病痛，坚持工作的科研第一线，与同事和学生共同奋战。2018年4月11日，王逸平研究员他倒在了办公室的沙发上，年龄停止在了55岁，但他为了科学事业献身的精神却永远留存了下来，激励着他的同事和学生们，以及更多热爱我国中药研发事业的科学工作者们。

（二）案例问题

丹参多酚酸盐粉针剂的成功上市应用，对我国中药研发具有什么意义？

（三）案例分析

1. 中国工程院院士胡之璧对此评价，丹参多酚酸盐粉针剂的成功，说明中国的生物医药可以通过对具有悠久临床应用历史的传统中药进行化学成分研究开发出新的药物，相对从头开始的合成新化合物，这样的方式具有快捷、成本低廉的优势。

2. 药理试验表明，本品对冠状动脉结扎引起的急性心肌梗死有降低血清LDH、减少梗死面积、降低心电图ST段抬高程度的作用；能够抑制ADP诱导的大鼠血小板聚集和大鼠动静脉旁路血栓形成。

第三节　小分子药物设计和构效研究

小分子药物的发现是一个极为复杂的过程，从设计到临床的评估都是一个充满挑战的过程，但同时也是一个鼓舞人心的过程。随着医学、生物学及有机合成化学的发展，人们对药物在机体内的作用机理，靶点的结构与功能及药物与靶点的作用方式有了较为深入的了解。随着过去数十年计算机科学的飞速发展，小分子药物的设计也得到了长足的进步，计算机所带来的空前强大的运算能力和不断优化的算法，使得人工药物设计突破了过去由于资源密度和认知复杂性所带来的限制，并节约了创新药物的人力物力，药物设计的目的性变得更加明确。本部分将介绍从计算机辅助小分子药物的设计策略。

一、计算机辅助药物设计的概念

在过去的数十年里，计算机辅助药物设计（computer aided drug design，CADD）技术飞速发展，成为强有力的工具为现代小分子药物设计提供了坚实的导向，在化合物性质的鉴定，先导药物的评估甚至临床的排异风险等方面都起到了关键作用。计算机辅助药物设计过程中运用的一些方法，如大分子的量子力学计算、大分子溶液体系的长时间模拟及大型数据库的搜索大大加快了研制新药的速度，节省了新药开发所需求的人力、物力和财力，它从理论的角度出发，用信息学的工具并结合统计学和计算化学，揭示了潜在的疾病表型和机制。以此为基础来设计新的药物分子，避免以往研究过程中的盲目性，针对药物靶点进行直观的设计，指导人们有目的地开发新药。

计算机辅助药物设计的主要思路是针对基础研究中所揭示的潜在的药物靶点，包括酶、受体、离子通道等，并参考天然产物底物的化学结构特征设计出合理的药物分子，以发现选择性作用于某种靶点的新药，这也是目前新药发现的主要方向。与此同时，靶向 miRNA、circRNAs 等具有调控功能的核酸小分子的药物研究，近年来逐渐成为新药研发中的热门。依照这种思路，我们可以筛选出适合的小分子来满足新药设计的要求，这一筛选的过程随着计算机辅助药物设计技术的发展也逐渐变得成熟。高通量筛选（high-throughput screening，HTS）作为强有力的工具快速寻找新的治疗策略。通过自动化筛选，帮助我们从海量的分子库中选出符合需求的，能引起特定生物反应的分子。和传统的 HTS 和组合化学相比，运用了 CADD 技术的 vHTS（virtual high-throughput screening）使用了更有针对性的搜索，因此能够提高新型药物化合物的命中率。其不仅旨在解释药物治疗活性的分子基础，并且同时预测可能提高先导物活性的衍生物，为药物设计的改良和优化提供思路。在药物发现的过程中，CADD 通常用于三个主要目的：①将大的化合物库过滤成更小的预测活性化合物集，这些化合物集可以进行实验测试；②指导先导化合物的优化，无论是提高其亲和力还是优化药物的吸收、分布、代谢、排泄、潜在毒性（ADMET）等药物代谢与药代动力学（DMPK）特性；③设计新的化合物，根据构效关系（QSAR）在先导物上一次"生长"一个官能团抑或将片段拼合成新的化学类型。

二、计算机辅助药物设计的基本原理

计算机辅助药物设计的一般原理，首先通过结构生物学的手段，利用 X-ray 单晶衍射、NSMR 磁共振等技术获得药物靶向的生物大分子的结构信息，并且采用分子对接模拟软件分析结合部位的结构性质，如静电场、疏水场、氢键位点分布及共价结合作用等信息。然后再运用数据库搜寻适合的药物分子或者从头设计全新的药物分子，识别得到分子形状和理化性质与受体作用位点相匹配的分子，再通过人工视觉筛选进一步挑选出功能和性质吻合的小分子，合成并测试这些分子的生物活性，经过几轮循环，即可以发现新的先导化合物。

三、计算机辅助药物设计的方法

计算机辅助药物设计（CADD）的方法主要基于分子模拟（计算化学）的分子设计技术，又可分为基于受体结构的药物设计（receptor-based or structure-based drug design，SBDD）和基于配体的药物设计（ligand-based drug design，LBDD）。受体是指生物体内细胞膜或细胞内具有特异性功能的生物大分子，这一类大分子主要是由蛋白质组成。受体在与内源性激素、神经递质或外源性药物结合后，发生空间结构的转化从而影响一系列生命活动，例如，开启细胞膜上的离子通道，或引发激酶的磷酸化从而促进细胞内的信号转导，从而导致特定的生理变化。能与受体产生特异性结合从而发挥功能的生物活性物质称为配体（ligand）。配体与受体结合能产生与内源性激素或神经递质等相似的生理活性的称为激动剂；能与内源性物质竞争性与受体结合，从而阻断了其产生生理作用的，则称为拮抗剂。SBDD 从受体的结构和性质出发，将受体的结构信息与计算机图形结合来寻找可以与其特异结合的配体分子，所以也称为直接药物设计，强调受体与配基之间的互补关系，主要包括前文提到的虚拟筛选和活性位点分析为基础的从头药物设计（De Novo）；LBDD 根据已知活性的先导药物分子，构建结构 - 活性关系或药效基团模型，称为间接药物设计，包括定量构效关系（QSAR）、药效基团模型、受体映射等具体的方法。目前保守估计在人体中有数千种蛋白质与疾病的形成与发展密切相关，这些蛋白质作为理想的药物靶标为小分子药物的发展提供了广阔的前景（表 12-1）。

表 12-1　计算机辅助药物设计常用数据库列表

数据库名称	检索功能
KEGG LIGAND Database	配体数据库
LIPID Metabolites and Pathways Strategy（LIPID MAPS）	脂类代谢途径研究计划及数据、工具
Organic Syntheses, John Wiley & Sons PubMed：MEDLINE 和 PREMEDLINE	有机合成手册
ChemWeb 检索 Beilstein Abstracts（formerly known as NetFire）Bio Mag Res Bank（BMRB）	多肽、蛋白质、核酸等的磁共振数据存储库

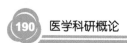
数据库名称	检索功能
Chem Sources ChemACX.com	化学品目录、价格
ChemIDplus	化合物别名、结构式字典库
Crystallography Open Database	晶体结构数据
FDA CDER 药物评审信息 Glossary of Biochemistry and Molecular Biology	生物化学和分子生物学术语
IUPAC-NIST	Solubility Database
PubChem	有机小分子生物活性数据
UCI ChemDB	World Wide Molecular Matrix（化合物结构格式转换如将 mol, cml, SDF 转为 InChI）ZINC（330 万化合物 3D 结构）
COLUMBA	蛋白质结构信息集成检索，蛋白质结构分类、功能注释、代谢等
WebMolecules	分子的 3D 显示
KEGG	京都基因与基因组百科全书
BRENDA	酶信息系统
Entrez	美国 NCBI 的免费数据库系列搜索引擎，生命科学搜索引擎
美国印第安纳大学测试的 X 线衍射晶体结构数据	X 线衍射晶体结构数据
欧洲生物信息学所 EBI 提供的免费数据库	
GenomeNet	日本 GenomeNet 提供的分子生物学免费数据库
物性、质谱、晶体结构数据库（Kelvin，Dalton，Angstrom），JST	物性、质谱、晶体结构数据
ChemBank	小分子生物活性数据库 ChemBank（免费）药物使用指南，USP DI
TCMD Ashley Abstracts Database	中药化学数据库，药物研发、市场文献摘要
CASREACT -Chemical Reactions Database	CAS 的化学反应数据库
CATH Protein Structure Classification	蛋白质结构分类
IRIS，EPA	（对人体有害物质信息库）
Databases and Tools for 3-D Protein Structure Comparison and Alignment	三维蛋白质结构对比
Natural Product Updates（NPU）Properties of Organic Compounds on CD ROM，Version 5.0 Protein Data Bank	PDB，蛋白质数据库
QCLDB	量子化学文献数据库
Sigma-Aldrich Library of Rare Chemicals	（2002 CD-ROM Database）
CDROM Windows Version 12.3	从 ChemWeb.com 检索 MDL 的化学品 / 厂家目录
PharmaDeals	药物交易信息库
Negwer	有机药物用途及别名库
酶命名数据库	ENZYME-Enzyme nomenclature database
RxList	美国常用药品索引库
美国斯克利普斯研究院：金属蛋白质结构和设计项目	
日本丰桥大学 Jinno 实验室的研究数据库	液相色谱、多环芳烃 / 药物 / 杀虫剂的紫外谱、物性
Synthesis Reviews	有机合成文献综述数据库
丹麦，Danish Centre for Human Genome，Research's 2-D PAGE Databases	D- 聚丙烯酰胺凝胶电泳数据库
AntiBase（微生物、高等真菌）AntiJen	抗原表位相关的实验数据库
AQUASOL dATAbASE of Aqueous Solubility	水溶液溶解度数据

续表

数据库名称	检索功能
Arachnova	药物研究机构数据库 CRO
ASINEX Ltd.	组合化学样品库
BBID-Biological Biochemical Image Database BIND	The Biomolecular Interaction Network Database
BioByte（ClogP is now Bio-Loom）BioCatalysis	生物催化数据库
BioCyc	a collection of Pathway/Genome Databases
BIOSTER	相似生物活性数据库
Biotransformations	生物转化数据库
BioWareDB.org	生物医学数据库、软件资源导航
CAZY -Carbohydrate -Active enZYmes	法国，有关碳水化合物和酶的数据库
CBS Data Sets	丹麦生物信息数据库
Chemical Entities of Biological Interest（ChEBI）CHIRBASE	手性色谱分离数据库
COMe-the bioinorganic motif database	生物无机模体数据库
Comprehensive Medicinal Chemistry（CMC）	Cytokine Family Database（dbCFC）
Database of Macromolecular Movements	Database of Macromolecular Movements
DNA Methylation Database	DNA 甲基化数据库
Drug Database	一些药物分子的 2D 和 3D 结构
DrugBank（药物数据库）	DTP Data Search，Developmental Therapeutics Program，NIH ECDYBASE（The Ecdysone Handbook）

第四节　生物技术药物研究

　　生物技术药物是 21 世纪最有希望和最具潜力的新兴高科技药物，生物技术的发展使得新药的研究领域更加广泛，为生物医药的发展注入了无限的活力，给药学的发展带来了革命性的变化。生物技术药物是指采用 DNA 重组技术或其他创新生物技术生产的用于预防、诊断及治疗的药物，包括基因工程、细胞工程、酶工程、转基因动物制药等。目前的生物技术药物主要包括细胞因子、重组蛋白质药物、抗体、疫苗和寡核苷酸药物等。生物技术药具有产品纯度高、性质均一；生产耗能低、无污染；生产周期短、产量高、成本低；生物活性强、特异性高等特点。

　　由于生物技术的迅速发展，运用新的生物技术寻找新的靶点，结合人类基因组与功能基因组的研究进展，揭示药物在基因和蛋白质水平的作用机制将成为药物研制的主题。新型生物技术药的重点发展类型为单克隆抗体、疫苗、基因治疗剂、反义药物、可溶性治疗蛋白质药物。主攻疾病为肿瘤、心脑血管疾病、遗传性疾病、传染性疾病、神经退化性疾病、自身免疫性疾病、糖尿病等。许多生物技术药物已经在临床上取得了突破性的进展并开始广泛应用，如 PD-1 抗体等。抗体药物的研发过程如下所述。

（一）靶点的发现和选择

　　药物靶点是指能够与特定药物结合并产生治疗疾病作用或调节生理功能作用的生物大分子或生物分子结构域，主要涉及酶、受体、离子通道等。当前，国际上的新药研发日趋激烈，主要集中在新的药物靶点的发现上。药物靶点的发现是新药研发的基础，只有找到相关靶点才能研制出针对疾病的抗体药物。目前针对不同的靶点，已经研制出许多种抗体药物，如抗 PD-1 抗体——keytruda，相对于未知的靶点，已明确的药物靶点仅是冰山一角。过去由于技术的限制，人们对新型药物靶点的发现能力始终有限，但是随着基因工程和分子生物学等现代生物技术的发展和人类基因组计划的完成，使针对靶点的高通量筛选成为可能，因此出现了大量可供选择的新型药物靶点，这些靶点多集中在细胞死亡、血管形成、细胞周期信号调控等通路，但是并不是所有的靶点都能够成为治疗疾病的有效靶点，对新型靶点进行验证也是必需的环节。

　　目前抗体药物靶点的研究主要集中 3 个层面，分别是基因水平、转录水平和蛋白质水平。基因水平是基于人类的基因组数据,通过基因敲除技术敲除某个基因或者用相似序列的基因取代,然后观察从细胞到动物整体的变化,来推测某个结构已知功能未知的基因的功能,从而发现药物的相关靶点。转录水平是指通过反义寡核苷酸技术和RNA干扰技术,特异地抑制某个基因表达,从而引起功能表型的丢失来确定相应蛋白质功能,这样可以快速有效地鉴别药物新靶点。蛋白质水平主要指通过噬菌体展示技术或者蛋白质芯片技术,筛选出能够与特定待选药物相互作用的蛋白质或者多肽,通过测序分析发现药物作用的新靶点。

（二）抗原的制备

在明确了靶点之后,就可以进入到制备抗原阶段。根据获取手段的不同,抗原可分为天然蛋白质抗原和人工抗原,人工抗原又分为基因重组抗原、人工合成抗原和人工结合抗原。天然蛋白质抗原是指通过反复冻融法、超声破碎法等方法直接从标本中分离得到的抗原;基因重组抗原是指编码抗原氨基酸序列的基因插入适当的载体,然后在原核或真核系统中表达,经纯化后获得相应抗原;人工合成抗原是根据蛋白质的氨基酸序列,用化学方法使氨基酸活化聚合成抗原性好的多肽片段;人工结合抗原是指将分子量较小,免疫原性较弱的小分子,与某种载体蛋白质结合制备得到能引起免疫反应的抗原。天然抗原的免疫效果最好,但是有些抗原也可以通过添加免疫佐剂来增强免疫原性。抗原的纯化和鉴定也是非常关键的步骤,高纯度的抗原可以增加获得所需单克隆抗体的机会,目前常用方法有聚丙烯酰胺凝胶电泳、双向电泳法、亲和层析法等。纯化抗原浓度的定量测定方法有酚试剂法、双缩脲法和紫外光吸收法等。

（三）单克隆抗体的制备

在分离纯化抗原之后,下一步进行单克隆抗体的制备。我们将得到的抗原通过皮下注射、腹腔注射或静脉注射等方式免疫动物,使动物产生免疫应答,产生可以分泌特异抗体的致敏B淋巴细胞。由于针对同一抗原的不同的抗原表位会产生分泌不同抗体的致敏B淋巴细胞,目前尚不能采用生物化学的方法从多抗中分离得到单克隆抗体,因此我们采用细胞杂交的方法来制备单克隆抗体,即将能够分泌特异性抗体的B淋巴细胞与鼠HGPRT缺陷的骨髓瘤细胞融合,得到既能在体外繁殖又能分泌抗体的杂交瘤细胞。

虽然通过鼠杂交瘤方式能够制备大量的单克隆抗体,但是鼠源抗体的免疫原性限制了其在人体中的应用。基因工程的快速发展大大推动了抗体药物的人源化改造。抗体的人源化改造主要分为两种:嵌合抗体和CDR移植抗体。嵌合抗体是应用DNA重组技术将小鼠抗体基因上的可变区与人抗体基因的恒定区重组,再将重组后的基因导入骨髓瘤细胞中表达。CDR移植抗体,又称改型抗体,进一步用人的编码构架区（FR）替代鼠FR,形成更为完全的人源化抗体,即除了3个CDR是鼠源的外,其余全部是人源结构。

虽然抗体的人源化改造能够大大降低抗体的鼠源程度,但是鼠源的免疫原性依然存在,而且抗体人源化改造的实验过程复杂,周期长,抗体质量不稳定,这些都大大制约了抗体类药物的发展,因此在未来的抗体类药物研究中,全人源化单克隆抗体是其主要的研究方向,目前已建立方法有抗体库筛选技术、转基因小鼠技术和微胞杂交干细胞技术。

（四）抗体的鉴定和筛选

获得抗体之后,要对抗体的特异性、亲和力、效价及功能鉴定,进一步筛选出理想的抗体。抗体的特异性是指抗体选择性地识别某种或某类抗原并与之结合的能力,抗体的特异性越高,它识别抗原的能力就越强。通常抗体的特异性主要通过交叉反应率来表示,交叉反应率则由竞争抑制试验来测定。亲和力则是抗体结合部位与抗原表位或者抗原决定簇结合的牢固程度,主要测定方法有固相放射免疫法（SP-RIA）、平衡透析法、酶联免疫吸附实验（ELISA法）等。效价是反映抗体强弱的一个重要指标,效价越大,抗体的免疫功能就越强。效价的测定方法有试管凝集反应、对流免疫电泳、酶联免疫吸附试验（ELISA法）等。单克隆抗体药物主要通过中和抗原、抗体依赖性细胞介导细胞毒性反应（ADCC）和补体依赖细胞毒性反应（CDC）发挥作用,主要功能鉴定方法有固相酶联免疫吸附试验（ELISA）、免疫共沉淀、流式细胞学（FACS）、免疫组织化学（IHC）、免疫印迹杂交（Western blot）等。

（五）药物代谢动力学评价

药物代谢动力学主要是定量研究药物在生物体内吸收、分布、代谢和排泄的过程,从而确定药物的给药剂量和时间,是临床前研究和临床研究的重要组成部分。抗体药物的临床前药物代谢动力学研究主要包括血药浓度－时间曲线的测定,提供基本的人药物代谢动力学参数,包括静注给药的

$t_{1/2}$、AUC 和 CL 等；药物吸收和分布的观察，主要是测定药物在心、肝、脾、肺、肾、胃肠道、生殖腺、脑、脂肪、骨髓肌等组织的分布；确定药物的排泄途径、排泄速率和各排泄途经的排泄量。由于抗体药的分子量大，不能直接被排泄到尿液中而是被降解成多肽和氨基酸，再由机体重新利用合成蛋白质，或者通过尿液排泄到体外，所以无须进行生物转化研究。

生物样本中药物的主要测定方法有：①色谱法，气相色谱法、高效液相色谱法、色谱 – 质谱联用法等；②免疫学方法，放射免疫分析法、酶免疫分析法、荧光免疫分析法等；③微生物学方法。

▊（六）免疫原性的测定

抗体药物的分子量比常规的小分子药物要大得多，因此容易引起免疫反应，几乎所有生物制药产品都会引起一定的抗药抗体（anti-drug antibody，ADA）反应，抗药抗体产生不但会降低药物疗效，而且将导致严重的过敏反应，因此免疫原性是抗体药物临床安全性评价的重要组成部分。临床和临床前研究通常是通过对治疗引起的抗药抗体反应的检测和表征来评估药物的免疫原性。目前为止可用于检测抗药抗体的方法主要包括放射免疫沉淀法（RIPA）、放射免疫检定法（RIA）、酶联免疫法（ELISA）、电化学发光法（ECL）、表面等离子体共振（SPR）等。

▊（七）临床试验

在完成上述抗体药物的临床前研究后，就可以申请进入临床试验阶段了。临床试验总共可以分为Ⅰ期、Ⅱ期、Ⅲ期、Ⅳ期四个阶段（参见本书第十章）。

【案例三】

（一）案例摘要 　　　　　　　免疫检查点抑制剂和诺贝尔奖

2018 年诺贝尔生理学或医学奖授予美国免疫学家 James Alison 和日本免疫学家 Tasuku Honjo，表彰两位科学家及其团队在肿瘤免疫治疗上做出的巨大贡献。肿瘤免疫治疗的显著疗效已经得到了科学界的认可。肿瘤免疫治疗技术已经成为人类攻克癌症的重要主攻方向，该技术在 2013 年被 *Science* 评为年度十大科学突破之首。

在肿瘤治疗领域，抗体药物由于具有靶向作用而备受青睐。下面我们重点介绍 2018 年诺贝尔生理学或医学奖的相关研究，给予免疫检查点的阻断抗体药物的研发，又称"免疫检查点阻断"的技术。免疫系统的活化是受到精确调控的，即通过多个检查点（checkpoint）或"免疫刹车"来避免免疫系统的过度激活，过度激活的免疫系统将造成健康组织的损害，进而引起自身免疫性疾病。某些肿瘤细胞通常利用过度激活这些免疫检查点以逃避免疫系统的监视，从而不被 T 细胞发现和攻击。某些类型的肿瘤中，CTLA-4 在 T 细胞表面异常高，这样 T 细胞就不能对肿瘤细胞产生特异性的免疫反应，从而使肿瘤可以逃避免疫系统的清除。某些肿瘤可以产生大量的结合 PD-1 的配体，从而抑制 T 细胞的功能，因此有助于肿瘤逃避免疫系统的攻击。CTLA-4 和 PD-1 是免疫系统的两个重要的检查点。美国 FDA 2011 年和 2014 年已经分别批准了 3 个免疫系统检查点药物用于治疗黑色素瘤。即抗 CTLA-4 的抗体 ipilimumab（2011），两个抗 PD-1 的抗体（pembrolizumab 和 nivolumab）（2014），这些抗体分别是 CTLA-4 和 PD-1 的抑制剂。在其他类型肿瘤的临床试验中，比如非小细胞肺癌等，也取得了很好的治疗效果。

（二）案例问题

1. 通过查阅资料，简述免疫检查点抑制剂的作用机制。

2. 目前都有哪些免疫检查点抑制剂药物上市？

3. 抗体药物产生耐药的机制有哪些？

（三）案例分析

1. 免疫检查点抑制剂的作用机制。

（1）PD-1/PD-L1：PD-1 又称为 CD279，是一种表达于细胞表面的跨膜蛋白质，为 CD28 超家族成员，主要表达于树突状细胞、B 细胞、活化的 CD4$^+$ 和 CD8$^+$ T 细胞的表面，它能够通过抑制 T 细胞的活性来抑制免疫反应及促进自身免疫耐受。PD-1 有两种配体，分别是 PD-L1 和 PD-L2。PD-L1 在 DC 细胞、B 细胞、T 细胞、巨噬细胞及非造血细胞间充质干细胞、血管内皮细胞等中高表达。PD-L2 则局限于巨噬细胞、活化的 DC 细胞、骨髓源性肥大细胞和腹膜 B1 细胞。PD-L1 或 PD-L2 与 PD-1 的结合将引起 PD-1 的胞内结构域上的酪氨酸磷酸化，并招募酪氨酸磷酸酶 SHP-2，导致 T 细胞激活信号通路的磷酸化减少和下游信号减弱，从而抑制 T 细胞的活化和减少细胞因子的生成，因此抑制 PD-1 信号通路可以促进 T 细胞的活化，增强自身免疫应答。

（2）CTLA-4：又称为 CD152，是由 CTLA-4 基因编码的一种跨膜受体，组成性表达于调节性 T 细胞（Treg）中，而传统的 T 细胞只有在被激活状态下才上调其表达，其与 CD80 或者 CD86 结合能够抑制抗原提呈细胞的功能，促使激活的 T 细胞失活及调节 Treg 的抑制功能。研究表明 CTLA-4 抑制 T 细胞的作用主要通过以下两种途径：一是通过 T 细胞自身胞内的信号通路抑制 T 细胞的活化，CTLA-4 与 CD28 竞争性地结合 B7，或招募磷酸酶到 CTLA-4 的胞内结构域，从而降低 T 细胞的免疫应答和 CD28 的信号强度；另一种是非作用于 T 细胞本身的，CTLA-4 可以通过间接（细胞因子如 IL-10 介导的）或者直接方式（转胞吞作用）降低抗原递呈细胞 CD80 和 CD86 的表达水平，从而减少了 CD28 参与的 T 细胞活化。CTLA-4 抗体通过阻断 CTLA-4 与 CD80/CD86 的结合来降低 Treg 的活性，激活 T 细胞的免疫应答。

2. 目前已批准上市的免疫检测点药物，如表 12-2 所示。

表 12-2　FDA 批准上市的免疫检测点药物

靶标	通用名（商品名）	上市时间
CTLA-4	Ipilimumab（Yervoy）	2011 年 5 月
PD-1	Pembrolizumab（Keytruda）	2014 年 9 月
	Nivolumab（Opdivo）	2014 年 12 月
	Atezolizumab（Tecentriq）	2016 年 5 月
PD-L1	Avelumab（Bavencio）	2017 年 3 月
	Durvalumab（Imfinzi）	2017 年 5 月

3. 抗体药耐药的产生机制通常包括以下几方面：靶点自身的改变、旁路机制的活化、下游效应器的激活或通过相关通路的交叉作用、激活细胞生存和生长的代偿性途径等。

以 PD-1/PD-L1 抗体的耐药机制为例。

（1）PD-1/PD-L1 抗体的治疗效果与 PD-L1 的表达量有关，PD-L1 表达量越低，对免疫治疗的耐药性越高，治疗效果越差。

（2）肿瘤的免疫原性越高，T 细胞的识别能力越强，对 PD-1/PD-L1 抗体治疗也就越敏感，如黑色素瘤。然而，像前列腺癌这样的低免疫原性肿瘤，PD-1/PD-L1 抗体治疗就不是十分理想。

（3）抗原递呈是启动免疫反应的重要过程，当该过程中的重要蛋白质发生改变时，就会导致免疫检查点抑制剂的耐药。如 β2 微球蛋白质的缺失时，MHC Ⅰ分子的表达受损，进而影响到抗原的提呈，从而导致无法激活特异性的细胞毒性 T 细胞。β2 微球蛋白质的缺失和突变被认为是机体对免疫检查点抑制剂产生耐药的原因。

（4）异常的细胞信号通路也是导致肿瘤耐药的原因。抑制 PI3K，可以增强 PD-1/PD-L1 的治疗效果。IFN-γ 通路中相关基因的突变，会导致机体对 CTLA-4 抗体的耐药，也会导致肿瘤细胞的 PD-L1 的缺失，因此产生对 PD-1/PD-L1 抗体治疗的耐药。MAPK 信号通路的过度激活也会导致肿瘤的免疫耐受。

（5）在肿瘤微环境中，高度表达 PD-1 的衰竭 $CD8^+$ T 细胞、调节性 T 细胞、骨髓源性抑制细胞、M2 巨噬细胞等细胞的存在也与免疫治疗耐药有关。

第五节　药理学的主要任务与方法

一、基 本 概 念

药物（drug）是指可以改变或查明机体的生理功能及病理状态，用以预防、诊断和治疗疾病的物质。药物和毒物之间并无严格界限，毒物是指在较小剂量即对机体产生毒害作用、损害人体健康的化学物质，任何药物剂量过大都可产生毒性反应。药理学（pharmacology）是研究药物与机体（含病原体）相互作用及作用规律的学科。它既研究药物对机体的作用及作用机制，即药物效应动力学（pharmacodynamics），又称药效学；也研究药物在机体的影响下所发生的变化及其规律，即药物代谢动力学（pharmacokinetics），又称药动学。药理学是以基础医学中的生理学、生物化学、病理学、病理生理学、微生物学、免疫学、分子生物学等为基础，为防治疾病、合理用药提供基本理论、基础知识和科学思维方法，是基础医学、临床医学及医学与药学的桥梁。随着现代科学技术和相关学科的发展，药理学的发展亦非常迅速，每年都有大量新药投入临床使用，然而由于疗效、不良反应等原因，部分药物经临床检验后又停止使用。因此，只有掌握每类药物的基本理论和知识，运用科学思维方法，将知识融会贯通，才能适应临床用药的不断变化。

二、药理学的学科任务

阐明药物的作用及作用机制，为防治不良反应、发挥药物最佳疗效、临床合理用药提供理论依据；研究新药开发，药物新用途的发现；为生命科学其他研究提供重要研究方法和科学依据。

药理学的发展要以其他生命科学和化学等知识为基础，以科学实验为手段，因此药理学既是理论科学，又是实践科学。即在严格控制的条件下，在整体、器官、组织、细胞和分子水平，研究药物的作用及其作用机制。现代药理学研究越来越依赖于基础学科的前沿知识，如基因工程、分子药物配体理论等。常用的药理学实验方法有整体与离体功能检测法、行为学实验方法、形态学方法、生物检定法、电生理学方法、生物化学和分子生物学方法、免疫学方法及化学分析方法等。

三、药理学实验方法

1. 实验药理学方法　即以健康动物（包括麻醉动物和清醒动物）和正常器官、组织、细胞、亚细胞受体分子和离子通道等为实验对象，进行药物效应动力学和药物代谢动力学的研究，实验药理学方法对于分析药物代谢动力学的过程、药物作用及作用机制具有重要意义。

2. 实验治疗学方法　是以病理模型动物或组织器官为实验对象，观察药物治疗作用的一种方法，实验治疗学方法既可在整体进行，也可用培养细菌、寄生虫及肿瘤细胞等方法在体外进行。

3. 临床药理学方法　指以健康志愿者或患者为对象，研究药物的药效学、药动力学和药物的不良反应，并对药物的疗效和安全性进行评价，以便促进新药开发，推动药物治疗学发展，确保合理用药。

【案例四】

（一）案例摘要　　　　老药新用——抗肿瘤药物迎来新成员

众所周知，二甲双胍是具有百年历史的"神药"，虽然科学进步，越来越多的新药被发现和使用，二甲双胍却一直长盛不衰，更令人惊喜的是，随着对药理的不断深入研究，百年老药竟然发现抗肿瘤的新药理作用，从而开辟了老药新用的成功开端。下面我们就介绍一下二甲双胍的新药理机制（图12-2）。

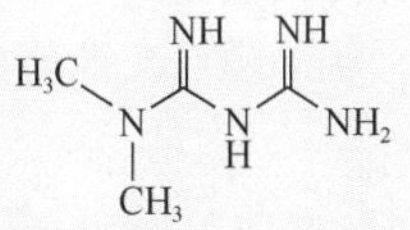

图 12-2　二甲双胍结构图

二甲双胍有一个美丽的起源，它源于法国一种美丽的紫丁香。从中世纪以来法国人都会使用紫丁香治疗疾病，民间也一直有用紫丁香治疗多尿症（糖尿病典型症状）的记录。Watanabe 在1918 年将法国紫丁香的提取物注射给大鼠，发现其能够降低大鼠血糖。1922 年，二甲双胍首次被确认并记录在科学文献中，James Bell 和 Emil Werner 第一次对其进行了合成。1929 年，Tschesche 和 Slotta 发现了双胍类化合物中降糖效果最值得关注的成分——二甲双胍。因为胰岛素是当时降血糖的主流药物，二甲双胍的应用还不广泛。1950 年，法国糖尿病学家 Jean Sterne 在求学时开始研究山羊豆碱（紫丁香提取物）的降血糖活性。然而，在双胍类药物应用过程中，医生们也逐渐发现了双胍类可引起乳酸中毒的副作用及较高的死亡率。20 世纪 70 年代，二甲双胍受到了质疑，丁双胍和苯乙双胍则黯淡退市。二甲双胍之父 Sterne 并没有因此放弃，继续探索二甲双胍的副作用。1994 年，在多项临床研究击破了人们对二甲双胍副作用的疑虑后，二甲双胍被 FDA 批准用于 2 型糖尿病。一项从 1977 年开始到 1997 年结束并随访十年的英国糖尿病前瞻性研究（UKPDS）是二甲双胍及人类糖尿病治疗史中里程碑式的研究，它奠定了二甲双胍治疗 2 型糖尿病（T2DM）的巨星地位。1995 年 3 月后，由 BMS 授权生产的 Glucophage 成了全美最畅销的二甲双胍制剂。越来越多的研究表明二甲双胍除了降血糖以外还具有其他很多种作用，甚至包括预防癌症和抗衰老。2005 年，邓迪大学 Josie MM Evans 团队在顶级医学期刊 *BMJ* 上发表了一篇关于二甲双胍与糖尿病患者癌症发病率的论文。这篇开创了二甲双胍抗癌作用先河的研究，引起了医学界强烈的关注和兴趣，越来越多的研究投入到二甲双胍抗肿瘤机制的研究中。研究最初发现，二甲双胍可通过抑制天冬氨酸的产生和阻止细胞呼吸而特异性减缓肿瘤生长。还有研究发现二甲双胍可以显著降低三阴性乳腺癌细胞在动物体内肿瘤形成和肿瘤增殖能力。最新的研究发现，二甲双胍可通过减少 PD-L1 的膜定位和降低其稳定性，增加细胞毒性 T 淋巴细胞活性，将抗 CTLA-4 免疫疗法与二甲双胍联合应用有协同抗肿瘤效应。

（二）案例问题

1. 请查阅文献，举出一个老药新用的例子，并对新的药理机制进行简单阐述。

2. 老药新用对新药研发有什么促进作用？

（三）案例分析

1. 沙利度胺，在 1957 年上市，又称为"反应停"，具有抑制妊娠反应的效果，在 1960 年则被发现使用该药会使新生儿畸形比率异常升高，随后沙利度胺被各国禁用。随后科学家研究发现，沙利度胺具有其他作用。1998 年，沙利度胺作为一种治疗麻风性结节性红斑的药物被美国食品药品管理局（FDA）批准上市销售。2006 年，沙利度胺被 FDA 批准用于多发性骨髓瘤的治疗药物。机制研究表明沙利度胺具有抗血管生成特性，是一种有效的肿瘤坏死因子 α 抑制剂。这就合理解释了它在人类胎儿肢体发育中的致畸作用，也使其成为抗癌治疗的候选药物。

2. 老药新用策略建立在老药具有经证实的安全性及药物代谢动力学性质，这将避免由 ADMET 引起的临床高失败率，从而缩短开发上市的时间，并降低研发成本。

第六节　药物代谢动力学的主要任务与方法

一、药物代谢动力学概念

药物代谢动力学（pharmacokinetics）简称药动学或药代动学，主要是定量研究药物在生物体内的过程（吸收、分布、代谢和排泄），并运用数学原理和方法阐述药物在机体内的动态规律的一门学科。药物在它的作用部位能否达到安全有效的浓度是确定药物的给药间隔时间和剂量的依据。药物体内过程的影响使药物在作用部位的浓度动态变化。药物代谢动力学研究与毒理学研究、药效学研究处于同等重要的地位，在创新药物研制过程中，已成为药物临床前研究和临床研究的重要组成部分。目前，药代动力学研究对象和研究内容慢慢从单组分体内过程（化学要的单一组分）跨越至复杂组分体内的工程（中药多组分药代动力学）、从宏观（血浆和组织）拓展到微观（细胞药代动力学）、从单靶点（药物的靶向分布）延伸到多靶点（内源性物质的整体调节，即代谢组学）。

二、药物代谢组学的研究内容和方法

代谢组学（metabonomics）是系统生物学的重要组成部分，是继转录组学、基因组学和蛋白质组学之后发展起来的一门新兴学科和技术。代谢组学的定义是由 J.K. Nicholson 教授和 O. Fiehn 教授相继提出来的，是研究细胞、组织或生物体受外部刺激或扰动后所发生的内源性代谢物的整体及其动态变化规律的科学。经过十多年的发展，代谢组学研究方法和研究技术体系日趋成熟，现已广泛应用于包括新药研究在内的生命科学各个重要领域。在候选新药的研究中，新药进入临床研究的先决条件是对其药效、作用机制和毒性评价。然而代谢组学研究在新药研究中具有至关重要的作用，它有助于评价药物的药效和毒性、揭示药物作用机制。药物作用于机体后，一方面会被肠道菌群或肝药酶代谢，产生活化或灭活的代谢产物；另一方面，药物会导致内源性代谢物的变化，并最终体现在体液中代谢物组成或相对含量的变化上。

2006 年，Clayton 等基于代谢组学提出了药物代谢组学（pharmaco-metabonomics）的概念：以代谢组学为平台，通过比较分析给药前个体的代谢表型（metabolic phenotypes）和给药后的药物反应表型（drug-reaction phenotypes）来预测个体对药物的代谢和毒性反应的差异，进而对药物疗效或毒性进行评价。药物代谢组学依托现代分析技术、化学计量学、生物信息学等技术，通过对体内内源性代谢物进行测定，研究在药物干预下疾病系统的动态性和整体性应答，展示生物体内在整体的变化状态，并以整体和动态的观点来认识、解释、进而预测个体对药物治疗的效应，避免了以往采用单一指标或少数几个指标研究某种病理和生理变化，能够获得生物体整体性的、动态性的信息。

目前，药物代谢组学研究已经显示了其在药物发现过程中的巨大潜力，并已被成功应用于新药研究从早期发现到临床开发的全过程。药物代谢组学研究有望成为新药发现与研发过程的一个必需部分。将代谢组学、药物代谢组学方法"导入"药物整体疗效评价研究领域，在药物毒性与安全性评价、新药创制与作用机制、个体化药物治疗等多个研究方向均展现出了良好的应用前景。美国食品与药品管

理局（FDA）已经接受代谢组学/药物代谢组学研究的结果作为新药申报和注册的重要参考指标。

第七节　药物临床试验的概念和基本方法

一、药物临床试验的概念

药物临床试验（clinical trial），指以人体（患者或健康受试者）为对象的试验、研究，意在发现或验证某种试验药物的临床医学、药理学、其他药效学作用、不良反应，或者试验药物的吸收、分布、代谢和排泄，以确定药物的疗效与安全性的系统性试验。药物临床试验质量管理规范（GCP）是药物临床试验全过程的标准规定，包括方案设计、组织实施、监察、稽查、记录、分析、总结和报告。

国家市场监督管理总局是负责接收药物临床试验的管理机构，对获准在我国开展的所有药物临床试验试行登记与社会公示。国际通用的药物临床试验分为Ⅰ、Ⅱ、Ⅲ、Ⅳ期，是表明临床试验的阶段性，每期试验的期别次序不能随意颠倒。药物在应用于人体之前的临床试验分期研究，采取分级、分阶段循序渐进的方法进行，是为了把试验研究对人体的损害降到最低，及时发现药物对人类的不良反应或严重不良反应，早期中止试验或修正研究方法，进而促进试验质量和效率的提高。

二、国际上药物临床试验常用的基本方法

1. 按照不同的试验目的等，我国《药品注册管理办法》（2007年）将药物临床试验分为Ⅰ、Ⅱ、Ⅲ、Ⅳ期，概念如下：

Ⅰ期临床试验（phase Ⅰ clinical trial）：初步的临床药理学及人体安全性评价试验。观察人体对于新药的耐受程度和药代动力学，为制定给药方案提供依据。在此阶段应重点注意的评价内容依次是药物的安全性评价实验、给药方式和剂量等。

Ⅱ期临床试验（phase Ⅱ clinical trial）：治疗作用初步评价阶段。其目的是初步评价药物对目标适应证患者的治疗作用和安全性，也包括为Ⅲ期临床试验研究设计和给药剂量方案的确定提供依据。此阶段的研究设计可以根据具体的研究目的，采用多种形式，包括随机盲法对照临床试验。

Ⅲ期临床试验（phase Ⅲ clinical trial）：治疗作用确证阶段。其目的是进一步验证药物对目标适应证患者的治疗作用和安全性，评价利益与风险关系，最终为药物注册申请的审查提供充分的依据。试验一般应为具有足够样本量的随机盲法对照试验。

Ⅳ期临床试验（phase Ⅳ clinical trial）：新药上市后应用研究阶段。其目的是考察在广泛使用条件下的药物的疗效和不良反应，评价在普通或者特殊人群中使用的利益与风险关系以及改进给药剂量等。

0期试验：0期临床试验是近年来提出的概念，又称药物微剂量临床试验（美国食品药品监督管理局和欧洲药物管理局将微剂量定义为预期药理剂量的百分之一或100μg，取其中较小者），指可在人体与动物上进行平行的实验，在较短的时间内（一般为一周），对受试志愿者（一般少于15人）进行微剂量给药，分析新药在人体内的吸收、分布、代谢和排泄（ADME）数据，因此在药物开发早期就能了解人体对药物的反应，是临床前和传统临床试验之间的衔接试验，以便在进行Ⅰ期临床试验前对新药的变量，如药代动力学、药效靶点等有所了解。优点是可以加速新药实验室到临床的转化，减少研发时间和资金投入，整体上提高新药研发的效率。

需要注意的是，微剂量试验并不能提供药物的安全性、毒理学和有效性数据，所以尚不能完全取代传统的Ⅰ期试验。

2. 药物临床试验其他分类方法

（1）安全性试验：仅评估研究药物在试验计划的使用情况下的安全性。

（2）有效性试验：仅考量研究药物作用于疾病或健康状态的效果。

（3）安全性和有效性试验：同时考量和评价研究药物的安全性和有效性。

（4）生物等效性试验/生物利用度试验：生物利用度指药物活性成分从制剂释放吸收进入全身循环的程度和速度；生物等效性试验指用生物利用度研究的方法，以药代动力学参数为指标，比较同一种药物的相同或者不同剂型的制剂，在相同的试验条件下，其活性成分吸收程度和速度有无统计学差异的人体试验。

（5）药代动力学/药效动力学试验：药物在机体一段时间内的行为，包括吸收、组织分布和定位、生物转化和排泄的过程称为药代动力学；药物对生物系统的作用称为药效动力学。

【案例五】

（一）案例摘要 抗肿瘤原创新药西达本胺的研制

2014 年 12 月，抗肿瘤原创新药西达本胺获国家食品药品监督管理总局批准上市。西达本胺是全球首个获准上市的亚型选择性组蛋白质去乙酰化酶口服抑制剂，也是中国首个授权美国等发达国家专利使用的原创新药。西达本胺（Chidamide，商品名爱谱沙/epidaza）属于全新作用机制的综合靶向抗肿瘤靶向药物，适用于既往至少接受过一次全身化疗的复发或难治的外周 T 细胞淋巴瘤患者。西达本胺从开始申请临床试验到正式上市历经 10 年。2005 年 12 月，西达本胺正式提交临床试验申请；2008 年 3 月，Ⅰ期临床试验完成；2012 年 5 月，针对成熟 T 细胞淋巴瘤（PTCL）的注册性临床Ⅱ试验完成。2013 年 2 月，递交以西达本胺针对 PTCL 为适应证的新药证书和上市许可申请。2015 年 2 月，西达本胺正式启动销售，并在 2017 年纳入国家医保目录。西达本胺的化学名称为 N-（2-氨基-4-氟苯基）-4-[N-（E）-3-（3-吡啶）丙烯酰基]氨甲基]苯甲酰胺（分子式：$C_2H_{1}9FN_{4}O_2$，分子量：390.42），化学结构式见图 12-3。

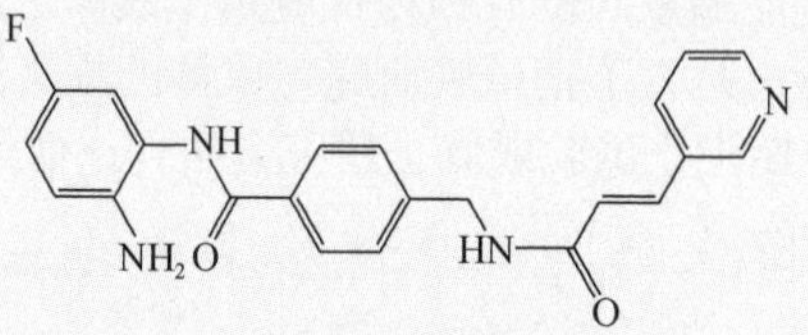

图 12-3 西达本胺结构式

外周 T 细胞淋巴瘤（PTCL）又称成熟 T 细胞淋巴瘤，是非霍奇金淋巴瘤的一种，属于一组源于胸腺后成熟 T 淋巴细胞或自然杀伤细胞的淋巴系统恶性肿瘤，包括约 18 种病理亚型。PTCL 在亚洲国家中发病率较高，在中国的发病率占非霍奇金淋巴瘤的 25%～30%。传统化疗和放疗方案对于 PTCL 的治疗效果欠佳，组蛋白质去乙酰化酶抑制剂（Histone deacetylase inhibitors，HDACi），是一类新型的抗肿瘤药物，可以通过提高组蛋白质的乙酰化程度诱导细胞分化、凋亡和降低细胞增殖能力。西达本胺是苯酰胺类 HDAC 亚型选择性抑制剂，对肿瘤异常表观遗传功能具有调控作用，主要针对第Ⅰ类 HDAC 中的 1、2、3 亚型和第ⅡB 类的 10 亚型具有选择性抑制作用。西达本胺通过抑制特定 HDAC 亚型，使染色质组蛋白质的乙酰化水平增加，引起染色质重构并改变相关信号通路基因转录调控作用（即表观遗传调控作用），抑制淋巴瘤细胞周期并诱导肿瘤细胞凋亡；诱导抗原递呈并激发天然免疫和获得性免疫进而增强自然杀伤细胞和抗原特异性细胞毒性 T 细胞（CTL）介导的肿瘤杀伤作用；与其他抗肿瘤药物协同作用，可以增强药物敏感性，抑制肿瘤细胞 EMT 发生。

目前还有另外四种表观调控类药物上市应用，分别是用于治疗骨髓增生异常综合征的 DNA 甲基转移酶抑制剂 5-azacytidine 和 decitabine；用于治疗皮肤 T 细胞淋巴（CTCL）和 PTCL 的 HDAC 抑制剂 vorinostat 和 romidepsin。治疗费用相对昂贵，西达本胺价格优势明显。

（二）案例问题

1. 通过本章学习，请简要总结药物临床试验实验方案对照试验设计的要点。

2. 结合案例查阅文献资料并分析，创新药物研发到上市应用，需要哪些必要的过程？

3. 简述西达本胺的成功上市对我国药物研发的重要意义。

（三）案例分析

1. 新药临床试验必须设置对照组，可以排除药物因素对新药临床评价的影响，一般分为安慰剂对照、空白对照、剂量对照、阳性药物对照和外部对照。只有对照方法设立正确，才能平衡非试验因素对试验结果的影响，使试验药物的效应、不良反应充分表现出来。

2. 药品作为特殊的"商品"，各国均有严格的特殊管理法律、法规。国际通用的药物临床试验分为Ⅰ、Ⅱ、Ⅲ、Ⅳ期，表明临床试验的阶段性，每期试验不能颠倒期别次序。未曾在人体使用的新药，在国家批准临床应用（上市）前，必须进行Ⅰ、Ⅱ、Ⅲ期临床试验。批准上市后，可进行Ⅳ期临床试验。

3. 新药从发现到临床应用，众所周知是一个漫长而艰巨的过程。原始创新的新药开发中最为重要的，国家鼓励原始创新，推动我国原创药物产业的发展。意味着中国有了自己原创的抗癌新药，中国药物研发已从仿制、高仿逐步走入与发达国家同水平甚至超前的独立创新阶段。此举将填补我国 T 细胞淋巴瘤治疗药物的空白，也标志着我国基于结构的分子设计、靶点研究、安全评价、临床开发到实现产业化全过程的整合核心技术与能力得以显著提升，是我国医药行业的历史性突破。

第八节 展 望

经过几千年的发展，药学在理论和方法上都已经取得了丰硕的成果，尤其是化学、物理学、生物学、解剖学和生理学的兴起，大大促进了药学的发展。进入 21 世纪以来，科学技术的发展更是日新月异，各种技术的兴起为药学的研究注入了新的活力，药学领域将会是一个充满挑战和活力的科学前沿。

一、人工智能在药学研究中的应用

新药研发是一项系统性的工程，包括靶点的确定，模型的建立，先导化合物的发现和优化，候选化合物的挑选和开发，临床研究这几个阶段，具有投资大、周期长、风险高的特点。在新药研发过程中，人工智能通过阅读海量的文献，利用大数据和机器学习的方法进行高通量的数据分析和生物模型建立，对疾病的靶点进行预测。根据已有的药物研发数据，人工智能通过计算机分子模拟技术模拟出药物小分子与靶点之间的相互作用机制，设计出成千上万种特定小分子化合物，再通过计算机模拟技术根据药效、选择性和 ADME 等对药物进行虚拟筛选，这样能够极大地降低实际要筛选的药物分子数，从而大大提高先导化合物的发现效率。然后研究人员对筛选出来的药物分子进行合成和检测，将实验得到的数据反馈回 AI 系统中，对下一轮筛选的参数进行优化。经过反复地筛选，最终确定可用于临床研究的候选药物。因此，在药物研发中，人工智能不仅提高了药物研发的准确性和可靠性，也为药物设计理论思维的形象化表达提供了一种手段，更是对传统药物设计的颠覆。人工智能大大缩短了药物的研发周期，并且能对新药的有效性和安全性进行预测，是现在药物设计最直观、最有效、最方便的手段。

二、纳米技术在药学研究中的应用

纳米技术在药学中主要是用于纳米药物和纳米载体。纳米级的药物颗粒或分子由于它们自身的结构具备独特的生物效果，因此可以直接用于治疗疾病，与传统的药物相比较，可实现传统的给药方式不能达到的稳定、微量、高效、靶向定位等目标。纳米制剂通常具有较强的靶向性，准确定点地发挥临床治疗作用，因此可以有效减轻对其他组织的副作用，降低药物的毒副作用。纳米技术在生物医学诊断及药物制剂研发、医学临床用药等方面发挥出越来越大的作用。但是目前，国内外的纳米药物的研究仍处于临床研究阶段，因其安全性无法充分认证，能用于临床治疗的药物仍旧很少。主要原因在于纳米载体的降解产物存在着一定的细胞毒性，且代谢产物的副作用仍无法研究透彻加以避免，这些问题在今后的纳米药物研究中亟须解决，改善其生物相容性也会成为今后研究的重点问题。

三、3D 打印技术在现代药学发展中的应用

近年来，3D 打印技术在药学研究领域中得到了广泛的应用，已经在药物制剂制备、药物分析、药物合成及新药研发领域取得了一定的成果。比如有些研究人员设计了 3D 打印药物合成设备，这些设备能够进行简单的化学反应，对复杂药物的全合成具有一定的指导意义。也有研究人员将 3D 打印用于药物制剂的制备，尤其是缓控释制剂和片剂的制备。此外，研究人员基于 3D 打印技术的精确成形和局部微细控制的特点，将其应用到分离分析领域并且取得了一些初步的成果。随着 3D 打印技术的出现和发展，研究人员已经能够打印出活体器官，如血管、肝脏等，利用 3D 打印技术打印出来的活体组织器官进行新药筛选和药物实验为新药的研发提供全新的方法，将大大促进新药的研发。

然而，3D 打印技术在药学研究中的应用还处于初期阶段，还面临着许多问题和挑战。不过，相信随着科技的进步和发展这些问题都将得到解决，3D 打印技术与药学研究相结合必将成为药学发展的新趋势。

思考题
1. 简述小分子药物设计的原则。
2. 简述天然药物从临床前到临床期实验的主要研究思路和方法。
3. 简述智能医学在药学研究中的应用。

本章小结

（张 健 卢 奕 习昱文）

第十三章 预防医学研究任务与方向

学习要求

1. 识记 预防医学研究的发展方向和未来趋势。
2. 理解 预防医学中疾病预防的策略与措施。
3. 运用 预防医学的常见的研究方法以探讨环境与人群疾病及健康的关系。

本章导图

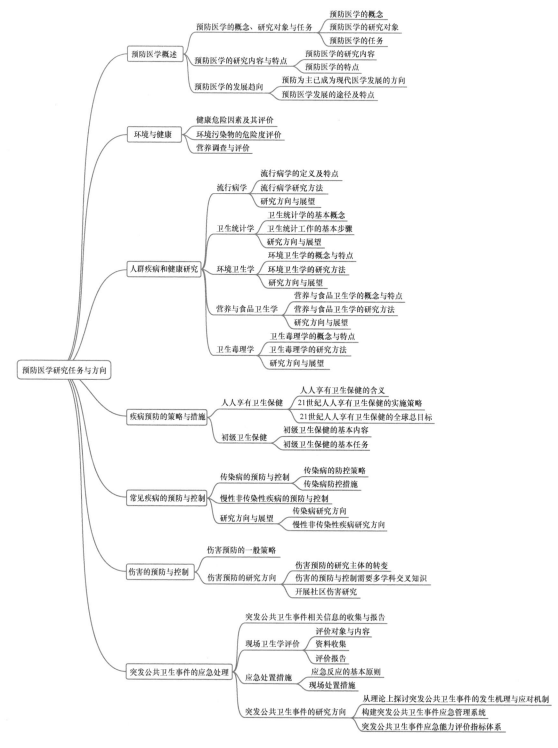

第一节　预防医学概述

一、预防医学的概念、研究对象与任务

（一）预防医学的概念

预防医学（preventive medicine）是医学的重要组成部分，以人群为重点研究对象，应用环境医学、生物医学、社会医学、行为科学、健康促进、卫生管理、卫生统计学和流行病学的原理和方法，采用宏观与微观相结合的技术手段，分析与研究不同环境因素对人群健康的影响及疾病发生、发展和流行的规律，探讨改善和利用环境因素、改变不良生活方式、减少危险因素、合理利用卫生资源的策略和措施，以达到预防疾病、促进健康、延长寿命、提高生命质量为目的的一门综合性应用医学学科，一句话，预防医学就是探索疾病病因或危险因素，并针对病因或危险因素进行干预以预防疾病的发生、改善预后。

（二）预防医学的研究对象

预防医学主要研究对象为人群，研究其健康、疾病与自然环境、社会环境之间的关系。从维护群体健康出发，研究环境中各种有害健康的因素，制定预防和控制对策。鉴于人类具有自然和社会双重属性，影响人类健康和疾病的因素既有自然因素，也有心理的、社会的因素。群体的预防必须建立在个体预防的基础上，因而预防医学同样重视个体的预防，但只有做好群体预防才能保证个体的健康。

（三）预防医学的任务

预防医学的主要任务是阐明健康的新观念，确立整体论的健康观及充分认识健康对人的重要性。阐述人与环境的平衡观、健康和疾病的连续观，认识自然环境、社会环境因素对健康和疾病的影响，认识健康和疾病的相对关系，认识健康与疾病的动态连续过程。叙述环境、食品、劳动卫生、学校卫生与健康，社会环境与健康的关系，认识公共卫生措施对提高环境质量和生活质量的重要性。叙述人群健康调查的流行病方法和统计方法，为开展人群健康状况的调查研究做准备。阐述三级预防原则，对传染病、心脑血管疾病、恶性肿瘤、糖尿病、慢性阻塞性肺疾病、地方病、营养有关疾病、心身疾病、医源性疾病、性传播疾病和突发公共卫生事件的预防与控制措施，提供疾病预防与控制的基本知识和技能以开展预防性服务工作。

二、预防医学的研究内容与特点

（一）预防医学的研究内容

1.环境与健康　主要研究自然环境、社会环境对健康的影响及其作用规律，以及人与环境的整体观、平衡观，为如何采取公共卫生、社会卫生措施，进行卫生保健、预防疾病、增进健康等提供理论依据。研究领域包括职业卫生与环境卫生学，营养与食品卫生学，卫生毒理学。

2.人群疾病和健康的研究　主要研究人群疾病和健康的状况，需借助卫生统计学、流行病学等学科的原理和方法，分析人群健康和疾病的现状、分布及影响因素，获得对健康与疾病本质的认识；阐明环境与健康的关系、社区居民的健康水平、疾病发生的原因，为制定卫生政策、采取控制疾病的措施提供依据。

3.疾病预防的策略与措施　主要阐述"人人享有卫生保健"和"初级卫生保健"概念、目标和任务，树立预防为主的"大卫生"观念，掌握卫生保健的方法和技能，适应时代发展的需求。

4.常见疾病的预防与控制　主要对人群健康威胁较大、引起重大公共卫生问题的疾病，如传染病、心脑血管疾病、恶性肿瘤、糖尿病、慢性阻塞性肺疾病等常见病、多发病，研究其发生、发展规律，提出防制原则、措施和预防保健方法，为搞好三级预防提供依据。

5.伤害的预防与控制　主要包括伤害的概念、分类、流行特征、发生的原因，伤害的预防策略与措施，常见伤害的预防与控制。

6.突发公共卫生事件的应急处理　主要包括突发公共卫生事件的概念、特征、分类、分级和应急处理的方针、原则、预防、控制措施，探讨如何控制此类事件的发生、发展。

（二）预防医学的特点

预防医学的主要特点有研究对象为群体，主要着眼于健康和无症状者；突出预防为主的观念，着眼环境，面向群体，提倡标本兼顾的三级预防措施；研究重点为人群健康与环境的关系；重视与临床医学结合，将预防整合于治疗中；采用的预防对策具有较临床医学更大的人群健康效益；研究方法上

注重微观和宏观相结合。预防医学的特点决定了预防医学较其他医学具有如下优势：价值导向的超前性；服务对象和研究对象的整体性；研究方法的独特性；工作范围的全球性和广泛性；工作效率的紧迫性和时效性；工作过程的长期性和艰巨性；工作效果评价的滞后性和效益影响的深远性。

三、预防医学的发展趋向

（一）预防为主已成为现代医学发展的方向

1. 预防是解决健康问题的根本性对策。预防医学正是通过探明导致疾病的根源，从源头上采取有效的干预措施，消除和控制危险因素，从而防止疾病发生。

2. 预防是实现医学目的优先考虑的要素。现代医学目的旨在：预防疾病和促进健康，解除疼痛和疾苦，治疗疾病和照料不能治愈者，预防早死和追求安详死亡。在整个医学乃至国民经济发展中，预防医学必然处于优先地位。

3. 预防为主是最有效、最经济的卫生措施。从卫生经济学角度衡量，预防是卫生工作少投入、高产出、低费用、高效益的关键措施，要实现全球卫生战略目标和"健康中国 2030 战略"目标，都必须坚持预防为主。

4. 预防为主始终是我国卫生工作方针的重要内容。

（二）预防医学发展的途径及特点

1. 学科发展上表现为分化与综合相结合，以各学科（包括非医学学科）的交叉融合为主导方向，特别是预防医学与临床医学、基础医学相结合。

2. 研究方法上表现为宏观与微观的有机结合，即传统的现场研究与实验室研究（如基因组学、分子遗传学技术等）相结合。

3. 病因预防上表现为在注重群体性疾病预防的同时，与注重心理、精神、行为因素性疾病预防相结合。

4. 基层服务模式上表现为预防与保健相结合，推行预防保健、医疗康复、健康教育和计划生育为一体的社区卫生服务。

5. 职责范围上表现为医学预防和社会预防相结合，并逐渐趋向社会预防为主，以适应医学模式的改变。

第二节　环境与健康

环境（environment）是指在特定时刻由物理、化学、生物及社会各种因素构成的整体状态，这些因素可能对生命机体或人类活动直接或间接地产生现时的或远期的作用。构成环境的要素有生物因素、化学因素、物理因素、社会–心理因素。环境与健康分支学科包括研究各种暴露因素与健康关系的流行病学，研究空气环境、水环境、土壤环境、地质环境及职业环境与健康关系的职业卫生与环境卫生学，研究食品、食物中毒、营养与健康关系的营养与食品卫生学，研究各种有害因素如放射性、微波等物理因素及生物因素等对机体损害作用的卫生毒理学，以及运用于各种研究类型中的卫生统计学。下面介绍环境与健康中几种常见评价方式。

一、健康危险因素及其评价

健康危险因素是指在机体内外环境中存在的与疾病发生、发展及死亡有关的因素。概括起来有环境危险因素、行为危险因素、生物遗传危险因素和医疗服务的危险因素。

健康危险因素评价是研究危险因素与疾病发病率及死亡率之间数量依存关系及其规律性的一种技术。它研究人们生活在有危险因素的环境中发生死亡的概率，以及当改变不良行为，消除或降低危险因素时，可能延长的寿命。目的是促进人们改变不良行为，减少危险因素，提高健康水平。流行病学最主要的研究方向之一便是探讨疾病分布特征及危险因素与疾病的关系。

二、环境污染物的危险度评价

环境中的污染物并非在任何情况下都会对环境和人类构成实际危害，是否构成危害取决于特定接触条件下，污染物毒作用特征、剂量–反应关系及人体实际接触的剂量。危险度评价是在综合分析人群流行病学调查、毒理学试验、环境监测和健康监护等多方面研究资料的基础上，对毒物损害人类健康的潜在能力进行定性和定量的评估，以判断损害可能发生的概率和严重程度。

危险度评价包括以下四个步骤：

1. 危害鉴定是危险度评价的第一步骤，属定性评价阶段。

2. 暴露评价又称接触评价，通过暴露评价，估计出人群暴露于污染物的时间、频率、途径及剂量等。

3. 剂量－反应关系评价，是指人群对污染物暴露水平和其所产生的某种健康效应发生率或者严重程度之间关系的评定，通过该评价，找出规律，提出剂量－反应模式，用于该物质的危险度特征分析。

4. 危险度特征分析综合描述危害鉴定、暴露评价和剂量－反应关系评价所获得的信息来确定人群暴露的危险度，是危险度评价的最后阶段。环境污染物的研究涉及多学科交叉，包括环境卫生学、卫生毒理学、基础医学等。

三、营养调查与评价

营养调查（nutritional survey）是运用科学手段来了解某一人群或个体的膳食和营养水平，以此判断其膳食结构是否合理和营养状况是否良好的重要手段。全面的营养调查工作，一般由四部分内容组成，即膳食调查、体格测量、营养缺乏病的临床检查、营养状况实验室检测。这四部分调查检测工作是互相联系和互相验证的，一般同时进行。营养评价（nutritional assessment）则是全面评价这四部分内容，包括膳食评价和人的营养状况评价两个方面，并客观地对其所发现人群中的营养问题提出解决措施。

营养调查与评价的目的是了解不同地区、不同年龄组人群的膳食结构和营养状况；了解与食物不足和过度消费有关的营养问题；发现与膳食营养素有关的营养问题，为进一步监测或进行原因探讨提供依据；评价居民膳食结构和营养状况的发展，并预测今后的发展趋势；为某些与营养有关的综合性或专题性研究课题提供基础资料；为国家制定政策和社会发展规划提供科学依据。

第三节　人群疾病和健康研究

一、流行病学

（一）流行病学的定义及特点

流行病学（epidemiology）是一种研究包括疾病等健康相关事件在特定人群中的分布及其主要决定因素（危险因素和保护因素），探索预防疾病、促进健康的一门基础医学科学。流行病学学科同时也是预防医学的骨干学科。与其他医学学科不同之处在于：流行病学采用逻辑性强的研究设计和现代生物统计学方法，从人群角度，综合分析疾病相关的生物因素和社会因素，探索疾病等健康相关事件的发生原因、发生发展规律和预防控制措施。流行病学定义中两个关键词是"人群"（population）和"预防"（prophylaxis），即通过对特定人群进行分析，发现疾病主要危险因素，并针对疾病危险因素进行特异性预防，在疾病发生之前进行有效干预以实现疾病控制"关口前移"，达到"治未病"的目的。

（二）流行病学研究方法

流行病学研究方法主要采用观察性研究、实验性研究和理论性研究，以观察性研究和实验性研究为主。观察性研究按是否有事先设立的对照组，又可进一步分为描述性研究和分析性研究。描述流行病学主要是描述疾病或健康状态的分布，起到揭示现象、为病因研究提供线索的作用，即提出假设；分析性流行病学主要是检验提出的假设；实验流行病学则用于验证假设。

1.描述性研究　主要包括现况研究、个案调查、暴发调查、筛检和生态学研究。现况研究（prevalence survey）是指在特定的时间内（某一时点或短时间内），通过普查或抽样调查的方法，对特定人群中某种疾病或健康状况及有关因素的情况进行调查，从而描述该病或健康状况的分布及其与相关因素的关系。进一步比较分析具有不同特征的暴露组与非暴露组的患病情况或暴露情况，为研究的纵向深入提供线索和病因学假设。从观察时间上来说，现况研究是在特定时间内进行的，即在某一时点或在短时间内完成，这个时间点犹如一个断面，故又称为横断面研究（cross-sectional study）。从观察分析指标来说，由于这种研究所得到的疾病频率一般为患病率，故也称之为患病率研究（prevalence study）。现况研究有普查和抽样调查两种。

个案调查（case survey）又称个例调查、病家调查，是指对个别发生的病例、病例的家庭及周围环境进行的流行病学调查。病例一般为传染病患者，但也可以是非传染病患者或病因未明的病例等。如病例为传染病患者，而每一个传染病患者都可以形成一个疫源地，故也称疫源地调查。个案调查的基本方法有询问、现场调查和检验。

暴发调查（outbreak survey）是对局部地区或集体单位，在较短时间内突然发生多例临床症状和体征相似的同种疾病的事件所进行的调查。由于疾病暴发涉及的人数较多，病例又集中在一段时间之内，当接到疾病暴发报告时，必须迅速奔赴现场进行调查和处理。其目的是查明暴发的原因，采取有效的防治措施，控制疫情发展和蔓延，总结经验教训，防止类似事件再次发生。暴发调查的步骤一般分为：核实诊断、证实暴发、初步假设、全面调查、采取措施控制暴发、总结报告。

2. 分析性研究 又称为分析性流行病学，可以用来检验疾病病因假设或流行因素。分析性研究是通过专门设计的不同组间的比较，分析研究因素作用。属于这类性质的研究主要有病例对照研究和队列研究两种。病例对照研究（case-control）是选择人群中患某病的病例作为病例组，未患某病的病例作为对照组，然后追溯两组人群过去暴露于某个（些）因素的情况（包括是否暴露及暴露的剂量），通过比较两组的暴露率有无差异，从而判断暴露因素与所研究的疾病之间有无联系及联系强度大小的一种观察性研究方法。队列研究（cohort study）又称定群研究或群组研究，是指对一个范围明确的人群，根据是否暴露于某个研究因素及其暴露程度而将其分为暴露组和非暴露组，追踪观察一段时间后，比较各组结局的差异，从而判断暴露因素与结局之间有无因果关联及关联程度大小的一种观察性研究方法。

3. 实验流行病学（experimental epidemiology） 又称为流行病学实验或现场试验或干预试验，是按随机化分配原则将实验人群分为两组，人为地给一组以某种因素、措施或新药作为实验组；另一组不给予该因素、措施或仅给予安慰剂作为对照组。然后随访观察一定时间，并比较两组的发病率或死亡率。目前实验流行病学研究已广泛用于探讨疾病病因和评价防治措施效果。

（三）研究方向与展望

在过去的一个世纪中，流行病学在防治疾病、促进健康方面做出了重大贡献，流行病学研究本身也得到了长足的发展。但随着全球环境问题日益突出，老龄化问题加剧，流行病学面临着新的挑战，当然这也是流行病学进一步发展的重要契机。

1. 宏观流行病学研究得到重视和发展 宏观思维和研究方法是流行病学理论体系的重要组成部分，但实际工作中，宏观研究往往不如微观研究那样受到重视。随着心脑血管疾病等慢性问题的加剧，微观流行病学并未如人们预期那样，发挥重大作用，与此同时越来越多的学者认识到流行病学的社会学特征，即社会、经济、政治和文化环境可能是疾病发生发展的潜在决定力量。近些年宏观流行病学开始得到重视，并逐步发展起来。宏观研究与微观研究相辅相成，互为补充，两者缺一不可。

2. 传染病与非传染病研究并重 虽然传染病的流行状况较 20 世纪已经得到了很大的改善，但仍要警惕新型传染病的流行，如甲型 H1N1 流感、禽流感、艾滋病等，依然对人们的健康造成威胁。另一方面，以慢性病为主的非传染性疾病已成为当前主要的公共卫生问题，这促使我们在探索病因，寻找危险因素，实施有效的预防措施方面，要做出进一步努力，这是一项任重而道远的任务。

3. 重视流行病学中的伦理学问题 流行病学研究主要以人作为研究对象，各种常见研究设计中都或多或少地涉及伦理学方面的问题，但以往对此并没有给予过多的关注。随着人类基因组流行病学的兴起与飞速发展，越来越多的流行病学研究中可能会涉及个体的遗传信息。个体信息的暴露对个人、家庭和社会的不良影响将是巨大的。信息时代如何在知情同意的前提下，最大限度地保护受试对象的生命和健康，维护他们的隐私和尊严，已日益成为流行病学研究中不得不关注的问题。近几十年来，国际社会（尤其是北美和西欧等国家）对涉及人体的医学研究中伦理学方面问题给予较高的关注，出台了相关的政策和法律，建立了各级伦理委员会，涉及人体的科学研究从资金的申请、启动到科研成果的发表，都要经过层层审批，这种大环境也使得流行病学工作者必须正视研究中可能涉及的伦理问题。

4. 循证医学的发展 慢性非传染性疾病致病因素复杂，流行病学研究方法本身具有局限性，加之研究样本量的限制和混杂因素的作用，这使得大量的病因学研究出现截然不同的结果，单纯靠经验医学和一个或少数几个研究所获得的结论的科学性有限。越来越多的流行病学工作者接受了循证的理念，认识到对已有的研究结果进行系统的评价、综述和再利用的重要性。利用现有最好的证据指导实践是循证医学的核心内容，随着流行病研究中越来越多地融入了循证的思想，利用系统综述和 Meta 分析等手段归纳总结以往研究结果的流行病学研究日益增多，为临床和公共卫生领域有效干预措施的实施和推广，以及疾病防治策略和措施的制定提供了颇具参考意义的科学依据，也为进一步的研究提供了线索和方向。

5. 精准医疗思想在流行病学中的应用 精准医疗（precision medicine）是一种将个人基因、环境与生活习惯差异考虑在内的疾病预防与处置的新兴方法。精准医疗的重点不是"医疗",而是精准。精准医疗分为精准诊断、精准预测、精准预防、精准治疗。传染性流行病在很大程度上实现了"精准"的要求,抗生素的发现与改进,疫苗在人群中的广泛应用,可以达到很高的治愈率和预防率。然而在非传染性疾病中却并未实现"精准",其一是预防不精准,慢性病一般无与之对应的病因,而是由多个危险因素共同导致,这无疑增加了精准预防的难度,其二是治疗不精准。如一些高血压病人在服用降压药,将血压降到正常范围后,心脑血管疾病的发病率依然较高,而未服用降压药的高血压病人也未必会得心脑血管疾病。因此如何在非传染性流行病中是实现"精准",将是流行病未来研究的主要方向之一。

二、卫生统计学

（一）卫生统计学的基本概念

在医学的发展中,卫生统计学（health statistics）已作为一门工具学科在医学研究和实践中广泛应用。卫生统计学是运用概率论与数理统计的原理与方法,研究居民健康状况及卫生服务领域中的资料和信息的搜集、整理、分析与推断的一门科学。

主要研究内容有以下三个方面：①卫生统计的基本原理和方法,包括统计设计,搜集整理资料的方法,利用描述性指标及统计图表描述资料的特征的方法,根据研究目的和资料性质,利用样本信息对总体特征或性质进行估计和推断等；②居民健康统计,包括研究人口数量、构成及出生、死亡等的人口统计,研究疾病在人群中发生、发展和流行情况的疾病统计,以及研究人群发育水平的发育统计等；③卫生服务统计,包括卫生资源利用、卫生服务供给及卫生服务需求等的统计工作。

随着计算机技术的发展和普及,大量信息的存储和运算成为可能,同时也使得医务工作者必须具备一定的计算机技术和统计学观念。

（二）卫生统计工作的基本步骤

卫生统计工作一般分四个步骤,即先有一个精密的设计,然后根据设计的要求搜集资料、整理资料和分析资料。

1. 统计设计 在制订调查计划或实验设计时,除从专业上考虑外,还必须根据卫生统计要求进行周密的设计,以保证结果的准确性、严密性和可重复性。统计设计（statistical design）是整个研究过程的总体规划,设计的内容包括资料搜集、整理和分析全过程总的设想和安排。一个好的统计设计可以用较少的人力、物力和时间取得更多的较可靠的资料。

2. 收集资料（collection of data） 是根据统计设计的要求,通过合理可靠的手段或渠道,及时取得完整、准确的原始数据的过程。这是保证统计分析结果正确的关键一步,只有获得完整、准确的原始数据,才能得出科学的结论。

3. 整理资料（sorting data） 是根据统计设计的要求,对原始资料进行科学的加工、整理,使其条理化、系统化,以便进一步进行统计分析的过程。一般来说,整理资料首先应检查核对资料,检查核对资料要注意：资料的逻辑检查,检查原始报表（或报告卡）的横向、纵向合计和总合计是否吻合。从专业角度对资料的合理性进行检查,原始资料有无相互矛盾的地方,如性别男,死因为卵巢癌；新生儿体重为10kg；退休年龄30岁等。从专业角度对资料的一致性进行检查,如诊断标准、疗效评定标准是否统一等。

根据统计分析的需要,可对原始数据进行加工,按性质或类型分组,按数量大小分组,按等级高低分组,计算出各组出现的频数,将其转化为频数表资料。频数表资料不仅可以表示数据的分布情况,也有利于各种统计指标的计算。

4. 分析资料（analysis of data） 就是将整理好的资料,按照设计的要求,进行统计分析。分析资料包括统计描述（descriptive statistics）和统计推断（inferential statistics）两部分内容。统计描述是利用描述性指标及统计表、图描述资料的某些特征及其分布规律,为进一步作统计推断奠定基础。统计推断又包括两部分：参数估计和假设检验,参数估计指用样本统计量估计总体参数,假设检验是用样本统计量对总体参数或分布的特定假设进行检验,进而对该假设成立与否做出判断。统计推断是统计学的主体,不同资料类型,不同分析目的,使用的统计分析方法不同,本章后几节将作详细介绍。

（三）研究方向与展望

1. 统计学在公共卫生领域的广泛应用 不管是预防医学中的各分支学科,还是各种的研究方式,都离不开统计学的分析,可以说统计学的思想与方法渗入在公共卫生领域的方方面面。人们采取各种抽样方法设计群体调查，掌握人群中的卫生状况和需求；采用统计描述的全部手段反映疾病和卫生资源的分布特征；采用统计推断的技术识别危险因素、评价卫生措施、进行卫生决策、建立预后预测模型。统计学方法种类繁多，应用灵活，研究者在如何运用最恰当的统计学方法进行分析，解释结果方面，还有很大的提升空间。

2. 卫生统计学发展的新挑战　现有的卫生统计学方法虽然能够解决大部分公共卫生问题，但随着预防医学研究方向的不断拓展，传统的方法难以满足新方向的研究，如横断面研究，病例–对照研究和队列研究等传统的设计模式难以显示疾病的遗传规律。由于同一家族系内的成员并未互相独立的个体，且缺失数据也多，这就推动了多水平模型和缺失数据等分支的研究。在艾滋病的研究中，由于总人群是未知的，个体感染和发病起点也未知，原有的随机抽样或整群抽样技术难以施展，这些都促使人们不断发展逆向估计和捕获–再捕获等新的抽样与估计方法。

三、环境卫生学

（一）环境卫生学的概念与特点

环境卫生学（environmental health/environmental hygiene）是研究自然环境（natural environment）和生活环境（living environment）与人群健康的关系，揭示环境因素对人群健康影响的发生，发展规律，为充分利用环境有益因素和控制有害环境因素提出卫生要求和预防对策，增进人体健康，提高整体人群健康水平的科学。

（二）环境卫生学的研究方法

环境流行病学的研究方法与传统流行病学的研究方法相同，包括描述性研究（现况、生态等）、分析性研究（病例对照、队列）和实验性流行病学的研究方法。如想要研究环境暴露因素对人群健康的危害，可采用现况研究和队列研究及实验研究。如想要探索现有患病人群的环境致病因素，可先进行现况研究和病例对照研究，获得统计学上的联系，再用实验研究或队列研究加以证实。

（三）研究方向与展望

1. 深入开展环境因素对人群健康影响的研究　环境因素对人群健康的影响是环境卫生学的研究的中心，而相关的基础研究则是解决环境与健康问题的基石。从细胞水平、蛋白质水平到基因水平，通过一系列的生物学基础研究，加深人们对环境与机体相互作用后，疾病的发病机制、人群易感性等本质问题的了解。除此之外，还需要开展与环境相关的重大疾病的研究。这些重大疾病对国家和个人皆带来了沉重的负担，越来越多的证据表明，环境因素和遗传因素都是影响肿瘤、心脑血管疾病、呼吸系统疾病发生和发展的重要因素。

2. 拓展环境卫生学的新领域发展　进入 21 世纪，我国环境和健康问题已由传统型向现代型转变，环境卫生工作和研究面临新的挑战，如日益加剧的大气污染问题、水污染和饮水安全问题，突发性公共卫生事件和严重自然灾害带来的环境卫生问题等。从事环境卫生工作和研究的人员需要不断学习新知识，研究新问题，以适应社会的发展。

3. 环境卫生研究中的多学科交叉，多部门合作趋势　环境卫生学是环境学科与医学学科融合的学科，研究内容涉及多学科领域，如基础医学、临床医学、预防医学、环境科学等。环境与健康工作是一项系统工程，需要多部门广泛参与、多学科积极支持、多方面协调配合。作为研究环境和健康的主力军，环境卫生学应该充分发挥学科的优势，促进我国环境与健康工作的开展及环境卫生学学科的发展。

四、营养与食品卫生学

（一）营养与食品卫生学的概念与特点

营养与食品卫生学是研究食物与机体的相互作用，以及食物营养成分（包括营养素、非营养素、抗营养素等成分）在机体里分布、运输、消化、代谢等方面的一门学科。

（二）营养与食品卫生学的研究方法

营养与食品卫生学的研究方法主要包括动物试验，又分为离体实验（in vitro）和整体实验（in vivo）；人群研究，又分为人群志愿者的实验研究，人群流行病学调查，意外事故或突发事件的人群研究。

（三）研究方向与展望

1. 进一步加强营养学的基础研究　将重点深入地研究营养素在人体的代谢过程、生理功能、作用机制；以及人群营养状况，从而为进一步修订膳食营养素参考摄入量奠定基础。

2. 植物化学物的研究　将重点研究从传统有机物中提取分离和纯化的植物化学物建立体外快速

筛选植物化学物的检测方法，探讨作用机制及构效关系，并进一步将植物化学物产业化，从而预防和治疗营养相关疾病。

3. 分子营养学的研究 将重点研究营养基因组学及基因多态性对营养素代谢的影响。这些分子营养学基础工作的完成，更加深入了解营养物质在分子和基因水平对机体代谢的调节作用和机制，也将为从分子水平采取有针对性的个体化及人群营养预防措施提供科学依据。

4. 营养相关疾病的研究 一方面要重点研究钙、锌、硒、铁和维生素 D 缺乏对机体健康的影响，特别是从细胞、分子生物学水平探讨与这些微量营养素缺乏有关的生物标志物，从而为这些微量元素缺乏病的诊断提供特异、敏感的标志物。另一方面要重点研究膳食结构、食物成分与慢性病的关系，从微观与宏观两个方面同时入手，探讨防治慢性病的有效措施。

5. 新营养学的兴起 新营养学是在公共营养的基础上在研究领域与研究范围上进一步扩展。新营养学的概念、研究对象、研究内容及研究目标才刚刚确立，有许多亟待解决的问题。由于新营养学涉及许多学科领域，需要快速与其他相关学科交叉融合形成新的交叉学科，如营养生态学、营养经济学、营养政策学、营养管理学等。只有这样，才能支撑起新营养学这门学科体系，否则只能是空中楼阁。另外，还急需培养开展这些交叉学科研究工作所需的专业人才，这些任务的完成是保证新营养学事业蓬勃发展的必要条件。

6. 现代营养学与传统医学的融合 现代营养学注重实验证据，注重定量、定性的分析，这既有其科学和先进的一面，但也存在着一定的局限性，即过分强调某个食物成分的作用和某个组织细胞的功能，缺乏整体、联系、综合与发展的观点。而中国传统医学中许多关于营养与人体健康的观点与理论恰好能弥补现代营养学的缺陷。如何将两者有机结合、融合成学科将是未来的发展方向。

五、卫生毒理学

（一）卫生毒理学的概念与特点

卫生毒理学是与公共卫生工作有直接联系的各个毒理学分支，包括环境毒理学、工业毒理学、食品毒理学、农药毒理学、放射毒理学等的基础和总称。卫生毒理学属于预防医学的范畴，也是毒理学的一个分支学科。

（二）卫生毒理学的研究方法

现代卫生毒理学的研究方法可以概括为实验室方法、临床观察法和现场调查、综合危险度评定三大类。毒理学是一门以实验为基础的学科，因此实验研究方法在毒理学中占有突出的地位。毒理学的实验室研究方法，又可进一步分为化学方法和生物学方法两大类。化学方法主要是用分析化学的手段，分析测定环境样品（空气、水、土壤和食品等）和生物材料（血、尿、组织等）中化学物及其代谢产物的浓度。生物学方法包括各种体外实验和整体动物实验方法。近年来，随着细胞融合技术、基因重组技术和超微量分析等高新技术的发展，现代毒理学的研究方法也取得了很大的进展。

（三）研究方向与展望

1. 毒理学向系统毒理学转变 当前整个生物学正在向系统生物学转变。系统生物学是在细胞、组织、器官和生物体整体水平研究结构和功能各异的各种分子及其相互作用，并通过计算生物学来定量描述和预测生物功能、表型和行为的学科。如同基因组学带动生物学向系统生物学发展一样，毒物基因组学也将带动毒理学向系统毒理学转变，因为层次之间、系统之间的关系是建立在基因组学基础上的。当前毒理学尚处在分化阶段，但系统毒理学的研究已经兴起。

2. 从描述毒理学向预测毒理学转变 传统毒理学是一门由外源性物质诱发生物体表型的科学，即通过特征毒性表现和根据表现形式来分类诱发表型的物质。预测毒理学是基于有关化学物和生物学信息建立的预测模型来预测毒效应、机制和毒性参数的一门学科。通过分析定量构效关系作为重要研究内容之一的计算毒理学和毒物基因组学的发展将为这一目标的实现提供可能。

3. 从被动毒理学向主动毒理学发展 在毒理学的发展过程中，相当长一段时间毒理学是属于被动的，即研究开发新产品后需要投放市场时才进行毒性评价。主动毒理学是毒理学家在新产品开发的全部进程中，均应发挥积极主动的指导和决策作用，而不仅仅是在产品开发的中后期参与毒理学安全性评价。目的是在新化学物的创新早期对新化学物进行毒性筛选，及时发现和淘汰因毒性问题不适用于进一步研究开发的化学物或化学结构，或者有针对性地设计一些试验，解决某些重要化学物的特异性毒性问题。

4.从宏观研究到微观研究（从整体水平到分子水平研究） 毒理学早期阶段主要是用整体动物试验进行毒性评价，随着科学技术的不断进步，发展到器官毒理学、细胞毒理学、亚细胞毒理学，现在的热点是开展分子毒理学研究，包括受体、生物膜、RNA、DNA、细胞信号转导、信号调节、细胞因子等一系列分子水平的研究。特别是人类基因组计划实施后，对探索人类的基因结构、基因与疾病的关系、基因与环境的关系产生十分巨大的影响，毒理学应充分利用这样的发展机遇，积极深入地开展有毒有害因素对人体健康危害的分子生物学机理研究，为预防和控制疾病提供科学依据。

第四节　疾病预防的策略与措施

一、人人享有卫生保健

（一）人人享有卫生保健的含义

20 世纪 70 年代初，世界卫生组织（World Health Organization，WHO）对全球卫生状况的调查结果显示：各国之间、各国内部不同人群之间的健康状况存在较大差异，发展中国家有 10 亿人生活极度贫困，得不到基本的卫生服务；全球有 70 多个国家人均期望寿命在 55 岁以下，50 多个国家婴儿死亡率在千分之一百以上；国家、地区及城乡间的卫生资源分配不合理，大多数卫生资源集中在发达地区和城市，基本卫生服务资源明显不足。基于对世界卫生发展现状及形势的分析，WHO 认为有必要在世界范围内开展卫生变革，由此，在 1977 年，世界卫生大会通过的全球卫生策略"2000 年人人享有卫生保健（health for all by the year 2000，HFA 2000）"成为 WHO 和各国政府的主要卫生目标。

（二）21 世纪人人享有卫生保健的实施策略

1.将与贫困做斗争作为工作重点 在全球范围内采取行动，包括增加对贫困国家及人民的支持、改善公共卫生基础设施和基本卫生服务、控制阻碍经济发展的疾病等。

2.全方位促进健康 在家庭、学校、工厂等各种场所采取干预措施促进健康的生活方式和创造健康的生活环境。

3.动员各部门合作 影响健康的因素具有多元性和复杂性，有些因素单独依靠卫生部门无力控制。因此，所有部门都应积极协调和参与，共同为健康服务。

（三）21 世纪人人享有卫生保健的全球总目标

1."21 世纪人人享有卫生保健"是"2000 年人人享有卫生保健"的继续与发展，它为 21 世纪的前 20 年确定了全球重点和具体目标。其全球总目标是使全体人民增加期望寿命和提高生活质量；在国家之间和国家内部改善健康的公平程度；使全体人民得到可持续发展的卫生系统提供的服务。

2.21 世纪前 20 年人人享有卫生保健的具体目标

（1）增进卫生服务公平性：到 2005 年将在国家内和国家间使用卫生公平指数监测和促进卫生公平，首先将儿童生长发育测定用于评价卫生公平性。

（2）生存指标：到 2020 年实现孕产妇死亡率 100/10 万以下，5 岁以下儿童死亡率 45‰ 以下，所有国家的出生期望寿命达到 70 岁以上。

（3）主要流行病的全球流行趋势：到 2020 年，全球结核、HIV/ 艾滋病、疟疾、烟草所致相关疾病和由暴力或意外损伤等引起的疾病发病率和残疾上升趋势得到控制。

（4）根除和消灭某些疾病：到 2010 年，恰氏病（Chagas disease）的传播将被阻断，麻风将被消灭；到 2020 年，麻疹、淋巴丝虫病、沙眼将被消灭，维生素 A 和碘缺乏症实现消除。

（5）水、食品、环境卫生和住房得到改善：到 2020 年，所有国家将通过部门间协调行动，在提供安全饮用水、适宜的卫生环境、数量充足和质量良好的食物和住房方面取得重大进展。

二、初级卫生保健

（一）初级卫生保健的基本内容

初级卫生保健（primary health care，PHC）又称为基层卫生保健，是一种保障全体居民健康的基本预防保健工作。初级卫生保健是指最基本的、人人都能得到的、体现社会平等权利的、人民群众和政府都能负担得起的卫生保健服务。

初级卫生保健致力于解决居民的主要卫生保健问题，它依靠医务人员和居民的直接接触，将医疗和预防相结合，达到保护和增进健康的最高效益。初级卫生保健是在卫生系统中第一级接触点上开展的，其内容因不同国家或地区和居民团体而有所不同，但至少应包括下列内容：

1.对当前主要卫生问题及其预防和控制方法的健康教育。

2. 改善食品供应和合理营养。

3. 供应足够的安全卫生和基本环境卫生设施。

4. 妇幼保健和计划生育。

5. 主要传染病的预防接种。

6. 预防和控制地方病。

7. 常见病和外伤的合理治疗。

8. 提供基本药物。

9. 预防控制非传染性疾病和促进精神卫生。

（二）初级卫生保健的基本任务

1. 健康教育和健康促进 通过健康教育和各种政策、法规、组织等环境的支持，促进人们自觉地采纳有益于健康的行为和生活方式，消除或减轻影响健康的危险因素，促进健康和提高生活质量。

2. 疾病预防和保健服务 采取积极有效的措施，预防各种疾病的发生、发展和流行，包括计划免疫接种、传染病防治、慢性病管理、公共卫生服务、健康检查、创建卫生城市（镇）等。保健服务是以优生优育、提高人口素质和提高生活质量为目标，进行妇女儿童和老年人保健系统管理和分类管理，以及育龄妇女的计划生育宣传和技术指导等。

3. 基本治疗 以基层一级医院或社区卫生服务中心作为中心，面向社区，通过开设家庭病床、巡诊、转诊、会诊相结合，为社区居民提供及早有效的初级医疗服务，为社区居民中的常见病、多发病提供诊断和治疗。

4. 社区康复 对丧失了正常功能或功能上有缺陷的残疾者，通过医学的、教育的、职业的和社会的综合措施，尽量恢复其功能，使他们重新获得生活、学习和参加社会活动的能力。

第五节 常见疾病的预防与控制

一、传染病的预防与控制

自从人类产生以来，传染病一直对人类的健康、生命及人类的生存构成危害。随着医药卫生事业的发展和人类社会的全面进步，传染病对人类生存和健康的威胁受到了遏制，疾病的防治重点由传染病逐渐向慢性非传染性疾病过渡和转移。然而，近年来全球传染病发病率大幅度回升，传染病流行、暴发事件不断，一些被认为早已得到控制的传染病再次卷土重来，同时又新发现了数十种传染病。2003年全球的"传染性非典型肺炎"危机，使我们重新认识到传染病对人类健康和生存的威胁。

（一）传染病的防控策略

1. 预防为主 预防为主是我国的基本卫生工作方针。多年来，我国的传染病预防策略可概括为以预防为主，群策群力，因地制宜，发展三级保健网，采取综合性防治措施。传染病的预防就是要在疫情尚未出现前，针对可能暴露于病原体并发生传染病的易感人群采取措施。

2. 加强传染病监测 传染病监测是疾病监测的一种，其监测内容包括染病、发病、死亡；病原体型别、特性；媒介昆虫和动物宿主种类、分布和病原体携带状况；人群免疫水平及人口资料等。我国的传染病监测包括常规报告及哨点监测。常规报告覆盖了甲、乙、丙三类共39种法定报告传染病。国家还在全国各地设立了艾滋病、流感等监测哨点。

3. 建立传染病预警制度 国家建立传染病预警制度。国务院卫生行政部门和省（自治区、直辖市）人民政府根据传染病发生、流行趋势的预测，及时发出传染病预警，根据情况予以公布。县级以上地方人民政府应当制定传染病预防、控制预案，报上一级人民政府备案。

4. 加强传染病预防控制管理 一是制定严格的标准和管理规范，对从事病原生物的实验室、传染病菌种和毒种库等进行监督管理；二是加强血液及血液制品、生物制品、病原生物有关的生物标本等的管理；三是加强对从事传染病相关工作人员的培训。

5. 传染病的全球化控制 传染病的全球化流行趋势日益体现了传染病的全球化控制策略的重要性。继1980年全球宣布消灭天花后，1988年WHO启动了全球消灭脊髓灰质炎行动。经过十几年的努力，全球脊髓灰质炎病例下降了99.8%，中国在2000年也正式被WHO列入无脊髓灰质炎野毒株感染国家。为了有效遏制全球结核病流行，2001年，WHO发起了全球"终止结核病"合作伙伴的一系列活动，其设立的目标为到2050年，使全球结核病发病率降至1/100万。此外，针对艾滋病、疟疾和麻风的全球性策略也在世界各国不同程度地展开。全球化预防传染病策略的效果正日益凸现。

（二）传染病防控措施

发生传染病疫情时，医疗卫生机构要加强灾区传染病疫情、突发公共卫生事件监测工作，实行相关传染病疫情和突发公共卫生事件日报告和零报告制度。并根据可能发生的传染病疫情和突发公共卫生事件风险，及时开展健康教育、预防性服药和应急接种等工作。一旦发生传染病疫情和突发公共卫生事件，疾病预防控制机构开展核实诊断、现场流行病学调查、标本采集与检测、疫情和突发公共卫生事件控制等工作。重点要注意以下几方面。

1. 患者隔离与疫区划分　对传染病患者和疑似患者，必须隔离治疗；对于甲类传染病和按甲类处置的乙类传染病的密切接触者必须隔离观察；其他传染病的接触者应根据与患者的接触程度，确定直接接触者，并对其进行健康隔离或随访观察。在疫情发生地，应根据疫情可能波及的范围划定疫点、疫区，必要时依法报请政府对疫区实施封锁管制。必要时提出在疫区内限制或停止集市、集会、影剧院演出等群体聚集活动，以及停工、停业、停课等。

2. 疫源地消毒　疫点、留验点消毒工作按照卫生部《消毒技术规范》，对室内空气、地面、墙壁、餐（饮）具、患者排泄物和呕吐物、厕所、污水、垃圾、患者衣物和其他物品进行消毒。

3. 病媒生物控制　要先对不同场所媒介种群及密度进行调查，以便进行灭蚊、灭蝇、灭鼠、灭蟑效果评价，及时采取更加有效的杀灭措施。

二、慢性非传染性疾病的预防与控制

慢性非传染性疾病（non-communicable diseases，NCD）简称慢性病，不是特指某种疾病，而是对一类疾病隐匿，病程长且病情迁延不愈，缺乏确切的传染性生物病因证据，病因复杂，且有些尚未完全被确认的疾病的概括性总称。慢性病是一类与不良行为和生活方式密切相关的疾病，如心血管疾病、肿瘤、糖尿病、慢性阻塞性肺疾病等。

慢性病的三级预防主要是针对不同疾病的特点，实施主要危险因素的监测和干预，进行高危人群的筛检，早期发现患者，并对患者实行规范化治疗和康复指导，减少并发症和伤残。

1. 一级预防　是针对危险因素采取的措施，是预防慢性病发生的根本措施。其对整个人群进行健康教育与健康促进，增加人们的自我保健意识，提倡健康的生活方式并建立良好的膳食行为习惯，从而消除危险因素，预防疾病，促进健康。

2. 二级预防　是对高危人群进行筛检，又称为"三早预防"，即早发现、早诊断、早治疗。为了保证"三早预防"的落实，可采用普查、筛检、定期健康体检、高危人群重点项目检查及设立专科门诊等措施进行早期干预。

3. 三级预防　是对慢性病患者应进行及时有效的治疗，同时给予心理和躯体的康复措施，减少并发症与致残，提高其生活质量，延长寿命。

三、研究方向与展望

（一）传染病研究方向

1. 会同相关国家联合建设技术平台，针对我国存在较大输入性风险的病原体，揭示"一带一路"沿线国家和地区重要传染病病原体组成、流行特征和传播趋势，加强监测预警等防控关键技术储备，发挥传统医药作用，开展传染病防治产品和技术方案研发及推广，提升当地传染病防控能力，为"一带一路"倡议实施提供卫生安全保障。

2. 基于人员流动、贸易、网络、社会、生态、疾控等多元大数据，综合利用生物信息学、流行病学、病原学等多种手段，研究建立我国重要突发急性传染病的病原体传播流行、变异进化预测预警模型和相关技术。

3. 面向国际科技前沿，围绕传染病防控重大急迫需求，对照国际领先水平，研发具有应用前景的原始创新技术、方案和产品，提升我国传染病防控原始创新能力。

4. 研发提高艾滋病、结核病、乙肝及相关肝癌治愈率/治疗成功率的新技术、新方案和新策略。

5. 研发中医/中西医结合治疗新发突发传染病的治疗方案，以中药复方为主，进行科学设计的临床试验，提高新发突发传染病的临床疗效，延缓病情进展，减少并发症发生。

6. 开展基于基因组学的病原体临床诊断技术体系、以序列为基础的病原体分类新技术体系及人类传染病潜在传染源和病原谱系等研究，提升突发急性传染病应对能力。

7. 支持我国批准上市的诊断试剂、装备等传染病防控产品，开展国际注册及相关支持性流行病学研究，突破传染病防控产品国际化相关技术和质量体系，推动名优产品国际注册和WHO认证进程。

8. 针对常见的重大突发急性传染病，研发适于在基层社区使用的易操作、易阅读、易保存的快速诊断试剂。

（二）慢性非传染性疾病研究方向

1. 慢性病的疾病负担研究　世界各国对于卫生资源的相对不足及分布不均有着共同的顾虑，其中，发展中国家这一问题显得更为突出。如何解决人们日益增长的健康需求同有限的医疗资源之间的矛盾及不断增长的医疗卫生花费和医疗资源分配不均之间的矛盾；通过对疾病负担进行客观评价，从而确定需要优先解决的卫生问题和优先发展的项目；这些问题是公平、合理、有效分配和利用卫生资源的前提。无论在发达国家还是发展中国家，人们均要面临着来自传染病和非传染病的威胁。一方面，人类期望寿命在全球范围内普遍增加，慢性病对人类的威胁也随之增加；另一方面，新传染病的出现和传统传染病的死灰复燃，以及由此造成的后果更令人们瞠目，因此，疾病负担逐渐成为研究热点。

2. 慢性病的危险因素研究　慢性病的发生主要与吸烟、过量饮酒、不合理膳食、缺乏身体活动等不良生活方式相关，随着我国经济发展和生活水平提高，这些因素正在我国呈不断上升与蔓延趋势。慢性病综合防控不应仅仅停留在个人危险因素的干预层面，应从与之相关的社会决定因素出发，建立以政府为主导、多部门协作、社会广泛参与的慢性病综合防控体系，将提高人民健康水平、促进慢性病防控的目标融入社会政策中去。

3. 慢性病与环境污染　环境污染是引起疾病和早死最大的环境因素，是所有战争和冲突的15倍。2015年有900万人死于环境污染，其中92%发生在包括我国在内的中低收入国家内。近年来，我国的环境污染问题日益严重，除传统的工业污染物和农药外，食品添加剂、纳米及其他新材料、持久性有机污染物等与社会经济发展密切相关的化学物严重威胁大众健康。环境污染大致可分为空气、水和土壤污染。近年来，我国大气污染问题已经成为政府和公众普遍关注的问题。相比世界卫生组织的空气质量指导值，我国的空气污染较为严重。空气污染的治理和预防，注定是持久战。但是水污染、土壤污染同样不容忽视，而且水和土壤污染直接关系到食品安全。因此，水、土壤与健康也是关系民生社会稳定和可持续发展的重大战略问题。

4. 慢性病的干预效果评价　结合我国老年慢性病健康管理现状及健康管理模式的探讨，对我国日趋严重的慢性病情况十分有益，不仅有助于在一定程度上进行控制，还能为我国老年慢性病医疗的可持续发展提供参考，进而改善我国老年群体及广大居民的健康水平与生活质量，缓解人口老龄化带来的诸多医疗纠纷与医疗问题，同时也对扩大医疗市场、促进健康产业的协调发展做出贡献。

第六节　伤害的预防与控制

由于运动、热量、化学、电或放射线的能量交换，在机体组织无法耐受的水平上，所造成的组织损伤或由于窒息而引起的缺氧称为伤害。

一、伤害预防的一般策略

由于伤害同疾病一样，威胁着人群的健康。因此，对疾病防制的策略同样适用于伤害的预防。

1. 全人群策略　针对全人群，可以是社区居民、工厂职工、学校师生开展伤害预防的健康教育。这一策略旨在提高全民对伤害的认识和预防伤害重要性的认识，进而提高每个人的伤害预防意识，加强自我保护。

2. 高危人群策略　针对伤害的高危险人群有针对性地开展伤害预防教育与培训。比如对学校的学生进行交通安全、防火、防电和溺水的专题健康教育，就可以使这些伤害的易发人群降低暴露的危险。

3. 健康促进策略　如针对工作场所的伤害发生状况，采取工作场所健康促进项目。即通过如下项目的实施使工作场所的伤害得以有效地控制：①把伤害预防纳入企业政策；②由雇员与雇主共同讨论建立一个安全的工作环境；③通过岗位培训和职业教育加强工人的伤害预防能力；④通过投资改善不合理的生产环境；⑤明确雇主和雇员在职业伤害预防中的责任；⑥共同参与伤害预防活动等。

二、伤害预防的研究方向

（一）伤害预防的研究主体的转变

关于伤害的研究，国际交流和国际合作越来越紧密，各国的政府部门也积极参与，伤害预防与控制正在由专家行为向政府行为转变。建立各类各级伤害监测系统，监测伤害发生动态和趋势。主要是全国疾病监测系统和全国伤害监测体系的建立与完善，特别是全国医院急诊室伤害监测系统与各医院管理系统的结合与完善。而道路交通伤害和儿童伤害是我国伤害预防控制的重点。

（二）伤害的预防与控制需要多学科交叉知识

根据导致伤害的病因及伤害的类型、程度，我们会用到不同学科的知识，所以我们必须将预防医学、临床医学、心理学、工程学、工效学、物理学、社会经济学、法学、行为科学、伦理学等多学科应用于伤害的研究和干预，依据伤害的特征，达到最优的预防效果。

（三）开展社区伤害研究

开展社区伤害研究，把伤害防治工作融入社区卫生服务工作中。"安全社区"涵盖了交通、工作场所、公共场所、涉水、学校、老年人、儿童、残疾人、家居、体育运动等居民生活、生产、环境安全，受到各级政府的重视和参与。针对学生不同年龄的生理和心理特点，对不同场所采取与之相适应的学校预防伤害健康促进项目也将进一步得到不断发展。

第七节 突发公共卫生事件的应急处理

突发公共卫生事件是指突然发生，带来或可能带来社会公众健康严重损害的事件，包括重大的传染病疫情、群体性不明原因疾病、重大的食物和职业中毒及其他严重影响到公众健康损害的事件。

一、突发公共卫生事件相关信息的收集与报告

发生突发公共卫生事件时，应及时收集事件相关信息，实行卫生应急信息日报告制度，将收集的疫情、病情等突发公共卫生事件相关信息，以及卫生应急工作开展情况在规定的时间内，报告上级卫生行政部门和当地人民政府。同时要加强与有关部门和有关方面的信息沟通，及时通报相关信息。

二、现场卫生学评价

突发公共卫生事件发生后，对人群和环境开展卫生学评估，是有针对性开展预防控制实施的前提和关键。卫生学评估包括早期应急现场快速评估、中期跟踪评估和事件结束后终期评估。

（一）评价对象与内容

对突发公共卫生事件可能波及的场所，均应开展卫生学评价，包括学校、医院、工厂和生活场所，以及其他可能影响到的场所。重点评价公共、生产、经营、工作和教学场所卫生质量是否符合卫生标准和卫生要求。对污染源接触的物品进行生物学、物理学和化学指标卫生质量评价；对传染病病原体进行病原学检测与鉴定；对污染源的潜在危害和其他危害进行评价等。

（二）资料收集

明确卫生学评价目的以后，应首先设计调查计划，确定调查内容和指标。由卫生行政官员、流行病学、食品营养、环境卫生和饮水卫生等方面的专家组成评估小组。评估小组最初的任务是列出快速评估的主要任务，确定完成任务的时间表，安排和分配任务，配备必要的装备（如交通、通信工具和办公用品），建立交流机制，联系当地有关部门。获取资料和信息的主要方式有利用各部门现有资料、实地考察、访谈知情者和快速调查。

（三）评价报告

评价工作结束后，应综合现场流行病学调查、实验室检测、健康危害因素评估和健康检查等资料，进行分析并形成总结报告。报告的内容应包括评价依据、评价标准、评价方法、符合标准和要求的情况、存在问题、处理建议等。并结合事件初期的实验室检测结果做出综合评价，及时将评估报告报送给突发公共卫生事件应急处置指挥部。

三、应急处置措施

（一）应急反应的基本原则

发生突发公共卫生事件时，事发地的县级、市（地）级、省级人民政府及其有关部门按照分级响应的原则，做出相应级别应急反应。同时，要遵循突发公共卫生事件发生、发展的客观规律，结合实际情况和预防控制工作的需要，及时调整预警和反应级别，以有效控制事件，减少危害和影响。根据不同类别卫生事件的性质和特点，注重分析事件的发展趋势，对势态和影响不断扩大的事件，应及时升级预警和反应级别；对范围局限、不会进一步扩散的事件，应相应降低反应级别，及时撤销预警。

（二）现场处置措施

突发公共卫生事件信息报告国家、省、市（地）、县级疾病预防控制机构做好突发公共卫生事件的信息收集、报告与分析工作。当发生突发公共卫生事件时要及时到达现场开展流行病学调查，尽快制定流行病学调查计划和方案，地方专业技术人员按照计划和方案，开展对突发事件累及人群的发病情况、分布特点的调查分析，提出并实施有针对性的预防控制措施；对传染病患者、疑似患者、病原携带者及其密切接触者进行追踪调查，查明传播链，并向相关地方疾病预防控制机构通报情况。在现场调查时应按照相关的技术规范，采集标本，分送国家或地方应急处理功能网络实验室检测，查找致病原因。根据应急处置的需要，也可通过开展国际合作，加快病原查寻和病因诊断。突发公共卫生事件应急处置系统如图 13-1 所示。

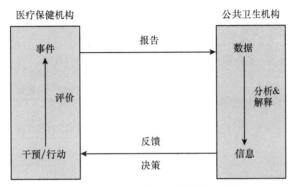

图 13-1　突发公共卫生事件处置系统

四、突发公共卫生事件的研究方向

（一）从理论上探讨突发公共卫生事件的发生机理与应对机制

目前我国突发公共卫生事件的应急机制已经基本建立，但仍存在很多不足。突发公共卫生事件应急机制的核心内容应当包括疾病信息网络体系、疾病预防控制体系、疾病应急救治体系、预警及保障体系等四部分。随着新技术方法的不断涌现，比如大数据的应用，多学科的交叉，突发公共卫生事件的应对机制应当适应社会的发展，与新方法结合，同时要在实践中验证可行性及效果。

（二）构建突发公共卫生事件应急管理系统

应对突发公共卫生事件，必须有相应的应急管理机制。为此，要建立常设的应对管理机构，构建起完备的应急管理体系和运作机制；要把应对突发公共卫生事件纳入法规化、政策化的轨道，通过制定相关法规和政策，不断完善应急管理机制；要采取坚强有力、高效灵活的应急管理方式，强化政府的行政管理手段，进一步发挥公民社会组织的治理职能，并采取及时灵活的应急措施。同时应当从多维度优化突发公共卫生事件应急管理系统，包括时间维、知识维、逻辑维三个维度层面。明确突发公共卫生事件发生的防范阶段、处置阶段与预后恢复阶段三阶段全过程的核心应急响应能力。并对应急能力评价指标集确立为技术要素指标集和管理要素指标集。

（三）突发公共卫生事件应急能力评价指标体系

突发公共卫生事件应急能力评价指标体系在引导一个国家或地区突发公共卫生事件应急体系建设方面起着至关重要的作用。由于我国开展应急能力评价研究的时间还比较短，在应急能力具体评价指标及评价标准的确立方法等方面还不太成熟，也没有形成一个稳定统一的评价模型。因此，为尽快提高我国的应急管理能力，建立一套更加完备、更具可操作性的突发事件应急能力综合评价体系已成为当务之急。

思考题

1. 请简要描述预防医学中常用到的几种研究方式。
2. 请简要描述预防医学的主要研究内容。
3. 请简要谈谈预防医学中各分支的主要发展方向。

（汤玮娜　李　萍　张宏伟　曹广文）

本章小结

笔记栏

第十四章 临床医学研究任务与方向

学习要求

1. 识记 临床研究的设计、测量和评价，抗肿瘤药物临床研究设计的总体考虑。
2. 理解 Ⅰ、Ⅱ、Ⅲ期临床研究的主要内容及目的，临床医学研究的重要性和必要性。
3. 运用 临床研究方法学进行临床研究设计。

本章导图

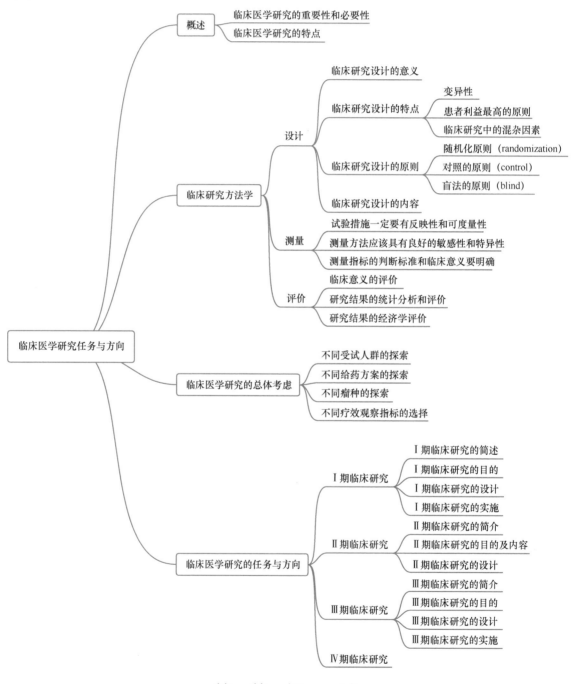

第一节 概 述

临床医学研究，简称临床研究，是指在人体进行的、回答与健康相关问题的科学研究工作。临床研究种类很多，如评估新药、新医疗器械、新诊断技术的安全与有效性的研究，以及新的临床治疗方法的探索与验证等，均属于临床研究的范畴。

药物临床研究是临床研究中的最常见、最重要的研究类型。其是指在志愿者身上（患者或健康人）对药物进行系统性的研究工作，以证实或揭示试验药物的作用机制、可能的不良反应、吸收、分布、代谢和排泄的规律等，以评价其应用于人体的效果与安全性。虽然在临床前研究阶段，可以在动物模型上对药物进行研究，在一定程度上能够提示试验药物的安全性及有效性。但药物的基本属性，决定了这些研究结果不能替代临床研究结果。药物临床研究是药物从动物试验到临床应用的必经之路。

要准确地理解临床研究的内涵，并规范地实施临床研究，需要明确其与临床治疗学之间存在的本质区别。临床治疗学是以临床医学相关知识及原则为指导，通过对病患施以有效的治疗手段（不局限于药物治疗）来达到治愈疾病或缓解症状的目的。在临床实践中，临床治疗通常没有（往往也不需要）经过统一设计，只是针对某一个体进行的治疗行为，虽然也遵循相应的治疗学原则，但在实施过程中大多掺入治疗者个人的经验行为。而临床研究的目的是评价针对特定的适应证，一种新的治疗方法或新的药物的效果和安全性。为了得出客观、可靠的结果，必须尽量减少影响因素，降低误差。在尽可能保护受试者权益的情况下，遵循对照、随机、重复的原则，通过科学、严谨的试验设计，严密、细致的过程管理，以保证临床研究的顺利进行（图 14-1）。

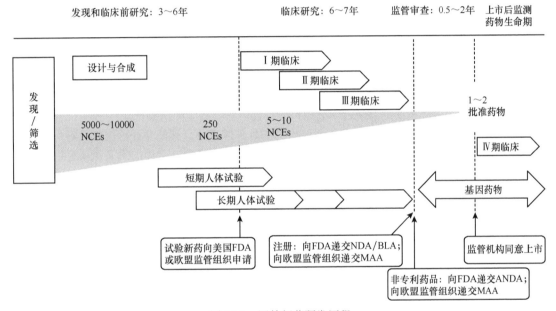

图 14-1　国外新药研发历程

一、临床医学研究的重要性和必要性

临床研究可以用科学的方法和标准来研究和评价疾病的病因，确定与评价疾病的诊断方法，以及治疗和防治疾病的措施的效果和效益，使临床医学得到不断发展和进步。临床研究可以确定某些防治措施或药物不良反应的发生率及对患者的影响程度。可以将这些措施的益处与弊端进行比较，确定该措施是否可以继续使用。临床研究结果通过比较、评价、鉴定，能够确定其价值，并能够确定出成本效益比，这样就能够决定研究成果能否在临床实践中推广应用及应用的范围。临床研究可以通过发现问题、提出问题、查阅文献、进行研究到解决问题等过程，使临床医生得到科学研究的训练，使他们的临床经验不断得到积累，临床技能不断得到提高。

二、临床医学研究的特点

临床医学研究是在临床医学的领域内引入科学研究的概念，按照严格的设计、测量和评价的方法学，从患者的个体诊治扩大到相应群体的系统性研究，着重探讨疾病病因、诊断、治疗和预后的规律，力求研究结果的真实性和科学性。其特点包括：临床医学研究是以临床医生为主体；其研究对象多为患者和患者的群体；临床医学研究强调在临床实践中使用科学的设计、严格的测量来排除各种干扰因素和偏倚给研究结果造成的影响。

第二节 临床研究方法学

一、设计

（一）临床研究设计的意义

临床研究的意义在于运用较少的人力、物力和时间，采用标准方法（设立对照组、研究对象随机化分组、盲法收集和分析资料等）进行临床研究，从而获得较为可靠的科学结果，使误差减少到最低限度，以达到高效研究的目的。

（二）临床研究设计的特点

临床研究是根据有限的样本病例所得到的结果，来决定是否及如何将某治疗方案用于整个患者群体，使他们得到安全和有效的处理。这样的研究设计具有以下特点：

1. 变异性 临床研究资料来自于不同的受试者，研究对象的基线差别大，个体间具有差异性，因此具有变异性。

2. 患者利益最高的原则 临床研究的对象为健康受试者或患者，临床研究的特殊性首先表现在研究者应将患者利益放在最高的位置上。

3. 临床研究中的混杂因素 较多表现为研究过程中非研究因素影响较多，应注意区分和处理，力争避免混杂因素对研究结果产生过大影响。

（三）临床研究设计的原则

1. 随机化原则（randomization） 随机指被研究的样本是从所研究的总体中任意抽取的，也就是说从研究的总体中抽取样本时，要使每一个观察单位都有同等机会被分配到观察组或对照组。随机的意义包括：①随机可以消除选择性偏倚，即可以消除在临床研究中由于选择研究对象（将研究对象分为观察组和对照组）不当而使研究结果偏离了真实情况的偏差；②随机可以增加观察组和对照组之间的可比性；③随机研究经统计学处理可以得到可靠、真实的结果。

2. 对照的原则（control） 选择除了所要研究的处理因素外，其他非处理因素具有可比性的一组或几组病例同步进行观察，然后对比参照称为对照。临床研究设立对照的意义主要有以下两点：①可控制非研究因素的影响和偏倚，以确定观察组和对照组的差异是否来自研究因素；②可确定临床研究中副反应的发生率。

3. 盲法的原则（blind） 在临床研究中有三个基本角色，即受试对象、执行者和设计者（监督者）。他们当中的一个、二个或三个不知道研究对象接受的是何种干预措施（被分配在观察组还是对照组）时称之为盲法。盲法的意义在于：可消除测量性偏倚。常用的盲法有单盲法、双盲法和三盲法。

（四）临床研究设计的内容

临床研究设计的内容主要包括根据研究目的选择合理的设计方案，募集合格的研究对象，估算适中的样本量，使用安全和正确的措施，确定研究的观察指标和观察期限，设计严格的质量保证措施及采用正确的统计方法来分析资料等。

1. 选择合理的设计方案 各种研究方法的适用范围不同，研究者应根据研究目的选择相应的研究方法，见表14-1。

表 14-1 根据不同的研究目的选择不同的研究方法

研究目的	备选研究方法	论证强度	可行性
病因或危险因素研究	随机对照试验	++++	—
	队列研究	+++	+++
	病例对照研究	+	+++
	描述性研究	±	++++
防治性研究	随机对照试验	++++	++
	交叉试验	++	++
	前后对照试验	++	++
	病例对照研究	+	+++
	描述性研究	±	++++

笔记栏

续表

研究目的	备选研究方法	论证强度	可行性
预后研究	队列研究	+++	++
	病例对照研究	+	+++
	描述性研究	±	+++

2. 募集合格的研究对象　按照一定诊断标准确定研究的目标人群总体，按照研究设计所规定的纳入和排除标准，募集合格的研究对象样本，以确保研究对象的可靠性。

3. 估算合适的样本量　根据研究假设、研究所容许的 I 类错误、把握度及所研究疾病在人群中的发生率等指标计算样本量。样本量过小，可能会导致假阴性的结果；样本量过大，则导致人、财、物的浪费。

4. 安全和正确的措施　在临床研究中所使用的干预措施首先应该是安全的，并且已有科学证据证明这些措施在动物实验或小样本人群中是有效的。

5. 确定研究的观察指标和观察期限　在临床研究的设计中，要对研究所使用的观察指标和观察期限进行规定。理论上，应该选择客观的、可测量的、特异的观察指标，观察期限的确定应该依据研究的终点来定。

6. 严格的质量保证措施　临床研究受多种因素的影响，在研究的各个环节不可避免地都可能存在着各种偏倚和混杂因素的影响。因此，在研究设计时，就应该有专门的内容介绍有关质量保证的措施。

7. 正确的资料分析方法　在设计时就要根据预期结果及其相关资料，考虑使用正确的统计分析方法来对所得到的资料进行分析。

二、测　　量

测量是指研究者使用科学的方法和技术来发现和度量发生在环境中和人体中的某些效应。使用敏感的和准确的测量方法和技术对获得真实可靠的资料至关重要。在进行临床医学研究过程中需关注以下要点。

1. 试验措施一定要有反映性和可度量性　致病因素和试验性的措施本身要有致病效应和治疗效应，而且这种效应能够客观地反映出来，并能够被临床或实验室等检查方法和相关指标所度量。

2. 测量方法应该具有良好的敏感性和特异性　测量方法越敏感，对效应的测量越精细；测量方法越特异，对效应的测量越准确。选择敏感性和特异性合适的测量方法，可减少资料中假阳性和假阴性的发生，也可以减少临床上误诊和漏诊现象的发生。

3. 测量指标的判断标准和临床意义要明确　测量效应的指标有定量指标，如血液生化指标、身高、体重和血压等；也有定性指标，如患者头痛、头晕等。对这些指标的测量所获得的数据应有临床上公认的判断标准。

三、评　　价

临床研究的评价主要包括以下三个方面内容：

1. 临床意义的评价　通过临床研究与实践所建立起来的，以科学证据为基础的，对疾病病因、诊断、治疗与预后等进行评价的严格的标准和方法，可以指导评价临床研究内容、研究结果的真实性、可靠性及临床意义。

2. 研究结果的统计分析和评价　当某种研究结果既有临床意义，又有统计学的显著性差异时，即能够做出肯定性的结论。如果只有临床意义，而没有统计学显著性时，不能够因此而否定临床意义，而是要继续分析其原因，计算 II 类错误和检验效能水平。

3. 研究结果的经济学评价　对临床研究的结果进行卫生经济学的评价，包括计算成本效果、成本效益和成本效用。通过分析比较，可以发现成本低、效果好的研究成果，将其用于临床实践，并推广应用。

第三节　临床医学研究的总体考虑

在众多药物临床研究中，抗肿瘤药物临床医学研究是目前最为活跃的研究领域。肿瘤疾病是严重威胁人类生命的一类疾病，尽管现有治疗手段取得了一定疗效，但多数肿瘤患者生存时间有限，缺乏有效的可以治愈的药物，亟须开发新的药物来满足患者需要。为达到延长生存的目标，患者往往愿意承担比其他药物更大的安全性风险，这使得对肿瘤药物的风险效益权衡不同于其他药物，也使得肿瘤药物的临床研究完全遵循一般临床研究规律可能是不适宜的。由于肿瘤生物学基础研究的进展，一些新的作用机制、作用靶点药物不断涌现，呈现出不同于以往传统细胞毒类药物的安全性和有效性特点；肿瘤疾病的药物治疗也从以往的追求肿瘤缩小向提高患者的生存期和（或）生存质量转移，这些改变使抗肿瘤药物临床疗效评价终点指标也出现较大改变。因此，传统的抗肿瘤药物开发模式已经变得不适宜，需要更多地探索能加快和促进开发进程的临床研究方法。本节将以抗肿瘤药物临床研究为例，阐述在不同临床研究阶段中需要总体考虑的问题。

一、不同受试人群的探索

由于细胞毒类抗肿瘤药物多数具有较大毒性，为避免健康受试者遭受不必要的损害，Ⅰ期临床研究即应选择肿瘤患者进行，而且，只有当标准治疗失败或缺乏标准治疗的时候，才能参加试验；Ⅰ期临床研究除观察药代动力学和耐受性外，还可以初步观察药物疗效。

在随后的临床研究中，受试者也应从对标准治疗无效或失败的患者中选择，在获得对二、三线患者的肯定疗效后，再向一线治疗推进。然而，既往治疗中药物暴露引发的耐药机制，可能造成对试验药物的重叠耐药，导致所预期的药物疗效明显降低。因此，在早期临床甚至非临床研究阶段，也应探索对耐药株的有效性。

在一部分肿瘤类型中已有证据表明，手术后辅助化疗对于降低手术后转移复发是有利的；而新辅助化疗和同时放化疗在一些肿瘤治疗中的成功应用，均为肿瘤药物的多方面应用提供启示，因此在适宜的阶段探索新药与其他治疗结合的方式也是有必要的。

二、不同给药方案的探索

抗肿瘤药物的疗效和安全性与给药方案密切相关，不同的给药方案（如给药间隔和给药速度不同）可能产生不同的剂量限制性毒性（dose limited toxicity，DLT）和最大耐受剂量（maximal tolerated dose，MTD）。而对于细胞毒类药物而言，在毒性可以耐受的前提下，尽量提高给药的剂量以达到最佳疗效，因此临床研究早期应尽可能对不同的给药方案进行探索，找出能够获得最大疗效且耐受性可以接受的给药方案。

肿瘤单药治疗往往容易产生耐药性，疗效不佳，因此，肿瘤治疗多采用多药联合治疗。传统的细胞毒药物很长时间以来一直被用于联合治疗，通过毒性不完全重叠的化合物联合，或者产生耐药性的机制不完全重叠的化合物联合应用，可以达到在可接受的毒性水平增加抗肿瘤疗效的目的。

三、不同瘤种的探索

通常一种抗肿瘤药物可能不只是对一种瘤种有效，也不可能对所有瘤种都具有同样疗效。因此，在临床前药效研究中，应参考同类化合物或作用机制相似的药物适应证，尽可能扩大药物抗瘤谱进行筛选。在Ⅰ期、Ⅱ期探索性临床研究中，也应选择多个瘤种进行临床研究，以获得该药物对不同瘤种敏感性的初步结果。Ⅲ期研究再针对某个或几个相对敏感、最具开发价值的瘤种进行大样本研究，获得肯定疗效后，再扩大至其他潜在的有效瘤种进行研究。

四、不同疗效观察指标的选择

目前常用的抗肿瘤疗效观察指标，包括总生存期、基于肿瘤评价的疗效指标（如无病生存期、进展时间、无进展生存期、客观缓解率、治疗失败时间）和基于症状评价的疗效指标（受试者报告的结果和生活质量）及生物标志物等。不同指标具有各自的优点和缺点，应根据所研究的药物类别、肿瘤类型、当前临床治疗状况及研发目标等综合考虑，选择合适的主要和次要疗效观察指标。

1. 总生存期（overall survival，OS）　是指从随机化开始至因任何原因引起死亡的时间，是抗肿瘤药物最可靠的疗效评价指标。总生存期的延长可以体现确切的临床获益，而且因为在研究过程中可以充分评估，可精确测量，并有死亡证明来提供依据，在终点评估上不易产生偏性，常作为Ⅲ期临床研究首选的观察指标。同时具有统计学意义和临床意义的总生存期的显著延长，有利于支持新药的批准。但观察总生存期通常需要足够大的样本量和足够长的时间；临床研究的后续治疗也往往干扰对药物疗效的测定；如受试者尚生存但失访，则把生存时间计算至最后一次随访日期，并作为缺失值处理。

2. 基于肿瘤评价的疗效评价指标

（1）无病生存（disease free survival，DFS）：是指从随机化开始至肿瘤复发、转移或出现肿瘤相关疾病的时间，适用于能获得根治的肿瘤的生存评价，如乳腺癌、结肠癌的手术后评价。无病生存率的提高可被接受作为反映受试者临床受益的指标。根据肿瘤治疗的结局差异，还可分析：无复发生存率、无远处转移生存率等。但评价时应当关注这种受益的程度与所遭受的毒性的比较结果，也需要关注随访时间的密度是否足以发现 DFS 的结局；如果缓解期比较长，患者的依从性下降，获取准确的复发与转移的诊断信息会有困难。

相对 OS 而言，DFS 所需随访时间更短且样本量较少。但其缺点是对 DFS 存在不同定义和解释，不同研究者之间在判断疾病复发或转移时容易产生不一致性；随访间隔要求更短以及时发现疾病复发或转移；肿瘤患者常见的合并症可能会干扰对"疾病"的判断。因此，建议在试验开始前，对 DFS 定义及访视计划进行具体描述，且尽可能采用双盲法减少评价的偏倚。

（2）无进展生存（progress free survival，PFS）：指从随机分组开始到肿瘤出现进展的时间，多用来计算无进展生存率，该指标重点在于观察肿瘤的变化，对于未完全缓解的肿瘤也能评价。其缺点是，目前对无进展生存期存在不同的定义，不同研究者在判断疾病进展时容易产生偏倚，因此，在试验设计中对其进行明确的定义是非常重要的。

（3）疾病进展时间（time to progress，TTP）：指从随机分组开始到肿瘤出现进展的时间。多用于肿瘤控制时间较短时的评价。由于 TTP 的测量只涉及时间而不论肿瘤大小，评价比较客观，也可用于非实体瘤；TTP 的测量应注意以下偏倚：第一，在试验药物治疗后的缓解期中，如果还有其他抑制肿瘤生长的治疗，就可能改变肿瘤的病程，使 TTP 的测量受到干扰；第二，如果为开放试验，加之 TTP 的测量间隔不同、评价肿瘤进展的工具不同等，均可能产生"测量偏倚"。

（4）客观缓解率（objective response rate，ORR）：是指肿瘤缩小达到一定量并且保持一定时间的患者的比例（主要针对实体瘤而言），它包含了完全缓解（complete response，CR）和部分缓解（partial response，PR）的病例。客观缓解率是 II 期试验的主要疗效评价指标，可以提供药物具有生物活性的初步证据，但一般不作为 III 期临床研究的主要疗效指标。缓解率较低的药物也不宜采用 ORR 作为指标。在评价肿瘤缓解时，必须同时考虑缓解持续时间。

（5）治疗失败时间（time to failure，TTF）：是指从随机化开始至治疗中止/终止的时间，包括任何中止/终止原因，如疾病进展、死亡、由于不良事件退出、受试者拒绝继续进行研究或者使用了新治疗的时间。由于 TTF 综合了有效性与毒性的评价，是一个具有综合特性的指标，不推荐作为单独支持药物批准的疗效指标。例如，假定阳性对照药 A 可延长生存期，但毒性较大，许多受试者不能耐受其毒性放弃治疗。而研究药物 B 毒性较小，由于毒性原因出组很少，因此与 A 药相比能延长 TTF。但单独 TTF 的延长并不能表明药物 B 是有效的。B 药物被批准上市要求必须能够确定其有效性，如生存期的改善或其他临床益处等。

对于以上基于肿瘤客观反映进行评价的指标，由于研究者的阅片经验和阅片方法可能存在差异，可能会使结果存在主观偏倚；随着技术进步，影像学技术也可能会发生变化。因此在使用该类指标的试验方案中应详细注明反应和进展的标准，试验期间应对数据进行详细完全的收集。应采用与试验无关的独立外部审查委员会（Independent Review Committee）进行盲法评价，并保证评价尺度的一致性，以减少偏倚。

3. 基于症状改善的疗效评价指标　症状和体征的改善也可被认为是临床受益，如体重的增加、疼痛的减轻或止痛药用量减少等。可用于多数患者有症状、缺乏有效治疗药物影像检查或评估有难度时的疗效评价指标。盲法试验是必要的，否则，容易受到主观因素的影响，导致结果偏倚。

对大多数肿瘤患者而言，症状的明显改善将成为衡量疗效的最好途径。因此受试者报告结果（patient report outcome，PRO）是较为恰当评价方法。但存在一定局限性，研究者和受试者报告中可能存在很大差别，语言因素也会影响评估的准确性。生活质量评分（quality of life，QOL）也可以作为试验结局的一项评估指标，但应当注意，以 QOL 来衡量药物的结果可能只能说明某种药物相对其他药物来说毒性较小，但不一定表明其有效性更好。

合适的量表是准确评估药物作用的基础。用于肿瘤临床研究效果评价的量表必须是学界认可的，量表中各项目的评价应尽可能采用定量或等级来反映观察项目变化的程度，应尽可能避免采用"是或否"、"出现或未出现"这样的二分类数据。

4.生物标志物 尽管许多生物标志物已经作为观察肿瘤反应和进展的监测指标,比如 CA-125 用于卵巢癌,PSA 用于前列腺癌的观察等。但由于尚不能肯定这些生物标志物能否合理预测临床受益,而且也存在生物标志物测定方法学上一致性、可靠性的问题,因此,目前生物标志物不能单独作为上市批准的依据,但可将其作为综合终点指标的一部分。

第四节 临床医学研究的任务与方向

以临床医学中最常见的药物临床研究为例,临床研究研发过程分为Ⅰ期、Ⅱ期和Ⅲ期临床研究,Ⅰ期临床研究主要目的是评价药物的耐受性,推荐后期研究给药方案;Ⅱ期临床研究主要探索药物的疗效,同时也观察安全性,Ⅲ期临床研究则在Ⅱ期临床研究基础上进一步确证患者临床获益情况,为药物获得上市许可提供足够证据(图 14-2)。完成上述不同期别临床研究的任务,是完成新型药物顺利研发及成功上市的前提,最终推动新药/新技术/新疗法被治疗指南接受,从而在更广泛和全面的基础上提升临床诊疗水平,临床医学研究的成果可以使全世界患者获益,可以极大推动人类临床医学持续发展,具有重要而深远的意义。

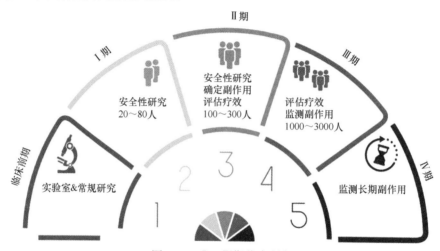

图 14-2 Ⅰ~Ⅳ期临床研究

一、Ⅰ期临床研究

(一)Ⅰ期临床研究的简述

Ⅰ期临床研究是以健康志愿者为主要受试对象,研究人体对新药的反应和耐受性,探索安全有效的剂量,提出合理的给药方案和注意事项,为Ⅱ期临床研究的给药方案提供依据,并对药物在体内的吸收、分布、代谢、排泄等药物动力学进行研究。具体包括:新药在一定剂量范围内的药代动力学和生物利用度数据;新药在动物实验中显示的药理作用是否与人相同;确定人体对新药的局部或全身耐受情况。其原则是在最大限度地保持受试者安全的前提下,进行足够的和适当的实验室和体格检查,以取得有关该药的数据。本期试验一般不要求设对照组,但出于某些必要也可设安慰剂对照组。受试者多选用健康人作为志愿者,但类似细胞毒药物应采用患者作为受试者。下面对Ⅰ期临床研究的试验目的、设计、实施等方面进行详细阐述。

(二)Ⅰ期临床研究的目的

Ⅰ期临床研究是人体药理学研究,通常是非治疗目的,一般在健康志愿者或者某类患者中进行,具有潜在毒性的药物通常选择患者作为研究对象。Ⅰ期临床研究的主要目的,是在前期动物药理毒理试验基本成功的基础上,首次应用于人体,探索不同给药方案下的最大耐受剂量(maximal tolerable dose,MTD)、剂量限制性毒性(dose-limiting toxicity,DLT)、合理的给药方案,确定Ⅱ期临床研究推荐的给药方案。同时了解新药人体药代动力学特征,获取药代动力学参数,并观察初步疗效,进行药代动力学/药效动力学(PK/PD)分析。对于抗肿瘤药物而言,由于其剂量与抗肿瘤效应在一定的剂量范围内呈线性关系,出现毒性的剂量和出现疗效的剂量接近,因此寻找 MTD 即可确定临床Ⅱ期的推荐剂量。而对于某些特殊抗肿瘤药物如分子靶点药物,由于其治疗指数大,需考虑最佳临床剂量代替最大耐受剂量。

（三）Ⅰ期临床研究的设计

Ⅰ期临床研究是初步的临床药理学及人体安全性评价试验，是药物研发的最初阶段，可以是开放、自身对照的，但当主要不良反应缺乏客观指标或不宜判定不良反应与药物关系时，常采用随机盲法、安慰剂对照试验，要求观察 10～30 例。根据我国药品临床研究指导原则，Ⅰ期临床研究包括耐受性试验和药代动力学试验，其中耐受性试验包括单剂量递增耐受性试验和多剂量耐受性试验；药代动力学试验包括药动学单剂量试验及药动学多剂量试验。人体耐受性试验和药动学试验可同步进行。对于不同类型的新药研发，其Ⅰ期临床研究的设计会有差异。以抗肿瘤药物为例，生物治疗是通过调节抗肿瘤免疫反应或者调节肿瘤生物学行为（生长、凋亡、分化、转移、血管生成等）而达到抗肿瘤的目的，与细胞毒性药物相比，具有自身特殊性，故其相应的Ⅰ期临床研究设计亦有所不同（表 14-2）。

表 14-2　恶性肿瘤生物治疗与化学治疗Ⅰ期临床研究设计对比

		化学治疗	生物治疗
Ⅰ期	研究目的	MTD，毒性，药代	OBD，毒性，药代，PK-PD 关系
	药物剂量	剂量爬升	剂量爬升
	观察终点	毒性	靶点抑制

注：MTD，最大耐受剂量；OBD：optimum biologic dose，最佳生物学剂量

1. 受试人群的选择　Ⅰ期临床研究应选择健康成年人（经过体格检查，无严重的心、肝、肾、造血功能障碍者）及少数适宜的患者（如肿瘤患者），均以自愿为原则，男女数量最好相等（临床药代动力学研究常选择男性）。女性受试者应排除怀孕、月经期。妇产科药物的Ⅰ期临床研究应选择月经规则的生育年龄妇女作为受试者。除非是儿科方面的特殊需要，儿童一般不作为受试者。

国外多选用健康年轻的男性志愿者作初期人体试验，因为他们不太可能突然发生与给药无关的疾病，而试验中发生不良反应的原因也易于判定。但在某些情况下，则不宜用健康志愿者作Ⅰ期临床研究，而应选择少数适宜的患者。例如，抗肿瘤的细胞毒药物，因其往往伴随着较大毒性反应，而且健康受试者不能真实反映在患者中的安全有效性，为避免健康受试者遭受不必要的损害，一般应当选择肿瘤患者进行研究。但对于一些非细胞毒类药物如激素类、酪氨酸激酶抑制剂等，因其毒性相对较小，也可以考虑选择健康志愿者进行部分研究。

2. 给药途径和给药方式的选择　可根据临床前研究资料，或结合Ⅱ期临床研究目的初步选择给药途径。常用口服法，根据需要也可采用注射法或其他给药途径。口服给药者，一般应在禁食 12 小时后空腹服药。

给药间隔可参考临床前试验的推荐剂量间隔或肿瘤 / 正常组织的药物毒性比率，并结合人体耐受性、药代动力学研究结果进行设计或调整。可参考同类别药物获得的经验。在没有可参考临床资料时，细胞毒类药物可按照该类药物临床常规用法探索多种不同的给药方案，一般包括单剂量、每周一次、每日给药等给药方法，通过观察单次给药的毒性恢复时间来确定重复给药的间隔时间，每 3～4 周为一重复周期是较为常用的给药间隔。一些非细胞毒类药物（如酪氨酸激酶抑制剂）还应考虑其达到靶部位抑制的稳态浓度，多采用连续给药的方式。

3. 初始剂量的选择　确定新药的初试剂量必须十分慎重，以保证安全为原则。如无人体试验数据文献资料，可以参考动物试验的剂量 [如半数有效量（ED_{50}），半数致死量（LD_{50}）和慢性毒性剂量及药代动力学参数等]，估计出一个预测剂量，然后以不大于该预测剂量 1/10 的剂量为人用的初试剂量。

传统起始剂量确定方法有：①改良的 Blackwell 方法计算。算出 2 种动物急性毒性试验 LD_{50} 的 1/600 并算出 2 种动物（啮齿类与非啮齿类动物各 1 种）亚急性毒性试验中出现毒性剂量的 1/60。以上述 4 种剂量中最小的剂量作为人用初试剂量（按 kg 体重折算）。② Dollery 法。采用最敏感动物最小有效量的 1%～2% 或同类药物临床治疗剂量的 1/10。③改良的 Fibonacci 法。一般用于可接受一定毒性试验的临床研究（如抗肿瘤药物）以小鼠急性毒性 LD_{50} 的 1/100，或大动物最低毒性剂量的 1/40～1/30。

现有资料表明，药物消除速率与动物体表面积成正比。在实际应用中，亦可按体表面积换算动物与人的有效剂量，以此剂量的 1/10 为人的起始用量。需要指出的是，由于药物的不同，选择初试剂量的方法也不一样，没有固定模式，应视具体情况而定。对那些有明显药理活性的新药，起始剂

量还应更小。不可机械地按动物的剂量折算为人用剂量。

健康受试者 I 期临床研究还可以未观察到损害作用的剂量（no observed adverse effect level, NOAEL）转化为人的初始剂量，其起始剂量的选择步骤为：①回顾和评价所有动物研究数据，确定未观察到 NOAEL，即不会产生不良反应明显增加的最高剂量水平。②一般根据体表面积从 NOAEL 换算人类相当剂量（human equivalent dose, HED），其假设和依据是体表面积标准化剂量（mg/m^2）不同种属之间成比例。③最合适的动物种属选择（不一定是最敏感动物）：指与评价人类危险度最相关的。④安全系数的考虑：安全系数提供一个安全界限，以保护接受起始临床剂量的人类对象。安全系数在 10～1000，设安全系数的考虑是，与动物相比，人类对药物敏感性增加不确定，某些毒性在动物种难以检测，如头痛，肌痛，精神障碍等。受体密度和亲和力的差异，非预期毒性，药物吸收分布代谢的种属间差异。⑤药理学作用剂量的考虑：最大推荐起始剂量（maximum recommended starting dose, MRSD）确定后，应当将它与从动物体内研究的药理学有效剂量换算的人相当剂量进行比较；如果药理学 HED 小于 MRSD，应当降低临床起始剂量；对血管扩张剂，抗凝血剂，单克隆抗体或生长因子等药物或生物制品，毒性可能出自过大的药理作用，也需要根据药理学作用 HED 来降低起始剂量。

对于抗肿瘤新药而言，由于多数抗肿瘤药物的治疗指数很窄，较高的起始剂量可能导致出现严重毒性，甚至患者死亡，从而使得原本具有很好潜力的有效药物不能得以继续研发。另外，如果选择过低的起始剂量，那么就有可能使得试验周期延长，造成资源浪费，而且从伦理学角度考虑，不应使过多患者暴露在无效剂量下。因此，起始剂量的选择应当综合非临床药效、毒理和药代动力学 / 毒代动力学的研究结果综合考虑：①对于细胞毒类药物，I 期临床研究的起始剂量计算原则上相当于非临床研究中啮齿类动物 MTD 剂量的 1/10，或非啮齿类动物 MTD 剂量的 1/6，单位用 mg/m^2 表示，同时还需考察 MTD 剂量在其他种属动物的毒性反应及可逆性；②对于一些非细胞毒类抗肿瘤药，由于其毒性相对较小，I 期临床研究的起始剂量计算可采用非临床研究中非啮齿类动物 NOAEL（未观察到不良反应的剂量）的 1/5，或者更高。若为国外已进行临床研究的新化合物，已有可靠的可借鉴临床研究资料，参照国外临床研究数据设计国内临床研究的起始剂量也是可以接受的。此时应当考虑不同人种间的差异可能带来的影响。

而在进行联合用药探索性研究时，联合方案中的药物起始剂量确定需要考虑两者之间的相互作用可能导致毒性加倍甚至增加更多。如果一种新的联合疗法的活性程度依赖于理论推测时，根据单个成分的毒性，通常有可能预测出联合疗法的毒性。如果能够排除相关的 PK 相互作用，并且在剂量－反应 / 毒性特性还是未知数的时候，可以按照每种化合物单药治疗推荐剂量的 1/2 开始剂量探索研究。也可以按照其中的一种化合物的推荐剂量的全量而将其他化合物的剂量减量（50% 或者更低）来开始研究。另外，给药的顺序也可能非常重要，联用的药物间给药顺序、给药间隔等都可能会影响药物的疗效和安全性，这些也必须在设计研究时给予充分考虑。尚没有可行的方法来权衡联合用药中每种成分之间的剂量比例来优化效益－风险比。因此，在剂量方面优先考虑在单药治疗时活性最高的化合物，也是可以接受的。

4. 剂量递增 是 I 期方案设计中重要的部分。当初始剂量应用后如无不良反应，就可逐步递增剂量，以尽快找出最大耐受剂量。毒性小的药物可成倍增量，毒性较大的药物递增幅度应小些；初期增加幅度可较大，后期则应较小。建议根据药物特点调整剂量递增的幅度。研究方案中应阐明选择剂量递增方案的方法学和合理性。从伦理和有效性方面考虑，初始剂量与 MTD 之间的剂量爬坡级别较少为好。现常采用的剂量递增方法见表 14-3 及图 14-3。其中最经典的方法是 "up-and-down"（升与降）法，采用数学法则进行剂量的调整，且在方案设计中已明确规定，不能随意改变剂量。而新的剂量递增法是边分析毒性边计算下个可能的剂量，具有较好的灵活性，也比较容易达到 MTD。

剂量递增依据不同的情况可分为：①在健康志愿者中的剂量递增；②在患者中的剂量递增；③在肿瘤患者中的剂量递增。

（1）决定健康志愿者剂量递增步骤的因素有：①起始剂量；②剂量－毒性曲线的陡峭程度；③起始剂量与药理学活性剂量和毒性剂量之间的距离；④药代动力学变异性和 / 或非线性特征；⑤起始剂量后的暴露与毒代动力学的最高限度。

（2）在患者中的剂量递增：①与健康志愿者中的剂量递增方案相似，如细胞因子首次应用于人体研究时，在哮喘患者中的剂量是：0.07mg、0.7mg、2mg、7mg 和 10mg；②没有其他治疗办法的患者，可以接受更快的剂量递增；③出现疾病进展（progression disease, PD）可减缓剂量递增；④出现剂量限制性耐受减缓或完全停止剂量递增。

（3）在肿瘤患者中的剂量递增：①最常用的方法是改良的 Fibonacci 剂量递增法；②在药代动力学指导下剂量递增；③加速递增设计。值得注意的是，为避免更多受试者使用无效药物，在每一剂量水平应选用尽量少的可达到评价要求的患者，一般至少有 3 名或 3 名以上可评价的受试者，但若某一剂量并无毒性或很小毒性反应，少于 3 名受试者也是可接受的。若出现明显毒性，应考虑增加受试者例数。如某一剂量组有 1 例产生 3 度以上不良反应，则该剂量水平应继续增加 3 例受试者，如不再出现，可进入下一剂量组，如仍出现，则停止剂量爬坡。只有当特定剂量水平获得足够评价资料后方可进入下一个剂量水平。

表 14-3　常规 I 期临床研究的剂量升级计划

	剂量升级的方法	优点	缺点
1. Fibonacci 校正（标准 3+3 设计）	固定增量，up-and-down	操作简单；在每组中能提供 PK/PD 数据	升级，可能需要保守剂量估计、入组大量患者
2. 加速滴定	固定增量 up-and-down 用两个平台设计	剂量爬升快速，在两阶段中可以允许患者剂量升级	初始组规模小，不包括平均 PK/PD 数据
3. 药代动力学指导剂量升级	升级基于血浆药物浓度	剂量爬升快速，最大限度地减少患者治疗剂量，远离 MTD	数据需要持续 PK 评价
4. 过量的升级与控制（基于模型）	使用贝叶斯剂量反应模型	剂量爬升快速，最大限度地减少患者治疗剂量，远离 MTD。与持续评估方法的患者相比减少 MTD 的机会	数学公式很复杂，小组方式可能会排除有意义 PK/PD
5. 连续重新评估方法（基于模型）	使用贝叶斯剂量反应模型	剂量爬升快速，最大限度地减少患者治疗剂量，远离 MTD	数学公式很复杂，小组方式可能会排除有意义 PK/PD 数据

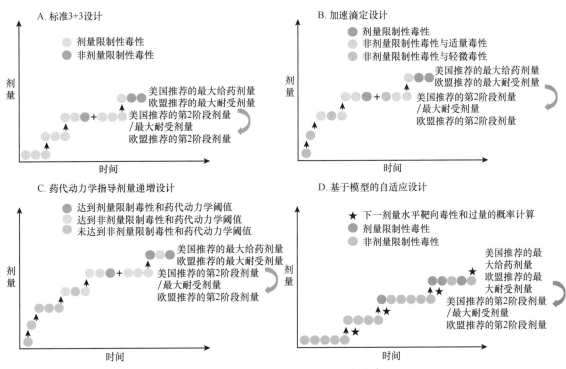

图 14-3　I 期临床研究剂量爬坡设计

（四）I 期临床研究的实施

1. 药代动力学研究（pharmacokinetics，PK） 是新药 I 期临床研究的重要部分。药代动力学研究主要描述药物的人体药代动力学特征，确定主要药代参数，试验设计包括吸收、分布、代谢和排泄的全过程研究。应重点评价药代动力学与其给药剂量、安全性和临床疗效之间的关系（暴露–效应关系），鼓励建立群体 PK/PD 分析模型，这将有助于解释毒性反应，设计最佳给药剂量和给药方案。药代动力学研究可单独进行，也可与耐受性试验合并进行。但进行人体药代动力学研究需征得受试者同意。对于可供静脉与肌肉两种途径注射的制剂，应分别作两种给药途径的研究。单供肌内注射的制剂，最好能与国外的相同品种药物进行比较，并求出试验药品的相对生物利用度。影像学技术可用于研究药物在肿瘤组织靶部位的分布，必要时也可考虑采用现代影像学技术进行人体药物分布研究。

因药物可能应用于不同疾病状态或条件的人群，因此可能需进行其他的特殊药代动力学研究，如肝肾功能不全患者、老年或儿童患者的药代动力学研究。同时要考虑进行影响药物吸收、代谢、分布和排泄的因素研究，如食物、合并用药、不同人种药代动力学研究。以上研究可根据临床研究需要选择在不同阶段进行。

（1）Ⅰ期临床研究中健康志愿者的药代动力学研究包括：单次给药的药代动力学、多次给药的药代动力学、口服制剂进行进食对药物吸收影响的研究。

单次给药药代动力学试验：①设计剂量范围应包含预计的Ⅱ期临床研究剂量范围，最大剂量接近或者等于 MTD；②最少 3 个但不限于 3 个剂量组；③参考耐受性试验中的药动学预试结果；④考虑剂量范围内线性动力学评价。

多次给药药代动力学试验：①考虑与预计的Ⅱ期临床研究剂量及给药方法相适应；②至少一个但不限于 1 个剂量组；③考虑非线性动力学时的特殊情况；④考虑导致药代动力学参数可能与单次给药药动学参数差异的因素。

口服制剂进行进食对药物吸收影响的研究：①归入生物等效性研究；②健康志愿者，对象例数应该有足够把握对食物影响进行统计评价，最少 12 例；③剂量规格，选择拟上市的最大剂量；④为了提供食物对胃肠道物理学的最大影响，从而对系统的药物利用度达到最大影响，建议采用高脂肪、高卡路里试验餐（800 ～ 1000 卡路里，1 卡路里 =4.1900 千焦），其中蛋白质 150 卡路里，碳水化合物 250 卡路里，脂肪 500 ～ 600 卡路里；⑤在进行食物对吸收影响研究时可以采用蛋白质、碳水化合物和脂肪不同上述配比的食物，但必须包括上述食物的影响研究；⑥食物影响研究需提供药物暴露和相关药代动力学参数：总暴露，或 AUC_{0-t}，$AUC_{0-\infty}$；峰值暴露 C_{max}；达到峰值暴露的时间 T_{max}；缓释产品的滞后时间；末端相消除半衰期；其他有关的药代动力学参数。

对健康受试者的药代动力学研究，需提供以下研究资料：详细的药代动力学研究方法，受试者观察记录表（包括体检表），血（或尿）药浓度测定原始数据及结果，药代动力学计算公式，药代动力学参数（包括峰值 C_{max}、达峰时间 T_{max}、血药浓度 – 时间曲线下面积 AUC、生物半衰期 $T_{1/2}$、清除率 CL、生物利用度 F、表观分布容积 Vd、平均血药浓度 Cav、累积比 R、波动系数 FI）和对Ⅱ期临床研究给药方案的建议等。

（2）抗肿瘤新药Ⅰ期临床研究药代动力学包括：单次给药的药代动力学行为、多次给药的药代动力学行为、联合给药的药代动力学行为。

影响分子靶点类抗癌药物代谢的常见因素有：①药物代谢酶基因多态性；②食物：进食种类及结构可影响药物的吸收速度和药物代谢酶的合成从而影响药物代谢；③特殊人群：在肝肾功能不全、老年人群中，抗肿瘤药物药代动力学差异大；④其他：种族、年龄、性别、给药时间等因素也可影响药物的代谢。影响细胞抗体类抗癌药物代谢的常见因素有：①抗原与抗体的亲和力；②抗原的总量和每天身体生成量；③是否产生抗抗体。

因此在强调传统经典的药代动力学研究的同时，需综合分析以上多个因素对药物药代学的影响，开展群体药代动力学和药代动力学 – 药效学研究。

2. 观察和评价

（1）毒性反应的观察和评价：不良反应的观察是新药Ⅰ期临床研究主要的研究内容，评价不良反应至少包括相应的症状、体格检查、血尿常规、影像学检查，尤其注意根据临床前研究结果及在同类药物中观察到的不良反应来增加特别项目检查。如有心脏毒性的药物增加心电图、心肌酶谱、心脏射血分数的检查，并且检查频率高。也要特别注意临床前研究中未出现的毒性。给药局部的毒性也要特别注意观察。不良反应性质和严重程度的评价标准应遵照国际上通用的美国国立癌症研究所药物毒性反应标准（National Cancer Institute-common toxicity criteria，NCI-CTC）分级标准，客观地判断不良事件与试验药物的相关关系；客观评价毒性的可逆程度，以及毒性与剂量、疗程的关系。不良事件的评价不仅仅包括试验用药，还应包括毒性影响因素的评价，如器官功能失调、联合用药等。

此外，在Ⅰ期试验方案中必须定义剂量限制性毒性（DLT），DLT 一般指受试者接受治疗后出现与药物有关的毒性反应（NCI CTC 4.0 进行分级）：①3 级或 4 级的非血液学毒性（不包括恶心、呕吐、脱发、腹泻、肿瘤疼痛）；≥2 级中枢神经毒性；②接受止呕、止泻、止痛支持治疗后出现 3 级或 4 级的恶心 / 呕吐、腹泻、肿瘤疼痛；③ 4 级血液学毒性，伴 ≥ 2 级的发热或感染或出血。在定义 DLT 时，还要考虑受试者的特殊情况，如持续 4 级白细胞下降对于非白血病的实体瘤患者为 DLT，但对于白血病患者不能确定为 DLT；如一肝功能异常的患者，试验中出现 3 级肝功能异常，不能确定为 DLT。

（2）药代动力学评价：C_{max}、T_{max}、AUC、$T_{1/2}$、CL、F、Vd、Cav、R、FI 等。

（3）疗效评价：由于抗肿瘤药物一般选择患者进行临床研究，因此Ⅰ期临床研究中可初步观察受试者用药的肿瘤反应情况，为后期有效性研究提供参考。疗效的评价采用对可测量病灶按实体瘤疗效评价标准（response evaluation criteria in solid tumors，RECIST），对症状、体征的好转或恶化，用治疗前后（Karnofsky performance status，KPS）评分的变化来表示。

（4）统计分析方法：耐受性试验统计量包括患者例数、定量指标的平均值、标准差、变异系数、95% 可信区间、最小值和最大值等；对研究过程中的不良事件发生率、与研究用药的关系及严重程度等分别进行分析。另外，检查结果异常且具有临床意义的患者例数和百分比也应加以分析。

（5）药代动力学分析：对药代动力学参数进行描述统计分析。

3. 试验结束或中止　Ⅰ期临床研究中患者若遇到以下情况时，应考虑提前中止：①有证据表明疾病进展；②出现不可接受的不良反应；③患者要求退出；④研究者判断。若遇到以下情况时，应考虑提前中止试验或考虑试验方案的调整：多个受试者出现提前中止事件；不良反应发生率和严重性显示弊大于利；受试者招募不理想；数据记录质量太差，不准确和不完善。而对于细胞毒药物，若探索出 DLT、最大耐受剂量（MTD）和毒性靶器官，可考虑结束临床研究。

4. Ⅰ期临床研究的总结　试验结束后应根据Ⅰ期临床研究的设计、研究过程和结果，同时结合临床前研究结果进行综合分析，评价研究目的是否达到或可能存在问题。通常应对以下内容进行总结：① MTD 或 DLT；②毒性反应的类型、发生率、严重程度、预防和控制措施、与剂量和疗程的关系等；③初步疗效结果，如肿瘤客观缓解率（objective response rate，ORR），包括疗效评价的肿瘤标志物；④药代动力学参数及其与药效 / 毒性间的关系（PK/PD）；⑤Ⅱ期临床研究的拟定受试人群、推荐剂量和给药方法。若单项Ⅰ期临床研究结果难以支持后续的Ⅱ期临床研究，可提出拟进行的其他项目的Ⅰ期临床研究，或其他的非临床研究。

<h2 style="text-align:center">二、Ⅱ期临床研究</h2>

（一）Ⅱ期临床研究的简介

Ⅱ期临床研究又称为探索性临床研究，是新药首次在患者身上进行的治疗作用初步评价阶段，在Ⅰ期临床研究明确新药的人体耐受性、安全性及药代动力学特点的基础上，在目标适应证患者中进一步探索新药的安全性和有效性，初步评价药效学，包括为Ⅲ期临床研究研究设计和给药剂量方案的确定提供依据，本期临床研究在药物临床研究中发挥承上启下作用。Ⅱ期临床研究的特点是探索性的、阶段性的。

（二）Ⅱ期临床研究的目的及内容

Ⅱ期临床研究重点在于药效学，初步考察新药在目标适应证患者中建立药效学相对一致、毒性可接受的水平。Ⅱ期临床研究新药临床药效学是研究药物对机体所产生的作用、作用机制及药物作用的量–效关系的科学，也着重探讨药物、机体及环境等因素对药效的影响。量–效关系是指一定剂量范围内，药物药效的强弱与药物剂量的大小或浓度的高低的一定关系，从而探索最小有效量（minimal effective dose）、最大效应（maximal effect，E_{max}，又称效能）、效价强度。主要研究目的是为临床筛选疗效高、毒性小的药物，避免毒副作用，达到安全、合理用药的目的。药物对机体的作用是两重性的，包括治疗作用及不良反应。

Ⅱ期临床研究的重要目标是：①在Ⅰ期临床研究中确定的安全剂量范围内探索新药对目标适应证患者的疗效和短期毒副作用；②决定是否继续进行大规模的Ⅲ期临床研究，同时为Ⅲ期临床研究确定给药剂量和给药方案。早期探索性临床研究常采用剂量递增设计，以初步评价药物剂量与效应关系。针对所探讨的适应证，后期探索性临床研究常采用公认的平行组剂量效应设计。探索性临床研究所使用的药物剂量，通常低于临床药理学研究所提示的最大耐受剂量，如果高于该剂量，需要补做相应的临床药理学试验，以提供必要的支持。

探索性临床研究的其他目的包括可能在下一步临床研究中设定的研究终点、治疗方案（包括合并用药）和目标人群（如轻度、重度疾患比较）的评价，这些目的可通过亚组数据和多个研究终点分析来实现，其分析结果可用于进一步的探索性临床研究或确证性实验。

（三）Ⅱ期临床研究的设计

1. Ⅱ期临床研究设计原理　Ⅱ期临床研究可分为Ⅱa期和Ⅱb期两个阶段。Ⅱa期通过入组少量受试者探索合适的治疗剂量，确定量效关系，探询新药配伍并为下一步试验建立方法学依据。Ⅱb期在Ⅱa基础上扩大样本量，明确更精准的治疗方案，评估药效及安全性。通过此两阶段设计可降低风险。根据有无对照组设置，Ⅱ期临床研究设计方法分为单臂试验和随机对照试验、随机撤药试验设计等。

（1）单臂试验设计：即单组临床研究，即仅有一个组的研究，没有为试验组设计相对应的对照组；常用于新药研发的Ⅱa期。肿瘤新药Ⅱ期临床研究中，往往要对多个瘤种、多种剂量或用法进行探讨，目的是淘汰无效剂量、筛选敏感瘤种，以便进一步深入研究。单臂试验又分为单臂单阶段和单臂多阶段，最简单的试验设计即为单臂单阶段试验，其在计划的样本数量的患者都接受治疗后，根据治疗效果最后得出试验结论。Ⅱ期临床研究单臂试验设计通常在终末期肿瘤患者已经没有治疗选择的情况下，考虑到不治疗组不可能出现肿瘤缩小等反应，所以不用设定对照组。单组Ⅱ期临床研究多设计为历史对照或自身对照，目前运用较多。单臂单阶段试验设计的缺陷是如果在达到最后样本量之前，发现治疗无效，也不能终止试验，造成资源浪费和伦理学困境。单臂多阶段试验设计能够避免单阶段试验设计的缺陷，其能在某试验组疗效未达到预期效果时，终止该试验组的研究，避免更多的受试者接受无效治疗。单臂多阶段试验设计一般用于探索性研究，其优点在于多阶段设计有明确的早期终止研究的准则，当试验药的有效率较低时，可以在早期终止研究，避免更多的受试者接受无效的治疗；多阶段试验设计也可用来早期淘汰不良反应高的药物。

（2）随机对照试验设计：随机对照试验设计主要目的是通过对所试验药物的有效率进行评估，从而选择有效率最佳的剂量、给药方案或候选药物进入Ⅲ期临床研究。由于Ⅱ期临床研究属于探索性人体试验，其样本量少，故大多数Ⅱ期临床研究设计为单臂、非随机化，并且不设对照组，而是采用历史数据对照，这增加了对新药有效性判断的不确定性。为了降低Ⅲ期临床研究失败的风险，在有常规标准有效治疗方法时，推荐采用随机对照试验设计，将常规标准有效治疗方法作为对照，目的是尽量在临床研究的早期阶段就能检验出药物相对于已有的治疗在疗效上是否具有优势。Ⅱ期随机化临床研究所需的样本量不足以对试验药提供明确的优效性、非劣效性或等效性进行推断，但这种设计可以为有前景的新药优先进入Ⅲ期临床研究提供量化依据。Ⅱ期临床研究随机对照试验设计可应用于评价多种剂量、多种给药方案、试验治疗和标准治疗对比的研究，为Ⅲ期临床研究设计提供更加具有借鉴意义的数据。

关于抗肿瘤分子靶向药物治疗±标准治疗（如放疗、化疗）的Ⅱ期临床研究设计，应采用随机对照试验设计方法，通常设计的两组为试验组（靶向药物治疗联合标准治疗组）和对照组（单用标准治疗组）。许多新的靶向药物治疗作用表现为肿瘤肿块稳定而不是缩小，这类药物被称为细胞稳定剂（cytostatic）。这类Ⅱ期试验的结果，使研究者难以决定是否需要继续进行Ⅲ期临床研究。因为肿瘤长期稳定也可能发生在一些未治疗的患者，所以很难解释未设对照的单组Ⅱ期试验结果。如果设计为随机对照试验也存在问题，因为在这种情况下的设计要求入组更多患者，并且要求部分患者接受无效对照治疗。为解决这一问题，Ratain等设计了一种新方法，即随机不连续设计法（randomized discontinuation design）。在这种设计分两阶段，第一阶段所有患者都接受有效药物（如化疗药）的治疗，治疗后在预定时间点将患者分为治疗有效组、肿瘤稳定组或肿瘤进展组。治疗有效组继续上述治疗，肿瘤进展组退出研究，肿瘤稳定组进入第二阶段。在第二阶段肿瘤稳定组患者被随机化分到试验用药组（细胞稳定剂组）或不治疗组。最后比较两组的疾病进展时间（time to progress，TTP）来确定是否试验用药在肿瘤稳定方面起了主要作用；第一阶段因疾病进展的患者可进行试验用药的再治疗。上述设计是肿瘤创新药物Ⅱ期临床研究设计的典型代表。

联合用药的Ⅱ期临床研究通常要求设计大样本单组试验或随机对照试验，如需快速确定联合用药的疗效，一是试验设计时入选难治的患者，观察其治疗反应（如西妥昔单抗与CPT-11联合治疗结直肠癌），其前提在于有足够的证据确证肿瘤为难治性的。二是面临多个肿瘤时，选择其中之一局部使用试验药物（如局部注射基因治疗药物），后续以标准治疗，最终观察试验用药注射部位和非注射部位变化，以明确试验用药的疗效，后续联合的标准治疗包括化疗（如ONYX-015治疗头颈鳞癌的Ⅱ期临床研究）或放疗（如肿瘤坏死因子治疗多种实体瘤的Ⅰ期临床研究）。采用联合治疗可能无法将单药的单独疗效和毒性从整体中分离出来，因此，在Ⅱ期临床研究设计中尽可能先采用单药治疗，从而可以最有效地反映药物的疗效和安全性。如果单药难以实施，或单药治疗不符合伦理要求，必须进行联合治疗，在启动Ⅲ期联合治疗的确证性研究之前，应先进行一项随机的Ⅱ期研究以评价联合治疗的作用。

（3）随机撤药试验设计：是指通过接受一定时间受试药物治疗的对象出现疾病稳定性状态后，被随机分配继续使用受试药物治疗或使用安慰剂（即停用活性药物）治疗；继续接受药物治疗组和安慰剂组之间出现的任何差异都可以证明活性药物的疗效。随机撤药试验设计的优点是患者经过安慰剂使用阶段比较短，伦理学风险被大大降低。随机撤药方法适合于复发性疾病发作的药物（如抗抑郁药），抑制症状或体征（慢性疼痛、高血压、心绞痛）的药物临床对照试验等（图14-4）。

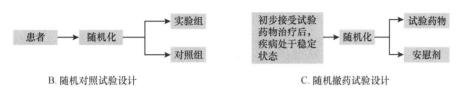

图14-4　Ⅱ期临床研究设计的三种形式

2. 终点指标　临床终点的意义，就是说，为了评价药物的疗效，需要先确定一个评价的标准，这个标准必须包括评价的对象和评价对象的时间节点。评价指标反映新药作用于受试对象而产生的各种效应，根据试验目的和新药的预期效应设定。在临床研究方案中应明确规定各评价指标的观察目的、定义、观察时间点、指标类型、测定方法、计算公式（如适用）、判定标准（适用于定性指标和等级指标）等，并明确规定主要评价指标和次要评价指标。指标类型通常包括定量指标（连续变量，如血糖值）、定性指标（如有效和无效）、等级指标（如优、良、中、差）。

（1）主要评价指标和次要评价指标：主要评价指标是与试验目的有本质联系的、能确切反映新药疗效或安全性的指标。主要评价指标应尽量选择客观性强、可量化、重复性高的指标，应是专业领域普遍认可的指标，通常来源于已发布的相关标准或指南、公开发表的权威论著或专家共识等。次要评价指标是与试验目的相关的辅助性指标。在方案中需说明其在解释结果时的作用及相对重要性。一般情况下，主要评价指标仅为一个，用于评定新药的疗效或安全性。当一个主要评价指标不足以反映我国规定疗效时采用4级评定标准：痊愈（cure）、显效（markedly improvement）、进步（improvement）、无效（failure）。

（2）替代指标：在直接评价临床获益不可行时，可采用替代指标进行间接观察。是否可采用替代指标作为临床研究的主要评价指标取决于：①替代指标与临床结果的生物学相关性；②替代指标对临床结果判断价值的流行病学证据；③从临床研究中获得的有关新药对替代指标的影响程度与新药对临床研究结果的影响程度相一致的证据。

（3）主观的第三方评价：部分评价指标由于没有客观评价方法而只能进行主观评价，临床研究若必须选择主观评价指标作为主要评价指标，建议成立独立的评价小组，由不参加临床研究的第三者/第三方进行指标评价，需在试验方案中明确第三者/第三方评价的评价规范。

3. 抗肿瘤新药的Ⅱ期临床研究　在抗肿瘤药物临床开发进程中，Ⅱ期临床研究起着关键性的作用，可获得以下几方面的信息，一是判断药物是否具有抗肿瘤活性，二是判断对药物敏感瘤种以决定进一步开发，三是判断对药物不敏感瘤种从而停止对这些瘤种的开发。一个有效的Ⅱ期临床研究可淘汰无效药物，选择敏感瘤种为Ⅲ期临床研究的决策提供充分依据。下面主要以抗肿瘤药物为例，对Ⅱ期临床研究作详细介绍。

对抗肿瘤新药而言，通常一种抗肿瘤药物不只是对一种瘤种有效，也不是对所有瘤种都具有同样疗效。因此，在Ⅱ期探索性临床研究中，应选择多个瘤种扩大抗瘤谱进行临床研究，以明确目标瘤种；同时应更为详细地进行药物安全性的观察，同时需进一步阐明给药方案与安全有效性的关系。Ⅱ期临床研究的另一个目的是早期淘汰有效率低或不良反应高的瘤种或用药剂量、方案，避免更多的患者接受无效的治疗，因此，目前常采用多阶段设计（multi-stage design），可有助于判断停止继续入选患者，及早终止试验。

对于一些常见肿瘤的治疗，Ⅱ期临床研究的有效性研究终点通常包括客观缓解率、疾病控制率、无进展生存期等。肿瘤反应的疗效评价指标包括客观缓解率 ORR（包括完全缓解 CR 和部分缓解 PR）、疾病控制率 DCR、持续缓解时间 DOR 等。客观缓解率是Ⅱ期临床研究的主要疗效评价指标，对于细胞毒药物，客观缓解率是反映药物具有抗肿瘤活性的初步可靠证据。而分子靶向药物的作用机制主要是干扰肿瘤的异常信号通道，导致肿瘤生长减慢，转移减少，或肿瘤坏死和空洞形成。因此，分子靶向药物缓解率较低，疗效评价采用 DCR 作为近期疗效评价指标，这样就包括了靶向治疗后肿瘤被抑制但缩小不明显的 SD 患者，从而更全面地反映靶向药物的作用。而且在评价肿瘤缓解时，必须同时考虑 DOR。生存的疗效评价指标包括总生存期 OS、无病生存期 DFS、无进展生存期 PFS、疾病进展时间 TTP。其中 PFS 包括了死亡的事件，将试验中因为非肿瘤进展的并发症导致的死亡也纳入 PFS 的分析，能更好地评价临床获益，通常作为晚期肿瘤疗效评价的重要指标。为了在临床研究的早期阶段，以充分的证据来证明药物的作用，从而减少后续临床研究的风险，推荐Ⅱ期临床研究在观察 ORR 的同时观察 PFS 和 OS 及生活质量、临床症状的改善等能反映受试者临床获益的指标。

以下为靶向药物研发实例——贝伐珠单抗的Ⅱ期临床研究。基于临床前研究及Ⅰ期临床研究发现贝伐珠单抗在肠癌有效，因此肠癌成为其首先研发的"起源地"。Kabbinavar 等设计的 AVF0708g Ⅱ期临床研究，首次报道 5-氟尿嘧啶（5-FU）/甲酰四氢叶酸（LV）联合贝伐珠单抗治疗转移性结直肠癌患者的疗效。患者分别接受 5-FU/LV、5-FU/LV+贝伐珠单抗（5mg/kg）和 5-FU/LV+贝伐珠单抗（10mg/kg）化疗。结果显示 5-FU/LV 组和 5-FU/LV+贝伐珠单抗（5mg/kg）组在 ORR、PFS/TTP、OS 之间的差异有统计学意义，而且 5-FU/LV+贝伐珠单抗（5mg/kg）组的死亡风险下降了 37%（表 14-4）。

表 14-4　贝伐珠单抗治疗转移性结直肠癌的Ⅱ期临床研究

临床研究	治疗方案	例数	PFS/TTP（月）	OS（月）	ORR（%）
AVF0708g	5-FU/LV+贝伐珠单抗（5mg/kg）	35	9.0*	21.5	40*
	5-FU/LV+贝伐珠单抗（10mg/kg）	33	7.2	16.1	24
	5-FU/LV	36	5.2	13.8	17

注：ORR：客观有效率；OS：总生存期；PFS：无进展生存期；TTP：疾病进展时间；*：差异有统计学意义

三、Ⅲ期临床研究

（一）Ⅲ期临床研究的简介

Ⅲ期临床研究是新药临床研究阶段的关键性试验，是新药能否最终获批上市的临床基础。Ⅲ期临床研究又称为确证性临床研究，是为了进一步确证Ⅱ期临床研究（探索性临床研究）所得到有关新药有效性和安全性的数据，为新药获得上市许可提供足够的证据。Ⅲ期临床研究一般是关于更广泛人群、疾病的不同阶段，或合并用药的研究。另外，对于预计长期服用的药物，Ⅲ期临床研究会进行药物延时暴露的试验。由于Ⅲ期临床研究投入巨大，耗时长，因此在决策药物是否进入Ⅲ期时应慎重考虑以下因素：①有特异且明确的靶点，在非临床研究和Ⅰ/Ⅱ期临床研究中已得到充分支持；②有较强的抗病活性，非临床研究和Ⅰ/Ⅱ期临床研究中已得到充足支持；③良好的药代动力学特点，如口服生物利用度良好，半衰期长等；④疾病对新的治疗方法有较强的需求；⑤不良反应可以耐受和处理。下面以抗癌药物为例，对Ⅲ期临床研究作详细介绍。

（二）Ⅲ期临床研究的目的

因Ⅱ期临床研究受试者的样本量较少，其获得新药关于有效性和安全性的数据不足以支持新药获得上市批准，而Ⅲ期临床研究属于临床研究治疗作用的确证阶段，是关于更广泛人群、疾病的不同阶段，或合并用药的研究。通过足够多的受试样本量进一步验证Ⅱ期临床研究中关于新药对目标适应证患者的治疗作用和安全性，评价效益与风险关系，Ⅲ期临床研究为药物注册申请获得批准提供充分的依据，同时还为药品说明书和医生处方提供充分的数据。临床研究中，Ⅲ期临床研究的具体目的还包括以下几个方面：①对较大量患者的疗效比较，既要增加用药人数也要增加用药时间；②确定不同患者人群的剂量方案；③观察较不常见或迟发的不良反应。

在临床研究的实际操作过程中，往往需要根据药物种类来确定试验的相关问题，以抗肿瘤药物为例：在肿瘤治疗中，肿瘤单药治疗往往容易产生耐药性，疗效不佳，因此肿瘤治疗多采用多药联合治疗。传统的细胞毒药物很长时间以来一直被用于联合治疗，通过毒性不完全重叠的化合物联合，或者产生耐药性的机制不完全重叠的化合物联合应用，可以达到在可接受的毒性水平增加抗肿瘤疗效的目的。Ⅲ期临床研究下的联合用药研究可采用新药和已知有效药物 A 联合与单用 A 对比；也可用新药取代某一有效联合化疗方案中某一已知的药物与该联合化疗方案做对比，旨在证实新药在联合化疗方案中的作用。

此外，通常一种药物可能不只是对一种疾病有效，在不同疾病中也可能有不同疗效，研究者还需通过临床研究来回答药物的适应证与禁忌证等问题，这一点在抗肿瘤药物的Ⅱ期临床研究中尤为重要。因此，在临床前药效研究中，应参考同类化合物或作用机制相似的药物适应证，以抗肿瘤药物为例，尽可能扩大药物抗瘤谱进行筛选得到结果。之后在Ⅰ期、Ⅱ期探索性临床研究中获得该药物对不同瘤种敏感性的初步结果基础上，Ⅲ期研究再针对某个或几个相对敏感、最具开发价值的瘤种进行大样本研究，获得肯定疗效后，再扩大至其他潜在的有效瘤种进行研究。根据不同适应证或联合用药，申报者可将Ⅲ期临床进一步细分为Ⅲ a 和Ⅲ b 期，申报者完成Ⅲ a 临床研究后即可申请上市批准，这样一般可以加快上市进度，提高市场收益；而通过Ⅲ b 临床研究可以进一步扩展新药适应证，加大市场收入。

（三）Ⅲ期临床研究的设计

1. Ⅲ期临床研究设计方案的选择　Ⅲ期临床研究主要用来回答一个问题：新药的效益／风险比如何？为回答该问题，Ⅲ期临床研究一般是具有足够受试者样本量的随机盲法对照试验，可以进行量－效关系的研究，同时也可以根据药物特点、目标患者的具体情况，进行新药与现有标准治疗、药物相互作用等的研究。由于抗肿瘤药物Ⅲ期临床研究通常选择生存期作为终点指标，而年龄、疾病状态和既往治疗等对疾病预后因素可能会产生影响，因此，应特别注意以上影响因素的组间均衡性，必要时可采用分层随机的方法。Ⅲ期的另外一种设计是单组设计：以抗肿瘤药物为例，即入组肿瘤终末期、缺乏有效治疗的患者，单用试验药物治疗在患者身上能观察到预期的疗效，疗效特别显著的抗肿瘤抗体药物可考虑这种设计。

由于临床研究中多数细胞毒药物具有明显的毒性，且需要采用不同的给药方案和给药途径（口服、静脉注射或连续静脉滴注），因此盲法较难以实施。如选择开放设计，在研究终点的选择、敏感性分析及其他为减少偏倚所采取的措施等都应有所考虑和说明。在试验设计的选择上，平行设计是采用较多的方法；交叉设计时，由于交叉用药对生存期的判断会有影响，应慎用；同时对两个或多个不同治疗方法进行试验时，适宜采用析因设计，但如果治疗方式之间对疗效可能存在负的交互作用（拮抗作用）或对不良反应有正的交互作用（重叠毒性）时，则不宜采用析因设计。

实际临床研究的设计中，还应考虑试验药物、患者特点、对照设置等实际问题，这些问题也是Ⅲ期临床研究最终能否成功的关键。以抗肿瘤药物临床研究为例，对照组不给予抗肿瘤药物治疗通常认为是不符合伦理的。在已有标准治疗方法时，应选择标准治疗方案作为对照，此时可采用优效性设计或者非劣效性设计。应尽可能选择与研究方案治疗周期相似的方案，以便使试验方案和对照方案之间在评价时间上保持一致。在缺乏有效治疗方案的情况下，最佳支持治疗作为对照是可接受的。而与安慰剂对照的临床研究通常用于肿瘤患者适合接受支持治疗的阶段，包括完成先前的细胞毒药物治疗后肿瘤缩小或稳定，以及患者的肿瘤当时无有效治疗两种情况。安慰剂对照试验在实践中有一些困难，因为有一组患者接受无效治疗，目前解决的办法主要是设计无进展生存期为研究终点，这样在患者肿瘤进展后就可以转而接受其他治疗。这类试验设计多要求双盲，以减少研究者在判断肿瘤进展时的偏倚。但若以总生存时间为研究终点，可考虑用不再进一步治疗的空白对照来代替安慰剂对照组。总体来说，与安慰剂对照的临床研究相较于空白对照要好，因为这样可以设盲，此时必须采用优效性设计。

针对抗肿瘤靶向药物Ⅲ期临床研究的具体设计中，还须考虑以下几个问题：①设计要求更大的试验样本量和更长的观察时间；②由于靶向药物，尤其是细胞稳定剂需要较长的治疗期才能了解其抗肿瘤的效果，还应关注药物累积的毒性；③靶向药物临床研究多在晚期或转移的肿瘤患者中进行，如果靶向药物在早期肿瘤治疗中有效，则应设计在辅助治疗阶段的随机对照临床研究中，如 Hera 临床研究（比较曲妥珠单抗治疗早期乳腺癌的随机对照试验），但应注意的是如果仅通过治疗早期微小残留病灶的临床研究，即使有阳性结果也不能确定该靶向药物的治疗作用，还应进行治疗同样瘤种晚期患者的临床研究。此外，靶向药物与细胞毒药物设计虽然类似，但进行临床研究时值得注意的是，靶向药物尤其是细胞稳定剂的作用机制是抑制肿瘤，那么从理论上说，即使在肿瘤进展时也可以继续使用，在实际的随机对照设计中，如果靶向药物试验用药组在肿瘤进展后继续给予靶向药物治疗，而细胞毒药物治疗对照组在进展后改为其他救援方案（多为细胞毒药物治疗方案），这就会给两组的生存分析带来偏倚。

临床实践中联合治疗包括了不同药物同时或序贯联合使用，或联合不同治疗模式，旨在减轻毒副作用，增加药效。而在Ⅲ期随机对照临床研究设计中，细胞毒药物单用或联合靶向药物治疗存在的主要问题是，细胞毒药物与靶向药物间是否会产生"负性"的相互作用，使试验得出靶向药物治疗无效的"假阴性"结果。要解决这一问题，可设计循环使用两类药的联合用药模式，但靶向药物常要求持续治疗，中断治疗可能影响其作用；另外的设计方法是，先用细胞毒药物后用靶向药物的联合设计方法，但如果靶向药物先用更有效的话，这种设计也不够完善。以抗肿瘤药物为例，目前成功的两个例子包括利妥昔单抗联合 CHOP 方案治疗弥漫大 B 细胞淋巴瘤临床研究和曲妥珠单抗联合化疗治疗 HER2 高表达乳腺癌的临床研究，两试验中联合组较单用化疗组延长生存期。最佳组合模式为放化疗补充了靶向药物治疗的作用，或靶向药物治疗是放化疗增敏剂。对靶向药物治疗而言，如何根据药物作用机制和效能来定义与其联合的最佳药物，目前尚无定论。此外，最佳的用药顺序应该在药物研发的早期阶段明确，从而避免大型Ⅲ期临床研究得到阴性结果（如吉非替尼联合化疗治疗非小细胞肺癌的Ⅲ期临床研究，INTACT 试验）。并非所有靶向药物都需要与放化疗联合设计来推动药物的研发，如伊马替尼治疗慢性淋巴细胞白血病Ⅲ期随机对照试验显示单用伊马替尼较干扰素 / 阿糖胞苷联合的标准治疗有明显生存优势，没有必要再设计联合治疗试验来明确其疗效。值得注意的是，靶向药物治疗肿瘤但肿块不缩小时，可以考虑将这种药物用作化疗的增敏剂。靶向药物的这种特性最好能在临床前阶段显现出来，初步了解两类药物的相互作用，并在启动试验前进行少量患者两类药物的药代动力学和药效学研究，以更好理解其在联合中的相互作用，为今后的联合设计奠定基础。

近年来，抗体药物与肿瘤免疫疗法为热门话题，其中 PD-1、PD-L1、CTLA-4 抗体的相关临床研究展现了其在临床疗效、疾病控制、副作用减少上的良好表现，与之相关的Ⅲ期临床研究设计更是成为焦点。以 PD-1 抗体为例，CheckMate 078 研究（研究设计如图 14-5）是第一个针对东亚人群，特别以中国人群为主的免疫检查点抑制剂二线治疗晚期 NSCLC 的Ⅲ期多中心、随机对照临床研究，旨在评估纳武利尤单抗（Nivolumab）与多西他赛在治疗含铂双药化疗治疗后出现疾病进展的Ⅲ b/ Ⅳ期 EGFR 阴性和 ALK 阴性的 NSCLC 患者的安全性和疗效。研究入组人群主要为中国患者（$n=451$），同时入组少量俄罗斯（$n=45$）和新加坡（$n=8$）患者，按 2 : 1 随机分配接受纳武利尤单抗（$n=338$）或多西他赛（$n=166$）治疗。最终试验结果显示纳武利尤单抗组与多西他赛组的中位 OS 分别为 12.0 个月和 9.6 个月。两组的中位 PFS 均为 2.8 个月，PFS 曲线在 3 个月后开始分离，纳武利尤单抗使疾病进展风险降低 23%，该项研究的成功也标志着中国非小细胞肺癌迈入免疫治疗新时代。与之相似，PD-L1 抗体（阿特珠单抗）联合纳米白蛋白质结合型紫杉醇＋卡铂一线治疗晚期鳞状 NSCLC 的随机对照Ⅲ期研究（IMpower131 研究）也成功验证了新药在患者中的疗效。以大样本、多中心为特点的Ⅲ期临床研究的成功为新药对目标患者的治疗作用和安全性提供了有力证据，促进新药上市。

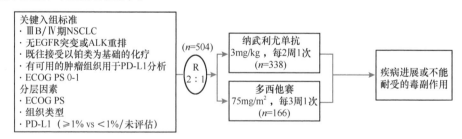

图 14-5　CheckMate 078 临床研究基本设计

此外，生物治疗作为近年来肿瘤治疗热门的第四种治疗模式，与传统化学治疗不同的是，部分生物治疗制剂的剂量、生物学效应和临床疗效与毒性存在着非线性的关系。因此，恶性肿瘤生物治疗临床研究的设计与实施必然要依赖于实验室参数，实验室下对生物治疗剂量的质量控制显得更为重要。由于其自身的特殊性，相应的Ⅲ期临床研究设计也有所不同（表 14-5）。

表 14-5　恶性肿瘤生物治疗与化学治疗Ⅲ期临床研究设计对比

		化学治疗	生物治疗
Ⅲ期	研究目的	临床获益	临床获益
	药物剂量	< MTD	OBD
	观察终点	生存情况	生存情况

注：MTD，最大耐受剂量；OBD，最佳生物学剂量

2. Ⅲ期临床研究受试人群的选择　Ⅲ期临床研究应选择在Ⅱ期临床试观察到的有确切疗效的疾病类型，筛选出的每类疾病都需要进行大样本、随机、对照试验来确证其疗效和安全性。患者的选择标准一般参照Ⅱ期临床研究设计，进一步设计和完善Ⅲ期临床研究方案，可在原有标准的基础上，根据本期试验目的，视具体情况适当扩大受试对象范围。临床研究所需病例数要符合统计学要求，试验组一般不少于 300 例，主要病证不少于 100 例，罕见或特殊病种可说明具体情况，申请减少试验例数。每类疾病患者样本量应为依据两组主要疗效指标的预期差异，依据统计学原理估算得到。以抗肿瘤药物为例，在与安慰剂对照的临床研究中，肿瘤患者通常为只适合接受支持治疗的阶段，包括完成先前的细胞毒药物治疗后肿瘤缩小或稳定，以及患者的肿瘤当时无有效治疗两种情况。例如，单侧检验 $\alpha = 0.05$、检验效能 = 0.90，可观察到试验组 50% 的患者的中位生存时间较对照组的 8 个月提升到 12 个月，那么，2 年时间内，两组需患者各 122 例，随访 1.5 年。其他样本量估算的方法可参考表 14-6，表中所列的样本量估算也适用于研究终点为总生存时间的情况。样本含量的估计应根据主要疗效指标来确定，如果主要疗效指标是总生存时间、无病生存时间、无进展生存时间、疾病进展时间、治疗失败时间等时间变量，则需要根据相应的生存分析方法估计样本含量。

表 14-6　随机对照临床研究中总体样本量的估算

中位无进展生存期的提升	危险比	估算需要入组的患者人数					
		入选 = 2 年，随访 = 1.5 年			入选 = 1 年，随访 = 1 年		
		$\alpha = 0.05$	$\alpha = 0.10$	$\alpha = 0.20$	$\alpha = 0.05$	$\alpha = 0.10$	$\alpha = 0.20$
4→6 个月	1.5	216	168	116	232	178	122
6→9 个月	1.5	228	176	120	262	202	138
8→12 个月	1.5	244	188	128	298	228	158
12→18 个月	1.5	284	220	152	374	288	198
4→8 个月	2	76	60	40	84	64	44
6→12 个月	2	84	64	44	98	76	52

3. 给药方案　Ⅲ期临床研究下的给药方案主要根据Ⅱ期临床研究结果确定合理的给药方案。给药疗程通常不固定，一般应持续到疾病进展或出现不可耐受的毒性。以抗肿瘤药物为例，某些手术前辅助治疗、手术后辅助治疗或多数根治性化疗通常有固定疗程，此时，试验持续到固定疗程时即可终止。

（四）Ⅲ期临床研究的实施

1. 疗效观察和评价　Ⅲ期研究则主要评价药物是否提供临床受益。因此支持药物批准上市的疗效终点指标通常应当是显示临床受益的证据如总生存的延长或者已经建立的可以预测临床受益的替代终点。目前常用的抗肿瘤疗效观察指标包括总生存期、无病生存期、无进展生存期、疾病进展时间、治疗失败时间、受试者报告的结果和生活质量、客观缓解率和生物标志物等。不同指标具有自身的优点和缺点，应根据所研究的药物类别、肿瘤类型、当前临床治疗状况及开发目标等来综合考虑，选择合适的主要和次要疗效观察指标。

对先前未显示临床疗效的靶向药物可进行筛选试验；对目前已显示出临床疗效的，则需设计更大的确证试验。两种情况都可考虑用单侧检验 $\alpha = 0.10$ 或 $\alpha = 0.20$ 来估计样本量（单侧检验 $\alpha = 0.10$ 常用于细胞毒药物Ⅱ期临床研究设计）。单侧检验 $\alpha = 0.10$ 和 $\alpha = 0.20$ 设计分别可使所需样本量减少 23% 和 47%，当单侧检验 $\alpha = 0.20$ 时，只要 $P \leq 0.20$ 就足以说明试验用药可进入下一步临床研究，但应注意无治疗作用的药物有 1/5 的可能性出现 $P \leq 0.20$ 的情况。筛选试验设计中，若研究者评估

认为试验用药无效，可早期停止试验，目前已有许多针对这种情况的统计学方法，大大减少了设计过多样本和研究时间带来的浪费。值得注意的是，对靶向药物而言，重视试验用药作用机理的临床检测和观察是必需的。一些针对其目标靶的功能影像学检查（如 PET 扫描；动态强化的 MRI）或血清学标记（如测定前列腺癌患者的前列腺特异性抗原）等方法虽然能否成为Ⅲ期研究目的还有争议，但对更好地了解这类药物的作用有帮助。

2. 毒性反应的观察和评价　安全性考察内容除了一般常规项目之外，应重点关注Ⅰ/Ⅱ期临床研究和非临床研究观察到的毒性及少见毒性。

3. 期中分析　期中分析设计不仅仅局限在以死亡率作为结局指标的临床研究中，它也适合于采用其他效应指标评价的临床研究中，同样能做出早期终止试验的决定。Ⅲ期临床研究所需时间长，样本量大，投资风险较大，因此期中分析是必要的，以便对疗效进行初步的总结，指导后续临床研究，如是否需要对方案进行修订，是否需要调整随机分组概率，是否需要重新估计样本含量，是否终止试验等。期中分析必须事先在方案中确定，期中分析的方法，以及期中分析后不同情况下所要采取的措施，均需事先详细阐明。进行期中分析的人员应该是不直接参加临床研究的人员，并接受数据安全委员会的监督，分析结果必须保持盲态，研究者仅仅会被告知是否继续试验或需要对试验方案进行修改。我国 GCP 推荐期中分析的方法是成组序贯设计和分析方法。

4. 试验结束或中止　Ⅲ期临床研究中以下情况应提前终止或结束试验：①预期的事件数未达到目标；②如试验药物组显示出非常明显优于对照组的疗效，对照组受试者继续接受对照药治疗不合伦理，应当提前终止，转而接受试验药物的治疗；③如预期或非预期的不良事件发生率太高。

5. Ⅲ期临床研究的总结　Ⅲ期临床研究结束时需提供有统计学意义的结论，包括新药目标适应证、所纳入的疾患者群、主要疗效指标、给药途径、用法用量及疗程、足够支持注册申请的安全性信息，并针对有效性安全性数据进行全面的效益/风险的评估等以支持新药获得上市批准。

四、Ⅳ期临床研究

Ⅳ期临床研究的目的是在新药上市后进一步进行监测，在广泛使用情况下考察疗效和不良反应。本期的病例选择、疗效评估标准、临床总结等与Ⅲ期临床研究的要求基本相同。一般可不设对照组。

五、展　望

目前临床医学研究在世界范围内得到了极大的推广与快速发展。2002 年年底，美国 FDA 报道共有 11 544 项临床研究，在 2006 年增长为 80 000 项临床研究。据权威的临床研究注册网站 Clinicaltrials. gov 的统计，全球范围内在该网站注册的临床研究从 2006 年的 35 884 项增加至 2013 年的 159 083 项。虽然相较美国，其他国家临床研究起步相对较晚，但近年来均呈现迅猛的发展势头。据 Clinicaltrials. gov 的统计，目前非美国本土进行的临床研究已经占到总临床研究数量的一半以上。

当前大多数制药企业采用全球开发和注册策略，新产品往往先在生产国获批，而后再到其他国家申报，导致不同国家的上市时间存在差异。按照我国当前的进口注册审批要求，通常需要在中国开展验证性临床试验，以了解国内外人群用药的差异，一般需耗费 3 ～ 4 年的时间，因此往往导致创新药物的延迟上市，也就是所谓的"Drug-lag"现象（图 14-6），临床上往往陷入某些疾病"无药可用"的尴尬局面。2017 年以来，国家实施了一系列改革措施，其中包括：废除目前的临床试验机构认证系统；实施临床试验 60 日默示许可制度；严厉打击临床试验数据造假；加强药品上市后监管；允许进口新药在中国境内外同步开展Ⅰ期临床试验等措施，优化了药物审批的管理流程，大大加快了国外药物在我国获批上市的速度，令患者得到获益。我国临床研究相对欧美发达国家发展较晚，虽然发展较快，但从国产新药的临床研究情况看来，与发达国家相比，我国各方对药物临床研究科学性的认识尚有较大差距。因此，尽快全面规范我国药物临床研究行为，不断提高临床研究的质量，为我国药物创新提供科学可信的技术支持，并成为世界药物临床研究的发言人之一，是我国广大医药工作者无法推脱的使命。随着医疗水平的不断提高，医药工业的不断发展，临床研究的设计也有了一些新的变化和进展，旨在更加有效地评估药物的安全性和疗效，优化给药途径，明确药物剂量，以求进一步提高药物治疗的水平。如在剂量探索上，对于某些靶向药物，可以通过测定与特定靶点结合达到要求标准所需的药物浓度，将该浓度作为推荐剂量，而非将最大耐受剂量作为推荐剂量。再如在疗效评估过程中，仅仅依靠影像学评估可能并不能得出完全准确的结论（如某些免疫治疗的药物可能会使肿瘤病灶先增大，此后再逐渐缩小），可结合循环肿瘤细胞计数，循环肿瘤游离 DNA

浓度测定等技术，对疗效进行综合评估。

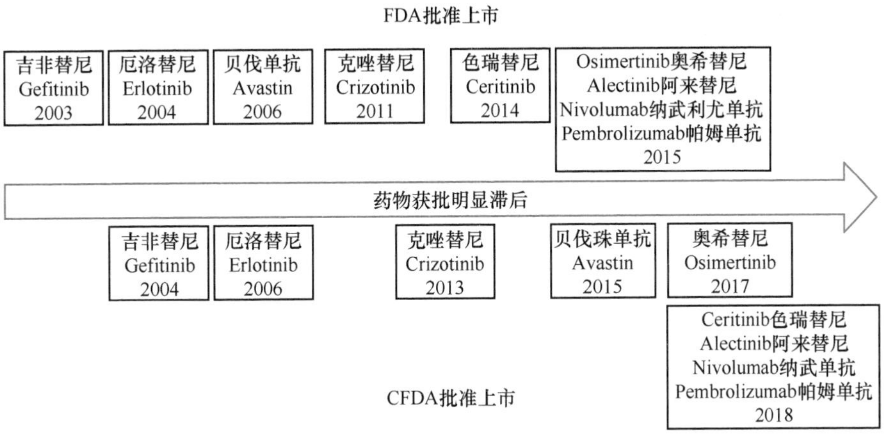

FDA批准上市

| 吉非替尼
Gefitinib
2003 | 厄洛替尼
Erlotinib
2004 | 贝伐单抗
Avastin
2006 | 克唑替尼
Crizotinib
2011 | 色瑞替尼
Ceritinib
2014 | Osimertinib奥希替尼
Alectinib阿来替尼
Nivolumab纳武利尤单抗
Pembrolizumab帕姆单抗
2015 |

药物获批明显滞后 →

| 吉非替尼
Gefitinib
2004 | 厄洛替尼
Erlotinib
2006 | 克唑替尼
Crizotinib
2013 | 贝伐珠单抗
Avastin
2015 | 奥希替尼
Osimertinib
2017 |

| Ceritinib色瑞替尼
Alectinib阿来替尼
Nivolumab纳武单抗
Pembrolizumab帕姆单抗
2018 |

CFDA批准上市

图 14-6　抗肿瘤新药获批速度明显滞后（以肺癌为例）

本章小结

思考题

1. 简述临床医学研究的重要性和必要性。

2. 简述临床研究设计的内容、特点及测量中应注意的问题。

3. 简述抗肿瘤药物临床研究设计的总体考虑。

4. 简述 Ⅰ 期、Ⅱ 期、Ⅲ 期、Ⅳ 期临床研究的主要内容及目的。

（张仲翰　罗　繁　曾康妹　卢飞腾　赵洪云　张　力）

第十五章 中西医结合研究任务与方向

学习要求

1. 识记 中西医结合概念，明确中西医结合研究的指导原则。
2. 理解 中西医结合研究思路，运用相应的研究方法开展有效科学研究。
3. 运用 中西医结合研究方向最新进展及中西医结合具有代表性的研究成果。

本章导图

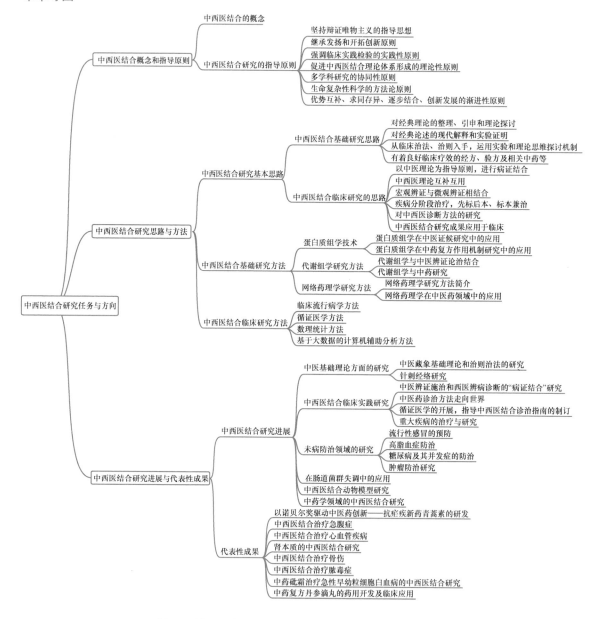

第一节 中西医结合概念和指导原则

一、中西医结合的概念

中西医结合概念的界定是运用现代科学（包括西医学）的理论知识和方法，继承发掘祖国中医药学，取中、西医药之长，融会贯通，促进医学科学的繁荣与进步。中西医结合医学作为一门新兴的医学交叉学科，通过对中医、西医两种医学的科学思维、理论体系、诊疗技术的比较、分析、研

234

究和应用，吸收并整合中医药学和现代医药学各自的特色和优势，实现在保健、预防、治疗和康复等领域更好地为人类健康服务的目标。把中、西医药相互融合交汇，取长补短，优势互补，从而创造我国特色新医学，即中西医结合医学。结合指在承认不同事物之矛盾、差异的前提下，把彼此不同的事物统一于一个相互依存的和合体中，并在不同事物的和合过程中吸取各个事物的长处，克服其短处，取长补短，把不同但又相关的事物有机地合为一体，并使之达到最佳组合，由此促使新事物的产生，推动事物的不断发展。

二、中西医结合研究的指导原则

在六十年中西医结合研究与实践所取得的成就的基础上，根据科学研究和医学实践的一般原则，归纳总结开展中西医结合研究应遵循的原则如下。

（一）坚持辩证唯物主义的指导思想

中西医结合研究的实践要自觉地运用辩证唯物主义的哲学思想作指导，运用"一分为二"的观点，对中医和西医两种医学体系进行认真的分析，找出各自的优势所在和各自的缺点与不足，促进中、西医相互渗透、相互吸收，把两者的优点和精华，在辩证唯物论的指导下结合起来，以达到取长补短、优势互补的目的。

中医学有着数千年的临床实践，积累了极为丰富的经验，作为中国传统文化的重要组成部分，其理论体系博大精深，有着深厚的文化哲学底蕴。中医的整体观强调人体是有机整体、人与自然界的统一性；辩证观是根据辩证结果、个体差异，因人而异定制相应的治疗方案。阴阳、五行、八纲、脏腑、经络、气血津液等学说都充满对立统一的朴素的辩证思维，体表与内脏、脏腑与五官、脏腑与脏腑之间密切相关、互相联系的思想，病因病理学中疾病发生发展的平衡调节观，临床治疗工作中辩证论治的原则等，都有着极丰富的科学内涵。中医药在治疗一些慢性病、身心疾病、免疫系统疾病、亚健康状态等方面凸显疗效优势，在预防与康复中所发挥的重要作用，体现中医药这个伟大宝库的巨大生命力。

西医学在其发展过程中，受自然科学的影响，积极主动地吸收近现代自然科学所取得的先进成果，运用其先进的技术和方法，丰富西医学的科学理论，不断提高诊疗水平，注重分析局部病理、组织细胞的改变，重视实验科学和实证的逻辑方法，观察细微、准确，能充分运用现代仪器设备测定反映疾病病理改变和病变过程的理化指标，有客观的、精确的、定性定量的数据，为临床诊断和疗效评判提供可靠的依据。西医学对一些急性病、外科疾病、感染性疾病等有其卓越的疗效。

中、西医学体系各有优势，同时又都存在着一定的不足或缺点。中医是从宏观的角度，以人为整体，以内在功能的关系（如脏腑等）进行辩证施治，人为本，病为标，但中医学对疾病的认识和治疗缺乏精确的现代客观指标作依据。西医强调局部，重在从微观角度发现病因，注重分析局部器质与功能的病变，往往只针对某种疾病进行治疗，较少注意机体的整体性和各部分之间的密切联系。

因此，中西医结合的研究与实践，必须坚持以辩证唯物主义思想作指导，取长补短，优势互补，实现有机的结合。

（二）继承发扬和开拓创新原则

创新与继承的关系是对立统一的。继承不仅指对前人积累的科学理论知识的继承，而且包括对前人科学方法的继承。要充分利用科学知识、科技成果和研究方法上的累积性、继承性、连续性，在高起点继承的基础上进一步提高、突破、飞跃，实现中西医结合的创新。整体观念与辩证论治既是中医学的基本特点，也是中医学的优势所在，把整体观念和辩证论治始终贯彻于中西医结合研究之中，在继承中发扬传统中医药学的精髓优势，在中西医结合中进行开拓创新。

（三）强调临床实践检验的实践性原则

在中西医结合研究过程中，必须遵循临床实践检验的实践性原则。中西医结合是从实践经验开始的，所形成的理论与方法也必须在医学实践中接受检验从而得到确认和发展。

中西医结合研究，首先必须着眼于提高临床疗效，把研究成果转化为生产力。任何医学研究的理论成果，最后必须能够经受临床实践的检验，能够指导临床实践，提高临床疗效；中西医结合研究的最终目的，就是要博采中、西医之长，克服中、西医之弊，提高临床疗效。必须结合辩证与辩病的诊疗思维方法，研究总结各种疾病的诊治规律，研究一系列治法方药，提高临床疗效。

中西医结合研究的实践，不仅是临床诊疗的实践，也包括实验室研究。使中西医结合研究凭借实验室的优越条件，超越临床实践的某些局限，走在临床实践的前面，为中西医结合医学的发展开辟广阔的途径。在临床实践的基础上，深入进行实验室基础理论研究，同时又将其研究成果用于指导临床实践。只有这样，才能使中西医学在理论高度上结合起来，才能使阴阳、五行、脏腑、经络、气血津液、八纲、证候等的实质得到现代科学的阐明，才能进一步提高临床疗效。

（四）促进中西医结合理论体系形成的理论性原则

中西医结合医学正在发展中，不只是中医知识和西医知识的简单相加，也不只是中医临床与西医临床之间的简单相加。从中西医各自形成理论的科学方法上来看，两者的差别造成西医注重分析还原，中医注重整体过程；西医长于以结构来说明功能，中医则从关系中把握功能。到了系统生物学时代，两者在逐步寻找共同语言。正如陈竺院士所指出的："中医和西医在系统生物学的基础上进行整合，将为医学的发展带来革命性的变化，有可能创造出一个全新的以认识人体机理为基础的预防医学体系。"

中西医结合是从实践经验开始的，通过 60 年的实践，形成了中西医结合理论的新概念。这些新概念使中西医学结合研究不断深化，逐渐形成中西医结合新理论体系的重要标志。如陈可冀院士提出的"病证结合"，注重西医辨病与中医辨证相结合，以实现中医学与现代医学这两种医学优势的结合与互补；沈自尹院士提出的微观辨证，是中医辨证与微观检测相结合的中西医结合诊断方法，这种新概念的形成促使了西医学的微观检测和辨病诊断从多方面介入中医辨证论治体系，为逐渐形成"中西医结合诊断学"奠定了基础；其他如菌毒并治、中医方证代谢组学等中西医结合新概念，对中西医结合发展均具有较大的理论价值和临床指导意义。

（五）多学科研究的协同性原则

开展中西医结合研究，只有多个学科的参与和高度的融合，有效地利用传统和现代科技的思路、方法和成果，才有可能不断推进中西医结合学科的发展。多学科研究方法，就是围绕研究目标，充分利用现代自然科学的理论方法和技术手段，开展多学科、多层面、多途径的协作研究，使中西医结合研究在某一方面取得突破性成果。中医学理论内涵的复杂性和多元性与其技术手段的相对落后并存的现实状况，为其实现中西医结合跨越式发展奠定了基础和提供了空间。中西医结合只有面向现代和未来的基础学科及高科技领域，将中医学与现代西医学、系统科学、生物信息学、细胞分子生物学、基因组学、蛋白质组学、代谢组学和网络药理学等现代学科有机地衔接起来，才能把中西医结合推进到当代生命科学的前沿。

（六）生命复杂性科学的方法论原则

中医强调整体论，西医则强调还原论，在系统生物学时代，如果将中医和西医学在系统生物学的基础上进行整合，将为医学的发展带来革命性的变化。

中西医结合研究应立足于西医辨病、中医辨证、病证结合的原则，同时立足于中医理论的精髓，充分运用中医"病－证－方相关性"，如"证""藏象及病机"等整体论，以及中药复方多层次、多靶点治疗的协同性和"方证"对应性，探索循证中西医结合研究的基本方法与可行性途径；按"理、法、方、药"的研究思维，明确病因病机，确定预防措施或治则治法，组方遣药；尝试用"现代语言"诠释中医理论的科学性，开展以中医方剂为载体的"方证相关"内在规律、临床疗效及其作用机制等方面的探索研究，力求在中医药基础和临床研究的思路与方法上有所创新。

在运用复杂系统科研方法展开研究工作时，有几点要注意：①要立足临床疗效，临床疗效是中西医结合科研工作的根本；②采用系统生物学技术进行研究，如蛋白质组学、代谢组学等；③注重生物信息学，因为数据的整合和整体性、系统性的研究和评价都要借助于生物信息学的应用；④积极开展人体微生态包括肠道菌群的代谢和变化研究，这个领域目前已经成为一个热点；⑤注重中医理论指导下的复方中药研究，中药的研究重点将从单味药、单体、单个活性部位逐渐转到复方和合理配伍的活性部位群上来，中药药效和临床疗效的评价将出现更能反映整体调控和平衡的新方法和新标准；⑥重视整合和整体性的研究，采用多学科交叉，从细胞水平、动物模型、临床研究、文献研究等多个层面上开展工作，并要善于将不同层面的研究成果进行整合。

（七）优势互补、求同存异、逐步结合、创新发展的渐进性原则

中医、西医是在不同历史条件与不同文化背景下形成的，互有短长，互补性很强。中西医结合就是要取长有方，补短有术，是一种互补性的结合，从而促进理论水平与临床疗效的进一步提高。比如，外科医生学中医之前，一般以手术方式治病，学了中医以后，可进行中西医结合治疗。急腹症患者，以前必须急诊手术，现在可以结合中医药治疗，进行辨证施治，有可能不必做手术了；或者按照中医的"先治标后治本"的理论，通过中西医结合治疗，把急诊手术变为限期或择期手术，

把急危重症患者的病情稳定后，再手术治疗，最后"标本兼治"；在围术期，运用中医药方法，如针灸促进胃肠蠕动、中药扶正固本等方法可以帮助术后患者尽快恢复等，达到目前倡导的快速康复外科理念，缩短住院时间，提高疗效。

中西医结合，是在继承中结合，在结合中创新。随着中西医结合多层面研究的深入，不断产生医学新认识、新观点，并不断创造着新理论、新概念，诸如"病证结合"诊治、宏观辨证与微观辨证相结合、"通里攻下"法治疗急腹症、"动静结合"、"菌毒并治"等中西医结合诊治理论方面的创新等。

总而言之，交叉兼容是基础，互补结合是不可逾越的阶段，结合创新是中西医结合研究的宗旨目标。

第二节　中西医结合研究思路与方法

一、中西医结合研究基本思路

（一）中西医结合基础研究思路

60多年来，运用现代科学技术和方法尤其是实验方法，探索并开拓了中西医结合基础研究的思路和方法。以中医学理论为指导，结合西医先进理念和方法，进行选题设计，运用多学科、多途径，在多层次上探讨中医理论的实质、治则治法的机理、方药的作用机制等（图15-1）。基础性研究主要从理、法、方、药几个方面开展：

1. 对经典理论的整理、引申和理论探讨。

2. 对经典论述的现代解释和实验证明，包括中西医结合理论研究，寻找中西医结合的契合点，对中医理论的概念、证候、症状等进行客观化、微观化和规范化等研究。从整体观、阴阳五行学说、藏象学说、经络学说、病因病机学说、证实质、气血相关理论、诊法等各方面进行客观的、科学的研究，使中西医结合基础理论研究取得一定程度的突破和发展。

3. 从临床治法、治则入手，运用实验和理论思维探讨机制。例如，对活血化瘀、清热解毒、通理攻下、补气养血、扶正固（培）本等治则进行研究。方法是在肯定疗效的基础上，摸清用药规律，筛选方药，进而对适用该治则的有关方药进行药理作用、成分、配伍机制的实验研究，再将所取得的认识放到临床实践中验证。

4. 有着良好临床疗效的经方、验方及相关中药等，进行药理、药效、作用机制等方面的研究。其特点是医药结合，临床与实验结合，单味药物研究与复方研究相结合，从而阐明中药方剂的药理作用机制。

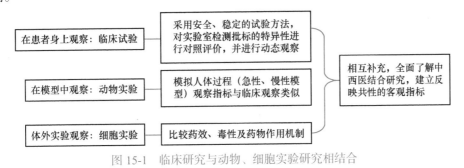

图 15-1　临床研究与动物、细胞实验研究相结合

【案例一】

（一）案例摘要　　　　　阳明腑实证本质的基础研究

阳明腑实证是著名医家张仲景《伤寒论》中的一个重要部分，是许多外感热病病程中所出现的邪热内炽、又伴有腹部实证症状的一组全身性综合证候，以痞、满、燥、实、坚为主症。它可以出现在许多疾病过程中，例如，重症急性胰腺炎、重症腹腔感染等重型急腹症，表现出腹部胀满、腑气不通等胃肠功能障碍症状。具有发病急、病情重、变化快、并发症多的特点，如不及时诊治，常可引起休克、弥散性血管内凝血（DIC）、急性呼吸窘迫综合征（ARDS），甚至多器官功能不全（MODS）而危及生命。

（二）案例问题

阳明腑实证本质的研究，既要符合中医理论，又要运用现代科学技术方法阐释，如何有机地融合中西医两种医学体系，进行西医辨病、中医辨证、病证结合，并从"理、法、方、药"角度解决阳明腑实证本质研究中遇到的困惑？

（三）案例分析

首先要掌握中医理论，了解证候病机。《伤寒论》阳明病篇180条有："阳明之为病，胃家实是也。"阳明是指足阳明胃、手阳明大肠两经两腑。实者，指邪气盛实。具体而言，胃家实，就是指阳明胃肠邪气盛实。邪热，尤以阳明之热入胃，与肠中糟粕相合化燥，出现的邪热内炽，又伴有腹部实证症状的一组全身性综合证候。①通过阳明腑实证动物模型的实验研究和临床研究发现肠屏障功能障碍可引起菌群移位，产生肠源性内毒素血症，进而引起全身炎症反应综合征、脓毒血症，从而引起MODS。②在治疗上按照中医"六腑以通为用"的医理，故治疗阳明腑实证，首选通里攻下法。《伤寒论》阳明病篇，有多处论及"下法"治疗。③"阳明病，谵语有潮热，反不能食者，胃中必有燥屎五六枚也，宜大承气汤下之"。"病人小便不利，大便乍难乍易，时有微热，喘冒不能卧者，有燥屎也，宜大承气汤"，故选用大承气汤为主要治疗方剂。④大承气汤是张仲景为治疗阳明腑实证而立，《伤寒论》记载，由大黄、厚朴、枳实、芒硝四味药组成，痞满燥实、峻下热结宜用此方。有动物实验和细胞体外实验研究证实大承气汤及其君药大黄的主要成分大黄素有抗炎、抑菌、保护肠黏膜屏障、防止细菌移位等功效（图15-2）。

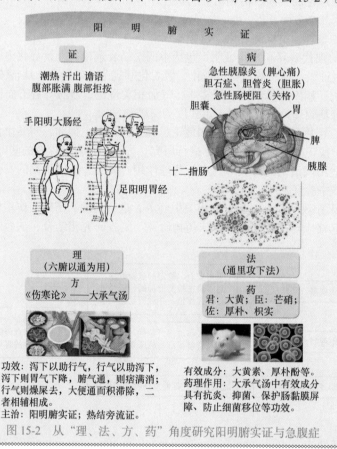

图15-2 从"理、法、方、药"角度研究阳明腑实证与急腹症

大连医科大学等单位通过大量动物实验和临床研究发现，按照"六腑以通为用"医理，采用通里攻下法的代表方剂大承气汤，结合西医疗法治疗有阳明腑实证表现的重型急腹症，如重症急性胰腺炎等，有较好的临床疗效。

（二）中西医结合临床研究的思路

临床研究是中西医结合研究在应用阶段的重要组成部分，以增强临床诊疗理论与方法的科学性为目的，并且达到提高临床疗效的应用效果。中医重视整体观念和辨证论治，西医则以辨病为主，重视局部微观改变和功能变化，在诊断和治疗方面中、西医各有所长。因此将中医的辨证与西医的辨病相结合，取长补短，即为中西医结合临床研究的基本思路。

1. 以中医理论为指导原则，进行病证结合　某些疾病用西医方法诊疗有其薄弱环节或不足，以中医学理论为主导中西医结合治疗，可使疗效显著提高。

例1：天津南开医院、大连医科大学等根据中医"六腑以通为用""通则不痛、痛则不通"的理论原则，指导急腹症的中西医结合治疗，采用通里攻下、扶正祛邪的治法；根据具体情况兼以清热解毒、理气开郁、活血化瘀等法，可分别针对急腹症的若干主要病理过程产生良好效果，不仅明显地降低手术率，而且更有利于患者的整体康复，促进病情好转。

例2：在慢性支气管炎的迁延期和缓解期的治疗中，采用健脾益气、补肾养肺的方法给予中药治疗，并根据中医冬病夏治的理论采用穴位敷贴及针灸治疗，可以提高机体的免疫能力，缓解病情，减少复发。

2. 中西医理论互补互用 针对中、西医理论方法临床运用时各具优势和不足，在各自的医学理论指导下，中、西医方法互用，优势互补；或从不同的角度配合治疗，发挥协同作用而提高临床疗效。

例1：中西医结合抗癌治疗时，用西医放射治疗或化疗的治疗方法消除局部肿瘤病灶，并追剿转移灶癌细胞；用中医扶正固本的方法调动患者机体整体自稳机制，减轻化学药物治疗给机体组织细胞造成的损伤，并兼有祛邪抑癌的作用。

例2：中西医治疗胆石症时，采用中西医解痉、溶石或是手术治疗以消除局部病灶；再根据患者的机体具体辨证，采用疏肝理气、利胆排石或滋阴养肝的中药从整体上调整患者的机体，从而达到降低本病复发率的目的。

例3：以"动静结合、筋骨并重、内外兼治"的中西医结合治疗原则指导骨折治疗，可促进骨折愈合和功能恢复，并减少并发症。

3. 宏观辨证与微观辨证相结合 西医长于识"病"，中医长于"辨证"，在治病的认识和实践上各有所长，之前从宏观上采取辨病与辨证的结合，随着中西医结合临床研究的深入，以及引进现代医学的先进技术对中医"证"本质的研究，发现病与证的结合必须从深入的"微观"层次上，才能找到结合点。在具体的临床研究中，要将微观辨证和宏观辨证有机地结合。

例：支气管哮喘，中医认为"肺主气，肾纳气，气出于肺而根于肾"，故"发时治肺，平时治肾"，沈自尹院士等在对哮喘患者的内分泌研究中发现，患者即使无肾虚的临床表现，也有类似于肾阳虚证的潜在变化——肾上腺皮质功能偏低。

4. 疾病分阶段治疗，先标后本、标本兼治 依据"急则治标、缓则治本、标本兼治"的中医理论，针对疾病过程具有阶段性的特征，抓住各阶段病证发展的主要矛盾或矛盾的主要方面，分析中、西医方法在不同阶段治疗的实际效果及中、西医药配合的疗效优势，灵活运用中、西医方法，彼此有机地结合，以期取得最佳疗效。先标后本、标本兼治的分阶段治疗是中西医临床结合的重要诊疗思路。

例1：慢性支气管（咳嗽/喘证）中西医结合治疗思路。

急性发作期：侧重于西医治疗，西药控制感染、祛痰镇咳、解痉平喘＋中药清热宣肺、止咳化痰。

缓解期：以中医辨证施治为主，重点是健脾补肾益肺以补虚固本。

例2：脑出血（中风）中西医结合治疗思路。

急性期：以西医治疗为主，手术治疗或内科治疗（控制血压、防治脑水肿、治疗并发症）＋中药安宫牛黄丸等。

恢复期及后遗症期：以中医辨治为主（中药、针灸）＋康复训练。

例3：胃癌中西医结合治疗思路。

早期：手术或姑息手术治疗、内镜治疗。

术前、术后：化疗。

化疗间歇期：中药益气补血，健脾和胃，可缓化疗药物的毒性，扶正固本，增强体质。

化疗后：中医辨证论治＋定期复查，防止复发。

例4：急性胆源性胰腺炎的中西医结合治疗思路。

急性期：针对急性期的阳明腑实证，采用大承气汤方剂进行通里攻下，畅通胃肠道，同时结合西医的微创治疗，针对胆源性胰腺炎进行内镜微创治疗，缓解胆胰管梗阻。

恢复期：针对存在的胆石症病因，采用西医的多镜联合（腹腔镜、胆道镜、十二指肠镜等）治疗方案去除病因。

5. 对中西医诊断方法的研究 中西医诊断方法的结合主要是用西医学和现代科学方法研究中医四诊，或创造新的诊法。开展最多的是经络诊法和脉诊、舌诊。经络诊法是把中医学关于经络检查所见和西医诊断联系起来，通过相关性研究，创立耳穴诊病法和经络检查法。脉诊、舌诊则是通过各种脉象仪、舌象仪，把医生诊脉时的指下感觉用图像、曲线、数字等客观指标表示出来；把各种舌诊所见舌苔、舌质的变化通过病理形态学、细胞学、生物化学、血液流变学及光学等方法客观地反映出来；另外对脉象及舌象进行中医相关对照和从病理生理学、生物化学、微生物学、免疫学、血流动力学等多方面进行原因和机理探讨，从而有利于中医四诊实现仪器化、客观化和规范化。

6. 中西医结合研究成果应用于临床　通过中医治则治法的现代研究，在认识到传统治法的具体作用环节、主要药物和作用机制后，可使中医古方新用或与现代诊疗技术结合，发挥中药最大的疗效，达到中西医合璧提高疗效的目的。例如，屠呦呦从晋代葛洪的《肘后备急方》中获得启示，采用现代方法从青蒿中提取青蒿素，用于治疗疟疾等疾病；用活血化瘀方药治疗冠心病，解除心绞痛，促进心肌梗死的恢复；通过对治疗慢性白血病的经验方（当归芦荟丸）方效原理的研究和有效药物筛选，将其中有效中药成分分离提取并研制成靛玉红，用于治疗慢性粒细胞白血病，其疗效可与西药白消安（马利兰）相同，而且没有细胞毒性和抑制骨髓的毒副作用。

二、中西医结合基础研究方法

现代实验研究是西方医学得以迅速发展的基础，而中医学的理论知识和诊疗技术主要直接来源于临床诊疗实践。因此，运用现代实验研究方法对中医学进行研究和验证是证明其科学性的主要方法。在研究方法上，多学科交叉研究的方法被广泛用于中西医结合的基础研究中。

（一）蛋白质组学技术

蛋白质组学（proteomics）是人类基因组计划研究发展的基础上形成的。蛋白质组学技术是从整体的角度分析细胞内动态变化的蛋白质的组成与活动规律，与中医药理论"整体观""动态观""辨证观"不谋而合。蛋白质组学与中医药复杂理论体系有诸多相似之处，相关研究促使从整体上、系统上和信息水平上解读中医药复杂理论体系的科学内涵。

1. 蛋白质组学在中医证候研究中的应用　证候是中医辨证论治的基础和核心，对证候本质的研究是中西医结合研究的关键问题之一。证候是疾病发展过程中某一阶段的病机概括，是机体内因和环境外因综合作用的机体反应状态，并随着病程的发展而相应地发生变化。证候既然是有规律的病理表现，就必然有其物质基础支配机制，而这种物质基础就有可能反映在蛋白质组学水平上，有学者提出了"证候蛋白质组"的概念，并有部分学者对证候的蛋白质组基础开展了初步的实验研究。例如，有学者应用蛋白质组技术观察了冠心病血瘀证患者与正常人血浆中的蛋白质变化，发现冠心病血瘀证患者的血浆与正常人相比有 3 个蛋白质下调和 6 个蛋白质上调，经质谱鉴定，其中表达升高的蛋白质有免疫球蛋白、纤维蛋白原、粒酶，表达降低的蛋白质有 CD44SP 等，并提出纤维蛋白原、粒酶有望作为诊断冠心病血瘀证的标志物。

蛋白质作为基因表达的产物，是细胞代谢和调控途径的主要执行者。细胞内蛋白质与证候具有相似的多样性和开放式网络，这些特性是机体即时性功能状态的反映。因此，寻找证实质相关蛋白质或及发现这些蛋白质的调控因素就成为中西医结合证型分型和辨证论治的迫切需要。

2. 蛋白质组学在中药复方作用机制研究中的应用　中药复方是中医临床用药的主要形式，充分体现了中医药学的整体观念和辨证论治的思想。相比于单体和单味药，蛋白质组学在阐明中药复方作用机制研究中应用最为活跃。采用蛋白质组相关分析技术及生物信息学等方法，通过比较分析中药作用前后组织、细胞的蛋白质组，可以了解哪些基因在中药作用后表达，哪些表达停止，以及哪些表达升高，哪些表达下降，在分子水平了解中药的作用靶点及方式、代谢途径。陈竺院士团队早在 2008 年在《美国国家科学院院刊》发表应用蛋白质组学方法研究复方黄黛片治疗急性早幼粒细胞性白血病多成分多靶点协同作用的机制，并将"君臣佐使"的配伍原则用现代医学的方法阐述得淋漓尽致。这一研究成果得到了国际主流科学界的高度评价，同时也为中药复方作用机制的研究提供了范例。

（二）代谢组学研究方法

代谢物组是基因 – 蛋白质 – 新陈代谢产物这样一个生命活动链的终点集合体，所反映的就是疾病、中药对生命体作用所产生效应的最终结果和表现。如果说，基因组学和蛋白质组学告诉人们生命体可能发生什么，而代谢组学则是告诉人们已经发生了什么。代谢组学就是研究生物整体、系统或器官的代谢物质及其与内在或外在因素的相互作用，来辨识和解析被研究对象的生理、病理状态及其与环境因子、基因组成等的关系，并有可能找出与之相关的生物标志物，从而达到从整体上把握人体健康状态和疾病治疗措施的效果。由此可见，代谢组学与中医学在许多方面有相近性。代谢组学之父、英国伦敦帝国理工学院Jeremy Nicholson教授也认为：人体应该作为一个完整的系统来研究，应用代谢组学和全面性系统策略来理解疾病过程，与中医的整体观念和辨证论治思维方式不谋而合。

代谢组学在中西医结合研究中的应用包括以下几个方面：

1. 代谢组学与中医辨证论治结合　代谢组学的研究通过对某一病证相关特定组分的共性加以分析、判断，能够帮助人们更好地理解病变过程及机体内物质的代谢途径和代谢状况；同时，代谢组学还有助于疾病的生物标志物的发现而达到辅助临床诊断的目的。成都中医药大学研究人员采用基因芯片的方法研究中医寒证患者，发现寒证的基因表达谱存在显著差异，在59条差异表达基因中，绝大多数与能量代谢和蛋白质代谢等相关，说明寒证患者的代谢网络有别于常人。另外，上海交通大学药学院采用代谢组学研究，发现肾阳虚模型动物的代谢网络明显偏离正常组动物，而采用温阳中药干预后，模型动物的代谢谱回归至正常范围，呈现修复的结果。

2. 代谢组学与中药研究　应用代谢组学研究可对中药各原料药有效成分进行动态监测，对道地药材进行指纹图谱水平鉴别，从而克服采用不同原料药材的中药成品质量不稳定的弊端。有学者提出了组分中药研究模式，即以组分为切入点，以标准组分替代中药材（饮片），以组分配伍替代饮片配伍的现代中药创新模式，组分配伍是方剂配伍中药特色的继承与发展。因此，建立基于代谢组学思想的化学分析平台得出的中药组分各种指纹化图谱（数据库）为中药研究提供了重要平台。

代谢组学作为一门新技术，在药物靶点的发现、新药的开发、毒理学研究、疾病的预防和诊断等方面的重要性越来越明显。同时，代谢组学是一种较全面、系统的研究技术，在方法学上具有融整体、动态、综合、分析于一体的特点，符合中医整体性原则。

（三）网络药理学研究方法

1. 网络药理学研究方法简介　网络药理学（network pharmacology）是建立在系统生物学、多向药理学和计算机技术基础之上，以"疾病－基因－靶点－药物"相互作用网络为理念，运用专业的可视化网络分析软件及算法，对现有的数据库信息（如基因网络库、蛋白质网络库、疾病网络库和药物网络库等）进行虚拟筛选和网络预测，进而从网络层面系统且综合地观察药物如何对疾病网络进行干预和影响，揭示药物在人体内如何发挥协同作用。此种方法打破了既往"单成分－单靶标－单疾病"的理念，是目前药物作用机制探讨和新药研发的重要手段，并推广应用于医药研究领域。

2. 网络药理学在中医药领域中的应用　中医药在治疗过程中的动态辨证观和整体综合观与网络药理学观念相一致，而中药与西药的区别也在于其多成分、多靶点、多途径的特征。因此采用网络药理学的方法来进行中医病证的分析及中药药理机制探究，是近年来中医药研究的主要方法。

（1）网络药理学在中医证候研究的应用：中医最具特色的诊疗模式是"病－证－方"的整体结合，其主要干预对象为证候。中药证候研究可以运用网络药理学方法，针对患者典型临床证候组学信息进行筛选，模拟"证候－生物分子网络"。如以生物分子网络的视角，针对疾病证候的生物学基础展开研究，基于神经－内分泌－免疫系统，构建寒热辨证的生物分子网络，分析后得出，以激素功能模块为主的属于寒，以细胞因子功能模块为主的归为热，而神经递质功能模块则同时分布于2个网络内。同时网络拓扑结构分析显示：寒热证生物分子网络存在无标度（scale-free）的属性，即网络的功能实现主要是依赖于某些关键节点，期待成为生物分子网络的证候分型标识。以类风湿关节炎的两种基本诊断证型——寒证和热证，通过代谢组学和基因芯片技术，比较患者与健康人的基因和代谢物得出差异性物质，构建和分析对应寒证、热证的生物分子网络，说明中医寒热证候的生物学基础。生物分子网络及药物靶标网络主要是以大量数据库和算法为基石的预测性研究，为中医辨证论治和药证相应的生物学基础研究提供新的方法。

（2）网络药理学在中药药理学研究中的应用。

1）网络药理学在药效和作用靶点研究中的应用：中药有效成分的发现一般采用动物或细胞模型筛选化学成分或化学成分组而确定药物活性部位，再经过多次分离提取和活性试验，筛选出有效的单体成分或成分组；或依据代谢规律，推断出前体药物或次生代谢产物从而确定药物活性成分。虽然高通量药物筛选技术可较大规模快速有效的筛选，但存在需大量工作才能确定合适的活性成分，效率偏低、工作量大且耗费财物。网络药理学可从整体上预测与疾病相关的关键靶点，根据药物与药物之间在结构、机体内靶标分子、生物效应分子的多种相互作用关系，通过靶向分离、虚拟筛选及分子对接等，预测药物活性分子及功效。这种技术将药物相互作用网络集合生物网络，从而更直观地理解药物和机体间的相互作用，帮助从整体水平观察药物，对药物发现效率和优化设计均有巨大益处，已被用于中药药效物质研究。如根据美国 FDA 提供的药物分子结构和靶标数据，将中药附子中 22 个化学成分在预测模型中预测出多个靶点，反映出中药"多成分、多靶点"特点（图 15-3）。

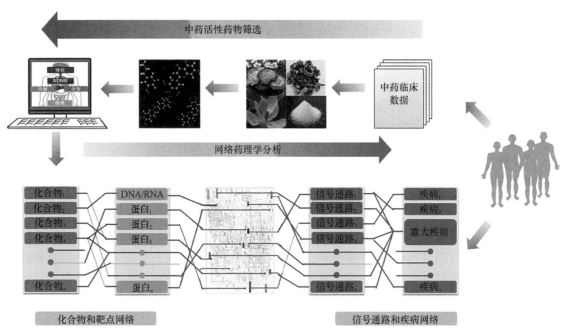

图 15-3　应用网络药理学研究药效和作用靶点

2）网络药理学在中药作用机制研究的应用：网络药理学的出现，开辟了一种从系统生物学和网络生物学水平，探索和研究中药及其方剂的潜在药效物质基础、作用靶点及其作用机制的新道路。依靠比较分子相似性结合网络药理学原理，研究者得出芪桂痛风片中含有黄酮类化合物和甾体类生物碱，这些物质可与引发痛风的靶标群如嘌呤分解代谢、炎症和免疫调节等发生作用，从分子水平上表明芪桂痛风片具有治疗痛风的活性分子，体现了其多成分、多途径、多靶点的相互作用。再以肿瘤血管新生的干预研究为例，利用互信息熵等信息从中医传统络病方剂中提取中药核心配伍网络，利用网络预测出多种成分的抗血管新生作用，并进一步证实肿瘤血管新生的分子网络均是这些成分的有效作用靶点。

3）网络药理学在方剂配伍规律研究的应用：中药方剂配伍主要着眼于"药性""君臣佐使""七情和合""微因多效"等多方面，相互作用涉及多组分间协同、增效、拮抗和减效等，其在体内则发挥多组分贯序放大、多靶点优势选择协同互助的作用优势。清华大学自动化系、信息国家研究中心李梢课题组长期致力于从"生物网络"这一系统性的角度认识中医药的网络调节机制，从方药不同成分的靶标谱及其关联的角度，研究药物配伍的网络靶点特征，有助于建立中药方药合用的理性设计方法。同时还通过构建中药网络–靶标网络–疾病网络为主的联合模块来剖析传统中药方剂配伍的规律。例如，采用交互信息模型以众多处方中君臣佐使间距和联合交互信息的平均信息量筛选功效相近的中药组合，并构建中药网络。而采用 NIMS 计算方法则可大规模筛选和优化中药或复方中具有多成分协同作用的组合。

三、中西医结合临床研究方法

中西医结合临床研究方法要体现辨病与辨证相结合、宏观辨证与微观辨证相结合的基本思路；以提高临床疗效为目标，在继承中医整体观念和辨证论治的基础上，充分运用现代科学理论、方法和技术开展中西医结合临床研究，解决临床医学的重大诊疗问题。

（一）临床流行病学方法

临床流行病学是采用流行病学、医学统计学的原理和方法并吸取运筹学、社会学、心理学等有关学科的研究成果与临床医学相结合而发展起来的一门学科。同时也是开展中西医结合临床研究必不可少的方法之一，如队列研究、多中心随机双盲对照研究等，在病证结合研究、中药临床疗效研究等方面都得到广泛应用。

（二）循证医学方法

循证医学指以证据为基础的医学。中西医结合临床既重视从临床中获取患者的信息对诊疗的指导作用，又注重科学系统的研究；既遵循疾病防治的科学系统性原则，又遵循了个体化治疗的原则。临床医师必须结合患者的情况不断寻找和评价临床证据，然后对该个体患者治疗后可能的得益与风险等进行利弊权衡，结合患者本身的价值和意愿，做出可行的临床决策。在此基础上结合患者的个体病情和治疗需求做出临床决策。

（三）数理统计方法

中西医结合临床研究中存在大量的数据"软指标"需要应用数理统计方法进行分析研究。另外，中医学从整体功能的"司外揣内"的观察和推理模式，更迫切需要甚至是较复杂的数理统计方法对研究中所获得的数据进行分析。

（四）基于大数据的计算机辅助分析方法

目前，基于大数据的计算机辅助分析方法方兴未艾，各种中西医结合临床大数据，包括中医计量诊断模式、中医辨证论治的标准化和客观化、专家模拟系统、计算机辅助药物设计、生物电信息的处理和中医药信息处理与传播等方面的大数据研究都需要计算机辅助分析研究。

第三节　中西医结合研究进展与代表性成果

一、中西医结合研究进展

随着人们对中医学的逐步认识和了解，研究逐渐深入，对中医学的认识态度和研究思路也发生了深刻的转变。随着我国"一带一路"合作倡议的推广，目前，许多国家在逐步开展中西医结合的相关研究。美国抽样调查结果显示，55% 以上的人认为中医药学与西医治疗合用能增进健康。两种医学各有特点和长处，应当遵循取长补短的原则，从而形成中西医学相互渗透、相互融合的新局面，打造新时代中国特色的新医学——中西医结合，这也是世界医学发展的一个新命题。总结目前国内外已取得的研究进展，可以归纳为以下几个方面。

（一）中医基础理论方面的研究

1. 中医藏象基础理论和治则治法的研究　用现代的科学知识和方法对中医基础理论和临床的研究，已取得了丰硕的成果。如脏腑肾、脾、心、肝、肺本质的研究；八纲中阴阳、表里、寒热、虚实的研究；治则中活血化瘀、清热解毒、通里攻下、扶正固本等的研究。临床上除已知的急腹症、骨折、针刺麻醉外，在心脑血管疾病、肿瘤、内分泌疾病、免疫疾病等各种疑难病症治疗方面也都取得了突出的成绩。

2. 针刺经络研究　主要采用现代科学技术研究的成就，特别是用功能性磁共振成像技术，或者是正电子发射成像，比如 PET-MR 脑功能成像技术，发现针刺一定的部位，大脑中可有不同部位的反应。目前已形成了中西医结合影像学。

（二）中西医结合临床实践研究

1. 中医辨证施治和西医辨病诊断的"病证结合"研究　随着补充医学和替代医学在美国等西方国家的普及，从事传统医学与西医学结合研究的国外学者明确提出要从临床实用的角度，将现代西方医学与中国医学相结合的新思维。日本学者提出了在东西方医学融合的基础上，创立"第三医学"（又称世界医学）的主张。因此，中、西医可相互取长补短，增进了解，促进结合，为进一步探讨中医疗效的机制创造条件。

另有学者开展以疾病为立足点的病证结合式的证候理论研究，如探讨十二指肠溃疡疾病寒热辨证与 HP 的关系，发现十二指肠溃疡急性期患者中，热证多于寒证，其寒热证型与 HP 感染明显相关。这种研究思路给中医证候理论赋予了疾病的内涵，给"证"的诊断治疗提供了新的方式。其结合方式有两种：一是将"证"诊断与病名诊断直接结合，通过大量的临床实践和研究，确定每种病名与证型的交叉点，即诊断治疗点。这是解决难治病的必由之路。二是将"证"诊断的思路方法引进到病名诊断的实践中，即研究出各种西药所适用的新证型。后一种方式是一个创造，不仅能为大量新药开辟更广阔的战场，而且能最大限度地减少不良反应，同时还能有效地估计患者的预后。以上所述的几种思路和方法目前在中西医结合的临床研究中采用得较多，并蕴含着巨大的潜力。

2. 中医药诊治方法走向世界　中医学的许多独特的治疗方法，以其安全有效及特殊的施治手段而被各国的西医学者们引入到临床治疗中，并在临床运用中逐步规范其研究方法，包括应用随机对照双盲方法等进行临床研究。

中医针灸是目前在国际上影响最广泛的一种中医治疗方法，在国外许多发达国家均承认其合法地位，不仅在一些常见病、多发病的治疗中运用，且在获得性免疫缺陷综合征（艾滋病）的治疗、戒毒、减肥等方面进行了大胆而有成效的尝试和探索。针刺麻醉的科学性和有效性亦已被国际医学界所认可。如德国学者采用随机双盲对照的方法，评价针刺治疗头痛的疗效，有效地克服了心理暗示及无对照试验对试验结果的影响，为针刺疗法的有效和安全性提供了科学的临床试验方法。《美国医学会杂志》（*JAMA*）发表了由中国中医科学院完成的《电针对女性压力性尿失禁漏尿量疗效的随机临床试验》的报告，该研究通过 500 余例随机临床试验研究，证实了电针腰骶部两个穴位就能有效地控制女性压力性尿失禁，为广大患者提供了一种安全有效的治疗方法。

中药的临床疗效研究也取得了丰硕成果。如在治疗肿瘤过程中，中药常常被用于放化疗后的辅助性治疗，被证实有一定的临床疗效，能够延长中晚期肿瘤患者的生存期。

3. 循证医学的开展，指导中西医结合诊治指南的制订　在中西医结合临床研究方面，临床循证医学原则和方法，已被广泛采用。在循证医学的基础上制定中西医结合临床诊疗指南或共识，以规范中西医结合临床诊治，提高普遍的诊断和治疗水平，并对于今后中西医结合临床医疗研究工作具有很大的推动作用。

4. 重大疾病的治疗与研究　中西医结合在治疗心脑血管疾病、肿瘤、内分泌代谢疾病、呼吸消化疾病、围术期等各个方面都有长足的进步和重要进展。中西医结合将中医整体观念、辨证论治的特色与现代医学对疾病本质的深入研究结合起来，在循证医学研究的基础上，发挥中西医在重大疾病诊治中的协同作用，为中西医结合诊治重大疾病的发展进步和开拓创新做出贡献。

（三）未病防治领域的研究

治未病最早来源自于《黄帝内经》所说："上工治未病，不治已病，此之谓也。"所谓治"未病"，一是指预防疾病的发生，二是指当疾病已发生，如何控制和处理而不使其发展更为严重。"未病"是指不健康又未明确患病，处于健康与疾病中间的状态。临床通过舌诊、腹诊、脉诊、气血津液辨证等来认识各种疾病的"未病"状态，运用中医药学来防治"未病"，主要体现在以下几个领域。

1. 流行性感冒的预防　患流感的小鼠给予水、葛根汤进行比较，结果葛根汤组者生存期延长。观察感染小鼠肺的病理组织切片，葛根汤组比给水组肺炎病灶总面积显著缩小，肺炎减轻。同时，葛根能抑制白细胞介素 -1 升高，故在感冒及流感初期服用葛根汤，可激活机体防御系统和抑制细胞因子的过度反应，防止出现感冒症状或使之减轻。

2. 高脂血症防治　高脂血症是动脉硬化的危险因素，无并发症时属于"未病"。实验表明，许多中药复方，如三黄泻心汤、大柴胡汤、小柴胡汤、补中益气汤、桂枝茯苓丸、柴胡加龙骨牡蛎汤、八味地黄丸等对高脂血症有改善作用，含有活性成分——谷甾醇的生药黄连、何首乌、枸杞子、柴胡、栀子、苏木、泽泻、猪苓、人参、黄芩、甘草等能改善高胆固醇负荷动物的高脂血症。

3. 糖尿病及其并发症的防治　糖尿病可引起动脉硬化。有研究发现对于有血瘀的糖尿病患者给予活血化瘀治疗，可减轻糖尿病，并预防动脉硬化。实验研究发现对于 2 ～ 3 周内少量多次间断给予链脲佐菌素（STZ）诱发的自身免疫性糖尿病模型小鼠，给予人参汤有抑制发病的作用；给予麻黄汤可降低血糖，且能刺激丧失功能的胰岛 B 细胞恢复胰岛分泌功能。

4. 肿瘤防治研究　肿瘤在体内从发生到发病要经过数年至数十年，将临床肿瘤发病前的长时间作为"未病"期，采取相应的防治手段。根据传统医学的"未病"概念，癌症的发病体质多与气滞血瘀有关。中医治疗采用改善气血津液代谢异常，提高机体免疫力的防"未病"对策，可预防癌症的发生。扶正祛邪在肿瘤预防中有重要作用，消除致癌因素及调整机体功能，如理气、逐水、活血的祛邪法，加上提高机体功能的扶正法是预防癌症发生的有效方法。此外，从食品及中草药成分中分离提取具有抗癌活性的物质，如大豆异黄酮中的染料木黄酮、姜黄中的姜黄素等，这些成分为中草药抗癌的物质基础。

（四）在肠道菌群失调中的应用

肠道菌群为寄居在人体肠道内数量庞大、种类繁多的微生物，生理状态下，其在肠道内保持着共生或拮抗关系，构成微生态平衡，维持人体正常生理活动，当机体内外环境变化时产生菌群失调，由此变生各系统疾病。

中医学认为，疾病的发生条件有邪盛与正虚两方面，其中正气虚是发病的基础，所谓"正气存内，邪不可干""邪之所凑，其气必虚"，而在各类虚证中脾虚证是中医临床常见证型，以脾胃功能失调为最基本、最常见的病理变化，以消化吸收功能减退为主，并伴有全身性气虚表现。肠道菌群失调患者长期消化不良的症状与脾虚证的表现不谋而合，且此类患者大多使用过抗生素治疗，抗生素性多寒凉，过度使用损伤脾胃，更加导致脾胃气虚。近年来的研究发现具有补益脾气功效的中药复方在肠道菌群失调的治疗中显示出良好疗效。

对于细菌感染的患者，长期应用大量抗生素，易引起肠道菌群紊乱，造成肠源性内毒素血症，加重病情。中医辨证为热毒炽盛，给以清热解毒类药物及方剂进行治疗取得较好的疗效。有学者采用金银花对胆道梗阻造成的肠道菌群失调大鼠的治疗中发现，金银花水提取物能够显著提高双歧杆菌和乳酸杆菌菌量，降低大肠埃希氏菌菌量，控制肠道细菌移位。研究表明通过清热解毒法可达到抗病原微生物和解热的作用，对治疗肠道菌群失调所导致的发热和炎症有着标本兼治的效果。

（五）中西医结合动物模型研究

中西医结合动物模型是在中西医结合理论指导下，通过物理、化学、生物等现代科学技术方法建立的证候动物模型（animal models of syndromes）。围绕中西医结合证候学研究领域，把需要研究的病理生理现象和疾病的临床特征相对稳定地显现在标准化的实验动物身上，模拟与中西医结合临床证候相似的现象。中西医结合动物模型包括整体动物和离体器官、组织及细胞等。

（六）中药学领域的中西医结合研究

中药有四气五味、升降浮沉、加工炮制等特点。复方中药品种繁多，对一些疑难病、慢性病和老年病有独特的疗效。

我国中药研究水平近年来明显提升，包括本草研究、中药资源的开发、中药鉴定、中药炮制、制剂、分析技术，中药保健食品等。中药新药研发能力逐步提高，应用现代技术，对单味中药及中药复方多层次、多靶点、多途径的作用进行研究，相继取得了丰硕的成果。

二、代表性成果

（一）以诺贝尔奖驱动中医药创新——抗疟疾新药青蒿素的研发

青蒿素（artemisinin）是中国中医科学院屠呦呦教授团队，经筛选200余种中药，经现代科技方法提取而得。青蒿素可以有效降低疟疾患者的死亡率，挽救了全球特别是发展中国家的数百万人的生命。屠呦呦教授因研发青蒿素获得2015年诺贝尔生理学或医学奖。

【案例二】

（一）案例摘要　　　　　　青蒿素提取方法来源于中医古籍的启发

1969年，屠呦呦团队接受研发抗疟疾新药的任务，收集整理历代中医药典籍，走访名老中医并收集他们用于防治疟疾的方剂和中药，同时调阅大量民间方药。在汇集了包括植物、动物、矿物等2000余内服、外用方药的基础上，编写了以640种中药为主的《抗疟单验方集》。随后，从200种草药中，得到380种提取物用于在小白鼠身上的抗疟疾检测，但进展并不顺利。屠呦呦经过查阅历代医药记载，挑选其中出现频率较高的抗疟疾药方，最后焦点聚在青蒿上。经实验发现青蒿提取物有明显的抗疟效果，对鼠疟原虫有60%～80%的抑制率，但抗疟有效率仍有限。

（二）案例问题

中药提取方式普遍采用水煎或酒精提取方法，是否因为在以往青蒿提取加热的过程中，破坏了青蒿里面有效成分，从而降低了疗效？

（三）案例分析

屠呦呦翻遍古代医学典籍，东晋葛洪的《肘后备急方》中记载的将青蒿"绞汁"用药方式使她豁然开朗。《肘后备急方》治寒热诸疟方中提到："青蒿一握，以水二升渍，绞取汁，尽服之。"1971年经过反复试验，屠呦呦团队成功地用沸点较低的乙醚制取青蒿提取物，并在实验室中观察到这种提取物对疟原虫的抑制率达到了100%。这个转折点是在经历了190次实验失败之后才出现的。也正是这一发现，在40多年后让屠呦呦成功问鼎诺贝尔奖。

青蒿素的案例提示：中医药学是一个伟大的宝库，古代文献中蕴藏着原创思维和宝贵经验，应当认真继承、深入挖掘。并且在继承的基础上，进行开拓创新，运用现代先进科技手段，实现中医药的创新和发展（图15-4）。

笔记栏

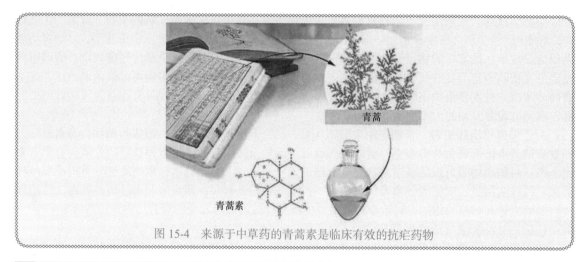

图 15-4 来源于中草药的青蒿素是临床有效的抗疟药物

（二）中西医结合治疗急腹症

1958 年，大连医科大学（原大连医学院）开展了中西医结合治疗急腹症的研究，并于 1961 年出版了我国第一部中西医结合外科专著《新急腹症学》。之后天津南开医院、遵义医学院（大连医学院搬迁至遵义所建）等相继开展了包括急性阑尾炎、溃疡病急性穿孔、急性肠梗阻、胆道感染与胆石症、胆道蛔虫病、急性胰腺炎等急腹症的中西医结合治疗研究，取得了良好的临床疗效和丰硕的研究成果。以吴咸中教授为代表的老一辈外科专家运用通里攻下法、清热解毒法、活血化瘀法及行气散结法等中医学理论指导中西医结合研究取得了卓越的成就，成为"高层次中西医结合研究"的典范。

（三）中西医结合治疗心血管疾病

60 多年来，中西医结合不仅在防治心血管疾病理论上有证候学及治法研究，而且在中药药理、药物代谢动力学、中药复方及化学成分研究方面取得了令人瞩目的进展。在全国范围制定了高脂血症、高血压、冠心病、心肌炎、病态窦房结综合征等心血管疾病的诊断、中医辨证及疗效评定标准，使心血管疾病在诊断、辨证、疗效方面有了客观而统一的标准，对后来中西医结合研究起到了重要作用。

由陈可冀教授主导的精制冠心片双盲法治疗冠心病心绞痛研究是中医药领域首个随机、双盲、安慰剂对照试验，开启了中医药领域 RCT 研究的先河。随着循证医学的普及，中医药研究领域的 RCT 研究逐年增多，方法学也日趋规范。对于中西医扬长避短、优势互补，进一步以患者为中心提高临床疗效具有重要意义。

（四）肾本质的中西医结合研究

以沈自尹教授为代表的学者早在 20 世纪 50 年代率先对中医"肾"本质开展临床和实验研究。首先发现了不同病种的肾阳虚患者具有尿 17-羟皮质类固醇含量低下的规律，从而将"同病异治，异病同治"这一富有辩证思想的中医法则作为中西两种医学体系的衔接点和两者结合的突破口。随后，通过研究论证了肾阳虚证具有的物质基础之一是"下丘脑－垂体－肾上腺皮质轴"有不同环节、不同程度的功能紊乱，首次证实中医的"肾阳虚"有特定的形态与功能的物质基础。并认为中医的"肾"涵盖了现代医学的神经、内分泌、免疫等机体调节系统。进一步将对肾阳虚研究后的结论用于预防哮喘季节性发作，使得长期用激素的哮喘或肾病患者在撤除激素、防治慢性气管炎、减轻激素副作用等方面明显提高了疗效。既从临床上证明"证"是科学的客观存在，又用科学语言阐明了"肾阳虚"的本质。之后，根据大量临床实例和科学实验提出取中西医各自之长的"辨病与辨证相结合"的研究思路和方法，从而改变了中西医药简单相加的局面。在此基础上，又以大量实例提出了"微观辨证和辨证微观化"的论点，不但是辨病和辨证相结合的一次飞跃和突破，而且对中医辨证向科学化、客观化发展起到了积极推动作用。

（五）中西医结合治疗骨伤

中、西医骨伤科之间存在较强的互补性。中医骨伤科以整体观、动态观及辨证思维的方式认识骨折，形成动静结合、筋骨并重、内外兼治、医患合作的治疗原则。不增加局部损伤，充分调动患者的主观能动性治疗骨折的方法逐渐被西医所接受。现在，越来越多的西医学者主张采用操作简单、痛苦小、并发症少、可早期活动的骨折治疗方法，亦是西医学习中医治疗骨折方法的一个例子，使西医从"AO学派"（手术复位内固定）发展到"BO学派"（生物学固定），再发展到"CO学派"（中国接骨学）。中医骨伤科在自身发展的同时，也借鉴西医学的诊断技术，对严重创伤的急救技术及手法难以整复或单纯用夹板难以固定的骨折，采用中西医结合方法探索新的治疗骨折的方法和改进固定的器械。

中、西医骨伤科学因其在研究对象上的相容性，有望在中西医结合领域做出更大的贡献。在现代医药学飞速发展的大背景下，更新理念，开拓思路，在继承和发扬传统骨伤科整体观念和临床经验优势的基础上，借鉴西医骨科发展的成功经验，不断结合现代科技的理论和方法，使中、西医骨科的两种理论不断渗透，综合优势，融会贯通。

（六）中西医结合治疗脓毒症

脓毒症（sepsis）是指"由感染引起的全身炎症反应综合征"，临床上证实有细菌存在或者有高度可疑感染灶。以王今达教授为代表的中西医结合学者，开展了大量的临床研究，提出对严重感染应采用"细菌–毒素–炎性介质"并治的学说，并研发出血必净注射液用于治疗脓毒症。在"三证三法"的基础上，基于对脓毒症发病中肠道功能的再认识及"肺与大肠相表里"中医理论的研究，将脓毒症的辨证施治进一步完善，提出"四证四法"，即毒热证与清热解毒法，腑气不通证与通里攻下法，血瘀证与活血化瘀法，急性虚证与扶正固本法。这在一定程度上降低了患者病死率，显示出中西医结合在防治危重症中的优势。

（七）中药砒霜治疗急性早幼粒细胞白血病的中西医结合研究

砒霜（三氧化二砷，As_2O_3），长期以来被认为是有毒和致癌物，但中医"以毒攻毒"理论，将其入药已逾两千四百多年，也是人类历史上最早被用于治疗肿瘤的药物之一。哈尔滨医科大学的张亭栋教授，20世纪70年代发现乡村老中医将砒霜、轻粉、蟾酥配制成药用于治疗肿瘤，张亭栋团队根据中医传统理论，坚持中西医结合科研方法，对民间中医验方进行发掘、整理、研究，发现砒霜可以有效治疗急性早幼粒细胞白血病。之后，王振义及陈竺两位教授通过研究阐释了中药砒霜（三氧化二砷）和西药全反式维A酸治疗急性早幼粒细胞白血病的药物分子靶点和分子机制，将传统中药的砷剂与西药全反式维A酸结合起来用于治疗急性早幼粒细胞白血病，使该类患者的"5年无病生存率"跃升至95%。如今这种联合疗法已成为急性早幼粒细胞白血病的标准疗法，这一卓越成就体现了中西医结合研究的优势。

（八）中药复方丹参滴丸的药用开发及临床应用

复方丹参滴丸，主要由三七、冰片及丹参组成。主治气滞血瘀所致的胸痹，症见胸闷、心前区刺痛及冠心病心绞痛症状。天士力复方丹参滴丸于1993年获得国家新药证书和生产批件，目前已成为治疗冠心病心绞痛临床一线基本用药得到广泛使用。2017年，复方丹参滴丸在美国FDA申报注册临床三期试验，是目前我国中药国际化进展最快的品种。同时，实现了中药历史性的跨越与突破，首次向世人证实复方中药也可按国际标准进行临床疗效评价，为中药走向世界带来曙光。

思考题

1. 如何从中医、西医优势互补、取长补短的角度理解中西医结合？
2. 请运用中西医结合研究的基本思路设计一个你所感兴趣的临床病例研究。

本章小结

（尚 东 孙 铮）

第十六章　影像医学研究任务与方向

学习要求

1. 识记　影像医学临床地位和作用。
2. 理解　影像医学常用设备并掌握成像基本原理。
3. 运用　影像医学手段指导研究任务与方向。

本章导图

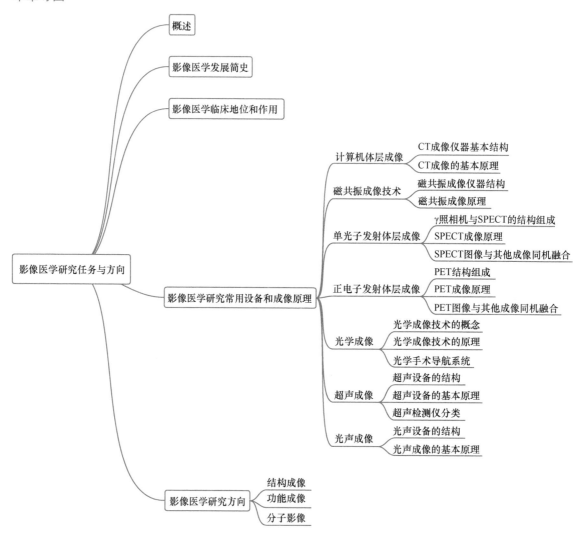

第一节　概　述

随着医学影像学的不断发展，X射线成像、超声成像、磁共振成像、正电子发射体层成像、单光子发射计算机体层成像和光学成像等成像手段，在成像分辨率、成像时间和成像信噪比方面都有明显的提高。影像医学研究内容由临床医学、生物化学、分子生物学、免疫学、药学和影像学等相关学科内容组成，研发并应用相应的影像医学成像方法技术，最突出的特点是可实施非侵入性地活体体内成像诊断。即结合成像技术方法，对细胞、组织乃至机体内进行的复杂生物学过程进行成像研究，做到直观无创。在疾病预防、早期诊断、治疗监控、药物研发等全链条应用方面具有广阔的应用前景。

第二节　影像医学发展简史

【案例一】

（一）案例摘要

1895 年 11 月 8 日德国物理学家 W. C. Rontgen 在研究阴极射线时，偶然发现了一种可穿过不透明物质、能使荧光物质感光的射线，命名为 X 射线。通过不断研究，他发现虽然 X 射线能够穿透 2～3 厘米厚的木板、几厘米厚的硬橡皮、15 毫米厚的铝板，但是却穿不透 1.5 毫米的铅板。有一次他的夫人来实验室，他请他的夫人将手放在照相底片上，并且用 X 射线照射 15 分钟，底片上清晰地展示了他夫人手的骨骼成像，而且手上的金戒指也能够清楚看到（图 16-1）。这是一张具有历史意义的照片，说明了人类可以在 X 射线的帮助下，透过皮肉实现骨骼的成像。通过对 X 射线的不断研究，在 1896 年，在 X 射线成像的帮助下从伦敦一位女性的软组织中取出一根钢针。这也是 X 射线第一次应用在临床中。为了表彰 Rontgen 在 X 射线研究中的巨大贡献，瑞典皇家学院在 1901 年授予 Rontgen 第一个诺贝尔物理奖。X 射线的发现也开启了影像医学的新时代，由此诞生了一门新的医学学科——放射学（radiology）。

（二）案例问题

1. X 射线能够实现骨骼的成像在临床中有什么指导意义？

2. 通过 X 射线成像能够联想到临床中的什么成像？

3. 在第一张 X 射线图片中，金戒指能够清晰地展示形貌，给 X 射线成像研究什么指示？

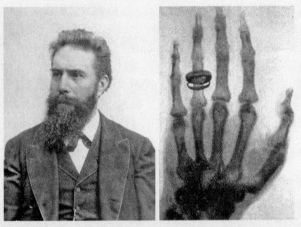

图 16-1　Rontgen 和第一张 X 射线图片

（三）案例分析

自从 X 射线发现后，临床医学中逐步地将它应用在临床的疾病检测中。X 射线应用于医学诊断，主要依据 X 射线的穿透作用、差别吸收、感光作用和荧光作用。由于 X 射线穿过人体时，不同器官、组织吸收程度不同，如骨骼吸收的 X 射线量比肌肉吸收的量要多。通过人体后的 X 射线量的不一致，能够展现人体各部分密度分布的信息，可以在荧光屏或摄影胶片上成像。从早期的对骨骼成像，判断骨骼损伤。到后续对不同器官、组织 X 射线吸收的研究，逐步发展了电子计算机体层成像即 CT。

传统的 CT 只适用于密度差异较大的组织，如骨骼、肺等，对于密度相似组织则表现出较低的分辨率和灵敏度。在图 16-1 中，金戒指能够清晰展示形貌，主要是金元素能够很好地吸收 X 射线。通过外源增强局部区域的 X 射线吸收达到疾病组织的成像，为 CT 造影剂的发展提供了很好的指示作用。

随着现代物理学、材料学、微电子技术及电子计算机技术的飞速发展，新的成像技术不断涌现。1972 年，英国科学家 Houndsfield 首次报道了计算机体层成像（computed tomography，CT）技术，它不仅可以获取人体的横断面解剖图像，还可测量人体的不同组织的密度值，使诊断信息发生革命性的变化，Houndsfield 因此获得 1979 年的诺贝尔奖。1946 年，美国的 Bloch 和 Purcell 发现了磁共振现象，1971 年，Damadian 教授认为磁共振信号可用来探测人类疾病，1978 年和 1980 年，头部和全身磁共振机相继面世。磁共振成像（magnetic resonance imaging，MRI）的出现首次使人类实现不使用 X 射线，而是依靠在强磁场环境下利用人体自身质子共振的特性来成像。MRI 不仅可获得高对比及任意三维空间方位的人体解剖学图像，还可了解器官的功能，以及探测组织细胞的分子结构和分子构成。磁共振机的发明者 Lauterbur 和 Mansfield 于 1979 年因此荣获诺贝尔奖。20 世纪 80 年代，人们成功制作了具有光电转换特性的非晶硅成像板，从而诞生了不以 X 线胶片为成像载体的数字化 X 线成像技术（digital radiography，DR），DR 的出现不仅使图像质量有了大幅度提高，同时使 X 线辐射剂量降低，更重要的意义在于使医学影像学全面进入数字化时代。各种医学影像学成像技术的出现使疾病的物理诊断产生了根本性变革，它们之间的相辅相成不仅提高了诊断的准确度、敏感度和特异度，同时使传统的形态学诊断与功能学诊断并进、宏观诊断与微观诊断并进的局面出现，从而形成了现代医学影像学。

现代影像医学技术的范畴包括常规 X 射线诊断、数字减影血管造影（digital subtraction angiography，DSA）、CT、MRI、超声成像（ultrasonography，USG）、单光子发射计算机体层成像（single photon emission computed tomography，SPECT）、正电子发射体层成像（positron emission tomography，PET）、介入放射学（interventional radiology），以及以图像数据化为基础而出现的图像储存与传输系统（picture archiving and communicating system，PACS）、信息放射学（informatics in radiology，info-PAD）和远程放射学（teleradiology），这一切使医学影像学科率先进入信息时代和"互联网"时代。特别需提及的是，20 世纪 80 年代以后，介入放射治疗技术获得迅猛发展，实现了对许多疾病的微创治疗。目前，介入放射学的应用领域在不断扩大，诊断及治疗范围已涉及临床各个科室。介入放射治疗科室已成为临床不可或缺的科室。

分子影像学是影像医学近年来新兴的一个分支，除传统医学影像学外，它还包括了分子生物学、病理学、化学、生物医学工程学、计算机等，是多学科交叉的对疾病进行定性和定量研究的一门学科。分子影像学的概念是 1999 年哈佛大学 Weissleder 教授率先提出来的，它是指在活体状态下，应用影像学技术，对细胞、亚细胞和分子水平的生物学过程进行成像。应用的影像学技术包括放射性核素成像、磁共振成像、光学成像、超声成像、光声成像等。分子影像技术应用十分广泛，包括肿瘤研究、心血管疾病、神经系统疾病、新药研发、细胞示踪等。分子影像学是影像医学的重要发展方向之一，已成为基础研究成果临床转化应用的重要纽带，使疾病在基因或分子水平上早期诊断和治疗成为可能。

第三节　影像医学临床地位和作用

随着科学技术的发展，医学影像设施和诊疗技术的改进与创新，影像医学在很大程度上转变了未来医学发展的模式。影像医学成为基础医学研究及临床研究不可分割的一部分，主要包括放射学、核医学、超声医学及近年来迅速发展的介入放射学等。这些成像技术根据不同的原理，在临床上有不同的适用范围，在疾病诊疗中发挥各自的优势（图 16-2），对疾病简单、快速的诊断具有重要的临床意义，在预后改善方面同时也具有很高的应用价值。

影像医学用以明确病灶的性质及类型，为临床诊断提供充分的参考依据。在诊疗过程中，仅根据患者病史，临床表现及实验室检查，很难以使患者接受有效的治疗，及时控制疾病。而利用影像医学检查的图像，可从不同的角度直接或间接揭露人体的病理情况，根据疾病特征进行综合的分析，从而提高诊断的准确率及患者的生存率。此外，对某些疾病的高危人群或健康人群，可利用影像学进行评估，以预防疾病的发展和恶化，真正实现早发现、早诊断、早治疗。对于恶性肿瘤而言，进行合理的分期直接关系了治疗的成败，利用影像医学连续观察，通过三维重建技术，可较为准确地评价肿瘤特征和生物学行为，为治疗效果提供客观可靠的评价，以及为患者提供后续合理科学的治疗方案。

随着精准医学的提出，影像医学作为技术手段也在不断地发展之中。根据患者需求，联合影像学的检查技术，凭借个性化医学的理念，影像医学在以形态为基础逐步向功能诊断和分子水平上发展。例如，运用分子影像技术，可在肿瘤、心脏疾病、神经系统疾病进行针对性及患者个体化的诊断和治疗。近年来，介入放射学凭借着创伤小、疗效好、并发症少的优点，已成为微创诊疗的主要方法，与内科、外科并列为三大医学技术，在治疗腔道疾病及肿瘤方面显示出很大的临床价值，明显扩大了临床治疗的适应范围。介入放射学作为一种新兴学科，对疾病中远期疗效存在一定限度，也存在许多尚待解决的问题，易出现治疗不彻底，进一步导致疾病的转移和复发的结果。然而，介入放射学的发展与应用，促进了临床医学的变革，推动了微创医学，真正实现应用到患者诊疗之中。当前，临床科室与影像诊断室密不可分，临床确诊离不开影像资料。同时，临床医学的发展也在促进着影像医学的进步，两者的发展相辅相成，极大地促进了现代医学的进步。

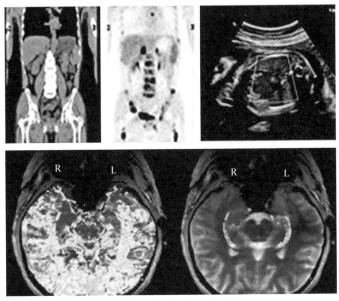

图 16-2 几种临床医学影像图

第四节 影像医学研究常用设备和成像原理

一、计算机体层成像

电子计算机体层成像即 CT 是利用 X 射线、γ 射线或超声波等在一定厚度的层面上进行断层扫描，再使用高精度的探测器将透过该层面的信号接收并转化为电信号，由计算机处理转化为 CT 图像，用以反映扫描层面的断面或立体的图像信息。目前在医学检查、工业检测、安保检测等方面得到广泛应用，尤其是在临床上，X 射线 CT 检查已成为一种无创、快捷、适应性广且准确性高、既能定性又能定量的辅助检查工具，在疾病诊断方面发挥着不可替代的作用。

CT 成像的优点：低背景信号，断层成像不受层外组织干扰，避免前后影像重叠，图像清楚，解剖关系明确；密度分辨率高，在低对比度的情况下分辨物体微小差别的能力比 X 线高约 20 倍；可做定量分析，可以通过不同密度的器官、组织和病变对 X 射线吸收多少的数据进行分析定量；对钙化、微小骨折、肺部病变等疾病诊断有独到优势；操作简单，成像速度快等。但 CT 也有一定的缺点：空间分辨率低于 X 射线；不适用于软组织、空腔脏器的检查；定位、定性诊断只能相对比较，容易漏诊；不能反映脏器的功能和生理方面的信息；设备昂贵；X 射线的辐射损伤。

（一）CT 成像仪器基本结构

CT 设备主要由扫描装置、计算机系统和操作台组成（图 16-3）。

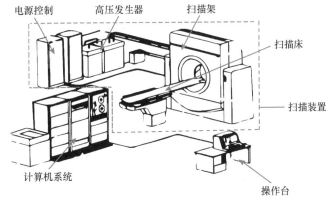

图 16-3 常规 CT 成像设备的主要构成示意图

1. 扫描装置　包括 X 射线发生装置、准直器、探测器。

（1）X 射线发生装置主要包括高压发生器、X 线球管、冷却系统等。

高压发生器一方面为 X 线球管提供稳定的直流电压，高压的大小与稳定性直接决定了所产生 X 射线能量值的变化，最终影响 CT 成像质量，另一方面为 X 线球管灯丝提供工作电流。

X 线球管是产生 X 射线的区域（扫描架内），由外壳、阴极、聚焦杯、阳极和防护罩构成。阴极是真空电子管的负极，用于发射电子并使电子在聚焦杯聚焦去轰击阳极，阳极是真空电子管的正极，有固定阳极和旋转阳极两类，固定阳极 X 线球管主要用于需要电流小、扫描速度慢的第一代、第二代 CT 机，旋转阳极 X 线球管适用于需要电流大、扫描速度快的第三代、第四代 CT 机。

冷却系统分为油冷却系统、油 – 风冷却系统，前者用于固定阳极 X 线球管，后者用于旋转阳极 X 线球管。冷却系统将产生的热量扩散到空气中去，保证 X 线球管工作温度稳定。

（2）准直器分为球管侧准直器（前准直器）、探测器侧准直器（后准直器），分别用于去除从球管、受检物体发出的散射射线，前准直器在 X 线球管之后，将发射的 X 射线调准、集中、缩小为扇形线束，对受检物体进行扫描，透过的 X 射线经后准直器再次调准、集中后进入探测器，后准直器与探测器成一体，在受检物体后方。

（3）探测器分为气体探测器和固体探测器 2 类，用于接收经过受检物体后衰减的 X 射线并将其放大、转化为与 X 射线强度成正比的电信号。

2. 计算机系统　是 CT 机的大脑，主要包括阵列处理机和主计算机，是产生扫描运动、处理数据、完成图像的重建、传输数据、控制和检测整个 CT 的系统。

3. 操作台　是对计算机发出指令的部分，用于控制整机电源通断，根据诊断要求实现 CT 检查的控制端，拷贝扫描数据，对影像进行各种技术处理等。

（二）CT 成像的基本原理

不同物体对 X 射线的吸收有所不同，所以 X 射线通过不同物体后的衰减亦不相同，X 射线经过受检物体后的衰减遵守指数衰减规律：

$$I = I_0 e^{-md}$$

式中，I 为经受检物体吸收后的 X 射线的强度，I_0 为 X 射线的入射强度，m 为受检物体的线性吸收系数，d 为受检物体的厚度。

X 射线发生装置和探测器围绕着受检物体旋转，X 线球管发射出来的 X 射线经过前准直器从各个方向对整个感兴趣的断面完成一次扫描后，经后准直器被探测器接收，经过光电倍增管的放大及光 / 电转换后再进行 A/D 转换变成数字信号输入到计算机系统，重建出受检部位横向断层的二维图像，图像的灰度与受检部位的线性吸收系数相对应，这就是 X 射线 CT 成像的基本原理。

二、磁共振成像技术

不同于超声、X 射线、CT 等其他医学影像学手段，磁共振是通过磁场与原子相互作用而进行成像的，因此具有无辐射、对人体副作用小、成像穿透深度深等特点。

（一）磁共振成像仪器结构

磁共振成像系统主要由以下几个部分构成：主磁体、梯度线圈、射频线圈、计算机系统及其他辅助设备（图 16-4）。

主磁体：提供了高度均匀的主磁场。按照其磁场的产生方式可以分为永磁型和电磁型两类，而其中电磁型主磁体又有常导和超导两个类型。用于衡量主磁体性能的参数为场强，场强的单位是特斯拉（Tesla），1 特斯拉（1T）=10 000 高斯（G），其中 1 高斯为距离 5 安培电流的直导线 1 厘米处的磁场强度。

梯度线圈：它在磁共振系统中的作用一是空间定位，二是在 x、y、z 轴三维方向上产生信号从而形成梯度磁场。

射频线圈：如同无线电波的天线，能够激发人体产生核磁共振，并且采集信号。

计算机系统及谱仪：用于进行磁共振数据的运算、控制扫描及显示图像。

其他辅助设备：空调用于保持仪器最适运行温度；检查台用于患者检查；液氮及水冷系统用于维持仪器运行等。

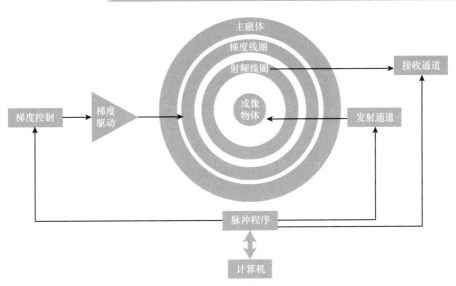

图 16-4　MRI 仪器构成示意图

（二）磁共振成像原理

　　磁共振成像原理较复杂，主要是利用外加磁场与人体中的原子相互作用而进行成像。原子由原子核（包含带正电荷的质子和不带电荷的中子）及绕核运动的电子组成，而原子核总是围绕原子自身的轴旋转，这个现象称为自旋（spin）。就像地球自转能够产生磁场一样，原子核中质子带正电，自旋则会产生磁场，原子核自旋产生的磁场被称为核磁。但值得注意的是，并不是所有原子核都能够产生核磁，当原子核中质子与中子数目均为偶数时，无法产生核磁。

　　最常用于 MR 成像的原子核为氢核，即氢质子（^{1}H），医学上的 MRI 通常指的是氢质子的 MR 图像。人体内有无数氢质子，每个氢质子自旋都能产生核磁现象，但宏观上看，人体并非一个大磁场，这是由于每个氢质子自旋产生的小磁场是随机无序排列的状态，它们之间磁化矢量（磁场强度是有方向和大小的矢量，可以分解叠加）相互抵消，人体宏观磁化矢量为 0。

　　当人体进入主磁体后，^{1}H 与主磁场相互作用，产生进动（processing）。进动这一现象类似于陀螺旋转，纵向上存在着方向大小稳定的纵向磁化分矢量，而横向上存在着旋转的横向磁化分矢量（图 16-5）。每个质子进动时，旋转的横向磁化分矢量自身相互抵消，因此人体进入主磁场后，由于质子的进动，只会产生宏观纵向磁化矢量，而无宏观横向磁化矢量产生。

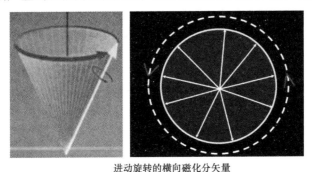

进动旋转的横向磁化分矢量

图 16-5　磁共振成像原理示意图

　　但是 MR 无法检测到纵向磁化矢量，只能检测横向磁化矢量。因此科研人员利用射频线圈发射无线电波（射频脉冲）给予低能的 ^{1}H 能量，激发人体内的 ^{1}H 获得能量进入高能状态，这一现象称为磁共振。射频脉冲的激发能够使人体宏观磁化发生 90° 偏转，宏观纵向磁化矢量变为 0，同时产生宏观横向磁化矢量，可以被 MR 检测到。在射频脉冲激发前，^{1}H 含量高的组织宏观纵向磁化矢量大，发生 90° 偏转后产生的宏观横向磁化矢量大，MR 信号强度越高。因此 MR 图像可以用于区分质子密度不同、也就是水含量不同的组织。

　　然而在临床上，只能检测到不同组织 ^{1}H 含量的差别是无法满足诊断要求的。因此总是会在 90° 脉冲关闭的一段时间后再进行 MR 信号采集。当 90° 偏转发生后，关闭射频脉冲，磁场则会慢慢回到初始的平衡状态，宏观横向磁化矢量会慢慢恢复到 0，而宏观纵向磁化矢量会回升到初始大小——这个过程称为核磁弛豫。核磁弛豫又可分解为两个部分：横向 / T_2 弛豫（横向磁化矢量减少的过程）和纵向 / T_1 弛豫（纵向磁化矢量恢复），其中人体各组织的 T_2 弛豫要远快于 T_1 弛豫。由于不同的组织有着不同的含水量即质子密度，以及不同的 T_2、T_1 弛豫速度，因此 MRI 能够清晰显示出人体解剖结构和病变。临床上最常用的 MRI 成像有 T_2 加权成像（T_2WI）和 T_1 加权成像（T_1WI），分别突出不同组织的 T_2 和 T_1 弛豫差别，用于显示人体解剖结构的成像。

三、单光子发射体层成像

（一）γ 照相机与 SPECT 的结构组成

γ 照相机（γ camera），也称 γ 相机，是核医学成像的最基本设备，由 Hal O.Anger 在 1957 年率先研制成功并开始逐步商品化投入临床使用。它主要的结构组成是探头、电子线路、显示记录装置和一些辅助装置等。γ 照相机的探头是一个可单独运动的部分，主要由准直器、闪烁晶体、光电倍增管、电阻矩阵等构成，是 γ 照相机的核心，具有准直探测和定位射线的功能。

准直器是安置在探头最前端的一种屏蔽装置，其功能是只允许与准直孔角度相同的射线到达闪烁晶体，其他方向的射线则被阻挡屏蔽，起到定位采集放射性信息的作用。

闪烁晶体是将从准直孔透过的 X 线或 γ 射线转变为可见光的物质，起到将放射性信息转变成光信号的作用。γ 照相机的闪烁晶体一般采用 NaI（T_1）晶体。

光电倍增管是能够将闪烁晶体产生的微弱荧光信号转变为电脉冲信号并且放大的装置。

电阻矩阵是由一些阻值不同的电阻排列而成，主要处理光电倍增管阳极输出的电脉冲信号，实现对闪烁点定位或者编码的作用。

γ 照相机是一种能对人体内脏器中的放射性核素的分布进行一次性、快速、连续动态成像的仪器，具有成像迅速，方便简单的特点。但由于 γ 照相机获得的平面图像是多层组织的重叠图像，存在着无法区分微小病变和不便对放射性分布进行精确定量分布的缺点。

SPECT 机是在 γ 照相机的基础上发展起来的核医学影像设备。它是在一台高性能的 γ 照相机的基础上，增加了探头旋转装置和图像重建的计算机软件系统，从而可以获得患者的体层图像信息。

（二）SPECT 成像原理

SPECT 与 γ 照相机相比，负责接收成像信号探头的结构组成和信息采集原理基本一致，但是增加了探头的数量，一般为双探头或者三探头。同时，SPECT 的探头旋转装置围绕患者进行旋转，实现以步进式或者连续旋转的方式采集信息。

在 SPECT 成像过程中，被吸收进入人体的放射性药物辐射出 γ 射线，经准直器到达闪烁晶体，闪烁晶体受到 γ 射线照射发出闪烁荧光，闪烁荧光通过光导连接到达光电倍增管的阴极，由光电阴极转变为光电子，再经放大后形成电信号，电信号经计算机数据处理重建得到体层图像。同时，由于探头围绕人体进行 360º 或 180º 旋转，可以采集一系列投影图像，计算机利用不同投影算法，从一系列投影像重建横向断层图像，再由横向断层图像经重建处理得到矢状位、冠状位断层图像或某一角度的断层图像。

SPECT 克服了 γ 照相机平面成像对器官和组织重叠的干扰，具有较高的空间分辨率，可以单独观察某一体层内的放射性核素分布，不仅有利于发现微小病灶和深部病变，还可以帮助定量分析，在心肌血流灌注、脑血流灌注、骨盆显像、全身显像方面具有明显优势。

（三）SPECT 图像与其他成像同机融合

图像融合是通过在人脑内或计算机系统上将不同的影像图像或者采用不同方法获得的同一类型影像图像进行空间匹配融合，使两个或者多个图像数据有机地组合到一幅图像上，从而实现将解剖形态图像和功能图像融为一体。

SPECT 图像是根据特异性示踪剂的代谢分布情况显示病灶，主要进行功能成像，但空间分辨率较其他形态成像低，并且由于没有解剖对照，导致难以精确定位病灶的解剖位置。因此，将 SPECT 与 CT、MRI 等形态成像结合起来，可以将丰富的功能信息和精细的解剖结构进行融合，实现疾病的精确影像诊断。

SPECT/CT 的同机融合：SPECT/CT 是目前进行同机融合比较成熟的一体机之一，在临床应用中发挥了重要作用，已经成为国内核医学科成像设备配置的趋势。SPECT/CT 是将 SPECT 和 CT 这两种设备安装在同一个机架上，两种成像技术的定位坐标系统互相校准，在两次扫描间期受检者处于同一个扫描床上且保持体位不变，可以防止因受检者位移产生的误差，在一定的程度上也解决了时间配准的问题。借助于 SPECT/CT 中的诊断及 CT 与 SPECT 图像间的相互佐证，可以辨认出诊断 CT 与 SPECT 图像各自均无法识别、定位和诊断的病灶。使得以往其他检查方法与核医学检查均无法明确诊断的疾病，借助 SPECT/CT 检查能够明确诊断。同时，配备有诊断 CT 的 SPECT/CT，通过在同机检查过程中准确勾画感兴趣区，继而获得核医学半定量分析的指标。

SPECT 与 MRI 同机融合：与 CT 相比，MRI 无电离辐射，具有较高的软组织诊断能力，所以将 MRI 与 SPECT 成像进行同机融合一直受到重视。对于 SPECT/MRI 多模态成像仪器研究而言，系统兼容是最大的难题，MRI 设备的高磁场与核医学仪器之间的相互干扰可能是限制 SPECT/MRI 同时采集图像的主要因素之一。使用较低场强 MRI 设备既可避免高场强下的图像伪影，也可减少对 SPECT 设备的干扰。虽然多模态显像技术的研究领域已有很大进步，但结合核医学仪器的 MRI 仍充满了挑战。

四、正电子发射体层成像

PET 是核医学领域发展的一项新技术，是高水平核医学诊断的标志，它集中了核物理、放射化学、分子生物学和医学影像新技术的优势，从分子水平上观察细胞代谢的活动，被称之为"活体生化显像"，主要用于还未发生形态学改变之前的疾病的早期诊断，在肿瘤、冠心病和脑部疾病的诊疗中显示出重要价值。

（一）PET 结构组成

PET 系统一般由 PET 主机、回旋加速器、药物自动合成装置三大部分组成。PET 主机是 PET 检查的成像部分，外形类似 CT，由探头（及机架）、电子线路和计算机系统组成。计算机接收采集和图像处理的指令，完成对探头和床机械运动的控制，对采集的信号进行处理，重建三维图像。PET 探头由若干个探测器排列组成，而每个探测器又由晶体和光电倍增管（PMT）组成。晶体的性能及尺寸直接影响探测效率、能量分辨、灵敏度和空间分辨率。目前临床上应用的 PET 大多数是 BGO 晶体，还有 LSO、NaI 等，最近 GSO 晶体也已投入使用。晶体将正电子湮没辐射产生的 γ 光子的射线能量吸收并转换成荧光光子，然后被 PMT 探测和放大，并将其送到电子线路。电子线路对光电倍增管的光子进行光电转换、定位、甄别、传送，同时进行探测，通过时间窗排除非相关的射线。

回旋加速器是用于生产放射性核素的装置，它是利用被加速的带电粒子轰击靶物质引起核反应，生产出短寿命和超短寿命的中子放射性核素，如 ^{11}C、^{13}N、^{15}O、^{18}F 等，再通过化学分离法，即可得到高放射性浓度的核素。

药物自动合成装置是生产示踪剂的装置，它连接回旋加速器的靶室，并接收其产生的放射性核素，通过化学合成过程，将放射性核素标记在药物上，并进行一系列处理，再经过严格的物理化学检验的质量控制，最终生成可供静脉注射的示踪剂。目前临床上最常见的示踪剂是氟 18- 脱氧葡萄糖（$^{18}F\text{-}FDG$）。

（二）PET 成像原理

使用 PET 造影需要将人体生理物质，如葡萄糖、蛋白质、核酸、脂肪酸，标记上短寿命的放射性核素（如 ^{18}F、^{11}C、^{13}N、^{15}O 等），放射性核素注入患者体内，在患者体内释放讯号，而被体外的 PET 扫描仪接收，继而形成影像。可在不影响内环境平衡的生理条件下，获得某一正常组织或病灶的放射性分布（形态显示）、放射性标记药物浓集速率、局部葡萄糖氨基酸和脂肪代谢、血流灌注、氧利用率及其他一些活体生理参数等，通过显示形态和功能参数研究和诊断人体内的病理生理异常与疾病。

示踪剂经静脉注射后，随血液循环分布全身，直接参与体内代谢过程，放射性核素在体内进行衰变，在衰变过程中发生质子、中子互相转化，放出 β^+ 粒子即正电子。当正电子与组织中的负电子互相作用，生成两个能量相等、方向相反的 γ 光子，称湮没辐射。通过测量湮没辐射的 γ 光子来探测正电子的存在。PET 就是通过测量正负电子对湮没辐射产生的两个飞行方向相反的 γ 光子实现图像重建的。

两个相对的 γ 闪烁探头加符合电路组成湮没符合探测装置。上述两个方向相反的 γ 光子同时击中探测环上对称位置的两个探测器，每个探测器接收到 γ 光子后产生一个定时脉冲，这些定时湮没辐射发生的位置限于脉冲分别输入符合线路进行符合甄别，挑选真符合事件。符合线路设置了一个时间常数很小的时间窗（通常 ≤ 15ns）同时落入时间窗的定时脉冲被认为是同一个正电子湮没事件中产生的 γ 光子对，从而被符合电路记录，产生的两个 γ 光子不能同时入射两个探头者，就不能形成符合信号被记录。可见这种位置探测不需要一般的屏蔽型准直器，而是依靠两个光子的特殊方向和符合电路来实现，所以称为"光子准直"或"电子准直"。

计算机对探测的光子对进行处理，生成三维断层图像。由于正电子衰变过程中生成的光子对准确反映了人体组织内的生理、生化变化，依此生成的图像实际反映了人体的功能图像。

（三）PET 图像与其他成像同机融合

PET-MRI 是将 PET 的分子成像功能与 MRI 卓越的软组织对比功能结合起来的一种新技术。它

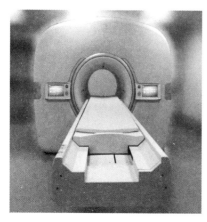

图 16-6　PET/CT 一体机

可以对在软组织中扩散的疾病细胞进行成像，实现完整的结构、功能与分子一体化影像，使患者能够在各个模式下进行扫描，该系统还可以分别收集 PET 和 MR 影像。PET/MRI 一次检查便可发现全身是否存在危险的微小病灶。早期诊断可以使患者能真正地得到早期治疗并为彻底治愈创造了条件。

以 PET 为基础配准 CT 成像系统的 PET/CT 一体机（图 16-6），实现衰减校正和同机图像融合，不仅能提供 CT 清晰的解剖图像，又能提供反映组织器官功能的代谢图像，进一步提高了疾病诊断的灵敏度和准确性，一次显像可获得全身各方位的断层图像，具有灵敏、准确、特异及定位精确等特点，可一目了然地了解全身整体状况，达到早期发现病灶和诊断疾病的目的。PET/CT 也代表临床影像医学发展的前沿，在肿瘤、心血管、神经系统和精神疾病领域诊断和治疗指导中产生了不可替代的作用。

五、光 学 成 像

（一）光学成像技术的概念

光学成像技术是近年发展起来的新兴技术，在医学与生命科学研究中占有重要地位。其原理为采用荧光报告基因或荧光分子标记目的细胞、组织，通过灵敏的光学成像仪器，检测细胞生物学行为或识别特异性组织。按发光模式可分为生物发光与荧光成像两类，生物发光是用荧光素酶基因标记细胞，而荧光成像则采用荧光分子标记检测目标，利用报告基因产生的自发荧光、荧光分子被激发后产生的荧光就可以形成体内的待检光源。两者的主要区别在于前者是动物体内的自发荧光，不需要激发光源，而后者则需要外界光源的激发。利用灵敏的光学检测技术，能够直接监控生物体内的细胞活动和基因行为，识别特异性组织。因操作简单、结果直观、检测快速、灵敏度高等特点，光学检测技术广泛应用于生命科学、医学研究及药物开发等方面。

（二）光学成像技术的原理

生物发光，是将荧光素酶基因整合到细胞染色体上以表达荧光素酶，当外源给予（腹腔或静脉注射）荧光素底物后，即可在几分钟内发光。只有在 ATP 及氧气存在的条件下，催化荧光素的反应才可以发生，因此只有在活细胞内才会产生发光现象，并且光的强度与标记细胞的数目线性相关。此外，荧光素的每个催化反应只产生一个光子，肉眼无法直接观测，需要特殊的成像设备观测（如 IVIS 成像系统）。生物发光的最大特点是灵敏度极高，以 IVIS 成像系统为例，甚至可以观察到体内约 100 个被标记细胞。

荧光是自然界常见的一种发光现象，是光子与荧光分子相互作用产生的。正常情况下，荧光分子处于基态的最低振动能级 S_0，当受到光能激发后，原子核周围的电子从基态能级 S_0 跃迁到能量较高的激发态（第一或第二激发态），激发态电子不稳定，会通过能量的释放回到稳定的基态，如果以光子的形式释放能量，就会产生荧光。荧光成像是指当成像目标被荧光分子标记后，给予特定的激发光，目标会发出另一种光，通过对发射光的检测实现对特定细胞、组织的检测。荧光分子被激发后所发射的荧光信号的强度在一定的范围内与荧光分子的量呈线性关系，这是荧光成像的基础。荧光产生需要用特定波长的激发光激发荧光分子，使其达到较高的能量状态，然后发射出波长更长的发射光。在整个过程中，激发光与荧光分子是必不可少的 2 个元素。

目前，常用的荧光分子主要包括一些荧光蛋白（绿色荧光蛋白、红色荧光蛋白等）、荧光染料（酞菁类染料、花菁类染料等）及量子点（硅量子点、锗量子点、硫化镉量子点等）。荧光分子一般都具有特定的激发波长及荧光发射波长，激发荧光的光源目前主要采用的是卤钨灯，其波长范围

为 360 ～ 2000nm，并且卤钨灯的输出非常稳定。理想的激发光光源，应具有较高的功率，使得激发光的能量高，从而更利于荧光信号的检测。

（三）光学手术导航系统

光学手术导航是指利用荧光成像指导切除荧光分子标记的肿瘤组织，可帮助医生在术中识别肿瘤边界，能将亚毫米级的微小癌灶在术中实时显示出来，从而降低术后复发率，提高患者的预后效果。其过程是在术前给予（一般采用静脉注射）患者一定量荧光对比剂，由于肿瘤组织高代谢率或某些分子的特异性靶向能力，荧光分子会大量蓄积在肿瘤部位，术中用特定的激发光照射切除区域，荧光分子被激发，肿瘤区域可发出强烈的荧光，从而实现肿瘤的精准切除。在荧光成像过程中，当荧光在生物组织传播时，光子会被生物组织吸收和散射，因此，成像部位越深，成像信噪比越低，获得的荧光信息也越不准确。所以，光学手术导航系统需要提高成像信噪比和所获信息的准确度。

光学手术导航系统主要结构包括：近红外激光发射模块，用于向探测区域发射特定波段的近红外光；信号采集模块，用于采集探测区域的可见光图像和近红外光图像；图像处理模块，用于对采集到的可见光图像和近红外光图像进行实时融合及目标提取，并通过特定计算方法去除背景信号及散射信号；显示模块，用于将最终图像实时显示。现有的光学手术导航系统可以根据其特点分为便携式、功能型及内窥式三种类型。

六、超声成像

超声设备是利用超声波的物理特性，通过对超声波的发射、接收、转换，以及电子计算机的快速分析与图像处理，实现对人体软组织的功能形态等的无创性检查。超声诊断仪主要可分为 A 型、B 型、M 型、D 型、彩色多普勒超声诊断仪、三维超声诊断仪、C 型等。超声设备常用来判断脏器的位置、大小、形态，确定病灶的范围和物理性质，在眼科、妇产科及心血管系统、消化系统、泌尿系统的应用十分广泛。

早在 20 世纪初，物理学家朗之万首次研制成功了石英晶体超声发生器；1946 年出现了 A 型超声反射法用来探测疾病；1955 年 M 型超声诊断仪出现；20 世纪 60 年代中期，开始出现了机械式或电子式的快速实施成像方法的研究；20 世纪 80 年代，彩色多普勒超声开始应用于临床；20 世纪 90 年代以来，全数字化技术、三维超声成像技术等不断涌现与发展。

（一）超声设备的结构

超声设备的基本结构主要由超声发射系统、超声接收系统和成像系统组成，如图 16-7 所示。由于 B 型超声检测仪是最常用的，下面便对 B 超的设备组成进行详细介绍。B 型超声检测仪主要由探头、发射 / 接收单元、数字扫描转换器、显示照相记录系统、面板控制系统、键盘和电源装置组成。其中探头是由 64 ～ 128 只晶片排列构成的，形状为长条形，探头宽约为 1cm，长为 10 ～ 15cm；探头接收的超声回波信号在发射 / 接收单元里进行放大、检测及预处理，然后传递到数字扫描转换器中；数字扫描转换器对超声波信号进行模拟 / 数字转化（A/D 转换）变成数字信号，并予以储存，所有要显示的信号混合变成合成的视频信号送入监视、照相、记录系统；显示照相系统是操作人员用来观察超声断层图像的设备。

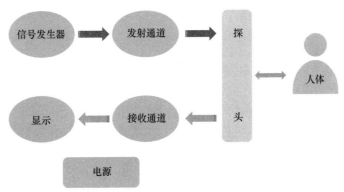

图 16-7　超声设备的基本结构

（二）超声设备的基本原理

人体组织的声学特性具有差异性，超声检测就是通过区别这种差异性来进行诊断的。人体组织的基本声学特性包括声速、声吸收系数、声阻、衰减系数等。人体组织大概可分为软组织和骨骼，软组织的声阻与水近似，骨骼相当于固体。人体正常组织的声学特性如表 16-1 所示。

表 16-1　人体正常组织的声学特性

	声速（m/s）	声阻（g/cm²·s）	衰减系数（dB/cm—MHz）
血液	1570	1656	0.18—1.0
脂肪	1476	1410	0.63—0.8～0.7
肝	1570	1638	0.94—0.3～3.4
大脑	1530	1588	0.95—0.9～3.4
颅骨	3360	5570	20—1.6

超声在人体内传播时，在不同的组织界面处会发生反射与折射，仪器利用不同组织或器官的反射与折射信号，显示出差别，从而作为诊断的依据。

不同形式的超声检测仪其具体的工作原理有所差异。A 型显示是最基本的一种显示方式，其回声显示采用幅度调制，以横坐标代表被探测物体的深度，纵坐标表示回波脉冲的幅度，A 型显示的回波图，只能反映局部组织的回波信息。B 型显示的成像方式采用辉度调制，显示的是人体组织或器官的二维超声断层图，其可显示深度方向所有界面反射回波。M 型超声成像仪同样采用辉度调制的方式，使深度方向所有界面反射回波，用亮点的形式在显示器的垂直扫描线上显示出来。D 型超声成像诊断仪即超声多普勒诊断仪，利用的是声学多普勒原理，检测和处理运动中的脏器和血液所反射回波的多普勒频移信号，并转换成声音、波形、色彩、辉度等信号，从而显示人体组织或器官的运动状态。彩色多普勒超声诊断仪是将脉冲多普勒技术与 B 型成像诊断技术和 M 型超声心动图结合起来，在直观的二维断面实时影像上，同时显示血流方向和相对速度，提供心血管系统在时间和空间上的信息，同时兼具了生理监测的功能，可提供血流速度、容积、流量、加速度、血管径、动脉指数等信息，俗称"彩超"。

从 20 世纪末到 21 世纪初，超声影像诊断技术的发展是惊人的，它取得了许多重大的技术性突破。且超声的发展和应用以其非电离辐射的独到之处、对软组织鉴别力较高的优势、仪器使用方便价格便宜的特点，已经成为医学成像中颇具生命力而不可替代的现代诊断技术。

七、光声成像

（一）光声设备的结构

光声成像（photoacoustic imaging，PAI）是一种近年发展起来的非常有发展前景的医学成像模式，其为非侵入性成像技术，具有高对比度和穿透深度的优点，具有非常大的发展潜力。

光声成像系统根据结构分为光声计算层析成像（photoacoustic computed tomography，PACT）系统和光声显微成像（photoacoustic microscopy，PAM）系统。光声计算层析成像可以通过观察小鼠脑血管分布状况，从而进行脑功能研究，且可对乳腺癌及其淋巴结转移成像。光层计算层析成像需对采集的光声信号处理计算后进行图像重建。光声显微镜的成像不需要复杂的重建算法，直接通过扫描的方式获得，扫描的方式可分为两种，第一种是通过扫描聚焦的超声探测器来获取光声图像，这种方式被称为超声分辨率光声显微镜。它是通过超声来进行定位，分辨率为几十微米到几百微米，这种显微镜的成像深度能达到 30mm。而第二种扫描方式是采用会聚的激光束进行扫描，通过这样的方式能达到光学分辨率的光声成像，因此它也被称为光学分辨率光声显微镜，但是由于这种方法通过光来定位，由于组织的散射影响，它的穿透深度不如超声分辨率光声显微镜。

光声内窥镜（photoacoustic endoscopy，PAE）是近几年发展起来用于人体内部器官疾病诊断的成像系统。以光声显微成像技术为基础发展的光声内窥镜主要应用于人体内血管成像、直肠癌和大肠癌等检测。基于光声层析成像技术的光声内窥镜主要采用柱弥散光纤通过食管、尿道等进入胃、前列腺等实现体内光辐照，置于体外的超声换能器接收光声信号重建组织光能量沉积分布，从而实现胃癌、前列腺癌等检测。

（二）光声成像的基本原理

光声成像的原理是光致超声，当光波照射物体时，物体吸收光能导致内部的温度升高，引起内部某些区域结构和体积变化，产生并向外辐射声波，这种现象被称为光声效应。只要采用经过周期性强度调制的激光光束进行照射，周期性的热能散发便会变成周期性的机械运动，便可以产生声信号。只要检测声信号变化，便可以实现对物质体内结构的成像。

PAI 的整个过程包括光声信号的产生、信号的检测、信号的处理和图像重建三个部分（图 16-8）。

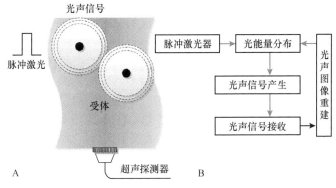

图 16-8　PAI 的具体过程

A. 光声信号流程图；B. 光声信号的激发与检测过程示意图

　　根据产生信号所用的光源类型，可将 PAI 技术分为两种：时域 PAI 和频域 PAI。时域 PAI 通常选用脉冲激光为激励源，其脉冲宽度可达纳秒级别。具体过程是脉冲激光器发出的脉冲激光束打在样品表面后，样品组织通过吸收激光束能量从而在组织内部形成与组织的光学参数相关的能量沉积分布。频域 PAI 则采用的是输出受周期性调制的连续激光器。频域光声成像与时域光声成像相比安全性好、信噪比高，应用前景更为广泛。

　　光声成像信号的检测：PAI 信号检测所用的传感器一般为超声探测器。超声探测器重要参数是探测带宽，它代表了能检测到的信号的频域范围，根据成像不同的组织选择合适的探测带宽，成像深度越深分辨率越低，反之深度越浅分辨率高。

　　光声成像信号处理及图像重建：检测到的光声信号通过适当处理并采用合适的图像重构方法，从而展示组织内部结构。其中，基于 Radon 变换的滤波反投影算法是光声成像中较常用的算法，但该算法要求进行多角度的数据采集，所需运行时间长。在此基础之上，相关学者采用有限角度改进的重建算法，同时结合蒙特卡罗算法对所得图像的分辨率和对比度进行优化，得到最优的成像效果。

　　光声成像技术融合了超声与光学成像的特点，在生理组织中超声信号的折射小于光声信号，从而取得较好的成像深度和分辨率。同时，利用不同组织对不同光信号吸收的特性，结合图像重构获得光学对比度高的图像。PAI 与传统成像手段相比可实现对生理组织特定功能区成像，同时具有光学与声学成像的优点，且具有较高的安全性。因此，PAI 技术作为一种新颖的成像模式，可以获得更高分辨率、更高对比度、含有更大信息量的图像，实现对生物组织的形态和功能信息进行更接近实际的分析；随着其技术的发展，在生物医学及其相关应用领域发挥更大的作用。

第五节　影像医学研究方向

一、结构成像

　　自从 X 射线发明以来，医学影像技术的发展大概经历了三个阶段：结构成像、功能成像和分子影像。早期医学影像技术受到影像仪器设备及计算机技术的发展限制，以看到病变为主要目标，单纯依赖疾病形态学改变对疾病进行诊断。结构影像学通过利用影像学手段所获取的影像来显示人体内部组织器官的形态及生理功能和病理改变，从而达到疾病诊断的目的。结构影像学的主要影像手段包括 X 射线、CT 成像、MRI 成像和超声成像等。

　　X 射线是结构成像的重要成像手段，是基于在人体组织结构病理变化时密度和厚度的变化在 X 线图像上呈现出黑白灰度的差异图像。人体组织结构的密度定义为单位体积的质量，而影像学的密度由影像图片的黑白程度表征。除了通过影像图片上病理组织结构和正常人体组织结构的密度差异识别病灶组织外，还可以通过针对不同的肿瘤注射特定的造影剂，放大病理组织结构与正常组织结构之间的密度差异，进行高对比度的造影成像，从而对微小的病灶实现更清晰的成像。X 射线虽然能整体显示大范围的组织器官结构，但其分辨率有限，应用范围也受到一定限制。

　　由于计算机技术的飞速发展，诞生了 X 线计算机体层成像即 CT，CT 属于 X 线数字化成像手段，其应用提高了微小病灶的检出率，扩大了医学影像诊断的应用领域，从而大大促进了医学影像诊断学的发展。其最突出的特点在于极高的密度分辨力，相当于传统 X 射线的 10～20 倍。能敏感地发现如脑出血等密度较小的软组织和器官病灶。此外 CT 还具备量化组的功能，通过对 CT 值的调节，实现对不同病灶的可行密度量化分析，从而达到最佳的观察效果。但 CT 检查的 X 射线辐射剂量是传统 X 线检查的数十倍甚至上百倍，对比增强型 CT 还需要注射含有放射性的水溶性有机碘对比剂。

超声诊断是医学影像诊断的重要手段，尤其对于人体深部组织器官结构的探测具有很好的成像效果。通过超声波的反射，折射，散射及衰减和吸收对不同组织脏器形成的特征性声影而成像。和 CT、X 射线相比，超声波作为机械波，无放射性损伤，具有操作简便、检查安全和实时监测的优点，且可用于术中检查。但其成像的清晰度和灵敏度远不如 CT 等成像手段。

MRI 成像是通过外界施加强磁场对人体内部的氢质子在特定的射频脉冲条件下对人体组织器官实现结构成像的一种新型影像学手段。由于 MRI 可以直接利用人体内的水成像，因此不需要放射性对比剂，其对软组织的分辨力较高，且得益于计算机技术的不断发展，MRI 可对同一病灶进行不同的序列成像，从而实现更加精密的结构成像。但成像时间长，也不适用于整体器官结构的成像。

综上可见，每种影像手段都各有利弊，因此，对于不同的组织病灶，疾病分期及不同检查手段的影像检查范围和分辨率的差异，需要针对检查目的有指征、有判断地合理选择一种甚至多种影像学手段，从而实现对特定组织及病灶的有效结构成像，为临床疾病诊断及治疗提供可靠的影像学依据。

二、功 能 成 像

20 世纪的 80 年代，医学成像原理和方法开始迅猛发展起来，诸如磁共振结构成像 aMRI、功能性磁共振成像 fMRI、谱成像 MRIS、PET、X 线成像、SPECT、脑电仪（EEG）、脑磁仪（MEG）和超声成像设备等医学影像设备。这些设备在不断改进与发展中，提升了成像的时间和空间高分辨率，使得生物学研究可以在无创伤的条件下对脏器的结构甚至是功能进行详尽观察。

功能 fMRI 磁共振成像可以做结构成像、功能成像和波谱成像，研究外源性药物和显像剂的灌注，内源性代谢物质的灌注和扩散成像。除了非常活跃的 fMRI 测量外，新的体外灌注成像技术的发展，如激光预极化 ^{129}Xe-MRI 和 ^{3}He-MRI 成像技术，有可能在脏器的功能研究方面提供新的实验手段。MR 功能成像技术还包括扩散加权成像、扩散峰度成像、体素内不相干运动、动态增强、动脉自旋标记及 MR 波谱成像等，目前的研究方向主要是各型肿瘤的形态学特点的评估和肿瘤各种客观指标的量化，以及脑部疾病的评估，肝脏病变、胎盘异常、精神分裂症等疾病的组织脏器代谢、血流动力学状态信息的评估。

单光子发射 CT 灌注成像，作为一种功能成像，可以在显示形态学变化的同时还能反映生理功能的改变。其主要功能是反映活体的血流动力学变化并可进行定量或半定量分析。目前灌注成像的研究方向主要在于判断脑缺血病灶的范围并计算其容积，以帮助预测脑缺血的预后，还可用于进行血运再通治疗前评价，以帮助再通治疗方案制定的研究。也有研究根据肝灌注指数评价肝硬化的程度及肝硬化门脉高压药物的改善疗效。CT 灌注还可用于研究评价心肌缺血、肿瘤及其他实质性脏器的灌注情况。

由于 PET 的正电子同位素都是人体所具有的元素同位素，将它们标记到不同的化合物上，可以用于不同的研究目的，以反映不同的功能情况。1970 年初期，建立了第一台医用正电子照相机，James Robertson 等设计出一种环状的、不连续的探测器来进行正电子断层显像，而在 1973 年一台最早的可行断层显像的 PET 扫描仪原型，经过多次改进后逐渐用于动物实验和人体显像。随后多种正电子显像剂的研究逐步拓展，^{18}F-FDG 在脑显像和肌存活显像，尤其是恶性肿瘤显像中得到成功应用。目前 PET 成像主要利用 ^{18}F 标记的 2–脱氧葡萄糖（PDG）检测机体的局部葡萄糖代谢率。^{15}O 标记的水和 ^{13}NH$_3$ 用于研究血流情况，^{15}O$_2$ 用于研究局部组织的氧代谢情况，用 ^{11}C 或 ^{18}F 标记的一些受体的配体，可以研究受体在体内的分布及配体与受体结合的情况。SPECT 也可以无创实时检测机体内部血流分布的情况，选用 SPECT 所检测的体内功能信息与血流直接或间接相关，即局部血流的分布情况能够反映该功能信息。其主要研究方向在于缺血性心脑疾病的诊断、肿瘤的良恶性鉴别与某一功能相关脑区的测定等。对核医学功能成像的应用研究可以包含从一般生理过程到分子间相互作用中的生理生化过程。

脑磁图（MEG）是一种主要用于人脑功能成像的研究。当脑细胞兴奋时，它的磁场将发生改变，利用量子干涉技术直接检测这种微弱的磁场变化，与断层成像技术相结合，可以得到反映局部脑功能的图像。目前对 MEG 的研究主要集中于癫痫灶定位、脑功能区定位、介入性磁共振手术定位、脑的可塑性变化和功能重组等，另外 MEG 或 MSI 在脑血管病、脑梗死、脑缺血缺氧性疾病、肌阵挛、获得性失语、植物人大脑、痴呆等症状和疾病的诊断方面亦显示出明显的价值。

三、分子影像

分子成像是现代医学成像与分子生物学相结合的一门新兴交叉学科。它代表了未来医学影像学前进和发展的方向。分子成像的概念于 1999 年被首次提出，经过近二十年不断的研究和改进，目前分子成像的定义如下：在细胞和分子水平上使用成像方法来定性和定量地研究生物过程的学科。与传统医学图像相比，它侧重于生物过程的变化。在分子水平上揭示疾病细胞、亚细胞或基因的变化，而不是这些变化的最终结果。

然而，随着医学科学的进步，人们发现传统的以显示人体形态学为目的的医学影像只能单纯地观察人体解剖结构的变化，并不能解释疾病的起因，也不能回答错综复杂的临床问题，影像医学的进一步发展需要能够在细胞分子水平反映病因的诊断技术。近年来，在现有的医学影像技术的基础上，发展出了一门新的学科——分子影像学，可望很好地解决这个问题。

近年来，伴随着影像医学的高速发展，作为影像医学研究方向的一个分支，分子影像也受到了广泛的关注。分子影像学通过利用新的工具、试剂及方法，能对组织器官细胞和分子层面的异常进行更全面的探测，在疾病尚未出现解剖改变前检出异常，在疾病的发生、发展和转归过程中进行细胞和分子水平上的诊断，具有高灵敏度和高特异性的特点。

分子成像也结合了分子生物化学，数据处理，纳米技术，图像处理和其他技术。由于其高特异性，以及高灵敏度和高分辨率的图像，它可以真正提供定性及局部和定量的临床诊断。因此，分子成像不再是单一的技术变革，而是各种技术的融合。分子成像技术有三个关键因素，它将遗传信息、生物化学和新的成像探针集成到人体中，用它来标记所研究的"目标"（另一个分子），通过分子成像技术放大"目标"，并通过复杂的成像技术对其进行检测。经过一系列图像后处理技术，完成了在活体组织分子和细胞层面上显示生物进程的目标，从而实现了该病的亚临床诊断和治疗。

分子成像的优点可以概括为三个方面：第一，分子成像技术可以将基因表达和生物信号传递等复杂过程转化为直观的图像。从而使人们能够从分子细胞水平上更好地了解疾病的机制和特点，在体内不断观察药物或基因治疗的机制和效果。第二，分子成像技术作为一种体内检测方法，具有对人体分子细胞三维图像进行连续、快速、远距离、无创采集的优点。第三，分子成像技术能够起到揭示早期疾病的分子生物学特征，做到对疾病的早发现、早诊断、早治疗。

分子探针在分子影像中起到至关重要的作用，只有开发出具有高灵敏、高特异性并且满足临床需求的分子探针，才能从根本上解决分子影像面临的问题并推动分子影像的发展。在分子成像中，分子探针是一种高度特异的物质，通常通过某种特定的连接方式与产生成像信号（如同位素、荧光素或顺磁原子）的物质（如配体或抗体）结合。

分子成像作为一种将医学成像技术与现代分子生物学相结合的新学科，是分子水平上人体内部生理或病理过程的非侵入性微创实时成像。它为疾病的早发现和早治疗提供了条件，在临床诊断和治疗方面带来新的突破。因此，作为医务工作者应关注分子影像的发展。

思考题
1. 简述影像医学技术的研究进展和发展趋势。
2. 影像医学技术在临床医学中的主要作用和任务有哪些？

（田　梅　刘　刚）

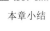

本章小结

第十七章 转化医学理念与实践

学习要求

1. 识记 转化医学的理念，发展历程和意义及各国转化医学发展概况。
2. 理解 转化医学的实践并熟悉运用转化医学的相关案例。
3. 运用 转化医学的各个阶段及医疗器械和药物研发的转化应用。

本章导图

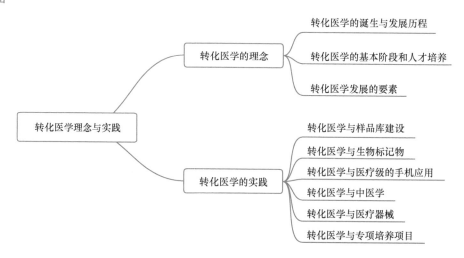

第一节 转化医学的理念

欧洲转化医学协会（European Society for Translational Medicine，EUSTM）赋予转化医学（translational medicine）（常被称为转化科学）的定义：一个由基础研究、临床诊疗和社区服务三大基石组成的多学科交叉的生物医学分支。转化医学的目标是将学科、资源、专业知识和技术等各种资源综合起来，促进预防、诊断和治疗等方面的发展，改善人类医疗健康体系。

转化医学中的"转化"并非单指学科或技术的转化，也包括转化的过程。从临床问题出发，通过基础研究，了解疾病机理，返回临床，提高诊治水平，这就是转化医学的精髓。也就是从实验室到临床（bench to bedside）及从临床到实验室（bedside to bench）的相互转换。在转化医学的实践过程中，各种手段与方法都可为其所用，包括但不局限于分子生物技术、芯片、组学、生物医学工程及互联网媒介等方法和手段。目前比较热门的基因筛查、药物研发、医疗器械、医疗 APP、分子诊断、可穿戴设备等都属于转化医学的范畴。由于在本书的"精准医学"章节中会大量涉及基因及基因诊断、基因治疗等方面的工作，本章节中不多赘述。转化医学与精准医学的概念经常交叉使用，从大的范畴而言，精准医学可归为转化医学的一个主要部分。

一、转化医学的诞生与发展历程

一切与生命、医学相关的研究，其最终目的都是为了提升人类的健康。生命科学、医学，以及工程学、材料学等应用科学领域的研究成果都要经过"转化"应用于健康领域。医学研究更是如此。传统医学在诞生之初就是在实践中摸索经验，并转化成治病救人的良方。如中国明代著名医药学家李时珍，通过近三十年的各处奔走，收集药物标本，参考历代医药书籍，询问熟知药物生长环境的各类人群，多次试验，才积累出有效的治病处方，为后代留下名垂千古的医药巨著《本草纲目》。随着现代医学的发展，内容日趋繁复，分工更加明细，基础研究的成果也是日积月累，但逐渐形成了独立体系，与临床的应用有明显的隔离现象。基础科研投入了大量人力物力财力，而在临床应用上的产却乏善可陈。这种基础研究到临床应用之间的转化效率低下的矛盾也凸显出加强转化医学研究的重要意义及其在连接基础研究和临床应用之间的重要价值（图 17-1）。

2003 年，时任美国国立卫生研究院（National Institutes of Health，NIH）院长的 Elias A Zerhouni

在 *Science* 上发表了题为"The NIH Roadmap"的文章，明确提出了转化医学的概念，强调多学科合作和加强转化研究，其核心任务是要将医学的基础研究迅速有效地转化为可在临床上应用的理论、技术、方法和药物，包括探索并重新认识新的科研思路和途径；培养和建立促进未来医学发展的研究团队；重新设计临床研究方案。自此，医疗健康领域掀起了转化医学的热潮，导致不断拓展转化医学的内涵和外延，加深对转化医学的理解和运用。世界各地纷纷成立转化医学中心或研究院，系统地探索并实践转化医学。

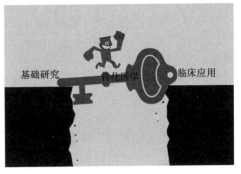

图 17-1 基础研究和临床应用之间存在隔阂，而转化医学架起了沟通的桥梁

1. 美国转化医学建设 自发布 Roadmap 三年后，美国国家卫生研究院推行了临床转化医学奖励计划。目前已建成了近百家以综合性大学医学院为主体、整合其他学科研究机构的临床和转化医学研究中心。2012 年，美国设立了国家转化科学促进中心，统领全美转化医学研究中心的顶层设计和政策指导。目前有代表性的中心包括哈佛大学临床与转化医学中心、芝加哥大学转化医学中心及梅奥转化医学中心等。哈佛大学医学院是转化医学的先行者，早在 2005 年即提出了转化医学与人类健康的概念，并布局了相关战略和规划，取得了卓越的成果。

2. 英国转化医学建设 2007 年成立健康研究战略协调办公室（the Office for Strategic Co-ordination of Heath Research，OSCHR），整合医学研究理事会和国家健康研究所的研究工作。OSCHR 职责包括转化医学研究、公共卫生研究、电子健康档案研究、方法学研究、人力资源发展等 5 个方面，明确提出基础研究新发现，转化为新的治疗方法服务于临床实践的医学研究战略。同时成立了转化医学委员会（Translational Medicine Board，TMB）。在 TMB 的组织下，它构建了临床研究机构领域战略协调论坛，启动了药物早期研发、医学诊断学、实验医学、大规模临床试验等领域的新规划。

3. 中国转化医学建设 转化医学在我国起步较晚，但发展速度很快。《中共中央关于制定国民经济和社会发展第十二个五年规划的建议》和《"健康中国 2020"战略研究报告》都指出了转化医学对推动我国卫生事业发展的重要意义。2013 年，科技部、国家卫生和计划生育委员会等机构联合启动了首批国家临床医学研究中心，重点围绕恶性肿瘤、心血管病、神经系统疾病、呼吸系统疾病等多种重大疑难疾病开展基础与临床研究及转化医学工作。目前，全国大部分省、自治区、直辖市的高等院校、三甲医院和科研院所等都建立了各类临床和转化医学中心/研究院机构。大学与大学的合作，大学与医院之间的合作，以及企业与大学、医院之间的合作，多单位多中心的合作有效地促进了中国转化医学的发展，并提升了转化医学发展的质量。

以浙江大学转化医学研究院为例，该研究院是浙江大学及其医学院和七所附属医院共同组建的转化研究机构，实验室面积 8500 平方米，拥有多个公共技术平台和专业的动物实验房，于 2014 年 5 月 6 日正式启用。该研究院以基础转化临床研究为中心，采用科研共享模式，从海内外引进几十名高层次科研人才，主要研究方向包括肿瘤、心血管疾病及医学工学结合开发新的诊疗技术等。研究院以临床出现的实际问题为导向，运用先进的科学技术方法阐明疾病发生发展的机理，同时研发临床实用技术，为提高临床的诊断与治疗水平贡献力量。

二、转化医学的基本阶段和人才培养

（一）基本阶段

广义的转化过程无处不在。数学、物理、化学等都存在从基础研究到落实应用的转化过程，但为何医学领域率先提出了"转化医学"的概念，这跟现代医学发展所需产品开发的高风险、高投资和长周期相关，其中每一个环节都体现了转化的过程。

转化医学内容广泛，医疗器械和药物开发等主要产品的转化过程基本相同，从研究到临床应用的过程可分为三个转化阶段：T1，基础研究 - 临床初期研究的转化；T2，临床初期研究 - 临床后期研究的转化；T3，临床后期研究 - 临床应用的转化。每个阶段的主要特点如下：

1. T1 该阶段为转化医学的前期阶段。药物开发方面，通过分子和细胞层面基础生物学研究及动物学实验等临床前期的研究，已明确致病的分子靶点和作用机制，并开发了新型药物分子；器械开发方面，通过多种材料的运用和开发，已研发了符合临床使用的样机产品。在此基础上，进行小规模的健康人群测试，以验证安全性。通过初期临床研究，探索诊断预防和治疗的新方法，检测药物的毒性。对应于药物开发阶段，也可理解为基础研究阶段、临床前研究和临床Ⅰ期研究，完成了产品开发、药理毒理测试及安全性测试。

2. T2 该阶段为转化医学的中期阶段，是从以健康人群为对象的临床初期研究向以患病人群为对象的临床后期研究的转化，研究药物和器械使用的有效性。该阶段又可细分成临床Ⅱ期和Ⅲ期，对新药和器械的有效性和安全性做出评价。

3. T3 该阶段为转化医学的后期阶段，包括通过临床后期实践、申请产品上市审批并进行大规模临床应用等内容。该阶段可进行大规模生产，开拓市场，调整药物剂量、用药时间、用药途径，确保药物在临床患者身上有效使用，考察罕见的不良反应，评价受益–风险比，发现新的适应证。在医疗器械方面，该阶段可进行大规模临床应用，并不断优化器械使用方法，甚至于改进材料，重新开始新产品的研发和升级迭代（图17-2）。

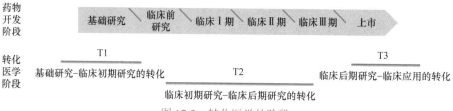

图 17-2　转化医学的阶段

（二）转化医学的人才培养

转化医学的人才培养从财政和人力投入起步，进行相关课程设置和学习，最后在多学科环境下进行有效的转化研究和实践，具体内容见表17-1。

表 17-1　转化医学研究的人才培养

投入	课程	产出	短期效果	中期效果	长期效果
1. 财政投入：机构投资；学费；国家卫生研究院资助学员（转化科学奖等）；其他团体及个人资助。 2. 人力资源：受训人员（临床医生及实验平台科研人员）；项目领队和管理人员；导师等	1. 关于研究方法，流行病学，生物统计学，实验室管理，伦理学，基础科学，科学传播学等教学课程。 2. 指导临床研究，包括学术论文的书写、演示及发表等。 3. 跨学科研究合作	1. 通过有效培训和指导的转化研究人员，在多学科共同协作参与的环境中工作，并在周期性过程中将实验室平台、临床及学术团体资源联系起来。 2. 以创新思维解决问题	1. 提高受训人员、教师、项目管理员和导师的满意度。 2. 多学科研究合作设计，促进有效转化研究。 3. 考虑临床研究的相关伦理和法律问题。 4. 提供具有竞争力的经费	1. 在多学科环境下进行有效的转化研究。 2. 在临床转化研究实验中合理利用受试者。 3. 跨学科研究团队以共同协作和参与的方式进行管理。 4. 在相关期刊上发表学术论文	提高国家的转化研究能力。改善人类健康状况指标

三、转化医学发展的要素

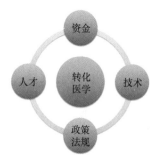

图 17-3　转化医学发展所需的基本要素

转化医学的发展需要四大要素：人才、技术、资金和政策法规。人才和技术是转化医学发展的软性条件，资金和政策法规是硬性条件。其中，软性条件是实现转化医学的关键，而硬性条件是软性条件得以发展的基础。有效的资金和运行制度才能吸引人才和技术，并为其良好有序地发展提供保障（图17-3）。

（一）政策法规制度

制度，泛指转化医学运行的过程中涉及的所有政策法规及条文规定，包括对科研人员的薪酬工资体系制定、奖励条款、成果转化评价机制、临床运行法规、上市制度、监督管理办法及融资法案等一系列规章制度。好的制度保障了转化医学的顺利进行。近些年，国家、地方省市、各大高校科研院所及公司企业等转化医学相关单位都出台了一系列政策，鼓励创新，鼓励大家踊跃从事转化医学研究。相关政策法规种类繁多，由于篇幅有限，不能详尽。下面我们列举一些在公司企业管理方面相关的一些政策法规，加深我们对制度如何促进转化医学发展的理解。

1. 药品上市许可人（Marketing Authorization Holder，MAH）制度 MAH制度指的是将药品

的上市许可和生产许可分离，进行独立管理的管理制度。上市许可人可以将产品交由不同生产商生产，并对药品的安全性和有效性进行负责。这项制度从源头上优化药品上市和审批制度，提高新药研发的积极性，解决之前上市许可和生产许可必须捆绑在一起导致的低效率等问题。

MAH 制度是国际采用的药品和器械管理办法，但我国之前并没有采用这套制度。在意识到该制度对于推进转化医学研究的重要价值后，我国迅速推进落实了该制度的试点工作。

2015 年 8 月，国务院印发《关于改革药品医疗器械审评审批制度的意见》，提出开展 MAH 制度试点。

2015 年 11 月，第十二届全国人民代表大会常务委员会授权国务院开展 MAH 制度试点。

2016 年 5 月国务院印发《药品上市许可持有人制度试点方案》，在全国多个省市开始试点，并将在全国普及推广 MAH 制度。

2. 仿制药一致性评价 是指对已经批准上市的仿制药，按与原研药品质量和疗效一致的原则，分期分批进行质量一致性评价，确保仿制药在质量与药效上达到与原研药一致的水平，具体来讲就是稳定性一致、质谱分析一致及体内外溶出规律一致。不符合这些规定的药品，将不予再注册并注销其药品批准证明文件。该政策的实施有利于实现对临床上原研药的替代，降低药品价格和支出，节约医疗开支，同时也可提升我国的仿制药质量和制药行业的整体发展水平，保证公众用药安全有效；在推动仿制药创新的同时，推动药品生产领域的结构性改革。该政策从构思到制定的基本时间脉络如下。

2012 年，国家食品药品监督管理局小范围启动质量一致性评价工作。

2013 年 2 月，国家食品药品监督管理局发布《仿制药质量一致性评价工作方案》。

2015 年 8 月，国务院印发的《关于改革药品医疗器械审评审批制度的意见》中，将"提高仿制药质量，加快仿制药质量一致性评价"作为改革药品审评审批制度的五大目标之一。

2016 年 3 月，国家食品药品监督管理总局转发了国务院办公厅发布的《关于开展仿制药质量和疗效一致性评价的意见》，正式开始全面推广该政策。

3. 药品 GMP 飞行检查制度 飞行检查最早应用在体育竞赛中，是国际奥林匹克委员会率先采用的一种在非比赛期间突击抽查兴奋剂的方式。为保证药品生产质量，提高监管效果，2006 年国家食品药品监督管理局建立了飞行检查制度。

管理部门针对药品研发、生产、使用等各个环节开展不预先告知的突击检查。飞行检查制度突破了以往"预先告知，企业掩盖了真实状况"的弊端，有助于监管部门掌握药品生产的真实状况。飞行检查制度，如同高悬在药品生产企业头顶的一柄"达摩克利斯之剑"，对企业起到极大的威慑作用，强化了企业的自律和自觉性。

4. 非盈利生物医疗企业上市融资 2018 年 4 月，香港交易所发布了新修订的《新兴及创新产业公司上市制度》，在第二章"生物科技"关于生物科技公司在香港主板上市的条件作了明确规定，允许尚未盈利的生物科技公司赴香港交易所上市。

生物医药科技企业处在产品研发阶段时，由于其自身产品研发周期长、所需资金量大、风险高等特点，其运行阶段所需的资金主要依靠各类私募投资机构的投资。上市融资是另一条道路，但国内上海证券交易所和深圳证券交易所对上市企业的规模和盈利能力都有一定要求，初创的生物科技公司往往不符合要求。另一个选择是在新三板挂牌变成非上市公众公司，融资数量较少，同时转板也不够灵活。在这种情况下，香港交易所意识到，"生物科技公司产品的研发、制造和上市过程都受到国家医药监管当局的严格监管，它们每一阶段的发展都有清晰明确的监管标准和尺度，这一特点使得生物科技公司可以在资本市场上提供清晰具体的披露，供投资者来判断投资风险"，因此，香港交易所做出改革，制定了相应政策，允许经营亏损且没有主营收入的生物医药企业发行股票并上市，以增强其在高科技领域的竞争力。

以上列举的几个政策法案，无论是从企业运营角度、政府监管角度还是融资上市角度，都能反映政策法规的制定影响和调控着企业的生产经营和发展潜力。一套合适的政策法规如同一双合脚的鞋，有利于助推转化医学良好有序健康地发展。

（二）期刊

期刊是发表学术成果并与同行交流的平台，在及时推动学术成果共享及科学进步方面发挥着重要作用。对于转化医学来说更是如此，需要期刊这个平台来加强转化医学成果的共享和更多的合作，推动转化医学的发展。由于医学的终极研究目标是要将技术转化成临床应用的手段，因此，很多综合性学术期刊（如 *Nature Biotechnology*）及医学专业期刊（如 *New England Journal of Medicine*）等都涉及转化医学内容。在此，我们仅罗列期刊名中带有"转化"（translational）字样的一些代表性期刊（表 17-2）。

表 17-2　转化医学期刊及影响因子

相关期刊	创刊时间	影响因子
Science Translational Medicine	2009 年	16.7
Translational Stroke Research	2010 年	8.3
Translational Neurodegeneration	2015 年	5.8
Stem Cells Translational Medicine	2009 年	4.9
Translational Research	2006 年	4.9
Journal of Translational Medicine	2003 年	4.2

在 *Science Translational Medicine* 的网站上，提到了创刊的原因："要（在医学上）取得真正的进展，现在就需要在既有学科和新兴学科的平台上开发创造性的实验方法、新颖的技术和新的科学探索手段，这个需求已达到了前所未有的程度。缺乏转化医学的创新，科研工作无法圆满。为了助推这种创新，*Science* 和 AAAS 集团创建了这本跨学科期刊。"这本期刊"在所有相关的既有学科和新兴学科的基础上，为基础研究、转化医学和临床研究从业人员提供了沟通和相互交流的平台，最终促进人类健康事业的发展"。

（三）基金

基金是助推学术研究的"血液"，是保障学术研究顺利进行的"食粮"。政府、企业及个人慈善基金都在为此"添砖加瓦"。转化医学相关的基金很多，目的都是为了支持医学相关的研究从而帮助攻克一些临床疑难杂症。这些不同的转化基金分别在不同的领域里发挥着重要作用，包括但并不局限于以下方面：①支持具创新性的转化医学研究项目；②支持高层次转化医学人才的引进和培养；③奖励转化医学研究方面取得突出成绩的团队和个人；④为临床试验提供补助；⑤支持转化医学成果转化与推广；⑥支持其他促进转化医学研究的各项工作等。

基金大致可分为两类：有偿基金和无偿基金。有偿基金指的是追求回报的基金，而无偿基金指的是免费使用不需归还的基金。有偿基金的种类很多，如信贷、风险投资、政府引导基金等。无偿基金的种类也很多，比如用于支持科研的政府基金、行业协会基金、公益基金等。

（1）政府基金：指的是由政府财政预算支出的基金。如来自中国的自然科学基金委员会经费或者美国的国立卫生研究院经费等。这类经费的特点是涉及面广，资助额度相对不大。

（2）行业协会基金：指的是由专业的行业协会设立的基金。如中华医药协会、美国心脏病协会、美国糖尿病协会等专业协会提供的经费资助。这类经费的特点是集中度高，重点支持本领域相关项目。

（3）公益基金：指的是由个人、企业或公共机构出资设立的基金。如世界卫生组织、中国青少年基金会等提供的经费资助；或者说一些大型制药公司出资与科研院所合作设立科研项目和专项经费支持等；也有由个人或家族设立的公益基金会，如比尔－吉梅琳达·盖茨基金会、扎克伯格基金会等。比尔－吉梅琳达·盖茨基金会投入了大量经费用于结核病、艾滋病及疟疾的医疗技术研发，而扎克伯格基金会捐助数十亿美元支持转化医学研究，开发新的疾病治疗手段。

第二节　转化医学的实践

基础研究是临床应用的基石，而转化医学的使命是将基础研究的成果转化到临床应用，以提高临床的诊治水平，从而造福患者。而今转化医学的理念已经深入人心，科学界和产业界在不同领域都在开展转化医学的实践，如样品库建设、生物标记物的获取、可穿戴设备的研制、医疗器械和药物的开发等，转化医学已收获了累累硕果。下面我们列举一些转化医学案例。

一、转化医学与样品库建设

在 20 世纪 90 年代末之前，科学家们往往各自收集实验所需的生物标本，彼此之间并不共享。然而，很快科学家们意识到许多疾病并非由单基因引起的，而是由多个基因上的多种遗传因素导致的。另外，由于基因测序的成本大幅度降低，科学家们开始了相互协作，收集更多的样品和遗传信息。由此生物样品库建设进入快速发展阶段，如今已成为医学研究的重要资源，支撑着基因组学、精准医学等医学转化研究。

临床样品是实现基础研究与临床应用之间转化的重要研究对象，也是从事转化医学研究，尤其是药物或诊断开发所共同需要的。完备的临床样品和完整的患者随访资料有利于保障研究结果的可靠性，增强药品开发等产品在临床应用的成功率。为了获取样品，科研人员耗费了大量人力物力。然而，个人力量有限，往往难以获取一项好的研究工作所需的样品数量。有些稀缺的样品更加难以获取，阻碍了科研工作的顺利进行。因此，建立和完善临床样品库，统筹管理，共享稀缺医疗资源，加强交流合作，才能有效地利用好医学资源，推动转化医学研究的开展。

目前世界上主要的机构都在建设生物样品库，如美国国立卫生研究院（NIH）、世界卫生组织（World Health Organization，WHO）、人类基因组组织（Human Genome Organization）、世界医学组织（World Medical Association）等。

生物样品库在不同场合有不同的定义。植物、动物、微生物和其他非人类材料的集合也可以被描述为生物库，但在本章节中生物样品库指的是"为一个或多个研究目的而存储的人类生物材料和相关信息的集合"。生物样品库的建设需要低温冰箱等保存设备，甚至于冷库等大型设备。疾病相关的样品库（如血液、尿液、病理组织等）一般是由医院采集，科研院所或者医药公司等机构共同运营并服务于科研和产品开发。而人群样本库则不一定要医院采集。根据功能区分，生物样品库大致可分为这几类：

（1）组织库：收集人类器官或组织用于临床移植或者科学研究。已有的组织库有很多，如心脏库、肿瘤库及脑库等。

（2）人群库：收集人群的生物样品及相关的数据，如生活习惯、临床用药等数据。

（3）虚拟库：主要收集流行病学的数据和资料，以及涉及组织库、人群库的样品信息和分布等。虚拟库的典型特征是只有数据，没有生物样品。

【案例一】

（一）案例摘要　　　　　　　　　　　悉尼心脏库

悉尼心脏库（Sydney Heart Bank，SHB）是现存最大的人类心脏组织库之一。其使命是通过与这一领域的专家合作，为研究人类心力衰竭的分子基础提供高质量的人体心脏组织。科学家们认为，通过将心脏衰竭的组织与年龄匹配的非衰竭健康供体心脏进行比较，研究结果将比使用动物模型的研究更具相关性和可靠性。心脏样品的移植使用条件比较严苛，一般来说，手术取下的心脏组织必须在采集后不久使用，否则样品容易损坏。冷冻是一种选择，但人们担忧冷冻会在细胞和分子层面造成巨大损害。为了缩短样品在运输路途中的时间，在必要的情况下SHB会动用喷气式飞机来运送样品。SHB中包含了心脏移植患者的心力衰竭组织及其他签订过知情同意书并授权使用的心脏组织样本。所有样品在从患者身上取出后40分钟内被冷冻保存在液氮中。如果是保存冠状动脉和左心室样本，则要求在5～10分钟内完成样品保存。到目前为止，SHB已收集了大约450个心力衰竭患者的（＞15 000个样本）的组织样品，这些患者的病史多样，也包括越来越多的肥厚性心肌病患者的心肌切除术样本。另外，SHB中还有来自120多个健康器官捐献者的心脏。其捐献的原因也各有不同，其中主要原因是组织供体与心脏移植受体不匹配导致这些供体心脏不能用于移植。迄今为止，世界各地60多个研究小组使用了这些样本，并发表了100多篇研究论文，促进了心血管领域转化医学的发展。另外，样品库及共享机制建立的另一个重要意义是有助于减少动物模型的使用。

（二）案例问题

1. 心脏样品库的建立对心血管转化医学的发展具有什么意义？

2. 如何促进心脏样品库的进一步发展？

（三）案例分析

1. 心脏样品库的建立，对心血管转化医学发展具有重要意义。由于心脏样品的特殊性，在临床上很难获取样本，导致多数基础研究过多依赖跟人体心脏差距很大的细胞模型或者动物模型，实验结果能成功向临床转化的效率较低。另外，尽管很多研究团队都明确心脏样品的重要性，但由于条件所限，很难找到适合课题研究所需的样本，尤其是健康的心脏样品，更是稀缺，从而阻碍了研究的顺利进行。心脏样品库的建立，能弥补上述不足，推动转化医学在心血管领域的发展。

2. 心脏样品库的建立，最迫切的需求还是扩大样品涵盖的心肌疾病的类型及样品量，并提供妥善的保存条件。加强区域合作，在世界各地建立多个心脏样品库，建立信息共享及样品有序的流通机制，对于促进心脏样品库的发展至关重要。

随着转化医学不断被重视，医学样品库成为支撑转化医学研究乃至推动科研落地形成医疗健康产业的关键要素，在规范保存样品的同时，也需要建立标准化、规范化的信息系统，以保证信息的准确性及科研成果的有效性，同时要遵从伦理学及保护捐赠者隐私等。另外，不得不提的是由于样品库储存的都是人源组织或信息，在签订知情同意书时一定要明晰所有权关系。在样品库建设初期，曾经发生过样品组织捐赠者诉讼医院或样品库公司"用样品谋利而不与捐赠者分成"案件。

二、转化医学与生物标记物

疾病在发生发展过程中常常伴随着一系列体内分子信号的变化，通过开发和利用各种组学方法，以及分子生物学数据库，筛选各种生物标记物，用于疾病诊断与分型、治疗反应和预后的评估等，有助于有针对性地开发药物及选择合适的治疗方案。开发疾病标志物是一个漫长的过程，也是转化医学研究的一个重要范畴。

以肿瘤生物标记物为例，美国国家癌症研究所（NCI）将生物标记物定义为"在血液、其他体液或组织中发现的生物分子，该分子能够作为异常过程或疾病的征兆，还可以用于判断机体对于治疗的应答，这类分子称为生物标记物，或分子标志物"。肿瘤生物标记物的作用贯穿整个肿瘤诊疗过程，从肿瘤风险预测、诊断到治疗方案选择和疗效预测都离不开它。例如，BRCA1/2 基因突变阳性的患者得乳腺癌和卵巢癌的风险高于常人。虽然肿瘤诊断的金标准仍然是病理检查，但生物标记物的发现和应用，可有效地指导用药，使得靶向治疗和免疫治疗成为可能。

没有任何一种抗癌药会对每位患者有效。因此，肿瘤生物标记物广泛地用于筛选对每种药物可能有效的患者。例如，治疗肺癌的吉非替尼只对表皮生长因子受体有突变的患者有效。表皮生长因子受体的突变就是一种常用的肺癌生物标记物。近年来，随着免疫治疗方法的逐渐成熟，肿瘤生物标记物在疗效预测中展现出了相当的潜力，肿瘤突变负荷（tumor mutation burden，TMB）是一种新型生物标记物，可用于预测肿瘤对免疫检查点抑制剂 PD-1/PD-L1 的免疫应答。研究发现，TMB 越高的患者，对肿瘤免疫治疗的效果越好。

【案例二】

（一）案例摘要　　　　　　　　　肿瘤突变负荷

2018 年诺贝尔生理学或医学奖授予两位免疫学家——美国的 James Allison 与日本的 TasukuHonjo，以表彰他们"发现负性免疫调节治疗癌症的疗法方面的贡献"。其中，Allison 教授长期研究有关细胞毒性 T 淋巴细胞抗原 4（cytotoxic T-lymphocyte antigen 4，CTLA-4）在免疫治疗中的作用，而 TasukuHonjo 教授获奖的理由则是发现了另一个负性免疫调节分子——抗程序性死亡蛋白质 1（programmed death 1，PD-1）。

针对 CTLA-4 或 PD-1 途径的免疫检查点抑制性免疫疗法在不同类型癌症的治疗中取得了成功。然而，该疗法并非万能，目前只有部分患者获益。免疫检查点抑制剂疗效受到多种因素的影响，包括肿瘤基因组学、宿主种系遗传学、PD-L1 水平和肿瘤微环境及肠道微生物群等其他因素。由于免疫检查点抑制剂疗法费用很高，同时也只有部分患者受益，因此必须找到一个指标能更好地预测该疗法的有效性，提高药物经济学效能，为临床治疗提供指导。这正是开发生物标记物的意义所在。

肿瘤突变负荷（tumor mutation burden，TMB）指的是一份肿瘤样本中，所评估基因的外显子编码区每兆碱基中发生置换和插入/缺失突变的总数。TMB 是一种新的诊断标记物，可以帮助预测免疫治疗在肺癌、膀胱癌和黑色素瘤等肿瘤中的响应效果。临床研究结果表明，TMB 越高的肿瘤患者对于免疫疗法的应答效果越好。TMB 数值高的肺癌患者接受 PD-1/PD-L1 抗体治疗的效果显著优于 TMB 数值低的肺癌患者。高 TMB 的膀胱癌患者也是如此。而 TMB 数值高的黑色素瘤的患者接受 CTLA-4 抗体免疫治疗的效果也优于低 TMB 的病患者，总生存时间可延长 3 年多。这表明，某些肿瘤类型更复杂、肿瘤突变负荷更高的癌症患者对肿瘤免疫治疗的应答效果会更好。另外，在非小细胞肺癌患者中，通过检测血浆样本中 TMB 数值也可预测免疫疗法的有效性，该方法突破了此前要获取病理组织的传统采样方法，进一步推动 TMB 作为生物标记物走向临床应用。

（二）案例问题

1. TMB 作为肿瘤免疫治疗的生物标记物的机制是什么？
2. TMB 作为肿瘤免疫治疗的生物标记物，还有什么需要优化？

（三）案例分析

1. 细胞的突变基因可通过转录 RNA 并翻译成蛋白质，产生变异的抗原、蛋白质片段或多肽等，这些变异的大分子被自身免疫系统识别为非自身抗原，从而激活 T 细胞，引起免疫反应。当细胞中累积的基因变异数目增多时，也即 TMB 数值越高，产生变异的抗原就越多，就越容易被免疫细胞识别。

2. 临床研究表明，TMB 可以预测 Nivomulab、Pembrolizumab 和 Atezolizumabde 等免疫治疗的效果。但这些临床研究检测 TMB 所用的技术不同，且其定义 TMB 高低的阈值也不同。今后需要统一标准，确定最佳的检测方法并选定有效性治疗的临界阈值。而 TMB 分析技术要求高，数据分析复杂，不便于临床应用。此外，如何能联合使用 TMB 与 PD-L1 筛选最佳的免疫治疗获益人群，也是未来探索的重点。

生物标记物未来的应用会走向微量和自动化技术，这是大势所趋。另外，多种生物标记物的联合使用使检测更为精确，也将会是研发疾病管理的治疗诊断方法的新趋势。

三、转化医学与医疗级的手机应用

手机已风靡世界，其在医疗健康领域的应用也是大势所趋。目前，跟医疗健康相关的手机 APP（application）集中在挂号、医院病患管理、医疗数据收集和分析及用户个人大健康管理等应用领域。手机应用获取医疗数据的渠道主要分两种：①通过电脑、仪器设备等终端传送；②通过可穿戴式医疗设备采集传送。可穿戴设备指的是可以穿戴在人身上，在不影响人正常工作和生活的情况下，完成健康数据的收集、诊断甚至疾病治疗的设备。可穿戴设备一般配备了传感器，以及可连接手机及各类智能终端的配件，克服了传统设备只停留在医院等特定场合的劣势，便于医生收集患者体内长时间的生理状况，更精准地诊断疾病并实施治疗。

【案例三】

（一）案例摘要　　　　　　　　　可穿戴设备与手机应用

Apple watch，美国苹果公司生产的智能化手表，除了发挥一般手表的时间功能以外，还能与苹果其他移动设备相连通，完成接收短消息，电话及新闻等功能。现阶段，Apple watch 推出了健康监测功能，在监测人体运动状态及睡眠功能的同时，还可以监测心率等心血管功能指标。Apple watch 中嵌入了感应心电信号的传感器，并采用了一种 Kardia Band（KB）算法技术，可自动识别心房颤动信号。将 KB 自动记录的数据与临床使用的 12 导联心电图进行比较发现，KB 手表的灵敏度和特异性与临床心电图一致，达到了医疗级别，得到了美国 FDA 的认可。KB 手表可长期监测心电信号变化并出具健康报告。如果出现异常心率，则会再次进行检测，并将两组数据传给医生，以判定这个异常信号是一过性的非病理情况还是心律失常等疾病信号，并提供健康咨询或者就诊建议。

2008 年，苹果公司发布了世界上第一款由 FDA 批准通过的 iPhone 医学影像学 App——MIM（Medical Imaging App）。作为一个可以提供心脏和神经系统影像数据自动分析并给放射治疗提供决策反馈的手机应用 App，用户可以在 iPhone、iPad 等终端上使用，并且可随时随地在云端分享影像学数据，影像学专家可使用这款 App 进行影像查看和分析。这款 App 还融合了多界面、实时及多模态医学影像等功能，可在手机上进行数据加密等功能操作，也是计算机编程和算法转化为临床诊断的一个体现（图 17-4）。

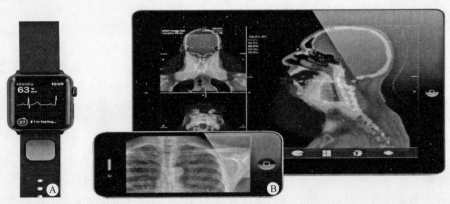

图 17-4　手机等智能设备在医疗上的应用

A. Apple watch 的心电监测功能；B. 通过 iPad 和 iPhone 显示颈部和胸部的医学影像信息

（二）案例问题

1.手机在医疗健康领域的应用如何体现转化医学的内涵？

2.制约手机 App 在转化医学中应用的因素有哪些？

（三）案例分析

1.医疗 App 的使用增强了医院和个人对健康数据的采集和管理，促进了医生和患者的沟通，缩短了信息反馈时程，优化了临床方案，提高了决策速度，在医药及医疗器械开发和临床诊疗方案反馈方面发挥重要作用。

2.手机作为一款智能终端，在管理用户日常生活和医疗方面的能力正在逐步加强。目前，制约手机 App 在转化医学中的应用主要包括：①数据传送带宽的限制；②大批量数据运行处理的能力；③医疗数据的管理规范和共享机制等。

近些年，可穿戴设备进入了蓬勃发展阶段。目前主流的产品包括手表类（包括手表、手环等产品），衣帽类（包括在鞋、袜子、衣服等装备上配备传感器等产品），眼镜类（包括眼镜、头盔等），以及智能书包、智能床等各类产品形态。这类产品都在积极向医疗级别靠拢，旨在通过收集更多的数据为临床诊断服务。Apple watch 的功能开发正在引领可穿戴设备进入临床的潮流和趋势。

FDA 认证的医疗应用类型中，除了以上通过医疗影像进行诊断用以分析评估心电图、脑电图等应用以外，还包括通过记录脑电波记录睡眠状况 App，无线电技术远程操控 MRI 或者 X 线影像学设备，通过机械性原理和光学原理设计出的亮灯、震动、相机等医疗功能 App，根据计算机算法进行运算得出相关数据的 App（包括疼痛指数、Apgar 评分、NIH 中风评分等），以及通过测量血糖和能量摄入来帮助控制糖尿病饮食和胰岛素摄取等的 App。

四、转化医学与中医学

中医是我国的特色传统医学。由于中医学与现代医学理论体系不同，更注重阴阳辩证的自然规律，所以转化医学在其中的应用，也要从症状的分类、治法的内涵、用药的方法及疗效的评价等循证角度来进行。但总的来说，中医学和西医学一样，都是按照"临床 – 理论 – 临床"的模式来实践医学转化的。

【案例四】

（一）案例摘要　　　　　　　　　青蒿素和砒霜的应用

20 世纪 60 年代，在氯喹抗疟失效、人类饱受疟疾之害的情况下，屠呦呦教授接受了抗疟研究任务。她收集整理了中医药典籍，走访民间有名的老中医，并汇集了 640 余种治疗疟疾的中药单秘验方。这些方药指引了屠呦呦团队后来中草药的提取分离研究。在青蒿提取物实验药效不稳定的困境中，东晋葛洪《肘后备急方》有关青蒿截疟的记载启迪了团队的研究思路并改进了提取工艺，改用现代医学实验试剂乙醚进行提取，富集了青蒿的抗疟成分，获得了近 100% 的抑制率。

砒霜，也就是三氧化二砷，是一味古老的中药，《本草纲目》早有记载：砒口大热大素之药，而砒霜之毒尤烈。传统观念认为砒霜是毒药，老百姓闻之色变。由于毒性较大，患者往往不能耐受，医生也望而却步，在药典中长期弃用砒霜。

哈尔滨医科大学附属第一医院中医科的张亭栋教授团队使用循证医学的方法，以基础医学和药学为背景，分析了砒霜的毒副作用，并进行了大量动物实验和临床观察，逐步确定了用药剂量。在转化医学理念的实践下，证实了砒霜在白血病中发挥的有效作用。之后，张亭栋教授团队又将主攻方向放在了最为常见的急性粒细胞白血病的治疗上，发现砒霜对于该类型，尤其是急性早幼粒白血病（M3 型）的治疗效果更加显著，从而颠覆了大家对于砒霜的认识。

（二）案例问题

1.青蒿素的发现和砒霜的应用体现了什么？

2.中医学如何发扬光大？

（三）案例分析

1.青蒿素的发现和砒霜的应用，都从中医典籍及民间实践中汲取了宝贵的思想，同时采用了现代科学严谨的方法论进行提取和论证，体现了中医在医学转化中积累的成果具有重大价值。

2."中医学的发扬光大，有赖于中医人；中医人的代代相传，有赖于中医魂；中医魂的固守熔铸，有赖于学术传承。"中医的学术传承，需要借鉴西医学的宝贵经验。但由于中医学背后所蕴藏的哲学理念与西医学不同，也不可完全照搬西医学的方法论去实践中医学。两者不是简单的结合，而是转化医学的再实践再创新。

青蒿素和三氧化二砷在临床上的应用，遵循了现代医学的研究规则，确定了它们的有效化学成分，使得两种传统药物得到了科学认证，造福了人类。而屠呦呦和张亭栋两位教授，也为传统中医学的转化应用做出了表率。

五、转化医学与医疗器械

医疗器械的研发和临床应用是转化医学的重要体现。临床上使用的医疗器械，主要包括手术器械、诊断器械及各种耗材等，其应用极大地丰富了临床治疗手段，在某些疾病治疗方面甚至起到了"四两拨千斤"的奇效。心脏导管术及血管支架的应用以其"小巧身姿"给心血管疾病治疗带来了一场巨大革新。

心血管疾病，特别是冠状动脉的硬化和狭窄引起的心肌梗死等，是威胁现代人类健康的重大"杀手"。因冠脉狭窄引发的心肌梗死，以前的治疗方案就是通过建立静脉通道，调整血容量及利用药物扩血管。现在，冠脉介入治疗手术成为治疗心肌梗死的通用方法。通过导管插入、球囊扩张及支架支撑的方式来实现冠脉再灌注治疗。

【案例五】

（一）案例摘要　　　　　心脏导管插入系统的发明及冠状动脉介入治疗手术的建立

德国外科医生 Werner Forssmann 发明了心脏导管插入系统。当年为了寻找一种新的更好的诊断心脏疾病的手段，他提出导管插入心脏的计划。产生该灵感的源头来自于生理学动物实验，当时已经能够将温度计和导管插入动物的心脏，以检测心脏内的温度和压力。这个动物实验让 Werner Forssmann 萌生了"将该动物实验转化到人体上"的念头，他认为既然动物能安然无恙，那么导管插入人体的心脏也应该没问题。1929 年，他拿自己做了人体实验，将一根橡胶导尿管从肘部静脉一直安全地插入到心脏，并请同事拍了一张 X 线片，从而证明了这种心导管插入法是可行的，为而今解决了千万患者痛苦的心脏介入手术奠定了基础。先行者的勇气令人敬佩，但创新的道路并非一帆风顺。他的文章发表后没有引起关注，在患者身上的尝试也没得到认可。有人污蔑他不可能想出这种主意，有人认为这是"小把戏"，导致他不得不辞职。之后命运多舛，颠沛流离，甚至在一家小医院从事泌尿科工作。直到后来美国的两名医生知道他的"疯狂之举"并加以改良应用于心脏手术中，通过心脏导管术对心脏进行造影检查，准确诊断了一些心脏疾病，一些前所未有的心脏手术开始出现，他的工作才逐渐被认可。1954 年德意志民主共和国科学院向他授予"莱布尼茨奖牌"，1956 年他和那两名美国医生一起因"发明心脏导管术和发现循环系统的病态变化"获得诺贝尔生理学或医学奖。

1971 年，在目睹了 Dotter 介入手术方法——"先采用细导管通过狭窄的外周动脉，再不断送入直径增大的导管以扩张狭窄动脉"后，Andreas Gruentzig 对此产生了浓厚的兴趣，在动物实验中应用并改进这个技术时，他意识到一个严重的问题：该方法需要较大的穿刺伤口，且不断送入的增粗的导管容易损伤血管壁。因此，他产生了一个更巧妙的想法：在病变处放入一个充气球囊，先充气扩张血管，再放气取出气囊。很快，他就找到一家公司可以帮忙制造符合要求的球囊，并将这种自制的球囊应用于外周动脉疾病的临床治疗中，取得了良好的治疗效果。在世界著名心脏手术专家的支持下，他又在动物身上尝试了冠状动脉介入治疗（percutaneous coronary intervention, PCI），取得了成功。但在当时，冠脉手术受到严格限制，需要做这种手术的案例很少，这种"多此一举"的行为受到了医学界的严厉指责。

在经过了长达数年不屈不挠地寻找合适的手术对象后，1977 年 Gruentzig 在旧金山成功地完成了首例手术。此后，PCI 技术不断进步，心脏介入诊疗技术得到迅速的发展和普及，为人类心脏健康提供了重要保障。作为开创这一领域的先驱者，他被称为"介入心脏病学之父"（图 17-5）。

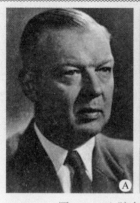
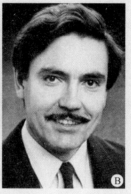

图 17-5　心脏介入手术先驱者

A. Werner Forssmann（1904—1979）；B. Andreas Gruentzig（1939—1985）

（二）案例问题

　　1. 两位心脏介入手术先驱者的故事给我们什么启示？

　　2. 医疗器械创新的模式是什么？

（三）案例分析

　　1. 两位先驱者的故事有一些共同点：①都得到了前人经验的启发；②都开创性地实现了领域的突破；③都受到了医学界的强大阻力；④都坚持到最后并获得认可。这些故事告诉我们，创新不是突发奇想，灵感都有其产生的源泉。创新并非一帆风顺，哪怕是巨大的突破，都需要开拓者坚韧不拔地实践。

　　2. 医疗器械创新的模式多种多样。以项目启动原动力来划分，一般分为基础研究带动和临床需求带动两种类型。前者往往是基础研究取得突破（如纳米材料学的发展），带动了新的医学应用需求。后者往往是临床提出需求，工程技术人员及科研人员参与共同开发的新产品、新技术。

　　由于 PCI 手术中的球囊扩张，机械打开的压力造成了狭窄区域血管组织受损及动脉粥样斑块的破裂，血管壁扩张力减弱，另外，狭窄区血管内皮细胞容易增生并造成血管再狭窄，1986 年血管内壁支架应运而生。血管支架是一种用于支撑狭窄或闭塞段血管，疏通血管，恢复血流通畅的内置支撑物。部分内支架还具有预防再狭窄的作用。目前血管支架已成为 PCI 治疗的主要手段，通过支架的支撑维持术后血管扩张状态，同时减少损伤修复影响，防止血管收窄。支架一般采用特殊的合金，制成不同结构的圆筒形，经导管植入于血管狭窄病变处，通过球囊扩张后支撑在病变处，保持血流通畅（图 17-6，图 17-7）。

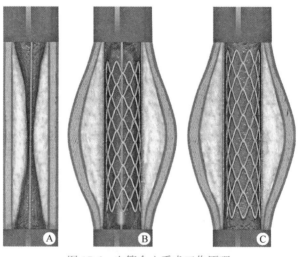

图 17-6　血管介入手术工作原理

A. 球囊、导丝和支架进入狭窄区域；B. 球囊扩张撑开支架；C. 撤走导丝和球囊

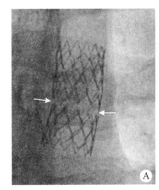 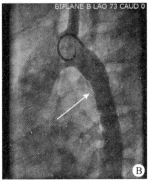

图 17-7　血管介入手术治疗效果

A. 使用支架放置于狭窄位置两年之后的情况，箭头表示狭窄区域；B. 显示支架放置区域没再出现堵塞和狭窄，箭头表示支架放置区域

血管支架技术发展至今，产品种类已经非常丰富。按照使用部位划分，主要包括冠脉支架、脑血管支架、肾动脉支架、大动脉支架等；按照使用材质划分，主要包括不锈钢支架、镍钛合金支架、铁支架、镁支架等；按照表面处理方式划分，主要包括裸露支架（表面仅作抛光处理）、涂层支架（表面涂以肝素、紫杉醇等药物）和覆膜支架（支架外表覆以可降解或不可降解的聚合物薄膜）等；按照功能划分，主要包括支撑型支架和治疗型支架（包括支架外涂有带药物或利用支架外的覆膜携带治疗物质的支架或放射性支架等）。

从金属裸支架，到药物涂层支架，再到新一代正在开发的可降解支架，血管支架已经实现了数代产品更迭，达到了使用灵活、生物相容性好、抗血栓、可以进行影像学观察及支撑力良好等诸多优势。

除了血管相关科室做支架植入等手术外，神经相关科室、骨科及其他外科都会运用一些行之有效的医疗器材，帮助术者最大程度减少人体创伤的基础上完成手术，达到治愈疾病的效果。这些医疗器材的开发，都综合运用了材料学、物理学、医学、工程学等基础学科的知识，在此基础上对产品进行多方面设计和性能测试，并不断通过临床实践来改进优化，非常典型地体现了转化医学的宗旨。

六、转化医学与专项培养项目

医学转化的道路需要"天时地利人和"。Gruentzig 天才般地开创了心脏介入手术，得益于他很快找到了能实现他想法的帮手——一家公司生产制造了符合要求的球囊。但由于当时对这种手术需求量很小，医学界的阻力很大。若非 Gruentzig 不屈不挠地实践自己的医学技术，全世界去寻找可应用的医疗病例，心脏介入手术可能会推迟很多年被医学界接受。药物开发也是如此，从药物靶点到临床应用，耗时长，需要大量资金及人力物力，且风险很高，非一人之力可完成。可穿戴设备等智能装置的开发需要生物学、医学、计算机、工程技术等多方面人才的通力合作。此外，还需要金融、政策法规等一系列配套服务。如何能够完善医学转化的路径，缩短所需的时间，提高效率呢？建立专项培养项目，有助于加快培养复合型人才，促进各学科之间的专业人士的交流与合作，加快转化医学的进程。

【案例六】

（一）案例摘要　　　　　　　　　斯坦福大学医疗器械和药物转化项目

斯坦福大学医疗器械转化和药物转化项目是转化医学专项培养项目的一个典范。

1. 斯坦福大学医疗器械转化项目（Stanford Biodesign 项目）　这个以先进医疗健康技术创新为重点方向的产业创新创业平台成立于 2000 年，诸多心血管系教授及斯坦福大学医学院、工程学院、商学院的众多教授都参与其中。在学校的基金支持下，Stanford Biodesign 利用硅谷丰富的医疗资源和创新文化开展医疗科技创新，并将 Biodesign 的创新实践体系化地传递给更多的医疗创新者，提供一系列教育课程，不断开发、定义、提高医疗技术的创新方法，很快受到美国各大医疗保健和研发公司的关注，并接受其赞助。

其主要开设的项目有：

创新项目（Biodesign Innovation Fellowship）：是为期一年的全职项目，从全球遴选热心于医疗事业并富有创造精神的学员。

教工项目（Biodesign Faculty Fellowship）：是为期半年的兼职项目，邀请斯坦福大学教职工中具有企业家精神并热心于医疗创新的人员。

新加坡学员项目（Singapore Biodesign Fellowship）：主要是由新加坡政府出资支持，优先支持新加坡公民参与斯坦福生物设计合作的项目，目的是为了进一步推动亚洲地区的医疗创新事业。

2. 斯坦福大学医疗药物转化项目（Stanford Spark 项目） 该项目创立于 2007 年，主要使命是为有潜力的药物开发项目提供资金支持、技术指导及政策法规等监管审批意见咨询等。该项目对全校教授、临床医生和研究生们开放。目前开设了"药物研发流程"等研究生课程。Stanford Spark 项目每周在 Stanford 校园内召开闭门会议，邀请药企高管、FDA 官员、教授、商业精英等共同参与，与入选项目的学员们讨论项目进展，给出建议，甚至帮助寻找投资等。所有顾问都是义务参加，不收任何费用。其专业化建议加速了项目开发进程。目前已孵化了近二十家医药企业，还有几十个项目在孵化中。

迄今为止，Stanford Biodesign 被公认为是医疗健康领域连接学术界和产业界之间最成功的平台之一，已孵化了近 50 家医疗技术公司，让上千万患者获益。同时，Stanford Biodesign 也将他们的创新理念推向世界各地，在加拿大、智利、俄罗斯、以色列等国家展开了至少 18 个教育项目。2008 年、2010 年、2011 年和 2015 年，Biodesign 分别在印度、新加坡、爱尔兰和日本建立了研究中心。目前，Stanford Biodesign 开设了多个项目，包括全球学员培训计划及每年只在全球招收 12 名学员的创新项目等，竞争非常激烈。Stanford Spark 项目已和全球各大高校建立了合作关系，包括加拿大、欧洲、日本、韩国、新加坡等国家和地区。每年在全球合作方召开 Stanford Spark 全球创新会议，该会议已成一场年度盛会。

（二）案例问题

1. 转化医学专项培养项目的成功关键点是什么？

2. 专项培养项目重点培育的是什么？

（三）案例分析

1. 要保证专项培养项目的成功，必须注意以下几点：①基础和临床研究的强大实力和相互协作；②医药、医疗器械企业等实体及投资生态的建立；③提供必需的种子基金支持；④运营团队坚持不懈的努力。

2. 专项培养项目在举办各种培训课程及实战演练的过程中，培养了具有交叉学科视野的复合型人才，并积累了医学转化的经验，同时也孵育了一些种子项目，达到"以战带练，以点带面"的效果。其中，最重要的还是培养具有转化医学思维的人才。

纵观斯坦福大学医学院这两个有关药物转化和医疗器械转化项目，其运作模式的共同特点是通过学校组织牵头，科研人员、临床医生、工程师、投资人及工业界专业人士共同合力，打造了一个持久而有生命力的转化医学专项培养新模式。通过这种专项培养项目，集聚了转化医学所需的阶段性资金、技术、人才，以及掌握了相关的政策法规，推动了项目滚动式发展，并在下一阶段交由其他机构（如医药公司等）开始新一轮的专项培养，直至项目产品成功上市。

由此可见，一个行之有效的转化医学实践的训练模式非常依赖于资金的长期投入和跨学科人才的密切合作，一个拥有产学研合作所需的局部小生态至关重要。从财政和人力投入起步，进行相关课程设置和学习，不同专业人员进行交流协作，方能提高产出，达到不同阶段的医学转化效果。

思考题

1. 简述转化医学的定义，研究特点和重要性。

2. 列举三个转化医学的研究案例。

3. 如何能推动转化医学健康有序发展？

本章小结

笔记栏

（孙 毅 许师明）

第十八章 精准医学概述

学习要求

1. 识记 精准医学的定义和体系。
2. 理解 精准医学提出的背景和特点。
3. 运用 精准医学在各疾病诊断和治疗中的应用。

本章导图

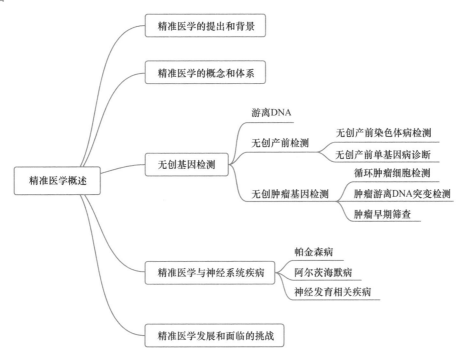

第一节 精准医学的提出和背景

1953 年，James Watson 和 Francis Crick 解析了 DNA 双螺旋的结构，开启了分子生物学时代，使遗传的研究深入到分子水平。DNA 序列的正确测定是进行基因结构和功能分析、基因图谱绘制、转基因等方面工作的重要前提。同时，DNA 测序技术的诞生为快速、简捷分析蛋白质序列及结构提供了基础。1977 年 Sanger 等发明的双脱氧核苷酸末端终止法和 Gilbert 等发明的化学降解法，标志着第一代测序技术的诞生。随后，由胡德（Leroy E Hood）领导的团队成功研发并商业化了荧光 DNA 自动测序仪，而欧森（Maynard V Olson）提出的序列标签位点（sequence tagged site，STS）概念及其团队用创造性运用的酵母人工染色体（Yeast artificial chromosomes）为材料开启了人类基因组精细物理图谱制作的先河。1983 年和 1984 年美国能源部（DOE）和卫生总署（NIH）分别组织了相关领域科学家，进行了启动大规模人类基因组测序计划可能性的研讨，"人类基因组计划"（HGP）进入筹划阶段。1987 年 HGP 智库发表了《测定和绘制人类基因组图谱》的报告，宣布 HGP 进入具体实施阶段。

HGP 有四个目标：①制备人类基因组图谱，最终对其 30 亿碱基对进行测序；②对生物研究有重要意义的物种进行基因组图谱绘制并测序；③建立新的 DNA 分析技术；④研究人类基因组计划中的有关伦理、法律和社会影响问题。

传统的 DNA 测序法要通过将全基因组打断成较大片段 DNA，并克隆到细菌中，称为细菌人工染色体。对这样的人工染色体进行定位标记，并进行鸟枪法测序和拼接，得到完整的基因组序列，其过程烦琐复杂，称为"分级鸟枪测序法"。"全基因组鸟枪法"测序是私立的美国塞莱拉遗传公司（Celera Genomics）创始人克莱格·文特尔（John Craig Venter）发明的。"全基因组鸟枪法"测序是在获得一定的遗传及物理图谱信息的基础上，绕过克隆逐个排序的过程，将基因组 DNA 分解成小片段进行随机测序，并利用超级计算机对序列进行整合、组装的测序过程。美国塞莱拉遗传公司先后利用改进的"全基因组鸟枪法"完成了果蝇和人类基因组的测序工作，证明了它在测定大基因组上的可行性和有效性。2000 年塞莱拉遗传公司和国际"人类基因组计划"分别通过这两种方法绘制出人类基因组草图。

国际"人类基因组计划"最终由美、英、法、德、日、中六国逾千名科学家，用时十五年，耗资数十亿美元共同完成。2003 年，也就是 Watson 和 Crick 发现 DNA 双螺旋结构五十周年，Watson 宣布 HGP 完成。HGP 破译的人类遗传信息对生物学、医学乃至整个社会产生了无法估量的深远影响。HGP 的完成为了解疾病发病机制、疾病基因诊断和治疗、基于基因组信息的疾病预防、疾病易感基因的识别等奠定了基础。同时，对基于致病基因的诊断、基因药物开发和靶点筛选、个体化药物治疗、转基因食品和生物进化历史研究工作等都起到了重要的推动作用。

HPG 完成并不意味着人类基因组测序工作到达了"终点"。第一代测序技术由于在成本、时间和对大片段重复序列测序中的局限性，促使了人们对新一代测序技术的开发。第一代 Sanger 测序技术为双脱氧链末端终止法，测序时，每组反应使用四种双脱氧核苷酸（ddNTP）中的一种来进行随机终止聚合酶链反应，产生不同长度的核苷酸链，再通过高分辨率变性凝胶电泳分离大小不同的片段，凝胶处理后用放射自显影、非同位素标记或荧光进行检测，获得 DNA 序列信息，达到测序目的。第一代测序成本高，通量低，严重影响了大规模应用。

第二代测序技术是在 Sanger 测序方法的基础上，通过技术创新，利用微珠或芯片锚定接头进行聚合酶链反应，在聚合酶链反应时，每添加一种不同颜色荧光标记的脱氧核苷酸（dNTP）就会释放出不同的荧光信号，边合成边捕捉荧光信号，经过特定的计算机软件处理，从而获得待测 DNA 的序列信息。第二代测序技术在大大降低了测序成本的同时，还大幅提高了测序速度，并且保持了高准确性，使得完成一个人类基因组测序仅仅只需要几天时间。

第三代测序技术与前两代相比，最大的特点就是单分子测序。主要有两种不同原理的技术：第一种是单分子实时测序技术。利用只能容纳一个 DNA 聚合酶的纳米孔，进行聚合酶链反应，当荧光标记的 dNTP 与 DNA 链形成化学键的时候，荧光基团就被 DNA 聚合酶切除，荧光消失，记录荧光的变化达到测序的目的。由于荧光基团的切除，合成的 DNA 链和天然 DNA 链完全一样，荧光基团并不会影响聚合酶的活性，使得聚合反应次数大幅度提高。同时，单分子 DNA 聚合酶被固定在这么小的纳米孔内，DNA 链周围的背景荧光非常稳定，不会随反应次数而改变。因此，可以达到快速、长片段测序的目的。第二种是纳米单分子测序技术，这是基于电信号而不是光信号。借助电泳驱动单个分子逐一通过纳米孔，由于每种碱基所影响的电流变化幅度不同，记录不同的电流，从而实现测序目的。该技术不需要聚合酶链反应，可以实现长片段的测序目的。同时，由于甲基化胞嘧啶所影响的电流不同于其他四种碱基，因此，该技术能够直接读取出甲基化胞嘧啶，这为基因组水平直接研究表观遗传学改变提供了极大的便利（图 18-1）。

随着新一代测序成本的不断下降，这种下降速度远大于人们的预期。同时，新一代测序具有快速、更高分辨率和灵敏度等特征，使得科学家和临床医生能够通过分析遗传学的改变与特定疾病表型的相关性，指导临床的诊断和治疗，个体化医疗（personalized medicine）的设想变成了可能。近些年，借助大规模生物数据库的建立（比如人类基因组测序）、后基因组学（如表观遗传组学、蛋白质组学、蛋白质修饰组学等）、代谢组学及计算和分析大规模数据等的发展，"精准医学"作为医学领域的一个全新理念应运而生。精准医学的实施推动医学科技与大数据和信息科学的进一步交叉融合，从而使医疗模式从粗放型向精准型转变。2011 年美国国家科学院发表名为《迈向精准医学：构建生物医学研究知识网络和新的疾病分类体系》的报告，文中首次提出精准医学的概念及"新分类学"，将在传统的疾病症候之外通过潜在的分子及其他因素来区分疾病，并提出建立新的数据网络，将治疗过程中的患者临床数据和生物医学研究结合起来。继"人类基因组计划"之后，2015 年 1 月底，美国总统奥巴马在 2015 年国情咨文演讲中宣布了一个生命科学领域新项目——精准医学计划（Precision Medicine Initiative），该计划致力于治愈癌症和糖尿病等疾病，目的是让所有人获得健康个性化信息。2 月 8 日，白宫官网发布了精准医学计划的相关细节。该计划将加快在基因组层面对疾病的认识，并将最新最好的技术、知识和治疗方法提供给临床医生，使医生能够准确了解病因、针对性个性化用药。

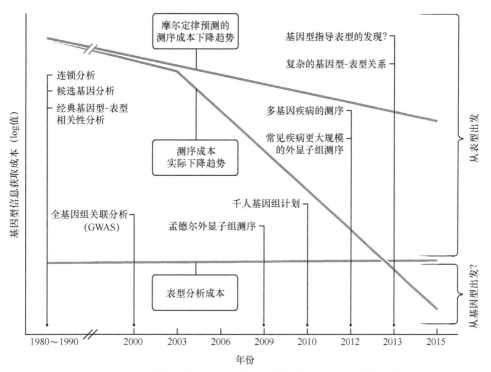

图 18-1　DNA 测序技术成本的下降加快了基因型和表型的关系研究

【案例一】

竞争促使人类基因组计划提前完成

　　得益于 James Watson 和 Francis Crick 解析了 DNA 双螺旋结构和 Sanger 等发明的双脱氧核苷酸末端终止法及 Gilbert 等发明的化学降解法，人类能对高度复杂的基因组进行精确测序，启动了堪比登月计划的"人类基因组计划"。它旨在精确测序组成人类染色体中所包含的 30 亿个碱基，绘制人类基因组图谱，并且辨识其载有的基因序列，达到破译人类遗传信息的最终目的。

　　1990 年人类基因组计划由美国能源部和国家卫生研究院投资正式启动，投资超过 30 亿美元。该计划随后扩展为国际合作计划，英国、日本、法国、德国、中国和印度先后加入，预期在 15 年内完成。在国际计划中的测序方案中，基因组被打断成多个较大的片段。把这些片段插入细菌载体中，并利用细菌的 DNA 进行复制，因此被称为细菌人工染色体。对每一个这样的片段分别应用"鸟枪测序法"测序，最终将这些片段通过配对末端法（pair-end）及其他许多定位数据重新组装在一起，从而获得完整的基因组测序结果。这一手段是先将基因组分成相对较大的片段，并且在对片段进行测序前将其定位到每条染色体对应位置，所以被称为"分级鸟枪测序法"。

　　在 1998 年，也就是国际人类基因组计划启动后 8 年，美国科学家 John Craig Venter 创办的塞莱拉遗传（Celera Genomics）公司，开展了独立的人类基因组计划。与国际人类基因组计划相比，该公司希望能以更快的速度和更少的投资来完成此项工程。塞莱拉遗传公司尝试用"全基因组鸟枪测序法"并且没有使用附加的定位拼接，而是利用超级计算机对序列进行整合、组装，大大减少测序时间和成本，并创造出全世界第一台全自动测序仪器。塞莱拉遗传公司的竞争促使国际人类基因组计划不得不改进其策略，进一步加速其工作进程，使得人类基因组计划得以提前两年完成。

第二节　精准医学的概念和体系

　　精准医学（precision medicine）从其概念的初步形成至今，历经近 10 年的发展与演变。但是，不同的国家对其定义有细微差异。美国把精准医学定义为一种新兴的综合考虑到个人基因背景、环境因素、生活方式等变量的疾病预防和治疗手段。而在英国，精准医学的定义是利用诊断测试和临床数据分析，为患者选择最合适的治疗手段。在中国，精准医学是集合现代科技手段与传统医学方法，科学认知人体机能和疾病本质，以最有效、最安全、最经济的医疗服务获取个体和社会健康效益最大化的新型医学范畴。可见不同国家根据各自国情在实施精准医学的侧重上略有差别。

精准医学的基本定义可归纳为以个体化医疗为基础、随着基因组测序技术快速进步及生物信息与大数据科学交叉应用而发展起来的新型医学概念与医疗模式。本质上是通过基因组、蛋白质组等组学数据和医学前沿技术，对于大样本人群与特定疾病类型进行生物标记物的分析、鉴定、验证与应用，从而精确寻找到疾病的分子病理机制和治疗靶点。同时，结合分子分型、分子影像和分子病理等数据，对一种疾病不同状态和过程进行精确亚分类，最终实现对疾病和特定患者进行个体化精准治疗的目的，提高疾病预防、诊断和治疗的有效性。简而言之，精准医学是根据患者遗传特征、生活方式、环境因素等"量体裁衣"，制定个性化的精确治疗方案，是以分子生物学特征或指标为基础的个性化诊疗。

Francis Collins 任美国国立卫生院基因组研究所所长时提出"从基因组结构到基因组生物学，再到疾病生物学和医学科学"的路线图，以最快的速度将这一计划所产生的成果转移到经济和社会应用中。Leroy E Hood 也提出了"4P医疗"的医学思想，即"预测"（predictive）：预测疾病的发生和发展，进行疾病前的早期监测，及时预测健康状态的变化趋势；"预防"（preventive）：根据大数据和个人遗传信息等，对未发生的疾病风险进行提前干预达到预防疾病发生的目的；"个体化"（personalized）"：个体化诊断和治疗，构建个体遗传数据库等；"人人参与"（participatory）：个体在疾病面前并不仅仅是被动的角色，每个个体均主动参加到自身健康的认识、维护和管理过程中来。

精准医学是遗传学、生物学、基础医学研究与临床医学协作发展，是基础科学和转化研究的紧密结合，是个体化和大数据分析的统一。精准的疾病分类体系建设是精准医学的基石。现行国际疾病分类主要基于症状、影像诊断、组织和细胞病理及生化实验室检测。它是一个静态的体系，缺乏整合分子水平的动态变化数据，阻碍了对疾病及各种致病因素之间复杂的相互关系的准确描述。目前对疾病增加分子分型是必然趋势，近年来兴起的遗传检测诊断，就是提高患者治疗效果的重要创新之一。通过对正常人群和已有病例的大样本数据分析发现，同一临床分型的疾病，可能具有不同的遗传背景和不同的致病机制。因此，对同一临床分型的疾病，通过对个体进行基因型的检测，判断不同遗传背景下所致的表型差异，进行精确的分子分型，制定个体化的诊疗方案，达到精准治疗的目的（图18-2）。

实现精准医学需要全面、准确的大数据信息平台和个体化信息平台，对于个体而言，"整合个人多组学谱"的数据库将是实现精准医疗的基础，其中可能包含表型组谱、基因组序列、转录组表达谱、蛋白质组表达谱、宏基因组学和代谢组表达谱等数据库。同时，精准医学还需要全面、准确的大数据库平台。《迈向精准医学：建立生物医学与疾病新分类学的知识网络》的报告当时已直接建议了几个可实施大项目，比如"百万美国人基因组计划""糖尿病代谢组计划""环境暴露组研究（Exposome）计划"。收集患者对药物反应的遗传信息，建立表型、基因型、药物对应关系表等药物基因组数据库。同时，收集大规模人群的生活方式、心理社会学特征、环境因素、饮食因素等信息可以更加准确地预测疾病发生的风险。大规模队列人群是开展这类病因研究中最为重要的方法之一，通过对一定规模的人群开展长期跟踪随访，比较暴露因素、生活方式和心理社会学特征，判断他们在疾病发病率、死亡率之间的差异，结合个体多组学数据，系统分析这些因素对疾病发生发展的影响。这些全面、准确的健康人群和疾病人群数据库将在疾病的预防和个体化诊疗中起重要作用。

精准医学体系还包括精准的健康管理，目前疾病管理已经从以医院为主要场所、以药物治疗为主要管理内容的临床管理，转变为对疾病发生发展的全过程进行管理，实施"未病先治"的概念。通过队列研究得到的疾病与生活方式、环境因素等关系，基因组学、代谢组学、表观遗传组学等获得的数据库，建立完整的数据模型，对个体和群体的健康状况结合遗传信息进行全面的监测、分析和评估，提供健康咨询和指导，对可能的健康危险因素进行提前干预和精细化的健康管理。同时对疾病的治疗方案、预后的评估及复发进行精准监测（图18-3）。

精准诊断需要基因组、蛋白质组等检测与临床表型、各种临床实验室检查结果的整合，包括分子影像和分子病理的分子诊断。分子诊断将结合基因组数据、不同病理类型的分子标志物、代谢组学及微生物组学等结果对疾病进行更细致的分类。分子影像包括特异性的分子探针，数字化、高分辨率、高维度、结合形态和功能变化的影像数据。同时，网络化、共享和人工智能也将有利于疾病的精确诊断和数据挖掘。

精准治疗是针对个体不同的分子病理机制和药物敏感性来进行个体化用药，达到最佳剂量和最小副作用的目的。在基因方面，基因的单链核苷酸多态性、表观遗传基因组、蛋白质组、代谢组等都影响着药物的敏感性和治疗的效果。而环境因素方面，吸烟、饮食、体内微生物种群、神经内分泌、免疫、代谢也对治疗效果产生影响。另外，个体基因型是靶向用药的基础之一。结合个体的精准分子诊断、分子分型、暴露环境因素、代谢特征等给予不同的方案治疗，实现高效的精准治疗目的。

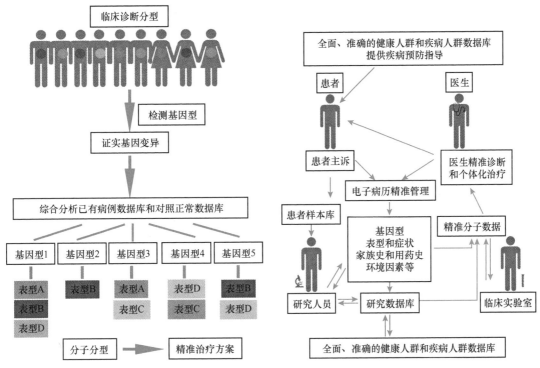

图 18-2 结合遗传分析和临床表型的疾病分类   图 18-3 精准医学体系

【案例二】

分子靶向药物伊马替尼的发明和应用

伊马替尼（Imatinib），商品名格列卫（Gleevec or Glivec），是第一个用于临床治疗恶性肿瘤的酪氨酸激酶抑制剂，它具有阻断一种或多种蛋白质激酶的作用。临床用于治疗慢性髓性白血病（chronic myelocytic leukemia，CML）和恶性胃肠道间质肿瘤（gastrointestinal stromal tumor，GIST）。根据个体癌细胞中独特的遗传变化进行治疗，这种靶向疗法极大地改变了癌症的研究和治疗方式。

1959 年 David Hungerford 与 Peter Nowell 开发了新的染色体染色方法，在 CML 患者癌细胞内发现一条异常染色体的存在，这条染色体被命名为费城染色体。1972 年 Janet Rowley 发现 22 号费城染色体的缺失与 9 号染色体的异常总是同时存在。她的团队发现，费城染色体之所以短，是因为发生了染色体易位，9 号染色体与 22 号染色体发生了一部分的交换，让 22 号染色体短上那么一截。1983 年 Nora Heisterkamp 及 Johb Groffen 发现，9 号染色体转移的片段转移到 22 号染色体上之后，与 *BCR* 基因相连。在含有费城染色体的 CML 细胞中，ABL 酪氨酸激酶基因与 *BCR* 产生了融合。这两段之前并无相关性的基因序列现在融合在了一起，成了 *BCR-ABL* 基因。融合的 BCR-ABL 蛋白质激酶活性持续激活，最终导致了白血病发生。

发现 BCR-ABL 蛋白质激酶持续激活是白血病发生的原因后，在 20 世纪 80 年代末，Ciba Geigy 公司（现属于诺华集团）的科学家们启动了一系列寻找激酶抑制剂的项目。研究人员们发现一种 2-苯氨基嘧啶（2-phenylamino-pyrimidine）的衍生物展现出了成药的潜力，能同时抑制丝氨酸/苏氨酸激酶与酪氨酸激酶。在这个化合物的基础上，研究人员们做了一系列的合成尝试，发现了伊马替尼具有极高的特异性抑制能力。

然而真正意义上的精准治疗是对伊马替尼的分子机制研究，伊马替尼是酪氨酸激酶的特异性抑制剂，针对 BCR-ABL、c-KIT 和 PDGF-R（另外两种参与 GIST 发生的酪氨酸激酶）的结构研究阐释了伊马替尼的分子作用机制。伊马替尼通过与 ATP 竞争性结合酪氨酸激酶催化部位的核苷酸结合位点，使得激酶不能发挥催化活性，底物酪氨酸残基不能被磷酸化，不能与下游的效应分子进一步作用，从而导致细胞增殖受抑，诱导细胞凋亡。

大规模的临床测序研究结合蛋白质晶体结构数据，可以总结和分析出哪些突变会导致伊马替尼结合位点受阻，从而耐药。鉴于部分突变所引发的泛耐药情况，随着测序价格的不断下降，在患者进行靶向治疗前，对 BCR-ABL、c-KIT 和 PDGF-R 基因进行测序分析，可针对携带不同突变的患者进行疗效判断和及时调整治疗方案，达到精准治疗的目的。

第三节　无创基因检测

近年来，基因组学研究进展的加快和测序价格的不断下降促进了精准医学蓬勃发展。基因检测使疾病的诊断、治疗更加灵活和个体化。然而，对于某些特殊情况，如检测胎儿携带的突变或发生在特定肿瘤组织里的体细胞突变（somatic mutation），常规的基因检测面临着取样困难的问题。为获得胎儿或肿瘤的基因组，常规的方法是穿刺采集羊水或组织活检术获得肿瘤组织，受试者为此不得不承受巨大的痛苦和发生并发症的风险。那么，有没有一种方法可以在获取这些原发部位基因组信息的同时尽量减少患者的创伤呢？无创基因检测解决了这一问题。

一、游离 DNA

游离 DNA（cell free DNA，cfDNA）是指以各种形式存在于细胞外的 DNA 分子。早在 1948 年，Mandel 和 Métais 就在血浆中检测到了游离 DNA 的存在，随后又有相关研究报道了狼疮患者和肿瘤患者中游离 DNA 的增加。通常认为，游离 DNA 来自于组织细胞的凋亡、坏死及一小部分的主动释放（如外泌体）。

其特点主要有：

（1）片段小：长度主要在 166bp 左右，约等于一个核小体上缠绕的 DNA 长度。

（2）含量低：正常人静息时 1～10ng/mL 血浆，但运动后或疾病状态下可升高至每毫升血浆数百纳克。

（3）降解快：游离情况下半衰期约 15min，但与蛋白质结合或包裹在外泌体内时可在血浆中相对稳定存在。通过高通量测序和生物信息分析对这些来自不同组织细胞释放出来的 DNA 进行区分，就能无创、实时、安全、准确地监测原发病灶的情况，因此，游离 DNA 检测又被称为"液体活检"（liquid biopsy）。目前，游离 DNA 检测技术已广泛应用于无创产前基因检测和无创肿瘤基因检测中。

游离 DNA 以多种形式存在于血液、尿液、唾液等各种体液及分泌物中，其存在形式包括完全游离、被外泌体包裹及与蛋白质结合等。其中与蛋白质结合的游离 DNA 含量较高，且由于受到了结合蛋白质的保护，能抵抗细胞外各种环境及 DNA 酶的影响，因此在游离 DNA 中占的比例最高，其中又以与组蛋白质结合的形式最多。这些游离 DNA 以核小体的形式与组蛋白质结合，其长度主要在 166bp 左右，呈片段化散布在各种体液中。其中存在于血浆或血清中的被称为循环游离 DNA（circulating cell free DNA，ccfDNA），其含量相对较稳定，易于采集和提取，是目前用于无创基因检测的主要类型（图 18-4）。

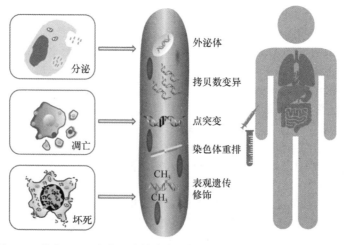

图 18-4　游离 DNA 来自于人体内各组织细胞的凋亡、坏死或主动分泌

二、无创产前检测

无创产前检测（non-invasive prenatal test，NIPT）是指通过采集孕妇外周血，并从中检测胎儿相关的遗传信息的检测方法。所谓"无创"，是相对于羊水穿刺术和绒毛膜穿刺术等传统产前诊断方法而言的。

无创产前检测的理论基础正是基于孕妇外周血中存在胎儿来源的游离DNA，这些游离DNA主要来自于胎盘滋养层细胞，其含量比较稳定。卢煜明等在1998年首次详细测定了母血中胎儿游离DNA的比例，证实了在7周时即可从孕妇外周血中检测到胎儿来源的DNA，且比例随着孕周的增加而增加，最高可达10%左右。由于胎盘滋养层细胞与胎儿的基因组一致，这些细胞释放的游离DNA均可视为胎儿来源，当胎儿存在基因变异时，滋养层细胞的DNA会发生同样的改变，通过检测孕妇血液里的这些胎盘/胎儿来源的游离DNA，就能获取胎儿基因组信息。

1. 无创产前染色体病检测 目前临床广泛应用的无创产前检测主要是针对胎儿染色体非整倍体变异的检测，特别是21三体综合征（唐氏综合征）、18三体综合征（爱德华综合征）和13三体综合征（帕陶综合征）。在无创产前检测技术用于临床之前，对于胎儿染色体非整倍体变异的筛查（如唐氏筛查）主要是通过检测一些血清学指标，再结合孕妇年龄、体重等进行估算，因此其准确度不高，假阳性和假阴性的情况较多。这些假阳性结果又必须通过有创的羊水穿刺等方法来排除，反而给受试者带来不必要的困扰和额外的风险。而目前临床应用的无创产前非整倍体检测均能达到99%以上的敏感性和特异性，极大地减少了孕妇额外进行羊水穿刺诊断的必要性，目前临床上应用越来越广，正在逐步地替代传统的唐氏筛查。

除此之外，新一代的无创产前染色体病检测已能覆盖大部分染色体的数目异常、性染色体异常、染色体大片段缺失/重复及常见的染色体微缺失微重复综合征，也正在或即将面向临床，极大地拓展了无创产前检测的应用前景。

2. 无创产前单基因病诊断 染色体病的无创检测为遗传病的产前诊断做出了极大的贡献，然而还有许多的遗传病是由单基因突变导致的，如何借助无创产前检测实现对这部分胎儿的遗传诊断也是精准医学和优生优育的重要内容。由于孕妇外周血中胎儿来源的DNA总量稀少，来自某一个特定基因的片段数则更少，要准确了解每一条片段的序列及是否存在突变存在技术上的难度。在众多科研人员的努力下，目前无创单基因病的产前诊断研究也有了长足的发展，通过利用特殊的DNA提取和建库方法，已能实现一部分单基因病的无创检测，相关的检测产品正在从实验室走向临床。

三、无创肿瘤基因检测

无创肿瘤基因检测是指通过检测体液中肿瘤来源的DNA片段，获取肿瘤相关基因组信息的检测方法。近年来，随着肿瘤基因组学的研究不断深入，肿瘤发生、发展背后的遗传机制逐渐明朗，越来越多地与肿瘤相关的基因被发现，同时有越来越多的针对特定基因突变的靶向药物上市。在传统医学模式下，肿瘤患者只能根据常规病理学检查结果及临床医生的经验来使用靶向药物，往往要尝试多种药物才能找到特异性较强、效果较好的药物，既耽误宝贵的治疗时机，又额外增加了医疗费用。因此，通过基因检测了解每个患者携带的肿瘤相关突变，并据此制定个性化的治疗方案，是精准医学的发展方向。此外，肿瘤患者在用药过程中，其肿瘤基因组还会发生一些耐药性改变，如何对肿瘤进行实时监测也是一个重要课题。

导致肿瘤的基因突变多以体细胞突变的形式存在，即只特定地发生在某一部分的肿瘤细胞中，因而无法通过常规基因检测发现。为取得合适的检测组织，患者必须承受活检的痛苦和并发症的风险，且治疗过程中需进行多次取样。而游离DNA的发现，使得从血浆或血清中检测肿瘤来源的DNA成为可能。

1. 循环肿瘤细胞检测 肿瘤组织在生长过程中，会有一部分肿瘤细胞离开原来的肿瘤组织，进入血液循环或淋巴循环，这些细胞被称为循环肿瘤细胞（circulating tumor cell，CTC），这些细胞也是肿瘤发生远处转移的罪魁祸首。自1869年Thomas Ashworth第一次报道外周血中发现实体肿瘤细胞以来，陆续有不少研究者提出通过CTC诊断肿瘤，然而受限于当时的科技发展水平，直到1998年，才由Emilian Racila等第一次从外周血中分离富集出CTC，并证实在癌症早期就有CTC的释放。随后，许多研究者开发了从外周血中富集CTC的方法，显示出了一定的临床前景。

利用循环肿瘤细胞进行的肿瘤基因检测的优势主要是能获得完整的肿瘤细胞基因组信息，不受血液中其他细胞的影响，并且这些具有转移活性的细胞，往往来自于肿瘤干细胞，携带有致肿瘤的基因突变。而其缺点主要在于，从一定量的全血中富集到的 CTC 十分有限，据报道，每毫升血浆里 CTC 的数量只有 1～10 个，这大大限制了 CTC 检测的应用。一方面对这些数量极少的细胞进行富集技术难度大，成本高；另一方面，肿瘤组织存在异质性，不同的肿瘤细胞群携带的突变可能并不一样，而对少数几个 CTC 的基因检测可能并不能反映肿瘤组织的全貌，所以，目前国内尚无相关检测方法被批准用于临床。

2. 肿瘤游离 DNA 突变检测　20 世纪中叶游离 DNA 的发现，为肿瘤的无创基因检测打开了一扇新的大门：我们也许并不需要富集特定的肿瘤细胞，只需要对血浆或血清中的游离 DNA 进行检测，就能发现肿瘤特有的基因突变，进而制定个体化的抗肿瘤治疗方案。为实现上述目标，近年来新的检测方法层出不穷，如数字 PCR（digital droplet PCR，ddPCR）、BEAMing（beads，emulsification，amplification，and magnetics）、CAPP-Seq（cancer personalized profiling by deep sequencing）、TAM-Seq（tagged amplicon deep sequencing）、Safe-Seq（safe-sequencing）、ARMS（amplification-refractory mutation system）等技术。这些方法各显神通，为基于游离 DNA 的无创肿瘤基因检测奠定了坚实的基础。

目前，对于常见的肿瘤相关基因突变，已有不少检测产品开始应用于临床，特别是肺癌常见的 EGFR 突变、KRAS 突变、MET 突变、ERBB2 突变、ALK 突变、BRAF 突变等检测。针对其他肿瘤的游离 DNA 检测产品也正在陆续面向临床。这些检测技术的发展，使未来肿瘤的治疗越来越个性化。无创基因检测的结果将可以指导抗肿瘤药物选择、疗效监测，并根据肿瘤基因组的改变调整药物，可以极大地延长肿瘤患者的生存期。通过肿瘤的基因检测和众多靶向抗肿瘤药物的配合，肿瘤的诊治领域正在成为精准医学的典范。

3. 肿瘤早期筛查　肿瘤无创基因检测相较于以往的有创活检，还存在一个巨大的优势：无创检测只需要证实血液中存在某种特定的肿瘤突变就能证实肿瘤的发生，而不需要等到病理学或影像学下出现可见的病灶。也就是说，在肿瘤早期，常规检测手段还难以发现肿瘤的踪迹时，无创基因检测就可以比较准确地实现肿瘤的早期诊断。当然，在肿瘤早期，患者外周血中肿瘤来源的游离 DNA 比例更低，检出特定的肿瘤突变的难度更大，这为肿瘤的早期基因筛查带来了更大的挑战。

目前已有研究者通过改进游离 DNA 富集技术，改进 DNA 突变检测方法，提高游离 DNA 检测的灵敏度，把发现肿瘤突变的时间提前，以实现肿瘤的早发现、早诊断、早治疗。

肿瘤早筛的另一个方案是，不针对特定的肿瘤突变，而是通过找到肿瘤特定的 DNA 修饰或基因表达模式，如 DNA 甲基化的改变、游离 DNA 长度、游离 DNA 在基因组上分布的改变等来实现早期发现。其中以 DNA 甲基化为代表的肿瘤早筛方法显示出良好的临床应用前景。

第四节　精准医学与神经系统疾病

一、帕金森病

帕金森病（Parkinson disease，PD）是一种老年人群中最常见的运动神经变性疾病，主要临床特征包括静止性震颤、肌肉强直、运动迟缓和姿势步态异常。在病理学上，PD 的标志是中脑黑质区域多巴胺神经变性死亡和细胞内异常蛋白质聚集。我国 65 岁以上人群中 PD 的患病率大约为 1.7%。PD 早期可以使用 L-dopa 减轻症状，在药物治疗不能很好改善症状时可以考虑手术治疗，如脑深部电刺激术。无论是药物治疗还是手术治疗都不能阻止疾病的进展，更无法治愈疾病。

大部分的 PD 病例是散发的。大约有 10% 的病例有家族史，发病年龄相对小，这类患者被称为家族性早发病例。人类遗传学研究从这些家族性早发病例中发现了近 20 个与疾病相关的遗传位点，并从这些位点中发现了至少 18 个与疾病相关的基因，这些基因的突变导致 PD。

PD 的神经保护和修饰治疗已经到达了一个瓶颈阶段。研究者们开始反思除了治疗靶点本身的问题，是否还存在患者群体选择的问题。临床医生及研究者们已经越来越重视 PD 的临床异质性。PD 患者无论在症状的严重程度、疾病进展速度还是对治疗的反应上都存在很大差异。如果将这些差异很大的患者同时纳入一个临床药物试验中，而这一靶点药物可能只对其中一小部分患者有效，那么这一小部分的有效无法在最后的平均数值中体现出来。这时候，精准医学将会对 PD 的研究和治疗产生推动作用。关注每一例 PD 患者的个体特点，包含他的基因学特点、生活环境特点、临床表现特点（包括运动和非运动的特点、生物学和生化检测特点、影像学特点、对治疗的反应特点及随着病程进展而发生的改变，乃至最终死亡的尸检病理）。最终希望获得这些方方面面表型之间的精准关联。将所有个体的全面资料进行聚类分析，精准地定义 PD 的不同亚型，就有可能实施最终的精准靶向治疗。

目前，对 PD 实施精准医学已经具备一些基本条件。首先，PD 患病风险因素的评估已经全面展开。除少部分家族性帕金森病是由致病基因突变造成以外，绝大多数 PD 是散发性 PD，是遗传易感基因与环境因素相互作用的结果。目前已经明确与 PD 相关的基因中 LRRK2 和 GBA 基因的特定变异型有可能被定义为 PD 亚型。而环境因素中的特定毒物，如锰的暴露，也可能会产生特定的 PD 亚型。其次，研究者也正在证实 PD 发生、发展中的生物学标记物。虽然基因或者环境因素能够预估一定的 PD 发病风险，但它们无法预测疾病发生的时间和疾病进展状态，因此，也无法确定最佳治疗时机及最佳靶点。而能够体现疾病进展和严重程度的生物学标记物是实现精准医学的关键。目前，基于 PD 致病机制的研究进展，PD 已经有多种形式的生物学标记物，包括分子影像学、各种生物体液中的分子检测、外周活体组织检查等。脑脊液突触核蛋白质水平的下降，血液中尿酸的升高有可能是某些 PD 亚型的特点。但这些生物学标记物与 PD 临床表型及病理之间确切的关联还有待于进一步研究。再次，PD 针对性个体化治疗的策略正在不断探索和试验中。针对个体不同的疾病的分子驱动因素进行靶向治疗，是实现精准医学的最终目标。尽管 PD 目前的治疗药物和治疗剂型存在多样化，但基本只是依靠补充或替代缺失的多巴胺。由于人们意识到了 PD 异质性的问题，一些治疗策略已经开始调整所针对的人群，比如针对 LRRK2 突变和 GBA 突变的人群而采用特定的治疗方式。

二、阿尔茨海默病

阿尔茨海默病（Alzheimer disease，AD）是一种以进行性的认知障碍、行为改变和记忆力减退为主要特征的神经变性疾病，其主要病理改变是淀粉样蛋白质沉积、神经纤维缠结和老年斑的形成。AD 是引起痴呆的主要原因，占痴呆患者总人数的三分之二以上。传统的 AD 治疗方法包括药物治疗及非药物治疗，它们均只能改善患者的症状而不能延缓疾病的进展。基因技术和分子影像学的发展，使 AD 在精准诊断、精准治疗等方面取得了重大进展。

根据临床症状，AD 分为经典型和非经典型，经典型 AD 隐匿起病，进行性加重，表现为近期记忆下降，逐渐出现远期记忆下降，语言障碍，计算力、视空间障碍及人格改变等。非经典 AD 包括后部变异型 AD、Logopenic 变异型 AD 和额叶变异型 AD（fvAD）等。非经典 AD 有各自的独特病症，比如，fvAD 是以额叶症状如精神行为障碍为最早和最主要表现的 AD，影像学可表现为额颞叶的萎缩。

随着 AD 遗传学研究的进展，AD 的基因分型在临床上得到了应用。AD 的基因包括致病基因和易感基因两种。目前已知致病基因有三个，分别为位于 21 号染色体的淀粉样蛋白质前体蛋白质基因（amyloid precursor protein，APP）、位于 14 号染色体的早老素 1（Presenilin 1，PS1）基因及位于 1 号染色体的早老素 2（Presenilin 2，PS2）基因。检测上述基因突变有助于家族性阿尔茨海默病（familial AD，FAD）的诊断。最为广泛认可的易感基因是载脂蛋白质 E（Apolipoprotein E，APOE），有位于 ε2、ε3 和 ε4 三种不同的等位基因。ε4 基因型（ApoEε4）是晚发家族性 AD（late onset familial AD，LOFAD）和散发 AD（sporadic AD，SAD）的易感基因。

基于 AD 的遗传和分子病理机制研究成果，研究者们开发了多种帮助诊断 AD 和判断 AD 进展的分子标志物。患者脑脊液 Aβ42/Aβ40 的值、Tau 蛋白质和磷酸化 Tau 蛋白质都是非常有诊断价值的 AD 标志物。基因学及分子影像学的发展使得我们对 AD 的发病机制理解更加清晰，也使得治疗更加精准。虽然目前针对 AD 病因治疗的临床试验均未取得令人满意的效果，但是随着分子生物学及基因技术研究越来越深入，我们对于 AD 发病机制的理解也会越来越清晰，治疗手段也会越来越多。而且，随着精准医学的发展，预防 AD 的发生将会成为研究的重点。

三、神经发育相关疾病

神经发育疾病是由脑发育异常引起的。神经发育疾病的病因可能是生殖细胞/体细胞突变、表观遗传或环境因素。这类疾病不仅在发展中国家发病率居高不下，在发达国家也同样如此。神经发育疾病带来的社会成本非常巨大，针对这类疾病的治疗相对缺乏。因此，寻找有效的治疗方法势在必行。自闭症等神经发育疾病的研究表明，几百个基因可能与这些疾病相关。对研究者来说，这种遗传异质性既是挑战，也是机遇。虽然很多基因还有待确定，但几个单基因疾病相关基因的功能分析取得了重要发现。目前发现的大部分基因与几个特定保守通路相关：蛋白质合成、转录或表观遗传学调控及突触信号通路。脆性 X 染色体综合征、Rett 综合征和结节性硬化症的基因数据分析启发了自闭症发病机制的研究。理解这些疾病的基本生物学有助于研发基于机制的精准治疗设计。

基于转基因小鼠模型的结果，研究者们认为，基因突变类型决定了患者对药物的响应。例如，哺乳动物类雷帕霉素靶蛋白质（mammalian target of rapamycin，mTOR）抑制剂对结节性硬化症和 PTEN 错构瘤综合征有效、代谢型谷氨酸受体 –5（metabotropic glutamate receptor 5）拮抗剂对脆性 X 染色体综合征和 16p11.2 缺失疾病有效，而胰岛素样生长因子 –1（insulin-like growth factor 1）则对 Rett 综合征和 Phelan-McDermid 综合征有效。非综合性自闭症患者亚群可能从这些治疗中受益，但研究者们需要进一步对非综合性自闭症患者进行分层，研究治疗效果。

除了遗传背景复杂外，自闭症领域面临的另一大难题是缺乏对自闭症患者大脑各区域和神经回路的精确理解。自闭症小鼠模型研究提示，自闭症患者存在特定脑区的异常及特定细胞类型的异常。新皮层兴奋性和抑制性神经元、胶质细胞和小胶质细胞在自闭症中也起到一定作用。人类大脑中是否也存在一些类似的脑区、细胞类型和神经回路与自闭症相关还有待进一步研究。

第五节　精准医学发展和面临的挑战

作为精准医学概念的提出者，美国一直走在这一领域的前沿。从 2011 年《迈向精准医学：建立生物医学与疾病新分类学的知识网络》发布到 2015 年"精确医学计划"的发布，再到 2016 年"全民健康研究项目"的正式实施，美国一直在有条不紊的布局精准医学领域。这些方案的颁布和实施得益于医疗科技的发展，主要包括大规模数据库的建设、基因测序能力的提升和测序成本的下降及大数据计算分析手段的提高。

除美国外，英国政府也于 2012 年发起"十万人基因组计划"，旨在对英国国民医疗记录中的 10 万名患者的完整基因组进行测序，其目标是根据基因组学和临床数据制定个性化的癌症和罕见疾病疗法，打造"世界第一个提供基因组医学作为日常护理一部分的主流健康服务体系"。2015 年，英国创新中心为了加速精准检测和个体化用药的发展，推出精准医学孵化器，并着手搭建国家精准医学网络，从而利用当地的资源来收集和分析海量的临床数据，利用模式动物开展临床试验并进行验证，利用国家健康服务来推动精准医学的发展。

我国精准医学起步相对较晚。2015 年年初，我国成立了精准医学战略专家组，由国家卫生和计划生育委员会和科技部牵头，论证启动精准医学计划，积极跟进精准医学的研究。2016 年，精准医学计划被列入国家"十三五"重点发展规划。2016 年年底，国家发展与改革委员会正式发布"十三五生物产业发展规划"，加快发展精准医学新模式。2017 年启动了"中国十万人基因组计划"。同时，也启动成人基础健康数据库建设，从遗传、环境和生活方式等多层面深入研究危害中国人群健康的各类重大慢性病的致病因素、发病机理及流行规律。在东北、西北、华东、华南和西南的多个城市和农村地区募集百万人以上，通过多次随访调查采集丰富的个体表型、生活方式、心理社会学特征、所处环境等信息；利用生物样本进一步获得生化指标、基因组学、表观组学、代谢组学等信息。建立多层次的精准医学证据体系，支持国家重大慢性病防治决策和实践。一系列的方针政策的颁布与实施表明了我国对精准医学领域的认可与重视。

目前阶段，我国精准医学发展迅速，与美国等发达国家相比，我国发展精准医学具有一些优势，首先，我国医疗资源相对集中。可以用相对较少的资源投入，迅速建立起医院之间的数据共享网络，收集、存储、分享和分析疾病精准治疗大数据。其次，临床资源丰富。我国人口多，发病人数基数大，这对于精准医学提出巨大挑战的同时也给精准医学提供了优质的临床资源。

相对于其他发达国家，我国的医疗系统尚处于发展阶段。精准医学的提出同时给基础研究和临床研究指出了共同发展之路，需要打破基础医学与药物研发、临床医学之间的屏障，实现相互间的转化。需要研究者和临床工作人员针对临床提出问题并深入开展基础研究，研究成果快速回到临床中进行应用；实现从"实验室到临床"的转化，又从临床应用中得到反馈信息和提出新的问题，再回到实验室进行研究，这种双向模式有望建立起一个整体、有机、多元的平台。但如何加快基础研究成果快速应用于临床疾病的诊断与治疗，这对基础研究水平、临床和科研数据库的建设、整合、分析等提出了挑战。同时，精准医学研究的实施涉及临床样本和健康人群的信息收集与分析等方方面面，需要由政府部门联合医疗机构、信息科学研究机构、相关企业等共同推动。

精准医学是建立在大数据和共享的基础上的，因此，计算机科学和数据科学发展在精准医学中起非常重要的作用。超级计算机、云计算、大数据的新算法开发将为精准医学的推广应用提供基础。如基因测序和信号处理需要更专业的芯片和仪器设备，更大的存储空间和运算速度。面对海量的电子病历和患者临床数据，数据的快速整合和共享也对数据科学和网络科学提出了挑战。大数据的深度挖掘，如基因型和表型的关联，精准药物试验构建预测模型，遗传、生化、分子影像、环境因素数据的整合和分析需要生物信息研究者开发出更先进的算法和提出更高效的数据模型。

精准医学对大数据的挖掘提出了新的要求，而近年来兴起的人工智能为精准医学的发展提供了新的方向。利用计算机的深度学习能力，尤其在分子影像学方面，人工智能能深度挖掘和学习影像的表型，建立相应模型后并对疾病进行诊断和预测。同时，人工智能也被应用到新药开发、分子病理诊断等领域。未来人工智能可以帮助人们实现更精准、更快速的疾病诊断，从而推出更安全、更有效的个人化治疗方案，而且可以降低医疗成本。然而，人工智能对于非常复杂的临床数据挖掘其精准度有待进一步加强。

随着科学技术的进步与发展，人类对疾病认识将会不断深入。精准医学必将更加广泛地得到医疗界和各国政府的重视。随着测序技术的发展，测序费用将进一步下降，数据收集及分析方法将更加完善。大规模基础研究数据和临床试验数据整合及标准化、大数据新统计方法和算法的开发、基于人工智能新诊断方法和药物开发、新风险预测模型的建立等，将为精准治疗的下一步发展奠定基础。未来的精准医学将会是基础医学、临床医学、生物学、病理学、统计学、计算机学和数据科学等多学科的有机整合和应用，将更好地服务于人类的健康，我们对此充满希望。

思考题

1. 相比第一、二代测序技术，第三代测序技术在人类基因组测序应用中的优点是什么？

2. 精准医疗体系中"百万人"或者"十万人"基因组计划的意义是什么？

（张灼华）

本章小结

参 考 文 献

陈海龙，尚东.2016.阳明腑实证与急腹症现代研究与应用.北京：人民卫生出版社

陈可冀.2017.中西医结合思考与实践.北京：人民卫生出版社

陈培发.2007.我国伤害预防控制研究现状与展望.中国慢性病预防与控制，15（3）：297-299

陈平，刘艳，龚璐璐，等.2019.生命医学信息检索在科研设计与选题中的作用.教育教学论坛，（07）：1-5

何清湖.2018.中西医结合思路与方法.北京：中国中医药出版社

阚芳芳，方福生，田慧，等.2014.老年2型糖尿病人群死亡风险的17年队列研究中华医学杂志，94（33）：2597-2601

李晓松.2017.卫生统计学.北京：人民卫生出版社

孟红旗.2010.医学科研设计与论文写作，第2版.北京：人民军医出版社

史周华.2016.预防医学.北京：中国中医药出版社

隋建峰.2011.医学科研方法概论.北京：科学出版社

王建华.2013.流行病学.北京：人民卫生出版社

王阶.2011.病证结合中医证候学.北京：中国医药科技出版社

王良君，程晓萍.2007.现代环境卫生学面临的挑战及对策.中国现代医生，（16）：152-153

王祥荣.2018.预防医学.北京：化学工业出版社

王雅琢，王晓瑜.2012.新形势下医学科研选题的原则和方法.科技与出版，（4）：34-36

詹启敏.2010.医学科学研究导论.北京：人民卫生出版社

张明芝.2015.实用医学统计学与SAS应用.苏州大学出版社

Allison M. 2012. NCATS launches drug repurposing program. Nature Biotechnology，30：571-572

Altmann D. 2018. Don't let peer review panels for grant awards turn into a wolf pack. Nature，555：311

Arkin M R，Tang Y，Wells J A. 2014. Small-molecule inhibitors of protein-protein interactions：progressing toward the reality. Chemistry & Biology，21：1102-1114

Bai XC，Yan C，Yang G，et al. 2015. An atomic structure of human gamma-secretase. Nature，525（7568）：212-217

Billerbeck E，Wolfisberg R，FahnØe U，et al. 2017. Mouse models of acute and chronic hepacivirus infection. Science，357：204-208

Bumgarner J M，Lambert CT，Hussein AA，et al. 2018. Smartwatch algorithm for automated detection of atrial fibrillation. Journal of the American College of Cardiology，71（21）：2381-2388

Cao Q，Wang Z，Wan H，et al. 2018. PAQR3 regulates endoplasmic reticulum- to-golgi trafficking of COPII vesicle via interaction with Sec13/Sec31 coat proteins. iScience，9：382-398

Chen G，Huang AC，Zhang W，et al. 2018. Exosomal PD-L1 contributes to immunosuppression and is associated with anti-PD-1 response. Nature，560（7718）：382-386

Dunne S，Shannon B，Dunne C，et al. 2013. A review of the differences and similarities between generic drugs and their originator counterparts，including economic benefits associated with usage of generic medicines，using Ireland as a case study. BMC Pharmacology & Toxicology，14：1

Fang X，Wang H，Han D，et al. 2019. Ferroptosis as a target for protection against cardiomyopathy. Proc Natl Acad Sci USA，116：2672-2680

Fei J J，Gao Y H，Li W F，et al. 2018. Efficacy of evidence-based medicine training for primary healthcare professionals：a non-randomized controlled trial. BMC Medical Education，18（1）：299

Feist A，Echternkamp KE，Schauss J，et al. 2015. Quantum coherent optical phase modulation in an ultrafast transmission electron microscope. Nature，521（7551）：200-203

Feng L，Fong RH，Austin SK，et al. 2015. Cryo-EM structures elucidate neutralizing mechanisms of anti-chikungunya human monoclonal antibodies with therapeutic activity. Proceedings of the National Academy of Sciences of the United States of America，112（45）：13898-13903

Gastel B，Day RA. 2016. How to write and publish a scientific paper. 8th Edition. Santa Barbara：Greenwood

Gawad C，Koh W，Quake SR. 2016. Single-cell genome sequencing：current state of the science. Nat Rev Genet，17（3）：175-188

Goldhirsch A，Gelber RD，Piccart-Gebhart MJ，et al. 2013. 2 years versus 1 year of adjuvant trastuzumab for HER2-positive breast cancer（HERA）：an open-label，randomised controlled trial. Lancet，382：1021-1028

Hansen A R，Graham DM，Pond GR. 2014. Phase 1 trial design：is 3 + 3 the best? Cancer Control，21：200-208

Hao B，Yu M，Sang C，et al. 2018. Dyslipidemia and non-small cell lung cancer risk in Chinese population：a case-control study. Lipids in Health and Disease，17（1）：278

Havel JJ，Chowell D，Chan TA. 2019. The evolving landscape of biomarkers for checkpoint inhibitor immunotherapy. Nat Rev Cancer，19（3）：133-150

Huys 1，Matthijs G，Van OG. 2012. The fate and future of patents on human genes and genetic diagnostic methods. Nat

Rev Genet，13：441-448

Kashatus JA，Nascimento A，Myers LJ，et al. 2015. Erk2 phosphorylation of Drp1 promotes mitochondrial fission and MAPK-driven tumor growth. Mol Cell，57：537-551

Kim MK，Shin Y J. 2017. Immediate effects of ankle balance taping with kinesiology tape for amateur soccer players with lateral ankle sprain：a randomized cross-over design. Medical Science Monitor：International Medical Journal of Experimental and Clinical Research，23：5534-5541

Kim T，Yoshida K，Kim Y K，et al. 2016. Clonal dynamics in a single AML case tracked for 9 years reveals the complexity of leukemia progression. Leukemia，30（2）：295-302

Lang T. 2010. How to write，publish，and present in the health sciences：a guide for clinicians and laboratory researchers. Philadelphia：American College of Physicians

Lang TA. 2010. How to write，publish，and present in the health sciences：a guide for clinicians and laboratory researchers. Philadelphia：ACP Press

Le DT，Uram JN，Wang H，et al. 2015. PD-1 blockade in tumors with mismatch-repair deficiency. New England Journal of Medicine，372：2509-2520

Li YH，Yu CY，Li XX，et al. 2018. Therapeutic target database update 2018：enriched resource for facilitating bench-to-clinic research of targeted therapeutics. Nucleic Acids Research，46：D1121-D1127

Liu LM. 2018. Pharmacokinetics of monoclonal antibodies and Fc-fusion proteins. Protein & Cell，9：15-32

Liu ZS，Yan L，et al. 2017. Effect of electroacupuncture on urinary leakage among women with stress urinary incontinence：a randomized clinical trial. JAMA，317（24）：2493-2501

Lu JT，Campeau PM，Lee BH. 2014. Genotype-phenotype correlation-promiscuity in the era of next-generation sequencing. N Engl J Med，371：593-596

Lubeck E，Coskun AF，Zhiyentayev T，et al. 2014. Single-cell in situ RNA profiling by sequential hybridization. Nat Methods，11（4）：360-361

Lum KK，Cristea IM. 2016. Proteomic approaches to uncovering virus-host protein interactions during the progression of viral infection. Expert Rev Proteomics，13：325-340

Miller LH. 2011. Artemisinin：discovery from the chinese herbal garden. Cell，146（6），855-858

Neuman D，Chandhok JN. 2016. Patent watch：nanomedicine patents highlight importance of production methods. Nat Rev Drug Discov，15：448-449

Neuži P，Giselbrecht S，Länge K，et al. 2012. Revisiting lab-on-a-chip technology for drug discovery. Nature Reviews Drug Discovery，11：620-632

Notta F，Mullighan CG，Wang JCY，et al. 2011. Evolution of human BCR-ABL1 lymphoblastic leukaemia-initiating cells. Nature，469：362-367

Parthasarathy S. 2018. Use the patent system to regulate gene editing. Nature，562：486-488

Peça J，Feliciano C，Ting JT，et al. 2011. Shank3 mutant mice display autistic-like behaviours and striatal dysfunction. Nature，472：437-442

Qureshi OS，Zheng Y，Nakamura K，et al. 2011. Trans-Endocytosis of CD80 and CD86：a molecular basis for the cell-extrinsic function of CTLA-4. Science，332：600-603

Rai AK，Cook -Deegan R. 2017. Racing for academic glory and patents：lessons from CRSPR. Science，358：874-876

Renaud JP，Chari A，Ciferri C，et al. 2018. Cryo-EM in drug discovery：achievements，limitations and prospects. Nat Rev Drug Discov，17（7）：471-492

Rodrigues T，Reker D，Schneider P，et al. 2016. Counting on natural products for drug design. Nat Chem，8（6）：531-541

Rosenbaum L. 2017.Tragedy，perseverance，and chance - the story of CAR-T therapy. N Engl J Med，377（14）：1313-1315

Rothberg JM，Hinz W，Rearick TM，et al. 2011. An integrated semiconductor device enabling non-optical genome sequencing. Nature，475：348-352

Sabapathy K，Lane DP. 2018. Therapeutic targeting of p53：all mutants are equal，but some mutants are more equal than others. Nature Reviews Clinical Oncology，15：13-30

Schneider G. 2018. Automating drug discovery. Nat Rev Drug Discov，17：97-113

Seo JH，Rivadeneira DB，Caino MC，et al. 2016. The mitochondrial unfoldase-peptidase complex ClpXP controls bioenergetics stress and metastasis. PLoS Biol，14（7）：e1002507

Tu Y. 2011. The discovery of artemisinin（qinghaosu）and gifts from Chinese medicine. Nature Medicine，17（10）：1217-1220

Valdes AM，Walter J，Segal E，et al. 2018. Role of the gut microbiota in nutrition and health. BMJ，13（7）：361-2179

van Eijk RPA，Ruben PA，Nikolakopoulos S，et al. 2018. Increasing the efficiency of clinical trials in neurodegenerative disorders using group sequential trial designs. Journal of Clinical Epidemiology，98：80-88

von Mehren M，Joensuu H. 2018. Gastrointestinal stromal tumors. J Clin Oncol，36：136-143

Wan JCM，Massie C，Garcia-Corbacho J，et al. 2017. Liquid biopsies come of age：towards implementation of circulating tumour DNA. Nat Rev Cancer，17：223-238

Weir GC，Bonner-Weir S. 2017. GABA signaling stimulates β cell regeneration in diabetic mice. Cell，168：7-9

Wilck N，Matus MG，Kearney SM，et al. 2017. Salt-responsive gut commensal modulates TH17 axis and disease[J]. Nature，30（551）：585-589

Wu YL，Lu S，Cheng Y，et al. 2019. Nivolumab versus docetaxel in a predominantly chinese patient population with previously treated advanced NSCLC：checkMate 078 randomized phase III clinical trial. J Thorac Oncol，14：867-875

Yuan M，Patricia M，Yang Z，et al. 2016. Adult restoration of shank3 expression rescues selective autistic-like phenotypes. Nature，530：481-484

Zhang L，Wang F，Wang L，et al. 2012. Prevalence of chronic kidney disease in China：a cross-sectional survey. Lancet，379（9818）：815-822

Zhang P，Tu B，Wang H，et al. 2014. Tumor suppressor p53 cooperates with SIRT6 to regulate gluconeogenesis by promoting FoxO1 nuclear exclusion. Proc Natl Acad Sci U S A，111：10684-10689

Zhang，XW，Yan XJ，Zhou ZR，et al. 2010. Arsenic trioxide controls the fate of the PML-RARalpha oncoprotein by directly binding PML. Science，328（5975）：240-243

Zheng CH，Zheng LT，Yoo J-K，et al. 2017. Landscape of infiltrating T cells in liver cancer revealed by single-cell sequencing. Cell，169（7）：1342-1356

Zhu C，Chen S J. 2017. Poisoning the devil. Cell，168（4）：556-560

Zwierzyna M，Davies M，Hingorani AD，et al. 2018. Clinical trial design and dissemination：comprehensive analysis of clinical trials.gov and PubMed data since 2005. BMJ，361：k2130